JN449747

건강식품 중독백과

나이토 히로시 저 | 신종암 · 이연희 · 안동미 역

BIOSCIENCE
(주)바이오사이언스출판

이 도서의 국립중앙도서관 출판예정도서목록(CIP)은 서지정보유통지원 시스템 홈페이지(http://seoji.nl.go.kr)와 국가자료종합목록시스템 (http://www.nl.go.kr/kolisnet)에서 이용하실 수 있습니다.
(CIP제어번호 : CIP2020043431)

KENKOU SHOKUHIN CHUUDOKU HYAKKA
Copyright © Hiroshi Naito, 2007
Korean translation rights arranged with Maruzen Publishing Co., Ltd.
through Japan UNI Agency, Inc., Tokyo and Korea Copyright Center Inc., Seoul

KOREAN language edition published by BIOSCIENCE PUBLISHING CO., LTD.
Copyright©2020. Bioscience Publishing Co., Ltd. All rights reserved.

이 책은 (주)한국저작권센터(KCC)를 통한 저작권자와의 독점계약으로 ㈜바이오사이언스출판에서 출간되었습니다.
저작권법에 의해 한국 내에서 보호를 받는 저작물이므로 무단전재와 복제를 금합니다.

건강식품 · 중독백과

인쇄일: 2020년 10월 26일
발행일: 2020년 10월 30일

저　자: 나이토 히로시
역　자: 신종암 · 이연희 · 안동미
발행인: 문정구
발행처: (주)바이오사이언스출판
본　사: 10860 경기도 파주시 탄현면 국화향길 10-56, 1동
서울사무소: 06569 서울특별시 서초구 도구로 115, 1층(방배동)
전　화: (02)581-4057~8
팩　스: (02)581-4059
이메일: inquiry@biosciencepub.com
홈페이지: http://www.biobooks.co.kr
ISBN: 978-89-6824-108-6 (93510)

등록번호: 제22-3079호

값 30,000원

(주)바이오사이언스출판

서 문

이 책은 현재 의료분야를 이원화하는 형태로 등장한 보완 대체 의학의 하나인, 건강식품이 가지고 있는 본질적인 과제에 대해 심도 있게 조명한 것으로 일본에서 처음 발간하는 것이다.

암으로 사망하는 사람이 30년 사이에 2배로 늘었으며, 3명 중 1명이 암으로 사망에 이를 만큼 계속 증가하고 있다. 사망원인 2위와 3위를 차지하는 심장질환과 뇌혈관질환의 근본 원인이 되는 동맥경화, 그 자체를 의학이 치료하는 일, 더구나 노화를 방지하는 것은 불가능하다. 비만, 스트레스를 포함해 자신의 건강은 스스로 지킬 수밖에 없는 시대가 되었다. 이러한 가운데 보완 대체 의학이 등장한 것은 필연이라고 할 수 있다.

보완 대체 의학을 크게 두 가지로 나누면, 1) 요가, 기공, 체조, 댄스, 음악 요법, 마사지, 이미지 요법 등과 같은 심신에 대한 물리적인 행위와 2) 화학적인 보완, 즉 건강식품의 섭취이다. 여기에서 말하는 건강식품이라는 것은 다이어트 식품, 허브, 생약, 한방약 등과 같이 의약품과는 다르게 부작용이 없다고 알려진 것들이다.

의약품은 유효성과 안전성의 과학적인 근거 위에 국가가 시중 판매를 인정하고 있지만, 건강식품의 경우, 단순하게 말하자면, 가령 아침에 일어나 마시는 1잔의 미네랄워터가 건강의 비결이라고 말하는 사람에게 유효성에 대한 과학적인 근거를 묻는 것은 무의미하다. 요가가 건강에 좋다고 생각하는 사람에게 그 과학적인 근거를 규명하는 것이 의미가 없는 것처럼 건강식품으로 시중에 판매하기 전에 유효성 입증을 요구하는 것은 의약품과 달리 대부분의 경우 비현실적이다.

또한 건강식품은 의약품과 달리 품질의 균일성, 재현성, 객관성 및 순도가 보증되어 있지 않다. 한방약을 구성하는 생약을 예로 들면, 채취지역, 수확시기, 기상조건, 사용부위, 성장정도 및 처리방법에 따라 성분에는 몇백 배의 차이가 있다. 그리고 건강식품은 섭취량, 섭취방법, 섭취경로 및 효과기준에 대해 의약품에서 요구하고 있는 과학적 근거도 없다. 그러므로 시중 판매에 앞서 안전성의 입증도 불가능에 가깝다.

그러나 자신의 건강을 스스로 지키려고 건강식품을 섭취하여 건강을 해치게 된다면, 무엇을 위한 건강식품인가 하는 점이다. 의약품이라면 눈앞의 증상을 치료하기 위해 부작용을 염두에 두고 증상이 있을 때에만 복용하지만, 건강식품은 계속 섭취한다는 것이다. 부작용을 충분히 인식하고 섭취해야 하는 건강식품이 있다고는 생각하지 않는다.

그렇다면 건강식품의 경우에 안전의 기본은 무엇이며, 무엇을 안전 기준으로 할지는 건강식품이 건강피해를 일으키고 있는지에 대한 피해정보의 검증이다.

혹시라도 미네랄워터를 마시고 비소중독이 일어났다는 사례가 1건이라도 있다면, 확실하게 할 필요가 있다.

이 책에서 소개하고 있는 건강피해 사례의 대부분은 학술잡지에 논문으로 발표된 것들이다. 인용한 논문의 수는 일본어문 537편과 영문 및 기타 548편으로 소개한 사례도 이 수와 거의 동일하며, 합계 약 1,000건을 넘는다. 언급된 생물의 학명은 식물에서만 172종류 이상이며, 대부분이 건강피해의 원인이 되고 있다.

건강식품의 현황은 교통량이 많은 도로에서 달리는 차량에 주의를 기울이지 않고 도로를 횡단하는 것과 같다고 할 수 있다. 사고가 많지만 부작용이 없을 거라고 믿고 있기 때문에 교통사고와 달리 그 순간 알아차리지 못한다. 그렇기 때문에 의약품이라면 금방 알 수 있는 가벼운 부작용을 그냥 지나쳐 피해가 심각하게 된다.

건강식품을 23일간 복용하고 죽고, 암이 생기고, 기형아가 태어나고, 임신부가 복용하던 서플리먼트로 인해 태아와 신생아에게 장애가 발생하고, 신생아가 죽고, 태아가 죽고, 엄마와 아이 모두가 죽는 등 불행한 사례뿐만 아니라, 구급차에 수송되어 간부전에서 간장이식 수술에 이르기까지, 간부전에서 만성혈액투석을 받게 되는 사례 등 너무 많아 헤아릴 수가 없다. 그리고 그 뒷면에는 빈혈, 신장병, 간장병, 신경통, 근육통, 호흡곤란, 나른함 등의 원인이 건강식품이라는 것을 모르고 있는 경우가 많을 것으로 여겨진다. 또한 필자 자신의 경험은 후기에 기술하였다.

그러나 피해사례를 다루기만 해서는 두더지 잡기 게임과 같은 것으로 피해 방지와 효율적인 해결로는 이어지지 않는다. 각각의 사례들을 연결하는 세세한 실을 찾아내고 그 줄을 더듬어 천을 짜고, 다 짜진 무늬를 잘 보고 조감도 같은 것을 작성할 수 있다면, 피해를 미연에 방지하는 조치도 만들 수 있으며, 아직 잘 모르는 건강피해가 발생할 경우 대응도 용이하다. 이 책에서 시도했던 것은 사실 그러한 조감도의 작성이다. 그렇기 때문에 일본의 사례에 중점을 두면서도 외국의 사례도 폭넓게 다루었다. 예를 들면, 일본에서 피해가 발생하지 않았어도 인터넷이 널리 보급된 현재, 외국에서 발생하고 있는 피해는 내일은 우리 신상에 미치는 피해가 될 수도 있다. 개발도상국 고유의 민간약에 의한 건강피해도, 주민 이동의 증가에 따라 선진국에서도 일반적으로 볼 수 있게 되었다는 점도 건강식품의 특징이다.

이 책은 학술서이지만, 편하게 읽을 수 있도록 한 장의 도표도 사용하지 않고, 글자로만 서술하였다. 시각장애자를 위해서 책의 내용을 낭독하여 전달하려고 할 때, 그림이나 표는 큰 장해이다.

건강식품에 의한 건강피해 방지를 위해서 중요한 사례를 포함한 논문을 인용하였으며 그 저자에게 감사드린다. 한 명이라도 더 많은 독자들이 이해할 수 있도록 전문용어와 수치는 가능한 한 간단하게 기술하였고, 내용을 몇 줄로 압축하여 소개해야만 했기 때문에 요약한 부분에서 부적절한 면이 있다면, 너그럽게 봐주기를 부탁드리며 잘못된 점은 지적해주길 바란다.

「트립토판」「게르마늄」의 제2장은, 이 책과 자매편인「중독백과-사례・병태病態・치료」(2001년)에서 약간 수정하여 옮겨 적었다. 전재(転載)를 허락한 남강당(南江堂)에 감사드린다.

책이 완성 즈음하여 특별히 와타나베 아키코(渡辺晶子) 님의 적극적인 협력에 감사하고 싶다. 와타나베 님은「중독백과」에 이어 자료 조사 수집에 적극적으로 협력하여 주셨으며, 약제사의 입장에서 여러 가지 귀중한 지적을 해 주셨다. 인용문헌 1,085편과 그 몇 배수의 논문을 모아주셨다. 와타나베 님의 협력이 없었다면 비교적 단기간에 이 정도로 정리할 수는 없었다. 또한 중국어 문헌에 대해서는 (株)즈친종합연구소(志群総合研究所)의 이영(李穎) 님에게 신세를 졌다.

아울러 경의를 표하며 감사하고 싶은 사람은 츠쿠바대학 의학도서관의 여러 선배님들이다. 도서관의 기능과 협력없이 이 책을 정리하는 것은 불가능했다.

마루젠(丸善) 출판사업부의 나카무라 슌지(中村俊司) 업무부장은 이 책뿐만 아니라 미래의 증보 개정판, 또한 예정되어 있는「남용물질・중독백과」의 집필에서도「사명으로 생각해주십시오」라고 나를 채찍질해 주었으며, 편집담당인 미사와 마도카(三澤まどか)님은 경이롭게도 단시일 내 출판까지 가능하게 해주었다. 모든 분께 깊은 감사를 드린다.

마지막으로, 앞으로 논문을 쓸려고 하는 집필자에게 부탁이 있다. 중독은 무엇이 원인으로 어떠한 일이 발생하였는지부터 모든 것이 출발한다. 원인으로 생각되는 물질에 대해서 구체적으로, 또 정확하게 사실을 사실대로 기술하기를 부탁한다. 건강식품의 경우 인과관계의 입증은 어렵다. 그렇다고 해서 그 논문의 가치가 결코 작다고는 것은 아니다. 인과관계가 불확실한 복수의 논문을 검토하는 것으로 인과관계의 확실성이 나타나게 된다. 그리고 여러 종류의 물질이 포함되어 있는 경우, 그 중 하나의 물질을 집어 그것이 원인이라고 입증하는 것은 더 어려운 일이지만, 이러한 논문을 여러 편 검토하는 것으로 그 논문들 사이에서 공통되는 하나의 물질이 드러나게 된다. 인과관계 추구와 동시에 원인물질의 구체적이며 정확한 기술이 필요하다.

75번째 생일 전, 츠쿠바에서
나이토 히로시(内藤裕史)

증판 서문

이 책을 간행한 후에 많은 독자들로부터 반향이 있어 판을 거듭하게 되었으므로 출판하게 된 경위를 적는 것으로 증판의 서문을 대신하겠다.

1981년, 필자가 츠쿠바대학에 재직하고 있을 때, 그 당시 마취과 의사 및 약제사와 함께 시작한 자원봉사활동 「중독 110번」은 그 후, (재)일본 중독정보 센터로 발전하였지만, 그 목적은 중독사고의 방지였다. 중독은 방지할 수 있는 것이며, 방지하지 않으면 안 되는 것이다. 이를 위한 최선의 방법은 중독이 왜, 어디에서, 어떻게 발생했는가를 아는 것, 즉 사고정보의 수집, 검토 및 주지이다.

1991년에 「중독백과」 남강당(南江堂)을 출판하였고, 2001년에 그 증보 개정판을 출판하였는데, 그 목적도 구체적인 사례를 검증하는 것으로 사고 방지에 이어지도록 하려는 것이었다. 증보 개정판의 집필을 위해 내과의 방대한 양의 논문을 섭렵한 결과, 건강식품으로 인한 심각한 건강피해가 많은 점에 놀랐다. 논문으로 작성되어 있기 때문에 중증사례가 많은 것은 당연하다고 할 수 있지만, 이러한 일들이 일반 사람에게도 의사·약제사에게 조차도 대부분 알려지지 않았다는 것이 또 다른 충격이었다.

장난감의 경우 1건이라도 발화사고가 발생하면, 몇십만 개라도 회수하여 원인 조사를 하는 것이 일반적이다. 건강식품의 경우에도 안전성은 똑같이 요구된다. 예를 들어, 1건의 사고라도 건강피해주는 것을 방지하기 위해서는 정보를 검증하고 널리 알려야 한다. 말하자면, 이 책은 안전을 위한 근거가 되는 책이다.

소개한 건강피해는 약의 부작용과 같이 모든 사람에게 반드시 일어나는 것은 아니다. 그러나 모든 사람에게 일어날 가능성이 있다. 소개한 사례의 대부분은 전부 학술잡지에 게재되었던 내용이지만, 학술잡지에 논문으로서 실린 것은 실제 발생하고 있는 건강피해의 극히 일부분에 지나지 않으며, 학술잡지에 실려 있는 전부를 이 책에서 모두 다루고 있는 것은 아니다.

더구나 널리 건강식품 또는 서플리먼트로 불리고 있는 제품에는 제도상, 보건기능식품으로 불리는 「영양기능식품」과 「특정 보건용 식품」이 있으며, 이 밖에도 「보건기능식품 이외

건강식품」이 있다. 그러나 극히 일부 사람들을 제외하면, 이 구분을 모를 뿐만 아니라, 제도상의 구분에 의해 건강피해의 발생방법에 차이가 있다. 필요량・유효성・안전성에 관해서 과학적 근거가 있는「영양기능식품」12종류의 비타민과 5종류의 미네랄조차 대량으로 편중되게 섭취하면, 건강피해가 발생한다. 이 책에서 다루고 있는「건강식품」이라는 것은 유효성과 안전성에 있어 과학적 근거가 결여된 일반적으로 안전하다고 생각하는 허브, 생약, 한방약 등 전부를 포함하고 있다.

마지막으로, 책의 제목에 있는 "중독"과 부작용과의 차이에 대해 덧붙여서 말한다. 부작용이라는 것은 표시된 양과 섭취 방법대로 복용하고 발생한 유해 작용을 가리키는 것이지만, 중독이라는 것은 그것을 일탈하여 섭취하고 발생하는 것을 말한다. 이 책에 집록(集録)한 건강피해의 대부분은 부작용으로 중독이 아니지만, 그 전에 출판한「중독백과」의 자매편으로 생각하였기 때문에 서명도 그것을 계승하는 형태로「건강식품・중독백과」로 하였다.

모든 의사, 약제사, 한사람이라도 많은 분들이 이 책을 활용하여 주길 바라며, 방지할 수 있는 건강피해가 잘 알지 못해서 발생하고, 더구나 그것이 반복되고 있는 불행이 없어지기를 간절히 바란다.

역자 소개

신종암

도쿄수산대학 수산학 박사학위 취득

전 전남대학교 수산해양대학 해양기술학부 양식생물학전공 교수

현 ㈜수중생태기술연구소 기술이사

안동미

전남대학교 일어일문학과 박사과정 수료

현 순천대학교 일본어일본문화학과 시간강사

이연희

고쿠가쿠인대학 문학연구과 박사과정 수료

전남대학교 일어일문학과 박사과정 수료

현 전남대학교 언어교육원 일본어 시간강사

역자 서문

건강에 대한 관심이 높아지면서 우리는 다양한 방법을 통해 건강을 유지하고 회복하려고 노력합니다. TV 프로그램이나 주변 사람들에게 건강에 좋다는 이야기를 들으면 나에게 맞는지 안 맞는지를 판단해보지도 않고 아무거나 따라서 하고 무분별하게 복용하려고 하는 사람들이 많습니다. ○○효소나 ○○차를 비롯해, 다이어트나 미백에 뛰어난 효과가 있다고 하는 약품, 통증 완화에 효과가 있다고 하는 연고나 파스 종류 등, 주변에서 채취하여 복용하는 것부터 멀리 해외에서 구입한 약품까지 셀 수 없을 만큼 많은 식품과 약품을 섭취하거나 사용하고 있습니다.

이 책은 일본 의과대학에서 오랫동안 교수로 재직한 나이토 히로시 씨가 저작한 책으로 우리들이 흔히 섭취하거나 사용하고 있는 건강식품이나 약품, 즉 다이어트 식품, 허브, 생약, 한방약 등이 중독 증상을 일으키는 경우에 대하여 소개하고 있습니다. 어떠한 식품을 섭취하여 어떠한 증상이 나타났으며 치료 과정에서 어떠한 경과를 보였는가를 일본뿐만 아니라 외국의 사례까지 논문을 조사하여 자세하게 소개한 책입니다. 제1부는 살 빼는 약에 함유되어 있는 성분 중 중독 증상을 발생시킬 수 있는 것들을 소개하고 있습니다. 제2부는 상황버섯이나 태반추출물 등 다양한 건강식품을 복용하였을 경우 발생할 수 있는 중독증상에 대해 소개하고 있습니다. 제3부는 한방약이나 생약 성분에 함유되어 있는 하수오나 감초 등에 의해 발생할 수 있는 중독 증상에 대해 소개하고 있습니다.

자신이 번역한 책을 독자 여러분에게 추천하는 것은 쑥스러운 점도 없지 않으나 한 가정에 한 권쯤 구비해 두면 좋을 것 같습니다. 검증되지 않은 약품이나 식품 등을 사용하기 전에 발생할 수 있는 중독 증상에 대해서 이 책을 통해 조사해 본다면 보다 안전하게 건강식품을 섭취할 수 있지 않을까 생각합니다.

끝으로, 힘든 작업을 함께 해주신 모든 역자님께도 진심으로 감사드리며, 틀린 용어와 맞춤법 등을 꼼꼼하게 편집하여 주신 ㈜바이오사이언스출판의 여러분께도 감사드립니다.

2020년 9월

역자 일동

건강식품에 의한 건강피해를 방지하기 위한 13조항

이 책에서는 건강식품 · 서플리먼트 · 민간약 · 한방약에 의한 건강피해 중에서 중요한 약 1,000건을 선택하였는데 사실을 열거하는 것만으로는 이해하기 어려울 것 같아 건강피해 방지를 위한 주의사항을 다음과 같이 정리하였다. 이것만 주의하면 된다는 이야기가 아니고, 건강식품을 섭취하여 건강을 해치는 일이 없으면 좋겠다는 바람으로 이 장을 정리한 것이다.

1. 천연 · 자연이기 때문에 안전하다고 생각하는 것은 잘못된 것이다

강황

강황은 살 빼는 약을 제외하고, 일본에서 발생한 건강식품 · 민간약에 의한 약제성 간기능 장애의 1/4를 차지하고 있으며, 첫 번째 건강피해 물질로 꼽힌다. 간경화로 통원하여 증상이 안정되었던 여성은 분말강황을 매일 한 스푼씩 먹고 있었는데, 2주일 후에 증상이 악화되어 입원하게 되었고 복수가 차서 약 3개월 후에 복합장기부전으로 사망하였다. 50대 여성은 건강증진을 목적으로 강황을 복용하고 있었지만, 4개월 후부터 구역질과 구토가 나타나 간기능 장애로 입원하였고, 황달이 악화되었으나, 서서히 개선되어 44일 만에 퇴원할 수 있었다.

아가리쿠스

약제성 간기능 장애의 원인물질로 강황에 이어 많은 것이 아가리쿠스이다. 50대 여성은 건강유지 증진에 효과가 있다며 지인으로부터 추천받아 3개월간 섭취하여 황달이 나타나 입원하였고, 복용중지 28일 만에 간기능은 정상화되었다. 50대 남성은 위암 수술 후 간기능 장애가 나타나서 아가리쿠스 복용을 중지하였고, 3개월 반 만에 기능이 정상화되었다. 1개월 후에 또다시 악화되었는데, 다시 복용하고 있었던 것이다.

어성초

광선과민증을 불러일으킨다. 60대 남성은 타인에게 얼굴을 보이고 싶지 않다며 수건으로 얼굴을 푹 감싸고 피부과에서 진찰을 받았다. 얼굴은 붉게 부어올랐으며 피부는 비후하여 광선과민증으로 진단받았는데, 17년 동안 의사를 계속 교체하며 치료를 받았다. 피부병에 효과가 있다고 듣고, 집 근처에서 채집한 어성초를 달여 차 대신 매일 1리터를 마시고 있었다. 지참한 건조 어성초를 분석한 결과, 광선과민증을 유발시키는 물질인 페오포르바이드가 검출되었다.

컴프리

장수에 효과적이라고 하여 컴프리차가 판매되고 있는데, 컴프리와 혼동하여 디기탈리스 잎을 먹고 중독되었다는 사람도 끊임없이 나타나고 있다. 컴프리차는 유독성 알칼로이드를 함유하고 있으며, 간정맥 폐색성 질환을 일으켜 간경변에 이르게 된다. 임산부가 복용하게 되면, 태반을 통과하여 태아에게도 동일한 병변을 일으킨다. 23세 남성은 하루에 어린잎 4~5장을 2주간 복용하여 간정맥 폐색성 질환으로 진단받아서 문맥압 항진에 대한 **션트수술**을 받았지만 사망하였다.

2. 가공품에 요주의

재료가 안전하다고 하여 그것을 조제한 제품이 안전하다고는 할 수 없다.

카바

멜라네시아, 미크로네시아 및 폴리네시아에서 마시는 전통적인 음료이다. 유효성분인 카발락톤을 조제한 것이 건강식품으로 음용되어, 간기능 장애가 계속 보고되고 있다. 22세 여성은 구역질과 권태감에 이어 황달 증상이 나타나서 입원하였는데, 간성혼수에 빠져 간이식을 받았지만, 패혈증으로 사망하였다. 황달 증상이 나타나기까지 4개월간 카바제품을 복용하고 있었다.

아마메시바

영양가 있는 채소로서 말레이시아에서는 오랜 세월 동안에 식용으로 이용되어 왔지만, 살을 빼기 위한 건강식품으로 건조분말, 주스 및 정제로 가공되어 판매되었다. 40대 여성은 4개월간 섭취하여 기침과 숨가쁨을 자각하고 진찰을 받았지만, 호흡곤란이 심해져 입원하였다. 흉부의 X선 사진에서 폐쇄성세기관지염의 소견을 나타냈다. 섭취를 중지하고 치료를 시작하였지만, 호흡곤란이 악화되어 폐 이식이 검토되었다. 일본에서는 8명이 발생하여 1명이 사망하였고, 1명은 생체 폐이식을 받았다. 모녀 2명은 2001년에 SHUFUNOTOMO(主婦の友)

사 잡지의 특집기사를 읽고 아마메시바를 복용하였고, 증상이 나타나서 병상에서 일어나지 못하였으며 산소호흡이 필요한 상태였다. 두 사람은 제조회사, 판매회사, 主婦の友사 및 잡지에 권장기사를 작성한 의사를 고소하였고, 2007년 11월 30일에 나고야 지방법원에서는「일반적으로 있어야만 할 안전성이 결여되었다」고 하여 主婦の友사 이외의 3사에 7천6백만 엔의 손해배상을 선고하였으며, 잡지에 기사를 쓴 의사는 혹독하게 비난받았다.

블루베리

나의 가령황반변성(加齢黃斑變性)이라는 눈의 병에는 블루베리가 효과적이라고 하여 먹어 보았지만, 무엇을 지표로 어느 정도 먹으면 좋은지 알 수 없었으며, 또한 일년 내내 입수할 수 있는 것도 아니다. 블루베리OO이라는 정제를 복용하여 보았지만, 2주 정도 지나 전신에 발진이 나타났다. 첨가물인 소나무 껍질 추출물이 원인인 것 같다는 사실을 알게 되었다. 소재는 안전하지만, 첨가물이 건강피해를 일으킨 사례이다.

카테킨

「7. 특정 보건용 식품도 방심금지」 참조.

3. 대량으로 섭취하면 위험

간수

염화마그네슘을 함유하고 있으며 두부의 응고제로서 사용되고 있지만, 대량으로 섭취하면, 마그네슘으로 인한 의식 장애로부터 심폐 정지에 이른다. 70대 남성은 변비개선을 위해 가족으로부터 추천받아 건강식품인「간수」를 약 100 mL 복용하였는데, 그 직후부터 의식 장애가 나타나서 2시간 후에 심폐 정지를 일으켰다.

비타민 C

서플리먼트 중에서 필요량・유효성・안전성에 대해 과학적 근거가 있는 것은「영양기능식품」으로 불리는 12종류의 비타민(나이아신, 판톤텐산, 비오틴, 비타민 A, B1, B2, B6, B12, C, D, E, 엽산)과 5종류의 미네랄(아연, 칼슘, 철, 동, 마그네슘)이지만, 이와 같은「영양기능식품」 조차도 대량으로 섭취하면, 건강상의 피해를 초래한다.

31세 남성은 두통, 구역질 및 구토로 응급외래 진료를 받았다. 신장 장애로 인하여 생검에서 대량의 옥살산 침착이 관찰되어 급성요세관괴사로 진단되었다. 환자는 비타민 C 500 mg의 정제를 1일 4~5정, 입원 전에 매일 10정을 복용했다. 비타민 C는 대사되어 옥살산을 생성하여 요세관에 옥살산칼슘으로 침착된다. 그 예는 「4. 신체필수 물질이라도 지나치게 섭취하면 위험하다」라는 사례도 있다.

4. 신체필수 물질이라도 지나치게 섭취하면 위험

트립토판

필수아미노산의 한 종류로 체내에서 합성할 수 없으므로 식품으로 섭취할 수밖에 없다. 우울증에 효과적이라고 하여 애용자가 증가하였지만, 신경근 장애로 인해 미국에서 1년 동안에 36명이 사망하였다. 처음에는 제제 안의 불순물이 원인이라고 하였지만, 지나치게 섭취한 것이 원인이라는 것을 알게 되어 필수아미노산이라도 지나치게 섭취하면 위험하다는 교훈을 얻었다.

크롬

필수미량금속인데, 잘 흡수될 수 있도록 하기 위한 올리고펩티드의 복합체가 당뇨병을 개선하고 지방을 감소시킬 수 있다고 광고되어 판매되고 있다. 33세 여성은 심한 전신 권태감이 1~2주 지속되다가 더 극심해졌고, 발열, 오한, 복통, 구토 증상이 생겨서 응급외래 진료를 받았다. 피콜린산 크롬 정제를 4~5개월간 복용하고 있었는데, 크롬에 의한 간부전, 신부전 및 용혈을 진단받았다.

비타민 C

「3. 대량으로 섭취하면 위험」 참조.

5. 신체필수 물질이 아닌 것은 더욱 위험

게르마늄

독성으로 인해 구미의 주요국에서 식품으로 유통 금지된 중금속이지만, 일본에서는 유통되고 있다. 4세 10개월 된 여자아이는 2세 6개월경부터 엄마가 건강촉진을 위해 게르마늄제를 복용하게 하였는데, 3세 무렵부터 보행이 불안정해졌으며 잘 넘어졌고, 움직임이 둔해졌다. 식욕부진과 팔다리의 쇠약함이 눈에 띄었으며, 4세 무렵부터 구토가 계속되어 입원했다. 그 후, 빈혈과 신기능 장애로 17일 만에 사망하였다. 40세 남성은 만성간염으로 유기 게르마늄을 10일간 복용하고 사망하였고, 또 다른 40대 남성은 한 달 동안 복용하고 사망하였고, 암에 효과가 있다고 하여 2개월 동안 25 g을 복용한 43세 여성은 신부전과 간기능 장애로 사망하였다.

6. 텔레비전 프로그램을 무턱대고 믿지 말 것

흰강낭콩

TBS계열의 건강정보 프로그램 「피캉바디!」에서 흰강낭콩을 약 3시간 볶은 후 분말로 만들어 밥에 뿌려 먹는 다이어트법을 시청하고 TV에서 본대로 따라한 후 설사 등의 증상이 있음을 호소하였고, 이와 같은 피해는 965건이었는데, 그 중에서 입원한 경우는 104건이 넘었다.

흰강낭콩에 함유되어 있는 렉틴이라는 당단백질은 100°C에서, 10분간 가열하면 독성이 없어지지만, 80°C로 가열하면 반대로 독성이 커지기 때문에, 가열이 불충분했었다고 짐작된다. 건강식품 붐에 편승한 무책임한 텔레비전 프로그램으로 건강피해가 발생하고 있다. 앞으로는 「피캉바디 설사증」이라는 식으로 그 원인이 된 프로그램이나 사회자의 이름을 덧붙여서 부르도록 하는 것이 좋을 것 같다.

표고버섯

인기 와이드쇼 「건표고버섯 불린 물을 음용하는 건강법」을 실천하여, 전국에서 "**몬타 표고버섯 피부염(접촉성 피부염)**"이 다발하였다. 프로그램을 본 3명의 여성이 건표고버섯을 컵 한잔의 물에 담가 추출액을 마시고, 안면, 경부, 흉부 등에 홍반성 구진이 나타났으며 상태가 더 심해져 진찰을 받았다. 야마나시(山梨)에서는 6명의 남녀가 이 "건강법"을 실천하여 표고버섯 피부염을 앓았다. 표고버섯 피부염은 생표고버섯을 굽거나 삶아 먹을 때와 간혹 건표고버섯을 삶아 먹을 때도 생긴다.

아마메시바

후지텔레비전의 「요리의 달인(料理の達人)」에서 소개되면서 소비량이 증가하였는데, 2002년 무렵부터 전국 각지에서 환자가 발생하였다(「2. 가공품에 요주의」 참조).

7. 특정 보건용 식품도 방심금지

카테킨

미국과 캐나다에서 녹차 성분인 카테킨을 농축한 음료를 섭취한 후에 중증 간 장애가 발생하여 간이식을 받은 환자가 있었다. 37세 여성은 카테킨 제제를 4개월간 복용하고 황달이 나타나서 입원하여 1개월 후에 회복되었다. 1년 후에 황달이 재발하여 입원하였는데, 자세하게 물어보니 1개월 전부터 다시 카테킨 제제를 복용하고 있었다. 스페인과 프랑스에서는 1999년 이후 13명의 간 장애가 발생하여 2003년에 판매가 금지되었지만, 그 후로도 각지에서 환자가 계속 발생하고 있다. 재료가 안전하다고 해서 성분의 제제가 안전하다고는 할 수 없다라는 사례도 있다(「2. 가공품에 요주의」 참조). 특정 보건용 식품에 대해서는 「중판 서문」 참조.

키토산

새우나 게의 갑각을 처리하고 얻을 수 있는 동물성 섬유로 지방을 흡착한다고 하여 살 빼는 약으로서 판매되고 있으나, 호산구성 폐렴을 일으킨다. 여고생이 발열로 진찰을 받았는데, 흉부 X선 사진에서 양쪽 폐에 음영이 확인되었으며, 입원 후에는 호흡곤란이 급속히 악화되었고, 체온은 39°C까지 상승하였으며 현저한 저산소혈증이 관찰되었다. 환자는 3개월 전부터 다이어트를 목적으로 키토산을 상용하고 있었다.

키토산은 또한 출혈을 일으키기 쉽다. 50대 남성은 내경정맥의 카테터 삽입부위에서 출혈이 있었고 혈종이 형성되어 호흡곤란에 이르렀으며, 비타민 K 결핍에 따른 출혈로 진단받았다. 입원하기 2주 전부터 복용하고 있던 키틴·키토산 제제가 비타민 K의 흡수에 필요한 담즙산과 결합하여 비타민 K의 결핍을 초래한 것으로 짐작된다.

차전자

설사제로 사용되고 있지만, 차전자가 들어간 면이나 콘프레이크가 식물섬유를 함유한 특정 보건용 식품으로 인정되고 있다. 그러나 차전자는 항원성 단백질이므로 알레르기 반응이나 아나필락시스 반응을 일으키는 경우가 있다. 60세 여성 간호사가 차전자가 들어간 시리얼을 먹고 30~60분 후에 안면 부종, 전신 두드러기, 목 조임감 및 기침 증상이 있어서 응급외래 진료를 받았다. 병동에서 과거 2~3년간 차전자를 사용해서 설사제를 조제하였다. 43세 여성 간호사는 같은 종류의 시리얼을 먹은 직후, 전신 가려움, 안면·눈·입·혀 부종 및 기침 증상이 나타났으며 구토하고 실신하였다.

약국에서 구매할 수 있는 **차전자**를 함유한 설사제에는 알레르기 반응에 대해 주의문이 첨부되어 있지만, 켈로그사의 시리얼에는 이러한 경고표시가 없어서 미국에서 문제가 되었다.

8. 혈액 응고 이상이나 갑작스런 출혈

심방세동이 있는 환자의 뇌색전이나 동맥색전증 예방에 와파린이 사용되는 경우가 증가하고 있다. 와파린은 비타민 K에 길항하여 비타민 K 의존성 응고인자의 혈중농도를 저하시켜 항혈전효과를 저하시킨다. 그러나 혈액응고작용이 너무 저하되면, 출혈을 일으키기 때문에 트롬보테스트치 혹은 프로트롬빈 시간을 지표로 하여 투여량을 미세하게 조정한다. 이때 비타민 K를 너무 많이 섭취하면, 뇌색전 위험이 있으며, 비타민 K의 작용이 억제되면, 출혈의 위험이 있다.

클로렐라

광선과민증이 잘 알려져 있으며, 간 장애도 발생시키며, 혈액 응고 작용을 증가시킨다.

뇌색전을 일으킨 승모판 폐쇄부전의 60대 남성이 승모판치환술을 받은 후에 와파린의 복용으로 안정되었던 트롬보테스트치가 반 년 후 갑자기 상승하였다. 매일 복용하고 있던 클로렐라 속에 비타민 K_1이 낫토의 10배가 함유되어 있었다. 50대 남성은 관상동맥형성술 후에 초음파검사에서 심장 내에 혈전이 발견되어 와파린을 투여받고, 트롬보테스트치는 일단 떨어졌지만 와파린의 증량에도 불구하고 한 주 후에 상승하였는데 그것은 며칠 전부터 복용하고 있던 건강식품인 클로렐라가 함유된 "녹차"가 원인이라는 것을 알게 되었다.

은행잎 추출물

관상동맥 우회로이식술(관상동맥우회술) 후 와파린 복용으로 5년간 안정된 상태를 유지하던 78세 여성이 갑자기 인지 장애를 일으켰으며 측두엽에서 출혈이 발견되었다. 2개월 전부터 은행잎 추출물을 복용하고 있어서 와파린과의 상호작용이 원인이 되었을 것으로 추측된다.

얼룩조릿대 추출물

50대 여성이 만성 심방세동이 있어 와파린을 복용하고 트롬보테스트치가 안정되었는데, 갑자기 오른쪽 다리가 차갑게 느껴지고 통증이 있다고 하여 진찰하니 우측대퇴동맥 색전증으로 진단되었다. 트롬보테스트치가 비정상적으로 상승하였고, 15일 전부터 복용하고 있던 얼룩조릿대 추출물을 함유한 건강식품에서 다량의 비타민 K_1이 검출되었다.

고려인삼

47세의 남성이 대동맥판 치환술 후, 와파린에 의한 항응고요법을 받고 프로트롬빈 시간은 안정되어 있었지만, 인삼 제제의 복용을 시작하고 2주 후, 급격히 단축되어 혈전형성의 우려가 발생하였으므로 복용을 중지하자 2주 후에 정상으로 회복되었다. 인삼제제에 의한 와파린 작용 감쇠(減弱)에 따른 것으로 여겨진다.

크랜베리 주스

와파린 치료를 받고 있던 70대 남성이 식욕감퇴로 6주 전부터 거의 크랜베리 주스만을 마시고 있었다. 프로트롬빈 시간이 눈에 띄게 길어져 입원하였고 바로잡을 여유도 없이 소화기관과 심낭 내 출혈로 사망하였다. 크랜베리 주스는 와파린 작용을 증강시키고, 출혈을 일으킬 가능성이 있다.

주목(一位)

「10. 건강식품으로 사용되는 생약에 주의」 참조.

9. 간 장애·신 장애는 3개월부터 1년 지나서 발현

건강식품이나 한방약에 의한 간 장애, 간질성 폐렴, 신장 장애 등 장기 장애의 대부분은 섭취하기 시작하여 3개월부터 1년 정도 경과하여 증상이 나타난다. 그러나 20년 걸리는 사례도 있다.

섭취 후 3개월 이내에 증상이 나타나는 경우도 있다. 예를 들면, 시부트라민, 마진돌, 갑상선 제제 등의 살 빼는 약, 프로폴리스, 컴프리, 한방약의 감초 제제에 따른 부정맥이나 근마비, 마황 제제에 따른 뇌졸중 등이 있다.

섭취 직후부터 수 일 이내에 증상이 나타나는 물질로는 프로폴리스, 차전자, 키토산, 잉어쓸개, 혈액의 응고 이상(「8. 혈액 응고 이상이나 갑작스런 출혈」 참조) 등이 있다.

10. 건강식품으로 사용되는 생약에 주의

시나몬(계피)

다이어트 건강식품으로 판매되고 있지만, 간독성이 있는 쿠마린을 함유하고 있다. 향신료로서 미량을 사용한다면 문제없지만, 건강식품의 경우 섭취량은 1일 6 g에 이르고 쿠마린의 1일 허용섭취량을 넘는다고 2006년 10월 30일 **독일연방 위험연구소**는 경고를 하였다. 건강식품 메리로트는 쿠마린을 함유하고 있어 간기능 장애가 발생한다.

계피는 의료용 한방약의 약 30%에 해당하는 48제제에 포함되어 있어 1일량은 최대 4 g이 넘으며, 체중 50 kg인 사람이 1 g을 섭취하면 1일 허용섭취량 1 mg/kg을 넘게 된다.

마황(에페드린)

미국에서 마황을 함유한 건강식품이 살 빼는 약으로 사용되어 뇌졸중, 심근경색, 심정지, 돌연사, 경련 및 정신병을 유발하였으며, 2003년까지 신생아・태아를 포함하여 155명이 사망하였고 마황을 함유한 건강식품은 판매금지되었다. 일본에서 마황은 갈근탕, 소청룡탕, 마황탕, 마행감석탕, 방풍통성산, 월비가출탕, 마황부자세신탕 등 많은 한방약에 포함되어 있다. 부작용이 없다고 여겨져 장기간에 걸쳐 사용되고 있으며 다이어트 약으로서 처방되는 것도 있다.

주요 성분인 에페드린이 교감신경을 자극하여 배뇨곤란을 일으키며, 특히 전립선비대가 있는 환자에서 요폐(尿閉)가 발생한다.

블랙코호시(미국 승마)

월경곤란증, 월경긴장증, 갱년기 장애 등에 널리 사용되고 있는데 간 장애에 관한 보고가 계속 이어지고 있다. 54세 여성은 8개월 전부터 매일 1 g을 복용하였는데 전신 권태감과 건망증이 8주간 계속되어 진찰을 받았다. 간 장애가 두드러졌고 출혈시간은 연장되었다. 간기능은 점점 악화되었고 출혈시간은 더욱 연장되어 간이식 수술 중에 출혈이 멈추지 않아 사망하였다. 유럽 의약품청은 블랙코호시의 사용중지를 권고하였고, 영국, 프랑스, 핀란드에 이어 2006년 8월 3일에 일본의 후생노동성도 이와 같은 주의 환기를 촉구하였다.

블랙코호시는 미국 승마인데, 한방의 생약이나 고려승마 등과의 성분 차이점은 명확하지 않다. 승마는 을자탕, 보중익기탕, 승마갈근탕, 신이청폐탕, 입효산 등에 포함되어 있다.

관목통, 광방기

통풍을 앓고 있던 40대 남성은 약국에서 추천한 한방약을 약 8개월간 복용하고 전신 무력감과 종아리 부종과 구토, 경련 등의 증상이 나타나 만성 간질성 신염으로 진단받았다. 복용하고 있던 한방약에서 고농도의 아리스톨로크산이 검출되었다. 20대 여성은 아토피성 피부염으로 관목통을 함유한 한방 제제를 3년간 복용하여 말기 신부전이 되어서 혈액투석을 거쳐 신장이식을 받았다. 4년 후 방광경검사에서 다발방광종양이 발견되어 절제 수술을 시행하였지만, 좌우 신장과 요관에도 이행 상피암이 발견되었다. 49세 여성은 아토피성 피부염 치료를 위해 관목통을 함유한 한방약을 복용하다가 말기신부전에 걸려 3년 후 신장이식을 받아 투석에서 벗어났다. 3년 후 반대쪽 신장에서 수신증이 발견되어 암이 될 위험이 있어 적출 수술을 시행하고 검사를 한 결과, 요관에서 다발성 암이 발견되었다. 관목통과 광방기에는 강력한 발암물질 아리스톨로크산이 들어 있다.

주목(一位)

50대 당뇨병 여성이 치아에서 출혈과 전신 점상출혈로 진찰을 받아 특발성 혈소판감소증으로 진단되었지만 7일째에 회복되었다. 해마다 검진 전에 당뇨 수치를 내리려고 수위(寿位)를 복용하였다는 사실을 알고 수위 티백을 달여서 재투여 시험한 결과 혈소판 수는 하루 만에 격감하였으며 양다리와 앞 팔에 무수한 점상출혈이 나타났다.

당뇨병과 만성간염인 50대 남성이 비출혈(코피)과 하지 자반(자색반점) 때문에 진찰을 받았다. 혈소판 수가 감소하고 있었지만 6일째에는 회복되었다. 퇴원 후 다시 자반과 비출혈이 나타나 진찰을 받았고 혈소판 수는 감소하였지만, 입원 후 즉시 회복되어 퇴원하였다. 그러나 비출혈로 또다시 진찰받고, 혈소판 수가 감소하였다. 퇴원 후에 수위를 복용한 것을 알게 되어 재투여 시험을 한 결과 6시간 후에 혈소판 수는 격감하였으며 수위에 의한 혈소판감소증으로 진단받았다. 수위에 들어 있는 생약 주목(一位)에는 혈액 독성이 있다.

11. 아토피성 피부염인 사람은 특히 주의

알레르기 체질이나 아토피에 걸리기 쉬운 특성을 가지고 있는 사람, 음식물 알레르기가 심한 영아는 몸 밖의 물질에 감작하기 쉬우므로 알레르겐이 될 수 있는 물질이 몸에 들어가는 것에 신중하지 않으면 안 된다. 지금까지 경험한 적이 없는 여러 종류의 물질에는 특히 주의가 필요하다.

아토피성 피부염이 악화된 환자가 섭취하고 있던 건강식품을 보면, 야생풀로 만든 차, 천연 나무 성분이 배합된 화장수, 단백질 제제, 아보가드에서 추출한 기름, 파파야를 원료로 한 외용약, 대두를 주원료로 한 유산균 등 미생물을 공존시켜 배양해서 얻어진 대사산물을 정제한 핵산 성분, 자소의 추출물, 카시아, 줄풀, 프룬잼, 녹즙, 태반 추출물, 클로렐라와 같은 것들이다. 한방 제제 중 유당은 우유 알레르기가 있는 아동에서는 알레르겐이 된다.

건강식품은 50종류 정도의 성분을 함유한 제품이 드물지 않으며 그러한 제품을 몇 개씩 섭취하는 사람도 드물지 않은데, 대부분의 경우 성분의 상세한 내용에 대해서는 잘 모른다.

한방약 때문에 증상이 악화되었다고 하는 예도 많은데, 태을고를 예로 들면, 성분의 하나인 계피는 접촉성 피부염의 원인이 될 빈도가 높은 물질이고, 작약도 약진의 원인이 되며, 지황도 홍반이나 수포 등 피진을 일으킨다. 참기름이나 밀랍도 접촉성 피부염의 원인이 된다. 당귀는 아토피성 피부염을 악화시키는 인자가 되며 접촉성 피부염의 원인이 된다. 작약, 지황, 당귀를 공통적인 성분으로 하는 태을고와 당귀음자는 피진을 발생시킨다.

한방 제제는 많은 건강식품과 달리 생약 성분 하나하나의 상세한 내용은 명확하지 않지만, 생약의 종류는 명확하다. 그 한방약조차도 앞서 말한 피진을 일으킨다거나 일으킬 가능성이 있는 물질을 여러 종류 포함하고 있다.

환자나 가족에게 스테로이드제에 대해서 업자는 "색소침착을 일으켜 보기 싫은 피부를 만든다", "눈 주위에 사용하면 실명하는 일이 있다"는 설명을 충격적인 사진과 함께 보여주며 근거가 없는 위협에 가까운 공포감을 조성한다. 그리고 증상이 악화되었을 때는 "지금까지 치료에 의해 독이 나오고 있다", "과거에 사용하던 스테로이드제의 리바운드이며 좋아지기 전의 호전 현상입니다", "한방 치료에 따라 피부염은 일시적으로 악화되지만, 시간이 지나면 반드시 좋아지게 된다, 도중에 중지하면 이때까지의 노력이 허사가 된다"와 같은 식으로 대답한다.

그렇지만 그것을 믿은 결과, 저알부민혈증, 횡문근융해증, 간기능 장애, 사구체 신염, 급성 요세관 괴사, 카포시 수두모양 발진증을 발병시키는 예는 일일이 들지 못할 만큼 많으며 생명에 위험이 미치는 상태가 되어 응급차로 입원하기에 이르는 예도 적지 않다. 피부염이 악화되어서 집에 은둔하며 휴학이나 퇴학, 이직이나 휴직으로 내몰리는 예도 있다. 영유아의 경우 발육 지연이나 아프리카 등 개발도상국에만 보이는 저단백 영양실조 등 심각한 전신 증상을 동반한다.

12. 함유 성분이 품질표시와 다른 경우

고려인삼

미국 건강식품 검사 인증기관은 일본에서 시판되고 있는 고려인삼 제제의 인기 상품 14종에 대해서 진세노사이드의 농도가 품질표시대로 들어 있는지, 표시 이외의 물질 특히 의약품이 들어 있는지, 농약이나 중금속에 오염되어 있지 않은지 등의 검사를 2005년 6월에 실시했다. 그것에 의하면, 의약품으로서 인가되어 있던 2종은 인삼엑스 함유라는 품질표시가 있었음에도 불구하고, 진세노사이드가 제로(0)였고 일본 건강·영양식품협회 인정 마크가 붙은 한 제품에는 품질표시의 60%밖에 들어 있지 않았다.

콘드로이틴

미국에서 시판되고 있는 21종류의 콘드로이틴 제제에 대해서 콘드로이틴이 품질 표시한 대로 들어 있는지 검사한 결과, 1/3에 해당하는 7가지 제품 중에서 4가지 제품은 품질표시의 8% 이하였고, 전혀 들어 있지 않은 것도 있었다. 다른 3가지 제품도 품질표시의 75%, 70%, 51.3%밖에 들어 있지 않았다.

13. 품질표시에 표시되지 않은 성분을 함유한 예

납

당뇨병으로 치료를 받고 있던 60대 남성이 복부의 둔통과 심한 변비, 식욕부진 증상이 나타나고 점차 심해져서 입원했다. 복용하고 있던 한방약에서 납이 검출되었고, 혈중 납 농도와 소변 중 납 배설량이 높아서 한방약에 들어 있던 납에 의한 중독이라는 진단이 나왔다.

부신피질 호르몬

7세의 남자아이가 아토피성 피부염과 기관지 천식으로 치료를 받고 있었는데, 증상의 개선이 보이지 않았다. 할머니가 중국에서 지어온 한방약을 먹이자 증상은 현저하게 개선되었지만, 얼굴이 동그랗게 되었다는 사실을 알고 진찰을 받았다. 성분을 분석한 결과, 부신피질 호르몬인 베타메타손과 기관지 확장제인 테오필린이 검출되었다.

혈당강하제

당뇨병을 앓고 있는 70대 남성이 전단지를 통하여 민간 한방약을 구입하여 복용하고 있었는데 눈앞이 어지러워서 일어나지 못하게 되어 응급차로 입원했다. 혈당치가 낮아서 포도당 정맥주사로 의식을 회복했다. 팸플릿에는 "자연을 살려서 건강을 진화시키다", "천연 성분 100%이므로 안심할 수 있는 건강식품"과 같은 문구가 있어 제조업체에 문의한 결과, "식물 발효 식품의 중국 전승의 효과"라는 말을 들었으나, 분석 결과 혈당강하제인 글리벤클라마이드가 검출되었다.

설사제

10대 초반의 여성이 밤부터 복통과 물과 같은 설사가 시작되었고, 구토를 동반하였으므로 급성 복부 질환의 우려가 있어서 입원했다. 건강식품을 1개월 전부터 복용하고 있었다. 설명서에는 "식품이므로 양에 제한은 없습니다"라고 되어 있었으나, 함유되어 있던 것은 알로에 아보레센스 등으로 실체는 설사제 그 자체였고, 건강식품이라 부를 수 있는 것은 아니었다.

차례

제I부 살 빼는 약

제 II 부 건강식품

제 I 부

살 빼는 약

1 | 펜플루라민, 니트로소펜플루라민

펜플루라민과 펜타민은 뇌에서 세로토닌 고갈을 유발하는 식욕억제제로 사용된다. 동시에 암페타민 유도체로 의존성은 없지만, 암페타민과 메탐페타민처럼 활용된다.

펜플루라민은 1970년대 유럽을 중심으로 흥분제로서 젊은이들에게 활용되어 1977년까지 10례의 사망이 보고되었다. 중독증상은 고열, 빈맥, 발한, 불안정, 경련, 근육의 긴장항진, 개구장애, 반사항진 등의 악성증후군 또는 세로토닌증후군과 유사한 증상을 나타내며(나이토 2001), 사망자의 체온 기록이 있는 것은 모두 41°C 이상이다(von Muhlendal 1979).

펜플루라민은 일본에서는 의료품으로 승인되어 있지 않지만, 중국 등에서 반입되어 2001년 여름부터 살 빼는 약으로 복용하고 있던 사람에게 간기능 장애가 발생하였고, 2002년 5월경부터 급증하였고, 환자 수가 872명에 달했으며, 그 중에서 4명이 사망하였다. 상품명은 어지당감비교낭(御芝堂減肥胶囊), 섬지소교낭(繊之素胶囊), 차소감비(茶素減肥), 미려수신(美麗痩身), 어지당청지소(御芝堂清脂素), 차소다이어트(茶素ダイエット), 경신락감비교낭(軽身楽減肥胶囊), 미일번(美一番), 천백준수신(千百潤痩身), 차소교낭(茶素胶囊), 상청춘건미소감비교환(常青春健美素減肥膠丸), 신선쾌복차(神仙快復茶), 경교려감비차(更嬌麗減肥茶), 화북수미(華北痩美), 촉보(蜀宝), 차소다이어트캡슐(茶素ダイエットカプセル), 마디아몬드슬림(ダイアモンドスリム), 뷰티셰이프(ビューティーシェイプ), 오로틴찬스(オロチンチャンス), 슈퍼슬렌더45(スーパースレンダー45), Chaso, Chaso Genpi, Be petite 등 수십 종이 넘지만, 후생노동성의 조사에서는 건강피해의 절반 이상은 어지당감비교낭(御芝堂減肥胶囊) 및 섬지소교망(繊之素胶囊) 및 차소감비(茶減減肥)에서 발생하고 있다.

일본 간장학회 평의원이 소속된 175개 시설을 대상으로 실시한 살 빼는 약 건강식품의 간기능 장애 조사에 의하면, 2002년 1년 동안 발생한 중국제 살 빼는 약에 따른 중증 간기능 장애는 5례, 그 중에서 사망 1례, 생존 4례로, 생존 4례 중에서 3례는 간이식을 받았다(사다 2004).

중국제 살 빼는 약은 당초 식욕억제제로써 펜플루라민이 사용되었다. 그러나 짐작컨대, 펜플루라민이 규제물질이었으므로 검출을 피하기 위해 *N*-니트로소화한 니트로소펜플루라민을 사용했으며, 그 때문에 간기능 장애가 발생한 것으로 여겨진다.

도쿄도 건강안전연구센터의 조사에 의하면, 위에서 기술한 살 빼는 약 21개 상표 59개의 검체 중에서 48개 검체에서 펜플루라민, *N*-니트로소펜플루라민 및 갑상선말의 어떤 성분이

든 검출되었으며, 6개의 검체에서는 이 3종의 물질 중에서 2종류 또는 3종류가 검출되었다. *N*-니트로소펜플루라민 농도는 센노모토코노(纖之素胶囊) 1캡슐당 3.7~5.5 mg이었다(모리야스 2003).

이 농도를 바탕으로 쥐에게 *N*-니트로소펜플루라민을 1일 1회 7일간 경구 투여한 결과 간장의 중심정맥 주변의 간세포 비대(腫大)가 용량의존적으로 나타났다(다다 2005).

N-니트로소 화합물 대다수가 독성이 높고, 발암성이 있으며(하세가와 1998), 갑상선말이 함유되어 있으면 갑상선 기능 장애도 불러일으킨다(「갑상선 호르몬」 참조).

50대의 여성이 「미려수신(美麗瘦身)」을 복용하기 시작하여 2개월 반, 전신권태감에 이어 황달・구토 증세가 발생하여 간기능 장애로 입원하였다. 황달은 악화되어 극증간염(劇症肝炎)에 대한 치료를 실시했지만, 더욱 증강(增强)하여 간장은 위축되고, **손떨림**, 간성뇌증에 의한 경면경향(傾眠傾向)이 나타나 복용 시작 약 6개월 후 간이식을 하였다(고가유리코 2003).

40대의 여성은 「차소감비(茶素減肥)」를 1월부터 복용하기 시작하여 2월 말부터 식욕부진, 전신권태감이 나타나 3월 중순 간기능 장애로 입원하였다. 간기능은 악화되어 간성뇌증이 발증, 아급성형 극증간염으로 진단받았다. 간장의 위축이 현저하게 나타나 4월 중순에 간이식을 하였다(사이토 2003).

60대의 여성은 「어지당(御芝堂)」을 복용한 1개월 후부터 권태감과 구역질이 나타나 복용을 중지하였지만, 증상이 개선되지 않아 간기능 장애로 입원하였다. 간기능이 악화하여 간부전은 서서히 진행, 복용 시작 3개월 후에 사망하였다. 살 빼는 약에서 *N*-니트로소펜플루라민이 검출되었다(사이토 2003).

50대의 여성이 「감비교낭(減肥胶囊)」을 복용하기 시작한 지 2개월 후, 간기능 장애를 지적받아 복용을 중지하고, 5일 후에 입원하였다. 입원 후 간기능이 악화되었지만, 메틸프레드니솔론의 **점적주사(点滴)** 등으로 개선되어 38일째에 퇴원하였다(도쿠나가 2003).

10대 후반의 여성은 「섬지소교망(纖之素胶囊)」을 5월 초순부터 복용하기 시작하여 3개월 후부터 전신권태감, 식욕저하 및 안구황달을 자각하고 증상이 더 나빠져 입원하였다. 간기능 저하는 악화되었으며 경면경향(傾眠傾向)도 나타나 극증간염 아급성형으로 진단되었다. 스테로이드펄스요법을 개시하여 간기능은 서서히 개선되어 65일째에 퇴원하였다(고가 히로유키 2003).

50대 여성은 「차소감비(茶素減肥)」를 1일 6캡슐(약 1.4 g) 복용하기 시작하여 6일째에 전신권태감이 나타나 1주일 후에 복용을 중지하고, 10일 후에 입원하였는데, 간세포 장애와 담즙울체형의 혼합형 급성 간 장애가 심하였다. 간기능 장애는 입원시 정점이었으며, 총 빌리루빈 수치는 입원 10일째에 정점에 이르렀지만, 양쪽 다 2주 후에 정상화되었다. 차소감비(茶素減肥)에 *N*-니트로소펜플루라민이 1.9% 포함되어 있었다(하나와 2003). 이러한 증상의 예는 섭취량(160 mg)이 확실히 드문 사례이며, 발증까지 6일간이라는 점은 가장 짧은 기간이다.

40대 여성이 살을 뺄 목적으로 「슈퍼슬렌더45」를 30일간 복용하고 증상이 없었지만 정기검사에서 간기능 장애가 확인되어 입원하였다. 빌리루빈의 상승과 황달이 확인되었으며 심전도상에서 QT 시간의 연장이 나타났다. 복용을 중지하였어도 간효소는 10일째까지, 빌리루빈은 20일째까지 상승하여, 정상화된 것은 6주째이었다. 슈퍼슬렌더45에는 펜플루라민과 *N*-니트로소펜플루라민이 포함되어 있었다(다카하시 2004).

영국 버밍엄병원에서 2003년 11월부터 2004년 6월까지 살 빼는 약의 민간한방약 Shubao를 복용한 4명이 간기능 장애를 일으켰다. 3명은 회복하였지만, 극증형간부전으로 이행되어 간이식이 필요하였다. Shubao에서 *N*-니트로소펜플루라민이 검출되었다(Lai 2006).

N-니트로소펜플루라민은 간효소 CYP2C19에 대사(代射)되고, 발생한 반응성대사물이 미토콘드리아를 손상시키기 때문에 CYP2C19의 표현형(表現型)에 의해 *N*-니트로소펜플루라민의 대사속도가 달라 지연대사형(遲延代射型)에서는 장애가 강하게 나타난다고 여겨진다.

지연대사형의 43세 여성은 센노모토코노(纖の素胶囊)를 복용한 지 20일 후에 황달이 발증, 검사소견은 중증 간기능 장애 현상을 보였으며 정상화까지 12주가 걸렸다. 신속대사형(迅速代射型)의 23세 여성은 센노모토코노(纖の素胶囊)를 3개월 동안 복용한 후, 간기능 장애를 염려하여 검사를 하러 왔는데 자각증상은 없었으며 간기능은 정상이었다. 48세 여성은 센노모토코노(纖の素胶囊)를 복용한 지 7일째에 발열과 복부불쾌감이 있었으며, 검사소견은 중증 간기능 장애의 증상이 나타났으며 호산성과립구의 눈에 띄는 증가가 보였다. 신속대사형이었지만 알레르기체질이었기 때문에 이른 시기에 발증하여 중증화되었다고 볼 수 있다(가와구치 2004).

펜플루라민과 펜타민 모두 중추신경 억제작용과 설사 등의 부작용이 있다. 그러나 비만 위험과의 균형을 고려하여 미국에서는 규제물질이지만, 의약품(식욕억제제)으로 인정하고 있으며, 1996년 미국에서 처방전 발행 매수는 1,800만 건을 넘었다. 단독 사용보다도 두 물질의 병용이 사용량이 적고 부작용도 적어 병용되어, fen-phen 이름으로 광범위하게 유통되었다.

펜플루라민과 펜타민은 심장판막 질환을 유발한다. 1997년 8월 New England Journal of Medicine지에 위에서 기술한 살 빼는 약을 복용하고 있던 여성 24명이 심장판막 질환을 발증하였다는 메이요·클리닉의 논문이 발표되었다. 평균연령 44세, 1개월 복용 후 발증한 사례도 포함하여 복용기간은 평균 12개월이었다. 심장판은 삼첨판, 폐동맥판, 대동맥판 모두 침해되어 5명은 판막치환술을 필요로 하였다. 적출한 심장판막은 판첨과 건삭(腱索)이 백색 광택을 띠며 변색, 경도 또는 중등도의 불규칙하면서 광범위한 비후(肥厚)가 나타나 판막이 닫히지 않는 상태였다. 8명은 폐동맥 고혈압도 같이 나타났다(Connolly 1997).

동잡지의 편집부는 미국식품의약국에서 승인받아 넓게 사용되고 있는 살 빼는 약의 심각한 건강피해의 확대를 방지하기 위해 논문 게재가 승인되자마자 학술지 발행 7주 전부터 논문내용을 공표하였다. 동잡지는 30년 전부터 대중매체 등 다른 곳에서 내용이 발표된 논문은 게재를 거절하는 방침을 지켜왔지만, 상기와 같은 결정은 편집부 스스로가 이 방침을 깨트린 이례적인 것이었다.

내용을 사전에 공표하였기 때문에, 편집부에는 유사한 병증 사례의 보고가 수집되어 상기 논문과 같이 게재되었다. 20세의 여성은 펜플루라민 10 mg을 1일 3회 그리고 펜타민 15 mg을 23일간 매일 아침에 복용하였는데, 8개월 만에 폐동맥 고혈압증으로 사망하였다(Mark 1997). 살 빼는 약을 23일간 복용한 것만으로 죽음에 이르는 부작용이 나타난 것이다.

32세의 여성은 덱스펜플루라민(펜플루라민의 *d*형 경상이성체) 15 mg을 1일 2회씩 10개월간 복용한 후 아주 심각한 승모판 폐쇄부전과 폐동맥 고혈압, 경도에서 중등도의 대동맥판막과 삼첨판 폐쇄부전을 발증하였다. 복용을 중지한 이후에 폐동맥압은 정상화되었지만, 승모판 폐쇄부전은 개선되지 않았다(Cannistra 1997).

미국식품의약국은 학술지에 발표하기 전인 7월 8일에 두 물질의 병용에 대해서 의사의 경고를 공개적으로 발표하고, 동시에 유사한 사례 보고를 요청하여 수집된 28증례에 대해 같은 학술지에 보고하였다(Graham 1997). 내용은 평균연령 45세, 모두 여성, 1일 복용량 평균은 펜플루라민 60 mg, 펜터민 30 mg, 복용기간은 10개월, 6명은 심장판막 치환술을 받았고, 1명은 사망했다. 모든 사례에서 판막폐쇄부전이 보이며 침해된 판막은 승모판 24명, 대동맥판막 19명, 삼첨판 11명, 폐동맥판막 1명으로 모든 사례에서 승모판과 대동맥판막 중에서 어느 쪽이든 침해되었으며, 22명은 2판막 이상 침해되었다. 폐동맥 고혈압은 10명에게서 보였다.

심장판막 질환은 두 물질의 병용 이외에서도 펜플루라민 단독에서도 2례, 덱스펜플루라민에서 4례, 덱스펜플루라민과 펜플루라민의 병용에서 2례가 보고되었다.

사실 1년 전에 폐동맥 고혈압증의 환자 95명과 대상환자 355명에 대한 식욕억제제 복용과의 관계를 조사한 보고가 New England Journal of Medicine지에 게재되었다. 복용하고 있던 억제제는 덱스펜플루라민과 펜플루라민이 대부분이며, 특히 3개월 이상 복용한 경우에, 대상과 비교할 수 없을 정도로 높은 비율로 폐동맥압의 상승이 보였다(Abenhaim 1996).

미국식품의약국은 1996년 4월, 이 논문내용을 주의사항으로 기재하고 덱스펜플루라민을 식욕억제제로서 승인하고 있었지만, 다음 해 1997년 Connolly의 논문에 근거하여 덱스펜플루라민과 펜플루라민의 승인을 취소하였다. 덱스펜플루라민은 승인된 지 1년 6개월밖에 지나지 않았었다. 미국에서는 1999년 4,500억엔에 화해가 성립되었다.

1997년 사용금지 된 후에도 펜플루라민은 한방약 속으로 몰래 숨어들어 유통되고 있다. 시카고의 31세 여성은 한방약국에서 구입한 살 빼는 약을 120정 복용하고 혼수, 빈맥(120/min), 저혈압(80/60 mmHg) 및 기도확보가 필요한 상태에서 응급실로 이송되었다. 살 빼는 약 1정에서 펜플루라민 10 mg, 혈청에서 펜플루라민과 노르펜플루라민이 각각 2,480 ng/mL(치료 영역 35~380), 330 ng/dL(치료중 농도 6~160 ng/mL) 검출되었다(Bryant 2005).

암페타민 유도체의 살 빼는 약에 의한 폐동맥고혈압증은 유럽에서 1960년 후반부터 문제가 되었다. 1967년 오스트리아, 독일, 스위스에서 폐동맥고혈압증 환자가 집단 발생하였다. 발생은 1968~1969년에 정점에 이르렀으며 1972년에는 종식되었다. 환자는 암페타민 유도체의 아미노렉스(aminorex)라는 살 빼는 약을 복용하고 있었다. 10년 후 1979년 10월, 환자 72명 중에서 34명이 사망하였다. 발증에서 평균 생존기간은 3.5년이었는데 3개월 만에 사망한 사람도 있다. 사망시의 평균연령은 53세이다. 복용량이 40정 이하의 환자 사망률은 22%였고, 400정 이상은 80%였다. 생존자의 반수 정도가 병증의 악화를 보였다(Gurtner 1985).

파리의 폐동맥고혈압증 센터에서 5년간 치료한 폐동맥고혈압 환자 73명 중 15명(전원 여성, 평균연령 42세)은 살 빼는 약으로 펜플루라민을 복용하고 있었다. 그 중에서 3명은 사망하였고, 2명은 심장과 폐 동시 이식수술을 받았고, 8명은 폐를 이식한 상태이다(Brenot 1993).

중국에서 구입한 펜플루라민 400 mg을 복용하고 30분 후 휘청거리고 어지러움 등의 증상으로 입원한 20대 여성은 심전도상 QT 시간 연장이 판정되었지만, 위독한 합병증은 없이 4일 만에 퇴원하였다(구마다 1996). 중국에서 개인 유입한 **비만약 펜플루라민** 1,920 mg을 자살 목적으로 복용한 28세의 여성은 12시간 후 경면경향과 심전도상 QT 시간 연장이 나타났다(오쿠무라 2001). 자살 목적으로 1.2 g을 복용한 후에 사망한 25세 여성의 심장혈에서 7.7 μg/g의 펜플루라민이 검출되었다(마메라 1998). 사망 후 발견된 36세 여성의 혈액에서는 7.46 μg/mL의 펜플루라민이 검출되었다(Kintz 1992).

일본에서 발생한 간기능 장애의 사례는 대부분 복용을 시작하고 짧으면 6일, 길어도 3개월 이내에 증상이 나타나고 있다. 이 기간은 폐동맥고혈압이나 심장판막질환의 증상이 나타나는 기간보다 짧다. 일본에서 복용되었던 살 빼는 약에는 펜플루라민 대신에 *N*-니트로소펜플루라민이 사용되고 있었기 때문에 간기능 장애가 발생한 것이며, 만일 펜플루라민이었다면 간기능 장애는 발생하지 않았고, 모르고 복용한 사람은 1년 이상 경과한 후에 폐동맥고혈압 등 심장판막질환이 발증하였을 것이다.

앞에서 기술한 것처럼 *N*-니트로소 화합물의 상당한 부분이 발암성을 가지고 있으므로 살 빼는 약을 사용한 사람들의 추적조사와 지도가 필요할 것이다.

살 빼는 약은 원래 살 빼는 목적을 위해서는 평생 복용하지 않으면 안 되는 성질을 가지고 있다. 살을 뺀 시점에서 복용을 멈추고 그대로 체중을 유지할 수 있는 것이 아니다. 장기간 복용을 계속하는 다른 약처럼 증상에 따라 휴약 기간을 두지 않으면 안 된다. 휴약 기간을 두면, 체중은 다시 돌아간다. 체중 증감의 반복은 관상동맥 질환과 죽음을 초래한다고 알려지고 있다. 그리고 살 빼는 약의 복용기간이 길어질수록 부작용의 발생빈도도 중증도(重症度)도 높아진다.

펜플루라민과 *N*-니트로소펜플루라민에 의한 건강피해의 특징은 식욕억제 효과가 있는 의약품으로 인해 심각한 부작용이 발생하였다는 점이다. 심각한 부작용의 대상이 될 수도 있지만, 조금이지만 많은 사례에서 체중감소가 나타났다. 그러나 다수의 다른 살 빼는 약의 경우, 체중감소, 식욕억제 등의 확실한 효과가 없음에도 불구하고 추천받은 대로 복용하고 심각한 건강피해가 일어나고 있다.

문헌

Abenhaim L et al. Appetite-suppressant drugs and the risk of primary pulmonary hypertension. N Engl J Med 1996 ; 335 : 609-16

Brenot F et al. Primary pulmonary hypertension and fenfluramine use. Br Heart J 1993 ; 70 : 537-41

Bryant SM et al. A Chinese herbal weight loss product adulterated with fenfluramine. Ann Emerg Med 2005 ; 46 : 208

Cannistra LB et al. Valvular heart disease associated with dexfenfluramine. N Engl J Med 1997 ; 337 : 636

Connolly HM et al. Valvular heart disease associated with fenfluramine-phentermine. N Engl J Med 1997 ; 337 : 581-8

Graham DJ et al. Further cases of valvular heart disease associated with fenfluramine-phentermine. N Engl J Med 1997 ; 337 : 635

Gurtner HP. Aminorex and pulmonary hypertension : A Review. Cor Vasa 1985 ; 27 : 160-71

塙 直子ほか. 中国産ダイエット用健康食品「茶素減肥」による急性肝障害の1例. 肝臓 2003 ; 44 : 109-12

Hasegawa R et al. Studies of initiation and promotion of carcinogenesis by N-nitroso compounds. Cancer Lett 1998 ; 123 : 185-91

Kawaguchi T et al. Severe hepatotoxicity associated with a N-nitrosofenfluramine-containing weight-loss supplement : Report of three cases. J Gastroenterol Hepatol 2004 ; 19 : 349-50

Kintz P et al. Toxicological findings after fatal fenfluramine self-poisoning 1992 ; 11 : 51-2

熊田恵介ほか. 痩せ薬(フェンフルラミン) 中毒の1例. 日救急医会関東誌 1996 ; 17 : 58-9

古賀郁利子ほか. 生体肝移植を施行した中国製ダイエット用健康食品によるLOHFの1例. 肝臓 2003 ; 44 : 610

古賀裕之ほか. 中国製ダイエット食品による劇症肝炎・亜急性型の1救命例. 肝臓 2003 ; 44 : 117-22

Lai V et al. Severe hepatic injury and adulterated Chinese medicines. Br Med J 2006 ; 332 : 304-5

Mark EJ et al. Fatal pulmonary hypertension associated with short-term use of fenfluramine and phentermine. N Engl J Med 1997 ; 337 : 602-6

守安貴子ほか. 健康被害を起こした中国製ダイエット健康食品における検査結果. 東京健安研セ年報 2003 ; 54 : 69-73

内藤裕史. 中毒百科 南江堂 2001, p 380

奈女良昭ほか. 固相マイクロ抽出法を用いたフェンフルラミンの分析. 日法医誌 1998 ; 52 : 422-3

奥村 徹ほか. 中国製痩せ薬フェンフルラミンによる中毒例2例. 中毒研究 2001 ; 14 : 170

斉藤英胤ほか. 中国製ダイエット健康食品による重症肝機能障害症例12例についての検討 : 特に亜急性型劇症肝炎および重症肝炎の2例について. 肝臓 2003 ; 44 : 610-11

佐田通夫ほか. 痩せ薬・健康食品による薬物性肝機能障害 2次全国調査結果. 肝臓 2004 ; 45 : 96-108

多田幸恵ほか. 中国製ダイエット用健康食品から検出された *N*－ニトロソフェンフルラミンの 経口投与試験－病理学的検索－. 東京健安研セ年報 2005 ; 56 : 359-62

高橋秀明ほか. 痩せ薬 「スーパースレンダー45」による薬剤性肝障害の1例. 聖マリアンナ 医科大学雑誌 2004 ; 32 : 489-95

徳永 晋ほか. ステロイドパルス療法が奏効した中国製痩せ薬「減肥胶嚢」が原因と考えられる重症肝機能障害の1例. 肝臓 2003 ; 44 : 85

von Muhlendahl KE et al. Fenfluramine poisoning. J Toxicol Clin Toxicol 1979 ; 14 : 97-106

2 | 페닐프로파놀아민, 프소이드에페드린

2-1 페닐프로파놀아민

페닐프로파놀아민(노르에페드린)은 흔히 볼 수 있는 혈관수축제로써 콘택(コンタック), 던리치(ダン・リッチ), 벤자블록(ベンザブロック), 콜겐코와(コルゲンコ-ワ), 파브론(パブロン) 등 비염약, 감기약에 포함되어 있다. 그런데 메탐페타민과 유사한 작용을 가진 살 빼는 약으로써 사용될 뿐만 아니라 흥분제로도 사용되어 일본에서는 "H"라는 이름으로 유통되고 있다.

1970년대 후반부터 젊은 여성을 중심으로 외국에서 페닐프로파놀아민을 포함한 살 빼는 약, 기침약·감기약을 복용하고 뇌출혈, 고혈압성뇌증, 경련, 부정맥을 불러일으켜 사망하는 사람이 나타났다.

메탐페타민, 에페드린의 작용은 비슷하지만 에페드린에 비해 중추신경자극작용은 약하다. 건강피해는 1) 뇌출혈, 2) 정신병, 3) 간기능 장애, 심근 장애 등이다.

1) 뇌출혈

분만 후 3주째 되는 35세의 여성이 갑자기 두통으로 입원하였는데 뇌내출혈과 지주막하 출혈이 발견되었다. 환자는 이전에 페닐프로파놀아민이 포함된 살 빼는 약 Dexatrim®을 2년간 복용하고 있었지만, 임신 중에는 중지, 발작 1시간 30분 전, 산후 처음으로 Dexatrim®을 복용하였다. 혈종 주변의 세동정맥(細動靜脈)의 조직학 검사에서 약제성 괴사성혈관염이 발견되었다(Glick 1987).

20대 여성은 감기로 인한 코막힘에 파브론 비염 캡슐 L을 2캡슐(페닐프로파놀아민 160 mg 함유) 복용한 1시간 후부터 심한 두통, 구역질이 있었으며, 증세가 나아지지 않아 2일 후에 입원, CT에서 뇌피질하 출혈로 진단받았다. 뇌혈관 촬영에서 병소부(病巢部)에 일치하는 혈관염이 의심되는 부분 협착상이 보였다(오토모 2001).

20대 여성은 비염약(페닐프로파놀아민 50 mg 함유)을 복용 후 구토와 두통이 나타나 구급차로 입원하였다. 구급차 안에서 혈압이 180/210 mmHg이었다. MRI에서 두개내(頭蓋內) 출혈성 변화를, 뇌혈관조영에서 외동맥 전반의 확장이 확인되었다. 페닐프로파놀아민에 의한 급격한 혈압 상승과 뇌혈관 확장, 혈액뇌관문 장애가 발생하여 출혈, 부종이 나타났다고 여겨진다(마쓰시타 2004).

1994년 12월부터 1999년 7월까지 미국에서 발생한 뇌출혈 환자 중에서 702명을 조사한 결과, 페닐프로파놀아민을 살 빼는 약으로 복용한 사람의 뇌출혈 상대적 위험도는 특히, 여성에게서 17배나 높았으며, 처음 복용할 경우에 상대적 위험도가 높은 것을 알 수 있었다(Kernan 2000). New England Journal of Medicine지에 발표된 이 논문을 근거로 식품의약국은 2000년 11월 제약회사에 페닐프로파놀아민의 자주적 판매 중지를 요청하였다.

한편, 일본에서는 적정사용 조건을 철저히 지키는 조건으로 판매 중지를 보류하였지만, 2003년 6월 이후 2개월 안에 7명의 뇌출혈 환자가 발생하였고, 같은 해 8월에 프소이드에페드린으로 교체하였으며, 2004년 2월 말까지 제조 중지의 지시가 내려졌다.

식품의약국에 의한 페닐프로파놀아민의 자주적 판매 중지 요청은 과잉반응으로, 페닐프로파놀아민을 살 빼는 약으로 대량 복용하는 것이 문제이므로 페닐프로파놀아민은 살 빼는 약 판매 중지만 하는 것이 좋다는 의견이 New England Journal of Medicine지에 게재되었다(Ernst 2001).

그러나 아래의 보고는 위험한 것은 살 빼는 약으로써 뿐만 아니라 남성에 대해서도, 여성과 같이 위험하며, 프소이드에페드린도 역시 위험하다는 것을 제안한다.

1988년 이후 멕시코의 뇌졸중센터에 등록된 2,500명의 뇌졸중 환자 중에서 22명(남성 10명, 여성 12명)은 비염·감기약에 함유된 교감신경 자극약에 의한 것으로 진단되었다. 뇌내출혈 17명, 지주막하 출혈 4명 및 뇌경색 1명이었고, 17명은 50세 이하였고, 페닐프로파놀아민에 의한 것은 16명과 프소이드에페드린에 의한 것은 4명이었고, 17명은 1회 복용으로 그리고 5명은 수일간 복용으로 발증하였고, 증상 발현까지의 시간은 대부분 6시간 이내였으며, 25~30%는 1시간 이내였다. 페닐프로파놀아민은 상용량에서 32%의 사람이, 프소이드에페드린은 상용량에서 50%의 사람이 발증하였다. 8명은 발증시 고혈압 발작을 동반하였다(Cantu 2003).

2) 정신병

페닐프로파놀아민은 연용하면, 급성조증, 망상성 통합실조증 및 기질(성)정신병을 일으킬 수 있으며, 그 위험은 정신병의 가족력이나 기왕력, 6세 이하의 소아 및 산욕기 여성의 경우에 높아진다. 이러한 내용을 모르면, 페닐프로파놀아민을 연용하여 정신병으로 진단받는 경우가 있다(Lake 1988).

화분증 때문에 페닐프로파놀아민 제제(製劑)를 복용하던 남성은 급성 통합실조증으로 진단받아 입원하여 치료를 위해서 클로르프로마진을 1일 최고 1,650 mg을 투여하며 2개월간 입원하였다. 퇴원 후에는 정상적인 생활로 돌아갔지만, 다음 해 화분증이 재발하여 페닐프로파놀아민 제제(製劑)를 복용하기 시작하였는데 통합실조증의 재발로 진단되어 재입원하였다. 이때 처음으로 원인이 페닐프로파놀아민라는 것을 알았다(Kane 1966).

68세의 여성은 부비강염 때문에 페닐프로파놀아민을 포함한 약을 처방받았다. 복용한 지 3주일 후, 환각증상이 나타나, 약이 원인이지 않을까 하여 복용을 중단하고 2일 후 다른 의사에게 진찰을 받았다. 그 의사에게서도 같은 약을 처방받아 복용한 지 5일 후, 협박 망상, 환시, 환청, 혼미 및 지남력 장애를 동반한 급성정신병의 징후가 나타나 기질(성)정신병이 의심되어 정신과에 입원하였다. 신경학적 이상은 없었지만, 망상, 혼미 및 지남력 장애가 있어 치료를 받았다. 그 후 병원을 옮겨 약을 완전히 끊고 경과를 관찰한 결과 사고의 이상도 보이지 않아 10일 후 퇴원할 수 있었다(Kane 1966).

30대 여성은 비염을 억제하기 위해 시판의 비염약을 복용하게 되었는데, 복용하면 기분이 고양되는 것을 느껴 점차 양과 종류를 늘렸다. 비염약을 중지하면, 전신권태감, 냉한, 불안감, 초조감, 두통, 구역질이 나타나서 자살충동에 휩쓸리게 되어, 증상을 가볍게 하기 위해 비염약을 복용하는 것을 반복하다가 입원하였다. 병원에서도 금단증상이 나타나 에티졸람의 투여 등으로 병이 호전되어 2개월 후에 퇴원하였다(사카타니 2004).

3) 간기능 장애, 심근 장애 등

던리치(염산 페닐프로파놀아민 50 mg 함유) 20~30캡슐(상용량 1일 2캡슐)을 복용한 40대 여성은 극증간염으로 하루 반나절 후에 사망하였다(모리치카 1997).

20대 여성은 콧물 때문에 지속성 프레콜 비염약을 2캡슐(페닐프로파놀아민 90 mg)을 복용한 결과, 두통 · 구역질 · 두근거림이 나타나 고혈압과 심전도에서 현저한 이상을 확인하였다(나카지마 2004).

페닐프로파놀아민을 1일 사용량의 1.5배를 복용한 28세 여성은 두통과 혈성구토로 인해 구급차로 입원하여 출혈성 폐수종으로 진단받았다(오이즈미 2001).

19세의 여성은 시판되는 비염치료약 16정을 복용한 후에 심원성폐수종을 일으켜 급성심근장애로 진단받았다. 심근 장애는 페닐프로파놀아민에 의한 '타코츠보 심근증(Takotsubo cardiomyopathy)'의 아형으로 추측되었다(다나카 2004).

메탐페타민과 유사한 교감신경자극 작용을 가지고 있으므로 횡문근융해나 다장기 장애를 일으킨다. 1세 4개월의 남아가 페닐프로파놀아민을 함유한 시판의 감기약(感冒薬) 스토나리니®를 잘못 복용하여 의식 장애, 간기능 장애, 호흡 장애 등의 다기능 장애를 일으켰다(이케야마 2005).

1세 여아는 16시경에 스토나리니®를 실수로 22정을 복용한 후 18시 30분경에 구토하며 서서히 흥분상태가 되어 밤에 잠을 못자고, 다음날 입원하였을 때는 난폭하게 굴어서 혈압을 측정할 수 없었으며 체온은 38°C이었다. 크레아틴키나아제는 더욱 상승하였고, 소변은 적갈색을 띠었고 미오글로빈의 경도 상승을 확인하였으며, 횡문근융해로 진단되었다. 정점일 때의 혈중 페닐프로파놀아민 농도는 9.0 μg로, 이상 소견의 정점 시기와 거의 일치하였다(이시이 2003).

2-2 프소이드에페드린

프소이드에페드린을 함유한 비염약을 복용하면, 복통, 혈변, 설사로 시작하는 허혈성 대장염을 일으키는 경우가 있다(Schneider 1995, Dowd 1999, Lichtenstein 2000, Traino 2004). 회장의 끝부터 결장에 걸쳐 출혈성경색, 괴사 및 천공이 발견되었다(Klestov 2001). 교감신경자극에 의한 장간막동맥의 수축에 따른 허혈이 원인으로 짐작되었다.

프소이드에페드린뿐만 아니라 살 빼는 약으로 복용하는 펜타민에서도(Comay 2003), 코카인에서도 발생한다(Linder 2000). 암페타민 유도체의 각성제 메틸페니데이트에서는 소장의 괴사가 보고되었다(아키에다 2003).

20대 남성이 감기 기운으로 벤자블록®을 내복하였다. 다음날 아침에 38°C까지 열이 오르고 저녁부터 홍조가 전신에 퍼져 경부(頸部)에 농포가 나타나 진찰을 받았다. 전신에 부종증의 홍반, 경부를 중심으로 농포가 다수 산재(散在)하며, 하지에는 좁쌀만한 자색 반점이 다수 확인되었다. 피부 패치 테스트에서 벤자블록®만 양성, 성분별 패치 테스트에서는 프소이드에페드린에 의한 수포와 홍반의 재연(再燃)이 나타났다(오쓰카 2006).

프소이드에페드린은 특히 아세트아미노펜과 병용하여 임신초기에 복용하면 신생아의 복벽파열이라는 선천적 이상의 발생률이 높아질 위험이 있다.

각성제, 메탐페타민 밀조(密造)의 원료가 되므로 미국에서는 프소이드에페드린을 함유한 기침 멈춤 약은 자물쇠를 채워 보관하며, 판매시에는 신분증명 제시를 요구한다. 1회에 구입할 수 있는 양을 제한하는 등의 법률을 정하는 주가 늘어나고 있다.

문헌

秋枝一基ほか. 悪性症候群から多臓器不全をきたした急性リタリン中毒の一治験例. 日救急医 会誌 2003; 14 : 667

Cantu C et al. Stroke associated with sympathomimetics contained in over-the-counter cough and cold drugs. Stroke 2003; 34 : 1667-73

Comay D et al. Ischemic colitis after weight-loss medication. Can J Gastroenterol 2003 ; 17 : 719-21

Dowd J et al. Ischemic colitis associated with pseudoephedrine : Four cases. Am J Gastroenterol 1999 ; 94 : 2430-4

Ernst ME et al. Phenylpropanolamine and hemorrhagic stroke. N Engl J Med 2001 ; 344 : 1094

Glick R et al. Phenylpropanolamine : An over-the-counter drug causing central nervous system vasculitis and intracerebral hemorrhage. Neurosurgery 1987 ; 20 : 969-74

池山由紀ほか. 市販感冒薬の誤飲により多臓器障害を来した1幼児例. 小児科診療 2005 ; 58 : 1081-4

石井ちぐさほか. 市販感冒薬を大量誤飲し横紋筋融解症をきたした幼児の1例. 小児科診療 2003 ; 66 : 1761-4

Kane FJ et al. Psychotic episodes associated with the use of common proprietary decongestants. Am J Psychiatry 1966 ; 123 : 484-7

Kernan WN et al. Phenylpropanolamine and the risk of hemorrhagic stroke. N Engl J Med 2000 ; 343 : 1826-32

Klestov A et al. Recurrent ischemic colitis associated with pseudoephedrine use. Intern Med J 2001 ; 31 : 195-6

Lake CR et al. Psychiatric side effects attributed to phenylpropanolamine. Pharmacopsychiat 1988 ; 21 : 171-81

Lichtenstein GR et al. Ischemic colitis associated with decongestant use. Ann Intern Med 2000 ; 132 : 682

Linder JD et al. Cocaine-associated ischemic colitis. South Med J 2000 ; 93 : 909-13

松下隆司ほか. フェニルプロパノールアミン(PPA) 服用後に脳内に出血性変化を来した1例. 日本頭痛学会雑誌 2004 ; 31(2) : 134

森近雅之ほか. 総合感冒薬(ダンリッチ)による肝不全の 1剖検例. 中毒研究 1997 ; 10 : 226

中島 伯ほか. 市販の鼻炎薬(持続性プレコール鼻炎薬)の倍量内服によって著明な血圧上昇と心電図変化が引き起こされた1例. 呼吸と循環 1998 ; 46 : 831-4

大泉倫之ほか. 画像的に経過観察し得た permeability pulmonary edema の1例. 日本医放会誌 2001 ; 61 : 550

大友 哲ほか. 塩酸フェニルプロパノールアミンに起因すると考えられた脳出血の1例. 臨床神経 2001 ; 41 : 407-11

大塚篤司ほか. 塩酸プソイドエフェドリンによる Acute Generalized Exanthematous Pustulosis の1例. 皮膚臨床 2006 ; 48 : 55-8

坂谷昇平ほか. 塩酸フェニルプロパノールアミン(PPA) 依存に至った 1例. 精神医学 2004 ; 46 : 519-22

Schneider RP. Ischemic colitis caused by decongestant? J Clin Gastroenterol 1995 ; 21 : 335-6

田中和豊ほか. 塩酸フェニルプロパノールアミン(PPA)による急性心筋障害で肺水腫を認めた 1症例. 日本集中治療学会雑誌 2004 ; 11 : 211~6

Traino AA et al. Probable ischemic colitis caused by pseudoephedrine with tramadol as a possible contributing factor. Ann Pharmacother 2004 ; 38 : 2068-70

3 | 아리스톨로크산

1993년, 벨기에에서 한방약을 살 빼는 약으로 복용한 사람에게 신장 장애가 발생(Van herweghem 1993)하여 한약재 신염(Chinese herb nep hrop athy)으로 문제가 되었다. 환자 105명(그 중에서 남성 1명, 평균 연령 54세) 중에서 43명이 말기신부전에 걸렸으며, 그 중에서 31명이 신장이식을 받았고, 12명은 혈액투석을 받으면서 신장이식을 기다리는 상태였다(Nortier 2000). 환자의 혈액 및 신장조직에서 아리스톨로크산이 검출되었다. 아리스톨로크산은 쥐방울덩굴속(Aristolochia ウマノスズクサ属) 식물에 함유되어 있는 신독성 물질로 강력한 발암물질이다(FDA 2001).

이 살 빼는 약을 1년 1개월에 걸쳐 복용한 28세 여성은 하부 요관의 협착 때문에 양측의 수뇨관신증이 되어 신장이식을 위해 좌측의 신뇨관 적출술을 받았다. 육안적 소견으로는 비후(肥厚)한 신우와 요관, 위축하여 45 g이 된 신장 이외, 골반과 요관은 두께 0.5~1 cm의 촘촘한 섬유조직(線維組織)으로 뒤덮였으며, 섬유화는 신장에 멈추지 않고 광범위하게 장기에까지 영향을 미치고 있었다(Jadol 1993). 1년 후 방광 상피의 이형성은 신우신배뇨관(腎盂腎杯尿管) 전체에 미쳐 요관과 신우까지 암이 되었다. 살 빼는 약으로 복용한 지 4년 정도밖에 경과하지 않았다(Cosyns 1994). 아리스톨로크산은 동물에서 발암성이나 변이원성이 확실히 밝혀져 있었지만, 인간에서도 암을 유발할 수 있음을 알게 되었다.

1990년 7월부터 1992년 8월 사이에 "한방기"(漢防己 *Stephania tetrandra*)로 벨기에에 유입되어 약국에 공급되고 있는 시료를 분석한 결과, 이 생약에 고유의 테트란드린(tetrandrin)은 검출되지 않았으며, 쥐방울덩굴속 *Aristolochia*(*A*)에서 고유의 아리스톨로크산만 검출되었다. 따라서 아리스톨로크산을 함유한 관목통(*A. manshuriensis*)이나 광방기(広防己) *A. fangchi*와의 오용·혼동이 일어났다고 짐작되었다. 검출된 아리스톨로크산의 농도는 검출한계(0.02 mg/g) 이하의 것부터 1.56 mg/g으로 100배 가까이 차이를 보였다(Vanhaelen 1994).

아리스톨로크산은 여러 종류의 니트로페난트렌 유도체의 혼합물로 중요한 성분은 아리스톨로크산 I과 II이지만, *A. fangchi*에는 I, IIIa 및 B가, *A. manshuriensis*에는 I, II, IV 및 VIa가 함유되어 있었다(De Smet 1992). 벨기에에서 발생한 한약재와 관련한 신염의 증상과 일본에서의 증상과의 차이는 이러한 아리스톨로크산의 유사체(類似体) 조성의 차이, 또는 위에서 기술한 것처럼 농도의 차이에 의한 것으로 여겨진다. 일본에서 발생한 한약재와 관련한 신염의 환자가 복용했던 천진당귀사역가오수유생강탕(天津当帰四逆加呉茱萸生姜湯)에서는 I, II 및 IVa(D)가 검출되었다(Tanaka 2000).

벨기에에서는 1993년 이후 환자의 발생이 종식되었지만, 일본에서는 그 해 방기황기탕(防已黄耆湯)에 의한 최초의 환자가 보고되어, 그 후 용담사간환(龍胆瀉肝丸), 당귀사역가오수유생강탕(当帰四逆加呉茱萸生姜湯), 방기황기탕(防已黄耆湯) 등의 한방약에 의한 환자의 발생이 계속되어(오가타 2000, Tanaka 2001, 가미조 2004) 2000년 7월, 후생성에서 아리스톨로크산을 함유한 생약·한방약에 대한 안전정보가 발표되었다.

40대 여성은 동상에 걸려 당귀사역가오수유생강탕을 복용하고 있었다. 처음에는 A사의 제품을 복용하였지만, B사의 제품으로 변경하여 약 20일간 복용하자 전신에 권태감이 나타나고 체중이 감소하고, 단백뇨와 당뇨 증세가 나타나서 입원하였다. B사의 제품으로 변경하기 전의 요검사 결과는 정상이었다. 입원 후 신장 기능은 급격히 악화되었고, 신생검에서 간질(間質)의 심한 섬유화와 요세관의 위축·변형이 확인되었다. 프레드리솔론을 복용하기 시작하자 신기능의 저하경향은 다소 가라앉았다. B사의 제품에는 쥐방울덩굴속 식물이 사용되고 있었다(오다 1998).

통풍의 기왕력이 있는 40대 남성이 요산치를 내리려고 근처 약국에서 추천한 한방약(漢ボウイ)을 약 8개월간 복용 후, 전신 무력감, 종아리 부종, 구역질, 구토 및 지속적인 경련이 일어나서 검사한 결과, 요소질소(尿素窒素)가 134.4 mg/dL(기준치 7~18), 크레아티닌이 21.5 mg/dL(기준치 0.7~1.2)였고, 고도의 신기능 장애 및 빈혈 증세(헤모글로빈 5.2 g/dL, 기준치 13~17)를 보여, 신생검에서 만성간질성신염으로 진단받았다. 복용하고 있던 한방약에서 건조분말 1 g 당 233 μg이라는 고농도의 아리스톨로크산이 검출되었다(후지무라 2005).

당귀사역가오수유생강탕의 성분에는 목통(木通)이 함유되어 있었다. 일본의 한방약에서 목통은 아케비 *Akebia quinata*의 줄기를 가로로 자른 것이다. 그러나 중국의 목통은 7세기 이후부터 17세기 중엽까지는 아케비 *Akebia*, 그 후에는 센닌소우 *Clematis*, 1950년대 이후에는 주로 관목통 *Aristolochia manshuriensis*로 변하였다. 시대에 따른 변화뿐만 아니라, 1990년대의 조사에서 "목통"은 주로 관목통이지만, 쓰촨성에서는 쥰츠우(淮通) *A. moupinensis*, 쓰촨(四川), 후베이(湖北), 장시(江西), 구이저우(貴州) 및 후난(湖南)의 각지에서는 천목통 *Clematis armandii* 등의 *Clematis*류, 쓰촨(四川), 저장(浙江)에서는 아케비 *Akebia*류처럼 생산지와 유통업체에 따라 기원식물(起源植物)이 다르다(Zhu 2002). 그러므로 중국에서 유입한 제품에 "목통"이라는 표시가 있는 경우에는 실제 관목통인 것이 많으며, 그렇다면 신부전을 일으킬 수 있다.

중국에서는 이미 1964년, 목통에 따른 2례의 급성신부전의 보고가 있었다(오 1964). 1997년에는 의료용 한방약 「천진당귀사역가오수유생강탕엑스과립 「KM」 의료용」에 의한 신기능 장애가 4건 보고되어 수입판매 회사는 자진회수를 하였으며, 신부전에 걸려 혈액투석을 받게 된 여성은 부당한 표시를 이유로 손해배상을 요구하여 승소하였다. 2004년 4월 9일 나고야 지방법원은 인과관계를 인정하여 3,366만 엔 정도의 손해배상을 인정하였다.

타이완, 영국, 프랑스, 스페인, 독일 및 중국에서도 환자가 발생하였고, 미국에서는 인터넷에서 판매되고 있는 100종 이상의 약초 서플리먼트의 약 20%에서 아리스톨로크산이 검출되었다. 오스트레일리아에서 판매가 금지된 2001년 9월 이전에 빅토리아주의 한방약 도매인으로부터 구입한 6종의 생약 중 관목통 *Aristolochia manshuriensis*, 광방기 *A. fangchi*, 청목향 *A. contorta*, 세신(細辛) *Asarum sieboldii*에서 아리스톨로크산이 검출되었다. 또한 금지 후의 2003년 9월에 멜버른의 한방약 소매점에서 구입한 7종류의 제약 중, 천궁차조환(川芎茶凋丸), **도적편(道赤片)**에서 아리스톨로크산이 검출되었다(Cheung 2006).

중국약국방위원회는 이러한 사태를 근거로, 2000년판 이후의 중국약국방에 관목통을 "유독"으로 표시하였고, 차기 개정판에는 목통의 기원식물을 "아케비"로 할 예정이다.

신장 장애가 발증하기까지 평균 복용기간은 약 13개월이며, 복용을 중지하더라도 신장 기능은 회복되지 않고 급속하게 악화되는 사례가 많아, 복용중지 후 3~85개월에 말기 신부전에 이른다(Nortier 2000). 월비가출탕(越婢加朮湯), 우차신기환(牛車腎気丸)을 12년간 복용하고 있던 남성은 1999년 6월 한약재 신염으로 진단받아 한방약 복용을 중지하고, 11월에는 단백뇨가 음성화되었지만, 신장 기능은 서서히 악화되어 지난 신생검에서는 거의 정상이었던 사구체의 절반이 구상경화(球状硬化)로 판정되어 간질 섬유화는 진행되고 비가역적(非可逆的)인 신섬유화를 나타냈다(단노 2005).

혈청 크레아티닌 수치의 이상 판정부터 혈액투석 또는 신장이식에 이른 기간은 평균 4개월로 짧으며, 일본에서는 발증 후, 1~20개월에 혈액투석을 하거나 생체 신장이식을 받은 사례가 보고되고 있다(이누이 1999, 오가타 2000).

유효한 치료법은 없지만, 스테로이드는 급격한 신장 기능 저하를 억제한다(요시무라 2000). CREST증후군의 환자가 한약재 신염이 나타났고, 복용하고 있던 당귀사역가오수유생강탕에서 아리스톨로크산 I가 검출되었다. 복용중지 후에도 신장기능 저하와 빈혈이 진행되었지만 프레드니솔론이 유효하였다(Nishimagi 2001).

신장이식을 위해 적출한 10명의 신뇨관 상피세포에 이형성이 발견되었을 뿐만 아니라, 10명 중 4명의 신장 · 요관 · 방광에서 암이 발견되었다(Cosyns 1999). 발암물질에 노출되었기 때문에 신장 기능이 폐절(廃絶)되어 혈액투석을 받아도 또는 한쪽의 신장이식을 이미 받았더라도 잔존하는 신장 · 요관 · 방광에 암이 발생할 가능성이 높다. 그래서 벨기에에서는 암 예방을 위해 기능의 폐절시 위축된 신장과 요관의 예방적 적출술을 환자에게 추천하고, 39명으로부터 신장 · 요관의 적출이 시행되었다. 적출 장기의 조직학적 검사에서 39명 중 18명에게서 암이 발견되었다. 1명은 방광에도 암이 발견되었다(Nortier 2000). 아리스톨로크산에 의한 신부전에 걸린 사람 2명 중 1명이 암에 걸린 것이다. 일본에서 예방적으로 신뇨세관 적출술이 시행되었다는 보고는 없다.

20대 여성이 아토피성 피부염으로 관목통을 함유한 한방제제를 3년간 복용하고 한약재 신염을 발증, 말기신부전이 되어 인공혈액투석을 통해 생체 신장이식을 받았다. 4년 후 혈뇨가 나타나 방광경 검사에서 다발적 방광종양이 발견되어 절제술이 시행되었다. 병리진단은 이행상피암이었다. 전적제술(全摘除術)이 시행된 좌우의 신장 · 요관에도 이행상피암이 발견되었다(任 2003).

일본의 한약재 신염과 벨기에의 한약재 신염과의 차이중 하나는 일본에서는 암의 발생이 나타나지 않았다는 점인데 암이 발견된 것이다. 일본도 신속하게 한약재 신염이 발증한 사람의 추적조사 등 상황에 따라 신장 · 요관의 예방적 적출술을 생각하지 않으면 안 될 것이다.

살 빼는 약뿐만 아니라, 아토피성피부염 치료를 위해 중국에서 개인적으로 유입한 용담사간환(龍胆瀉肝丸) 등의 한방약을 복용하고 한약재 신염을 나타냈다는 보고가 적지 않다(고야마 1999, Lord 1999, 마에다 1999, 미우라 2003, 미야자와 1999, 나가사와 1998, 다나카 1997, Uejima 2000). 이런 한방약에는 관목통, 즉 아리스톨로크산이 함유되어 있다. 이 중 1명, 49세 여성은 말기신부전에 걸려 3년 후 신장이식을 받아 투석에서 벗어났다. 3년 후 건강진단에서 남아 있던 왼쪽 신장에 수신증이 발견되어 암이 될 위험이 있으므로 신뇨관적출술을 시행하여 조직학적 검사를 한 결과, 요관에 다발성의 이행상피암이 발견되었다(Lord 2001).

아토피성 피부염을 가진 13세 남아는 용담사간환(龍胆瀉肝丸)과 사화보신환(瀉火補腎丸)을 복용하고, 다음 해 수학여행을 가기 전의 건강검진에서 단백뇨와 당뇨를 발견하였으나, 개선되지 않아 입원하였다. 그 이전의 건강진단에서는 이상이 없었다. 혈액검사와 신생검도

단백뇨와 요당 이외 이상이 없어, 한방약을 중지하고 경과를 관찰한 결과 1개월에 정상화되었다(코시다 1997). 자각증상이 나타나기 전의 건강검진에서 소변에 이상이 발견되었기 때문에 신부전에 걸리지 않은 행운 같은 사례라고 생각된다.

한약재 신염은 아리스톨로크산이 원인이므로 이 호칭은 적당한 것이 아니므로 아리스톨로크산신증이라고 불러야만 한다는 의견이 있다. 그러나 아리스톨로크산을 함유하지 않은 한방약(미야지 1999), 중국차(세가와 1998), 대황감초탕(大黄甘草湯, 나카무라 1999), 홍삼(紅参)・복령(茯苓)・대조(大棗, 니시오 2004), 소시호탕가백출복령택사대황(小柴胡湯加白朮茯苓沢瀉大黄), 백호가인삼탕(白虎加人参湯, 이시바시 1997), 월비가출탕(越婢加朮湯)과 우차신기환(牛車腎気丸, 시마다 2000), 십미패독탕(十味敗毒湯, 이타미 1997)에서도 한약재 신염이 발증하였다는 보고가 있다.

타이완을 포함한 중국권의 한방약은 자연적이고 안전하며 효과적이라고 익숙해져서 널리 보급되고 있다. 그러나 타이완의 말기신부전 환자의 발생률, 유병률은 상당히 높으며, 이전부터 한방약과 신장 장애의 관련 소문은 끊이지 않았다. 타이베이의 병원에서 1994년 1월부터 5년간 460건의 신생검이 있었으며, 그 중 만성요세관간질성신염은 36명, 그 안에서 20명은 원인불명으로 신부전에 걸렸으며 병리학적 조사에서 광범위한 섬유화를 동반하는 간질성신염이라고 진단되었다. 20명 모두 한방약을 복용하고 있었지만, 그 종류, 목적도 여러 가지로 동일한 것은 없었다. 증상 발견까지의 기간은 1개월에서 2년이며, 18명은 혈액투석을 이행하였다. 병상은 모두 한약재 신염과 비슷하였다. 그 중 1명은 투석 개시 5년 후에 방광에 이행상피암이 발견되었다. 그 밖에 몇 명에게서도 요로에 암이 발견되었지만, 신장 위축과 요독증 때문에 조직학적 진단명은 붙여지지 않았다. 결론적으로 한방약 안에는 아리스톨로크산 이외도 신독성을 가지는 물질이 함유되어 있을 가능성이 있다. 한약재 신염으로 신부전에 걸린 환자의 절반은 암이 되었지만, 이 보고의 암 발증률은 그것에 비하면 낮다. 그 이유는 아리스톨로크산만큼 발암성이 강하지 않은 신독성 물질이 포함되어 있는 것은 아닐까(Chang 2001).

타이완국립대학 부속병원에서 1995년 1월부터 1998년 7월까지, 4년 반 동안 원인불명의 신부전에서 생검에 의한 섬유성 간질성신염으로 진단받은 환자는 12명이었다. 전원 한방약을 복용하고 있었으며, 종류도 목적도 각기 다르지만, 병리소견과 임상경과는 한약재 신염과 비슷하였다. 복약기간은 1~18개월로, 혈액투석으로 이행된 환자는 7명, 초음파 검사로 신장의 위축이 보인 사람은 9명, 그리고 방광암에 걸린 사람은 2명이었다. 아리스톨로크산

이외의 한방약 안의 신독성물질이 원인이라고 짐작된다(Yang 2000).

타이베이에서 36세 여성이 월경불순에 당귀(当帰), 지황(地黃), 고본(藁本), 작약(芍薬), 인삼 및 두충(杜仲)으로 구성된 한방약을 복용하고 있었으며, 전형적인 한약재 신염(섬유성 간질성 신염)을 발증하였다. 분말로 된 한방약이라면, 아리스톨로크산에 오염될 가능성이 있지만, 이 한방약은 생약처럼 직접 만든 것으로 오염의 가능성은 없다. 따라서 월경불순에 대해 처방된 한방약에 불가역적인 **섬유성 간질성 신염**을 발증할 가능성이 있다(Ng 1998).

일본의 의료용 한방약에서 당귀, 지황, 고본, 작약, 인삼을 성분으로 하는 것은 십전대보탕(十全大補湯), 인삼영양탕, 대방풍탕(大防風湯)의 3종류로, 여기에 두충(杜仲)이 첨가된 것은 대방풍탕뿐이다.

고본(藁本)은 미나리과의 고본 *Ligusticum sinense*의 근경(根莖)을 건조한 것이며, 두충은 두충과의 두충 *Eucommia ulmoides*의 수피(樹皮)이다.

또한 학명이 *Aristolochia* 때문인지 aristolochic acid를 아이스톨로크산이라고 표기하는 논문이 많지만, nicotinic acid를 니코틴산, ascorbic acid를 아스코르브산, carbamic acid를 카르바민산이라고 표기하는 것처럼, 그리고 카르복시산의 명명법처럼 생각해도 아리스톨로크산이 올바르다.

빈혈(Reginster 1997, 다나카 1997, 고야마 1999, 후지무라 2005)이 보이며, 재생불량성빈혈(니시오 2004)도 보고되고 있다. 조직학적 섬유성골염과 골연화증의 소견를 가진 신성골이염양증의 합병이 보고되고 있다(Hoshino 2003).

병리소견은, 병리학자라면 환자에 대해 모르더라도 진단할 수 있을 정도로 한약재 신염에서 특이(Depierreux 1994)한 것으로, 요세관상피세포의 위축과 간질의 진행성 섬유화이다. 섬유화는 신장에 머무르지 않고, 요관, 골반장기 등 광범위하게 미친다. 침샘의 위축과 섬유화가 보고되고 있다(고바야시 1997).

아리스톨로크산에는 포스폴리파아제 A2 저해작용이 있으며, 이것이 신증의 발증에 관계가 있는 것으로 보인다.

벨기에에서 발생한 환자의 1/3은 대동맥폐쇄부전 소견이 있으며 판막치환술을 받은 환자도 있었다(Vanherweghem 1997, van Ypersele de Strihou 1998). 그러나 이것은 아리스톨로크산이 원인이 아니라 함께 복용한 살 빼는 약, 펜플라민에 의한 것이라는 것을 알았다.

발칸반도의 불가리아, 루마니아 그리고 구유고슬라비아의 도나우강과 그 지류 유역에서는 발칸신증이라고 불리는 풍토병이 1940년경부터 알려지기 시작했다. 발생률은 주민의 0.5~10%에 이르며, 원인에 대해서는 곡물에 발생하는 곰팡이 *Aspergillus ochraeus* 등이 만들어 내는 곰팡이 독 오크라톡신이지 않을까 짐작하고 있다. 오크라톡신은 돼지에게 신증을 발생하는 독소로 알려져 있다. 그러나 발칸신증의 원인도 밀에 섞인 쥐방울덩굴의 종자가 원인이라고 생각하기에 이르렀다(Cosyns 1994). 살 빼는 약에 의해 발생한 신증의 병태(病態)의 해명이 반세기에 걸쳐 원인불명이었던 풍토병의 원인해명으로 이어졌다.

문헌

Chang CH et al. Rapidly progressive interstitial renal fibrosis associated with Chinese herbal medications. Am J Nephrol 2001 ; 21 : 441-8

Cheung TP et al. Aristolochic acids detected in some raw Chinese medicinal herbs and manufactured herbal products-A consequence of inappropriate nomenclature and imprecise labelling? J Toxicol Clin Toxicol 2006 ; 44 : 371-8

Cosyns JP et al. Chinese herbs nephropathy : A clue to Balkan endemic nephropathy? Kidney Int 1994 ; 45 : 1680-8

Cosyns JP et al. Urothelial lesions in Chinese-herb nephropathy. Am J Kidney Dis 1999 ; 33 : 1011-7

Depierreux M et al. Pathologic aspects of a newly described nephropathy related to the prolonged use of Chinese herbs. Am J Kidney Dis 1994 ; 24 : 172-80

De Smet PAGM. Aristolochia species. In : De Smet PAGM et al. editors. Adverse Effects of Herbal Drugs. Springer-Verlag, 1992 ; 79-89

FDA. FDA issues a nationwide alert on the recall of thirteen "Treasure of the East" herbal products because of possible health risk. FDA News 2001 ; June 20

藤村敏子ほか. 民間療法によって末期腎不全に至ったアリストロキア酸腎症の1例. 日腎会誌 2005 ; 47 : 474-80

Hoshino J et al. Chinese herbs and bone disease. Intern Med 2003 ; 42 : 345-50

乾 政志ほか. Chinese herbs nephropathy に対する腎移植の1例. 移植 1999 ; 34 : 323

石橋理江子ほか. 漢方薬内服中に尿細管間質障害を来し腎不全に至った一例. 日腎会誌 1997 ; 39(1) : 98

伊丹儀友ほか. 漢方薬の関与が疑われた急性間質性腎炎の1女児例. 日本小児腎不全学会雑誌 1997 ; 17 : 44-6

Jadoul M et al. Adverse effects from traditional Chinese medicine. Lancet 1993 ; 341 : 892-3

上條祐司ほか. Chinese herbs nephropathyの1例. 信州医学雑誌 2004 ; 52(1) : 69

小林達昌ほか. 漢方薬が誘因になったと思われる乾燥症状を伴った間質性腎障害の一例. 日腎会誌 1997; 39:635

越田繁樹ほか. 漢方薬によると思われるタンパク尿の1例. 日児腎誌 1997; 10:42-5

小山貴之ほか. 初回腎生検で診断が困難であった Chinese herb nephropathy(CHN)の1例. 日腎会誌 1999; 41:667

Lord GM et al. Nephropathy caused by Chinese herbs in the UK. Lancet 1999; 354:481-2

Lord GM et al. Urothelial malignant disease and Chinese herbal nephropathy. Lancet 2001; 358:1515-6

前田康司ほか. 腎不全に至った Chinese herbs nephropathy(CHN) の一腎生検症例. 日腎会誌 1998; 40:431

三浦琢磨ほか. 下腿浮腫で発症したアリストロキア酸腎症と思われる一例. 日本内科学会関東地方会 511回 2003; p 30

宮澤善夫ほか. CHN(Chinese Herbs Nephropathy) の経験. 東京慈恵会医科大学雑誌 1999; 114(4): 186

宮地武彦ほか. アリストロキア酸を含まない漢方薬による Chinese herb nephropathy(CHN)の1例. 日腎会誌 1999; 41:667

長澤康行ほか. 血液透析導入に至った Chinese Herbs Nephropathyの1例. 大阪透析研究会 会誌 1998; 16:183-6

中村明彦ほか. Chinese herbs nephropathy と考えられた一例. 日腎会誌 1999; 41:572

Ng YY et al. Interstitial renal fibrosis in a young woman: association with a Chinese preparation given for irregular menses. Nephrol Dial Transplant. 1998; 13:2115-7

Nishimagi E et al. Progressive interstitial renal fibrosis due to Chinese herbs in a patient with calcinosis Raynaud esophageal sclerodactyly telangiectasia(CREST) syndrome. Intern Med 2001; 40:1059-63

西尾康英ほか. 骨髄抑制を合併した Chinese herbs nephropathy によるネフローゼ症候群の1例. 信州医学雑誌 2004; 52:69

任 幹夫ほか アリストロキア酸を含む漢方製剤内服により末期腎不全に至り, 生体腎移植術施行後, 尿路上皮がんを発症した1例. 移植 2003; 39:602-3

Nortier JL et al. Urothelial carcinoma associated with the use of a Chinese herb(*Aristolochia fangchi*). N Engl J Med 2000; 342:1686-92

小田 寛ほか. Chinese herbs nephropathy と思われる1例. 日内会誌 1998; 87:2309-10

尾形和泰ほか. Chinese herbs nephropathy による透析導入患者の検討. 日本透析医学会雑誌 2000; 33(Suppl 1): 787

Reginster F et al. Chinese herbs nephropathy presentation, natural history and fate after transplantation. Nephrol Dial Transplant 1997; 12:81-6

瀬川知香子ほか. 中国茶の飲用が原因と考えられた尿細管間質性腎炎の1例. 日腎会誌 1998; 40:431

島田敏樹ほか. 長期間の漢方薬服用が関係したと考えられる Interstitial fibrosisの1例. 日腎会誌 2000；42：560

田中敬雄ほか. 急速な腎機能の低下をきたした民間療法による Chinese herbs nephropathy. 日腎会誌 1997；39：794-7

Tanaka A et al. Chinese herb nephropathy in Japan presents adult-onset Fanconi syndrome : could different components of aristolochic acids cause a different type of Chinese herb nephropathy? Clin Nephrol 2000；53：301-6

Tanaka A et al. Outbreak of Chinese herb nephropathy in Japan : Are there any differences from Belgium? Intern Med 2001；40：296-300

丹野有道ほか. 服薬中止 5年後の腎組織学的変化を確認しえた Chinese herbal nephropathyの1例. 日腎会誌 2005；47：743

Uejima E et al. The risk of using personally imported traditional Chinese drugs (decoction). Jpn J Clin Pharmacol Ther 2000；31：693-9

Van Ypersele de Strihou C. Valvular heart disease and Chinese-herb nephropathy. Lancet 1998；351：991

Vanhaelen M et al. Identification of aristolochic acid in Chinese herbs. Lancet 1994；343：174

Vanherweghem JL et al. Rapidly progressive interstitial renal fibrosis in young women : association with slimming regimen including Chinese herbs. Lancet 1993；341：387-91

Vanherweghem JL. Association of valvular heart disease with Chinese-herb nephropathy. Lancet 1997；350：1858

呉 松寒. 木通所致急性腎功能衰竭二例报告. 江苏中医 1964；10：12-3

Yang CS et al. Rapidly progressive fibrosing interstitial nephritis associated with Chinese herbal drugs. Am J Kidney Dis 2000；35：313-8

好村栄子ほか. ステロイド療法により進行を抑えることができた Chinese Herbs Nephropathyの 1例. 日腎会誌 2000；42：66-72

Zhu YP. Toxicity of the Chinese herb Mu Tong (*Aristolochia manshuriensis*). Adv Drug React Toxicol Rev 2002；21：171-7

4 | 시부트라민, 마진돌

4-1 시부트라민

시부트라민은 펜플라민, 덱스펜플루라민과 같이 할로겐화 암페타민 종류의 하나로 작용은 암페타민과 유사하다. 저항하는 약으로써 개발되었지만, 우울증 환자를 대상으로 한 임상실험에서 체중감소 효과가 인정되어 1997년 미국 등에서 항비만약으로서 판매되었다. 신경말단에서 세로토닌과 노르에피네프린의 재흡수를 억제하고, 세로토닌의 축적에 따른 식욕억제작용을 보인다. 각성제로서 미국에서 규제물질 별표(別表) 4에 등록되었다.

40대 여성은 미용실에서 「귀보미건(貴宝美健)」을 구입하여 1일 15알을 약 3개월간 복용한 결과, 체중이 6 kg 빠졌지만 두근거림이 강해지는 등의 증상이 나타났다. 「귀미보건」에서 시부트라민이 검출되었다. 시부트라민은 경신미인(軽身美人), 상건미인((爽健美人), 미적신원(美的身源), 미자보(美姿宝), 슬림델 · 프로(スリムデール・プロ), 포어 오브 코리안슬림(ポア of コリアンスリム), 한국수신1호 미체형(韓国瘦身一号 美体型) 등에서도 검출되었고, 일부 상품에서 **지놀시부트라민**도 검출되었다. 시부트라민은 **지놀시부트라민**과 **노르시부트라민**에 대사(代謝)되어 작용을 한다.

30대 여성은 순환부전으로 사망하였으며, 복용하던 중국제 다이어트용 건강식품 「비너스라인21」에서 시부트라민이 검출되었다.

30대 여성 2명에서 갑상선기능 장애와 간기능 장애가 나타났다. 3개월 전부터 복용하기 시작한 중국제 다이어트 건강식품 「귀려채(貴麗菜」에서 시부트라민과 갑상선말이 검출되었다.

여자 대학생이 자택에서 쓰러져 있는 것을 가족이 발견하여 병원으로 옮겼지만, 사망이 확인되었다. 2개월 반 전부터 「천천소(天天素)」를 복용하여 체중 13 kg이 줄었다. 「천천소」에서는 시부트라민과 마진돌이 검출되었다.

2005년 8월까지 **33도도부현**에서 123명의 「천천소」에 의한 건강피해가 보고되었다. 10~30세대의 여성이 95%를 차지하고 있으며, 후쿠오카(福岡) · 토야마(富山) · 히로시마현(広島県)에 사는 「천천소」를 복용하고 있던 20대에서 40대의 여성 4명의 증상은 설사, 구토, 복통, 식욕부진, 갈증, 현기증, 두통 등이었다.

천천소청지교낭(天天素清脂胶囊) 10검체에서, 발암성 때문에 일본에서 1998년에 제조 중지된 설사제(下剤) 페놀프탈레인이 1캡슐당 97~126 mg이 검출되었다. 페놀프탈레인의 설사제(下剤)로써 1회 사용량은 200~400 mg이므로, 2캡슐은 페놀프탈레인의 기능만으로도 설사제(下剤)로 작용한다. 그 밖에 시부트라민이 5.6~8.8 mg, 마진돌이 1.2~1.7 mg, 대황은 8검체에서 검출되었다(모리야스 2005).

개인으로 구입한 태국제 살 빼는 약, 얀희병원의 다이어트약을 복용하고, 2002년에 도쿠시마현(徳島県)의 여성이 중독성 표피괴사와 간기능 장애로 입원, 2003년에는 여성이 신체 떨림을 호소, 2005년에는 가나가와현(神奈川県)에서 여성이 급성심부전으로 사망하였고, 도쿄도(東京都)의 여성이 복용 5일부터 가슴 두근거림 · 흉통 · 구갈 등의 증상을 호소하여 입원하였고, 2006년 5월에는 미야기현(宮城県)에서 20대 여성이 갑상선기능 이상과 손떨림, 불안을 호소하였다. 얀희병원 다이어트(뉴호스피 · 의사 다이어트)는, 시부트라민 외에 비사코딜, 히드로클로로티아지드(이뇨제), 갑상선 호르몬(「갑상선 호르몬 참조」), 플루옥세틴 등 6종의 약으로 만들어졌으며, 제품에 따라서는 펜플루라민과 마진돌도 검출되었다. 플루옥세틴은 선택적 세로토닌 흡수 저해약이므로 항우울약으로 사용되면서 과식증의 치료에도 사용된다. 제조업체는 비만에 대해 시부트라민과의 상승효과를 위해서 사용하고 있지만 중추신경에 대해서도 상승 독성을 나타낸다.

항우울약은 자율적으로 선택할 수 있다고 하더라도 어느 정도는 세로토닌, 노르에피네프린 및 도파민의 재흡수를 억제하기 때문에, 항우울약을 복용하고 있는 환자가 위와 같은 살 빼는 약을 복용하면 위험이 증폭한다.

4-2 마진돌

마진돌(사노렉스®)은 덱스트로암페타민(덱스암페타민)과 작용이 같으며, 중추자극 작용은 암페타민보다 강하고 신경말단에서 도파민과 노르에피네프린의 재흡수를 억제하며 식욕억제제로서 그 밖에 나르콜렙시(기면증) 치료에도 사용된다. 복용개시 30일부터 3개월에 불면 · 다변(多弁) · 초조 · 이상행동 · 환시 · 시의심(猜疑心), 감정의 기복이 격해지는 정신증상이 나타난다(이토 1995, 후지이 1996, 오오타 2000, 요시다 2000). 시부트라민과 병용하면 부작용이 증강한다. 시부트라민과 같이 각성제로서 미국에서는 규제물질 별표(別表) 4에 등록되어 있다.

중국에서 개인이 유입한 살 빼는 약 1알 안에 0.19 mg의 마진돌이 검출되었다(미카미

2005). 시판의 사노렉스 1정 안에는 0.5 mg 함유되어 있다.

암페타민 유도체의 살 빼는 약, 펜플루라민, 덱스펜플루라민, 아미노렉스는 폐동맥고혈압증을 일으키는데, 덱스트로암페타민 작용이 유사한 마진돌에서도 폐동맥고혈압증이 보고되었다.

20대 여성이 마진돌을 복용하기 시작한 후, 처음에는 1일 0.5 mg부터 1.5 mg으로 증량, 10주 후 호흡곤란을 자각하고 복용을 중지함과 동시에 일단 상태가 개선되었지만, 1년 후 호흡곤란이 재발하여 중증의 폐동맥고혈압증(폐동맥압 116/30 mmHg)에 이르렀다(Hagiwara 2000).

암페타민계 살 빼는 약에 의한 이것과 유사한 증례는 다른 사례도 있다. 펜플루라민과 펜타민을 23일간 복용한 29세의 여성은 숨이 차거나 호흡이 곤란한 것을 자각하였지만, 그 후 수 주간 증상이 없다가 5개월 후에 증상이 재발하였으며, 8개월 후 폐동맥고혈압증으로 사망하였다(Mark 1997). 어느 쪽이든 증상이 나타났다가 일단은 좋아졌지만, 5개월에서 1년 사이에 증상이 재연되고 있다.

아미노렉스의 경우에는, 25명 중 7명이 복용중지 후, 긴 경우는 1년 이상 지나 폐동맥고혈압증을 발증하였다(Follath 1971).

펜플루라민, 펜타민의 경우 폐동맥고혈압증뿐만 아니라 심장판막 질환이 평균 복용기간 10개월에 발증한다.

문헌

Follath F et al. Drug-induced pulmonary hypertension? Br Med J 1971 ; 1 : 265-6

藤井政直ほか. マジンドール(食欲抑制剤) 投与が契機となって精神症状が出現した女性例. 福島医学雑誌 1996 ; 46 : 285

Hagiwara M et al. Delayed onset of pulmonary hypertension associated with an appetite suppressant, mazindol. Jpn Circ J 2000 ; 64 : 218-21

伊藤耕一ほか. 食欲抑制剤(mazindol) 投与が精神症状発現に関与したと思われる 1症例. 精神医学 1995 ; 37 : 519-21

Mark EJ et al. Fatal pulmonary hypertension associated with short-term use of fenfluramine and phentermine. N Engl J Med 1997 ; 337 : 602-6

三上栄一ほか. 個人輸入したダイエット食品に検出された医薬品成分に関する検討. 医療薬学 2005 ; 31 : 52-7

守安貴子ほか. ダイエット健康食品中に含有される医薬品の検索法と健康被害を起こした「天天素清脂胶囊」への適用. 東京健安研セ年報 2005 ; 56 : 81~6

大田敏之ほか. 食欲抑制薬マジンドールにより精神症状を呈した Prader-Willi 症候群が疑われる1女児例. 小児科診療 2000 ; 63 : 1609-12

吉田雅喜ほか. マジンドールを内服中に幻視を認めたダウン症候群女性の1例. 臨牀小児医学 2000 ; 48 : 33-5

5 | 크롬

크롬은 필수 미량금속으로 인슐린의 기능을 정상으로 유지하며 탄수화물 대사에 중요한 역할을 하고 있다. 고기, 과일, 야채, 전립곡물(全粒穀物) 등에 함유되어 1일 필요량은 1 μg 정도이지만, 3가크롬 흡수율은 1~25%로 낮고, 1일 섭취량은 50~200 μg가 필요하고 충분한 것으로 간주된다. 크롬의 흡수를 좋게 하기 위해 피콜린산과 폴리니코틴산을 배합한 올리고 펩티드와의 복합체가 서플리먼트로 등장하여 생활 습관병이나 당뇨병의 개선하고, 지방을 감소시키고 근력을 증강시킨다고 광고되어 건강식품으로 팔리고 있다.

49세의 여성 간호사가 신부전으로 뉴욕시의 병원에서 진찰을 받았다. 2년 전까지 신기능은 정상이었다. 단백뇨가 있으며 요소질소와 크레아티닌이 높은 수치를 나타내 신기능 저하가 보였다. 환자는 5개월 전부터 시판의 피콜린산 크롬을, 서플리먼트일 경우 섭취하는 기준의 3배를 복용하고 있었다. 신생검에서 중증의 만성간질성신염의 활동형 증상이 보여 피콜린산 크롬에 의한 것으로 진단되었다(Wasser 1997a).

1997년 10월 Annals of Internal Medicine지에 게재된 이 단편 기사에 대해 4건의 의견이 동잡지에 들어왔다. 6가크롬은 급성뇨세관괴사를 일으키지만 과거의 문헌을 섭렵해 봐도 3가크롬이 신독성을 보이고 있다는 논문은 없었다. 만성간질신염의 원인은 많이 있다. 저자는 6가크롬과 3가크롬의 차이를 모르는 것이 아닐까 라는 실례되는 내용을 시작으로 모두 3가크롬과 신 장애의 원인관계에 강한 의혹을 나타내는 것으로 몰매를 맞는 듯했다.

이러한 의견에 대해 저자 Wasser의 대답은, 6가크롬은 세포 안에서 3가크롬으로 변환되는데, 왜 6가크롬에는 신독성이 있고, 3가크롬에는 없다고 말할 수 있을까? 지금까지 보고가 없었던 것은 종래의 3가크롬이 건강식품 같은 형태로 대량 소비되는 경우가 없었다는 사실에 불과하다. 감량 목적의 안이한 사용량 증가를 생각해 보면, 피콜린산 크롬에 의한 신 장애가 계속해서 발생하는 것은 시간문제(Wasser 1997b)라고 할 수 있다.

Wasser의 예언대로, 1998년 4월 Annals of pharmacotherapy지에 피콜린산에 의한 신 장애에 중증간 장애와 용혈(溶血)을 합병한 증례가 보고되었다.

33세의 여성이 강한 전신권태감이 1~2주간 계속되다가 점차 증강, 발열, 오한, 복통 및 구토가 있어 뉴욕주 올버니병원의 응급실에서 진찰받았다. 빈혈, 용혈, 혈소판감소, 간부전 및 급성 신부전이 나타났으며 혈전성혈소판감소성자반병에 의한 중증 용혈 또는 용혈성요독증후군 의심이 진단되었다. 그러나 골수천자 소견 등으로 이 진단은 부인되어, 농축적혈구와 혈소판의 수혈로 6일 만에 혈관내 용혈은 나아졌으며, 혈소판도 증가하기 시작하였다. 입원 당시 요소질소는 152 mg/dL, 크레아티닌은 5.3 mg/dL, 소변량은 200 mg/day 이하로, 3일째에는 크레아티닌은 6.1 mg/dL로 상승, 요독증성 뇌증을 발증, 혈액투석을 8회 시행, 12일째 소변량은 1일 2 L로 증가, 크레아티닌은 26일 퇴원할 때에는 1.3 mg/dL이 되었다. 간기능 검사 수치는 입원 후부터 개선되어 퇴원할 때까지는 정상화, 출혈시간도 2주간째에는 정상화되었다. 환자는 피콜린산 크롬 200 μg의 정제를 매일 6~12정, 감량을 목적으로 4~5개월간 복용하고 있었다. 피콜린산 크롬에 의한 크롬중독을 의심하여 혈장 안 크롬 농후를 측정한 결과, 입원 중 5회의 농도는 4.3~6.5 μg/mL(기준치 0.1~2.1)로 높았으며, 크롬중독에 의한 간부전, 신부전, 용혈로 진단되었다(Cerulli 1998).

산화크롬(VI)(무수 크롬산, 크롬산)등의 6가크롬은 크롬도금 공장이나 니크롬산칼륨 공장에서 직업병으로서 폐암, 비중간천공, 피부궤양이 잘 알려져 있다. 이것에 대하면 염화크롬(III), 수산화크롬(III) 등 3가크롬의 독성은 6가크롬의 1/100로 적으며, 건강피해도 6가크롬에 비해서 확실히 작다.

6가의 급성 크롬산 중독에서는 신부전이 주증상이지만(키시타 2000, 고마츠 2005, 야마코토 1984, 야마우치 2005), 거기에 더해 간 장애(무라오카 1994, 니시야마 1983), 더 나아가 혈소판 감소 및 빈혈(쿠로사키 1994, 다카미야 1983, 테라시마 1989, 요네쿠라 1990), 응고기능 장애(吳 2001) 및 폐수종(吳 2001, 니시야마 1983)이 보인다.

이때 혈액 안의 크롬 농도(μg/mL)는 1.05(야마모토 1984), 3.94(야마시타 2003), 5.0(스즈키 1987), 7.4(요네쿠라)이었다. 이 수치를 위에서 기술한 Cerulli의 증례 4.3~6.5와 비교하면, 혈액 안에 크롬농도가 이 정도 있으면, 6가여도 3가(피콜린산크롬)여도 신부전, 간부전, 빈혈, 용혈 및 혈소판 감소를 일으키는 것을 이해할 수 있다. 덧붙여 크롬 농도의 전혈/혈장비는 비흡연자에게서는 1.6 내외이다.

유산(硫酸)크롬은 3가로 독성은 적다고 말하지만, 전신에 뒤집어 쓰면 피부부터 급속히 흡수되어 곧바로 혈장 중 농도는 47 μg/mL까지 상승하여 혈관내 용혈과 신부전으로 사망한다(Kellly 1982).

포르투갈 알마다에서 35세 여성이 권태감, 피부 가려움, 소변 농염, 백색변 및 황달이 1주일간 계속되어 입원하였다. 5개월 전부터 감량을 목적으로 8종류의 생약 추출물과 함께 폴리니코틴산 크롬을 복용하였다. 간기능검사 결과는 중증간 장애로 간염 바이러스 검사는 음성이었고, 자가면역성 간담도 질환의 표지(marker)도 음성이었고, 간생검에서 소엽 안의 간세포 괴사를 보였다. 간장조직 안의 크롬농도는 건조 중량으로 917 μg/kg(기준치 30~80)이었다. 섭취 중지에 따른 증상, 검사치 모두 퇴원 후 정상화되었으며, 크롬에 의한 간염으로 진단되었다(Lanca 2002).

이 논문에 대해, 복용하고 있던 생약 추출물의 영향은 검토했었는지, 간장에 축적된 크롬은 폴리니코틴산 크롬 이외에, 예를 들면 식사에 따른 것도 있을 것이며, 간장에 축적된 크롬 소실 반감기가 길었던 점에도 불구하고 간염이 치료되었다는 점은 간염의 원인이 다른 곳에 있는 것이 아닌가라는 의견이 들어왔다(Kleefstra 2003).

무엇보다도 가장 의문이지만, 인과관계의 완전한 입증은, 특히 건강식품의 경우 불가능에 가깝다. 그렇다고 해서 그 논문의 가치가 적다고 하는 것은 결코 아니며, 인과관계가 불확실한 여러 논문을 검토함으로써 인과관계의 확실성이 보이게 된다.

또한 이 증례처럼 여러 종류의 물질이 함유되어 있는 경우에는 그 중 하나의 물질을 골라내어 그것이 원인이라고 입증하는 것은 어렵지만, 이러한 논문을 다수 검토함으로써 그것들의 공통적인 한 물질이 부상하게 된다.

미국 네브래스카주에서 24세 남학생이 권태감, 구토, 소변량의 감소 및 우측 복통을 호소해 진찰을 받았다. 2주 전부터 시험 기간 중에 Arsenal X®[피콜린산 크롬 외, 시네프린, **Sida cordifolia(시다 코르디폴리아. 아욱과의 나도공단풀속 식물로 에페드린을 함유)**]를 1일 1~2캡슐 복용하였다. 복부 CT와 초음파 검사에서 우측 단신(単腎) 피질 전체에 에코 반사 증강이 있었으며, 신장 주변에 경도의 부종이 보였다. 입원시 요소질소와 크레아틴은 각각 28 mg/dL, 4.1 mg/dL이었고, 요중 단백질 양은 1일 2.8 g이었지만, 신기능은 더 나빠져 용혈이 보였으며, 신생검에서 급성뇨세관괴사 상태가 나타났다. 혈액투석, 혈장교환 및 부신피질 호르몬의 정맥주사를 시작으로 4주 후 신장 기능은 회복되어 혈액투석을 중지하였다. 앞에 기술한 두 증례가 복용을 시작하고, 5개월 정도에서 신 장애를 발증한 것에 반해, 이 증례에서 2주만에 발증한 것은 신장이 한쪽만 있다는 점과 관련이 있을지도 모른다. 그 후 Arsenal X의 제조사는 성분에서 피콜린산 크롬을 제외시켰다(Wani 2006). 제조사 스스로 피콜린산 크롬에 문제가 있다고 인식한 것은 아닐까?

완전정맥영양의 소아에게는 크롬 1일 0.20 μg/kg의 보급이 필요하다고 하지만, 이것이

옳은지, 완전정맥영양에 크롬을 보급한 집단과 보급하지 않은 집단을 비교하였다. 크롬의 보급은 1일 0.15 μg/kg이었음에도 불구하고 보급한 집단의 혈청 크롬 농도는 대조 집단보다 20배 높았다. 사구체 여과율은 보급한 집단이 낮으며, 크롬 혈청내 농도, 1일 섭취량, 총 섭취량 및 완전정맥영양의 기간과 역비례를 나타냈다. 완전정맥영양에서 크롬을 빼고 1년 후, 혈청 크롬은 0.50 μg/L로 저하했지만, 여전히 대조집단에 비교하면 높고, 사구체 여과율의 변화는 없었다. 크롬 결핍증 증상을 나타낸 아이는 없었다(Moukarzel 1992).

이 연구는 크롬은 2.1 μg/L 정도의 낮은 농도에서도 신장 기능에 영향이 있음을 보여주고 있다.

횡문근융해증이 보고되고 있다. 24세이고, 체중이 67 kg인 여성 보디빌더가 4일 전부터 전신의 근력저하, 양측 하지 통증과 경련으로 진찰을 받았다. 45일 전부터 복용하던 서플리먼트에, 증상이 나타나기 2일 전, 새롭게 Ultra Chroma Slim Plus®와 Fat Inhibition®의 2종류를 추가했다. 어느 것이든 피콜린산 크롬이 들어 있어서 2일간 복용한 크롬의 양은 1,200 μg이었다. 입원시에는 서플리먼트의 복용을 일시 중단하였다. 검사에서 크레아틴키나아제(CK)가 22,260 U/L(기준치 25~150), 유산탈수소효소(LDH) 1,914 U/L(기준치 200~360)과 횡문근융해증의 소견을 보이며 간기능도 장애가 나타났지만, 요중 미오글로빈은 적어 신기능 장애는 보이지 않았다. 8시간 후 CK는 30,200으로 정점에 달했지만, 그 후 낮아져서 퇴원하였다. Ultra Chroma Slim Plus®에는 18종, Fat Inhibition®에는 5종의 성분이 함유되어 있었다(Martin 1998).

54세의 여성은 감량 목적으로 한방약을 복용하고 3시간 후, 격심한 가슴의 통증을 호소해 진찰을 받았다. 통증은 연축성(攣縮性)으로 경도의 호흡곤란을 동반하며 2시간 계속되었지만 서서히 좋아졌다. 크레아틴키나아제와 미오글로빈의 상승이 있었으며, 검사 소견은 횡문근융해증 현상을 나타내고 있었다. 환자가 복용한 한방약의 병에 있는 표시를 보면, 크롬 200 mg, 마황 150 mg, 과라나 190 mg, 키토산 250 mg 등 17종류의 물질이 들어 있었다(Mansi 2004).

23세의 스포츠맨이 복통과 근육통으로 입원하여 횡문근융해증으로 진단받았다. 1주 전부터 운동능력 증강을 위해 Diet Fuel®을 복용하였다. Diet Fuel에는 마황, 과라나 외 피콜린산 크롬이 함유되어 있다(Scroggie 2000).

6가크롬에 따른 횡문근융해증은 보고되고 있지 않다.

피콜린산 크롬으로 인한 급성 전신성 발진성 농포증의 중증형이 보고되었다(Young 1999).

접촉성 피부염도 보고되고 있다. 35세의 남성이 2개월 전부터 하지, 발목, 손, 손목에 붉은 반점이 나타나서 패치 테스트를 하자 니크롬산칼륨에 양성을 보여, 환자가 복용하고 있던 종합 비타민제에 들어 있는 피콜린산 크롬에 의한 전신성 접촉성 피부염으로 진단되었다(Fowler 2000). 6가크롬에 의한 접촉성 피부염은 잘 알려져 있다.

문헌

Cerulli J et al. Chromium picolinate toxicity. Ann Pharmacother 1998 ; 32 : 428-31

Fowler JF. Systemic contact dermatitis caused by oral chromium picolinate. Cutis 2000 ; 65 : 116

Kelly WF et al. Cutaneous absorption of trivalent chromium : tissue levels and treatment by exchange transfusion. Br J Ind Med 1982 ; 39 : 397-400

木下博之ほか. 重クロム酸カリウム服毒の1剖検例. 中毒研究 2000 ; 13 : 407-9

Kleefstra N et al. Hepatitis yes, but toxic effect of chromium? Eur J Intern Med 2003 ; 14 : 136-7

小松孝美ほか. 急性クロム中毒の 1症例. 中毒研究 2005 ; 18 : 418

呉　教東ほか. 致死量を超える重クロム酸カリウムを服用した1例. 日救急医会誌 2001 ; 12 : 580

黒崎久仁彦ほか. 急性クロム中毒の一剖検例. 日法医誌 1994 ; 48(補册) : 214

Lanca S et al. Chromium-induced toxic hepatitis. Eur J Intern Med 2002 ; 13 : 518-20

Mansi IA et al. Rhabdomyolysis in response to weight-loss herbal medicine. Am J Med Sci 2004 ; 327 : 356-7

Martin WR et al. Suspected chromium picolinate-induced rhabdomyolysis. Pharmacotherapy 1998 ; 18 : 860-2

Moukarzel AA et al. Excessive chromium intake in children receiving total parenteral nutrition. Lancet 1992 ; 339 : 385-8

村岡麻樹ほか. 急性クロム中毒の1例. 日救急医会誌 1994 ; 5 : 627

西山博明ほか. 急性クロム中毒の1治験例. 救急医学 1983 ; 7 : 369-72

Scroggie DA et al. Rhabdomyolysis associated with nutritional supplement use. J Clin Rheumatol 2000 ; 6 : 328-32

鈴木芳郎ほか. 経皮吸収による急性クロム中毒. 月刊薬事 1987 ; 29 : 1037-9

高宮治生ほか. 重クロム酸カリ中毒による急性腎不全および肝不全の Hemodialysis とHemoperfusion 併用による回復例. 救急医学 1983 ; 7(臨増) : S 230

寺嶋カヤノほか. 血液透析により救命しえた急性重クロム酸カリ中毒の1例. 内科 1989 ; 64 : 763-6

山本　勝ほか. 血液透析および血漿交換により救命し得た急性クロム中毒の 1症例. 腎と透析 1984 ; 16 : 227-33

山内雅裕ほか. クロム酸の皮膚曝露による急性腎不全の1例. 中毒研究 2005 ; 18 : 418

Wani S et al. Acute tubular necrosis associated with chromium picolinate-containing dietary supplement. Ann Pharmacother 2006 ; 40 : 563-6

Wasser WG et al. Chronic renal failure after ingestion of over-the-counter chromium picolinate. Ann Intern Med 1997 a ; 126 : 410

Wasser WG et al. Over-the-counter chromium and renal failure. Ann Intern Med 1997 b ; 127 : 656

山下 進ほか. 重クロム酸カリウム中毒の救命症例. 中毒研究 2003 ; 16 : 556

米倉竹夫ほか. 無水クロム酸熱傷による急性クロム中毒の1例. 日救急医会誌 1990 ; 1 : 171-6

Young PC et al. Acute generalized exanthematous pustulosis induced by chromium picolinate. J Am Acad Dermatol 1999 ; 41 : 820-3

6 | 디니트로페놀, 우스닌산

6-1 디니트로페놀

페놀의 2,4 또는 3,4의 위치에 니트로기(NO_2)가 붙은 디니트로페놀 혹은 페놀에 할로겐이 붙은 크로로페놀은 미토콘드리아의 산화적 인산화의 탈공역작용을 일으킨다. 이 작용은 대체기능이 없는 에너지대사의 가장 말단 부분을 공격하는 것만으로도 모든 생물이 숨을 못 쉬게 한다. 따라서 이러한 물질은 방부, 곰팡이 방지, 방충, 살균, 제초 등 각 방면에서 사용되고 있으며 사람에 대한 독성도 강하다(나이토 2001).

흥분과 현저한 발한이 초기에 보이는 특유의 증상으로 체온이 1분에 0.2°C라고 말할 정도로 급격히 상승한다. 그러므로 더운 환경에서는 독성이 강하게 나타나, 쥐의 경우 기온이 실온에서 39°C로 상승하면, 독성은 7배 이상 높아진다. 발열이나 발한이 두드러지는 반면에 생체에 필요한 에너지가 부족하여 호흡 항진이나 빈맥을 동반한다. 흥분에서 경련과 혼수로 진행, 2일경에는 간기능 장애와 황달 그리고 12~72시간 무렵에는 신 장애가 나타난다. 입원하고 1시간 안에 사망하는 사례가 있을 정도로 중증이며 진행과정이 빠르다. 피부와 모발 그리고 손톱에 **황염(黃染)**이 보이며, 소변과 대변은 밝은 황색을 띤다. 메트헤모글로빈 생성작용은 일어나지 않는다. 고농도의 디니트로페놀은 인후두에 화학적 열상을 입힌다.

2,4-디니트로페놀을 섭취하면, 음식이 영양으로 축적되지 않고, 열로 발산되므로 체중감소가 일어난다. 1930년대 주로 미국에서 흥분제로 사용되었다.

샌프란시스코에서 1933년 8월 27일 오전 11시에, 37세의 의사가 살 빼는 약으로 구입한 디니트로페놀을 복용한 후, 오후 4시 무렵 기분이 언짢아져서 5시에 구급차를 타고 입원하였는데, 안색은 창백하고 흥분상태였다. 덥다고 호소하며 호흡 장애와 빈호흡으로 현저한 발한을 동반하였으며 7시에 체온은 40.1°C로 상승하였고, 혼미에서 혼수로 진행되었으며, 9시 30분에 맥박수는 146/min였고, 체온은 40.9°C가 되어 10시에 사망하였다. 20분 후 직장온도는 체온계로 최고 눈금이 43.3°C에 달했다. 20분 만에 사후경직을 일으켜 사체는 뻣뻣해졌다(Geiger 1933, Tainter 1934). 사망 직후부터 눈에 띄게 사후경직이 시작된다는 점이 디니트로페놀이나 크로로페놀 중독의 특징과 같았다.

1933년 1년간 스탠포드에서만 100 mg이 들어 있는 캡슐 120만 개가 처방되었으며, 미국 전역에서 10만 명의 사람이 이 치료를 받았다고 추정된다. 그러나 백내장 또는 실명, 간기능 장애, 심실세동, 과립구 감소 등, 위중한 부작용이 밝혀져 1938년 의약품으로서는 시장에서 사라졌다. 제2차 세계대전 중에 레닌그라드 겨울 전투에서 체온을 높이기 위해 구 소련군이 사용하였다고 한다.

이스트먼 코닥사에서 사진 현상액으로 사용되는 디니트로페놀을 입수한 미국의 의사가 비만 클리닉을 열고, 단기간에 적어도 11,000명에게 이 약을 처방, 사망자도 나와 1986년에 고발되었다(Kurt 1986). 디니트로페놀의 인체에 대한 사용은 이것으로 수습되었다고 생각하고 있었는데, 최근 인터넷을 통해 판매되어 사고가 발생하고 있다.

미국 워싱턴주 타코마시에서 17세 여성이 24시간 전부터 구토가 계속되어 기면상태에서 응급실 진찰을 받았다. 맥박은 120/분이었고, 체온은 38.4°C이었다. 혈압이 급격히 떨어져 경련과 호흡부전을 일으켜 4시간 후에 사망하였다. 살 빼는 약으로 복용한 캡슐의 내용물 중에서 황색분말은 디니트로페놀로, 혈액에서 디니트로페놀이 검출되었다(Pace 2002).

미국 뉴욕주 롱아일랜드에서 22세 남성이 디니트로페놀을 복용하고 16시간 후에 응급실 진찰을 받았다. 발한이 현저하고 체온은 38.9°C이었다. 환자는 1일 600 mg의 디니트로페놀을 4일간 복용하였다. 흥분·착란 상태가 되어 진정제도 몸을 냉각시키는 것도 효과가 없었으며 1시간 후 서맥(徐脈)에서부터 심정지를 일으켜 사망하였다(McFee 2004).

미국 코네티컷주 뉴헤이븐에서 17세의 여성이 살 빼는 약 12~15정을 자살목적으로 복용한 후, 3~4회 토하고 4시간 후에 응급실 진찰을 받았다. 체온은 37.1°C였고, 맥박은 150/분였고, 호흡횟수는 42/분으로 발한이 현저했으며 흥분시에 신체 움직임이 격심하였다. 인후두부에는 발적이 보였으며, 고혈당(181 mg/dL)이 확인되었다. 메트헤모글로빈은 정상이었다(Hsiao 2005).

미국 플로리다주 보디빌더 클럽에서 구급대가 도착했을 때 24세의 남성이 수차례 토하고 바닥에 쓰러져 있었다. 피부에 열감이 있고 발한이 현저했으며 티셔츠에 노란색 땀 얼룩이 보였다. 환자 소유의 물건에서 노란색 분말이 들어간 병과 DNP(디니트로페놀)라고 인쇄된 종잇조각이 있었다. 체온은 이송 중에 40°C로 겨드랑이와 서혜부에 얼음주머니를 대고 구급차 안의 실내 온도를 내리고 점적주사(링거)를 놓기 시작했지만, 병원에 도착하였을 때에는 40.6°C까지 상승하였다. 집중치료실 입원 후에도 체온은 상승하고 폐수종과 신부전에서 복합장기부전을 일으켜 사망하였다(Suozzi 2005).

디니트로페놀은 보디빌더를 하는 사람들 사이에도 보급되어, 특히 콘테스트 전에 "지방을 줄이기" 위해 사용되고 있지만, 이러한 사용방법은 "감량에 이르는 죽음의 길"이라고 일컬어진다.

6-2 우스닌산

LipoKinetix®, Lipodry II® 등의 살 빼는 약은 지방을 태운다는 광고문구로 미국에서 시판되어 인터넷에서도 팔리고 있다. 로스엔젤레스에 교환학생으로 유학하고 있던 20~31세의 일본 여성 5명과 31세의 일본 남성이 LipoKinetix®를 복용하기 시작한 지 4주 만에 간 장애가 발증하였다. 20세 여성은 극증간염에 제3도 간성뇌증의 합병증상이 나타나 한때는 간이식을 검토할 정도로 중증이었지만 12주째에 간기능은 정상화되었다(Favreau 2002).

이 중 한 명인 31세 여성은 LipoKinetix® 이외, Ripped Fuel®[피콜린산 크롬, 마황(「마황」 참조) 등을 함유], Thermbuterol®[시다 코르디폴리아, 시네프린 등을 함유], Yellow Jacket®(시다 코드리폴리아, 시네프린, 마황 등을 함유)도 복용하였다.

24세 여성이 권태감과 피로감이 6주간, 구역질과 황달이 2주간 계속되어 입원하였다. 간효소 상승, 총빌리루빈 상승, 출혈시간의 연장이 보였다. 바이러스 질환, 자가면역 질환, 대사성 질환 및 독물의 가능성이 부정되었다. 환자는 LipoKinetix®를 증상이 나타나기 전 3주간 복용하고 있었다. 출혈시간은 더 연장되었고, 간성뇌증이 발증하였고, 15일 만에 간이식을 받았다. 적출한 간장의 조직에서 광범위한 괴사상과 간세포 위축이 보였다(Scott 2003).

이 밖에도 LipoKinetix®를 복용하고 간부전으로 사망 또는 간괴사를 일으킨 사례가 보고되고 있다(Estes 2003).

LipoKinetix®, Lipodry II® 모두 1캡슐에 우스닌산 나트륨 100 g, 페닐프로파놀아민 25 mg 및 3,5-요오드티로닌 100 μg가 들어 있다.

페닐프로파놀아민에도, 요오드티로닌에도, 피콜린산 크롬도 및 마황도는 간 장애를 일으키거나 혹은 일어날 가능성이 있으므로 이러한 경우에는 간 장애의 원인 물질을 특정하는 것이 어렵다. 다음은 순수한 우스닌산을 성분으로 한 살 빼는 약을 복용하여 간 장애를 발증한 세계에서 처음인 증례일 것이다.

28세 여성이 간부전으로 혼수상태에서 기관내 삽관을 하고 인공호흡을 받으면서 캘리포니아대학의 간이식 센터에 이송되었다. 간기능의 현저한 악화, 출혈시간의 연장 및 CT에서 뇌부종 소견이 보였다. 증상은 악화되어, 입원 4일 만에 간이식 수술이 진행되었으며 3일 만에 의식이 돌아오고 순조롭게 회복하여 퇴원하였다. 간장의 중량은 470 g으로 위축(정상 1,200 g)되어 있었다. 환자의 발증은 1개월 전부터 감량 목적으로 우스닌산제제 Industrial Strength®를 매일 500 mg 복용하기 시작한 후 몸 상태가 나빠져서 복용을 중단하였으며, 2주 후에 다시 복용하고, 그 4일 후에 상태가 나빠져 다시 중단하였다(Durazo 2004).

우스닌산은 지의류(地衣類)의 황색색소로 항균 작용이 있어 향수, 애프터쉐이브, 자외선 차단제, 화장품, 제한제(制汗劑) 등에 사용되며 접촉성 피부염의 원인이 된다. 지의류가 붙어 있는 나무를 다루는 조제업자의 습진은 **"벌목인의 피부병"**(woodcutter' eczema)으로 알려져 있다.

동물의 치사량은 주사액으로 25~40 mg/kg, 중독량을 이 1/10로 하면, 체중 50 kg인 사람의 경우 LipoKinetix® 1~2캡슐에 중독량에 도달한다.

디니트로페놀과 같이 산화적 린산화의 탈공역작용이 중독의 매커니즘으로 생각되며 강한 간독성을 나타낸다. 고양이에게 10 mg/kg을 정맥주사하면, 호흡항진, 산소소비량 증가, 체온 상승 등의 대사항진증상을 나타낸다. 2002년 3월에 중국에서 수입된 순물질로써 처음으로 미국시장에 등장하였다. 그리고 곧바로 중독사고가 발생하였다.

문헌

Durazo FA et al. Fulminant liver failure due to usnic acid for weight loss. Am J Gastroenterol 2004 ; 99 : 950-2

Estes JD et al. High prevalence of potentially hepatotoxic herbal supplement use in patients with fulminant hepatic failure. Arch Surg 2003 ; 138 : 852-8

Favreau JT et al. Severe hepatotoxicity associated with the dietary supplement LipKinetix. Ann Intern Med 2002 ; 136 : 590-5

Geiger JC. A death from alpha-dinitrophenol poisoning. JAMA 1933 ; 101 : 1333

Hsiao AL et al. Pediatric fatality following ingestion of dinitrohenol : Postmortem identification of a "dietary supplement" J Toxicol Clin Toxicol 2005 ; 43 : 281-5

Kurt TL et al. Dinitrophenol in weight loss: The poison center and public health safety. Vet Hum Toxicol 1986 ; 28 : 574-5

内藤裕史. 中毒百科 南江堂 2001, p 309

McFee RB et al. Dying to be thin : A dinitrophenol related fatality. Vet Hum Toxicol 2004 ; 46 : 251-4

Pace SA et al. Dinitrophenol oral ingestion resulting in death. J Toxicol Clin Toxicol 2002 ; 40 ; 683

Scott BA et al. Hepatotoxicity associated with a dietary supplement. Ann Intern Med 2003 ; 138(8) : W-W 49

Suozzi JC et al. DNP 2,4-dinitrophenol : a deadly way to lose weight. JEMS 2005 ; Jan ; 30(1) : 82-9

Tainter et al. A case of fatal dinitrophenol poisoning. JAMA 1934 ; 102 : 1147-9

7 | 아마메시바

1994년 8월 23일, 타이완의 중독센터에서 근무하는 의사로부터 아마메시바(*Saurop us androgynus*, 天芽芝) 주스를 마시던 여성이 부정맥과 호흡곤란을 호소하고 있는데, 인과관계는 없는지에 대한 문의가 있었던 일이 사건의 발단이다(Lin 1996). 그 후 타이완에서 다이어트를 목적으로 아마메시바를 섭취하여 호흡곤란을 호소하는 환자의 발생이 계속되어 2001년 1월까지 278명 발생하였고, 그 중에서 8명은 폐 이식을 받았고, 9명은 사망하였다.

아마메시바는 대극과의 식물로 잎과 줄기 끝부분에서 단맛이 나서 맛있으며, 말레이시아 특히, 보르네오섬의 동북 사바주에서는 단백질과 비타민이 풍부한 야채로 오랫동안 생식 또는 삶아서 레스토랑이나 호텔의 식탁에도 오르고 있다. 트로피컬·아스파라거스 이름으로 일본에 수출된 적도 있다. 이것이 살을 빼기 위한 식품으로 1994년 무렵부터 타이완에 수출되었다가 피해가 발생하였다.

오키나와에서는 3,000톤을 생산하며, 건조분말, 주스 및 정제로 가공되어 일본에서도 살 빼는 약으로 **아마메시바**, **아마메(あまめ)**, **요코다상치노 아마메시바(よこださん家のあまめしば)**, **오키나와아마메(沖縄天芽)**, **레지나스(レジーナス)**, katuk, Chekup manis, Sabah 등의 상품명으로 팔리고 있다.

1998년 3월 후지 TV의 「요리의 달인」에서 소개되어 소비량이 증가하였고, 2002년 무렵부터 오키나와, 가고시마, 나고야, 요코하마 등에서 환자가 발생하였다.

40대 여성은 건강식품 아마메시바를 4개월간 섭취하였는데, 기침과 가래 증상이 있고, 계단을 오를 때 숨이 차고 호흡이 힘든 것을 자각하여 진찰을 받고, 저산소혈증으로 진단받았으며 호흡곤란이 더 심해져 병원에 입원하였다. 흉부 X선 사진과 CT에서 폐쇄성세기관지염 현상이 나타났다. 아마메시바의 섭취를 중지하고, 스테로이드로 치료를 시작하였지만, 증상은 호전되지 않고, 호흡기능은 저하되고, 호흡곤란이 악화되어 보존적 치료에 한계가 와서 폐이식수술을 검토 중에 있다. 환자는 아마메시바 건조분말을 1일 4회 2 g씩 우유에 타서 약 130일간, 합계 약 1,000 g를 섭취하였다(야마모토 2004). 이 증례를 근거로 "타이완에서의 참사를 반복하지 않기 위해" 재빨리 경고 조치했다(오나카하라 2003). 2004년 9월, 일본에서 판매금지 조치되어 그 후로 발생하지 않았다.

타이완에서 아마메시바를 섭취하던 178명(91%는 여성) 중에서 폐쇄성호흡장애를 나타낸 사람은 49명이었고, **노력성 흡기 폐활량(努力呼出肺気量)**의 1초율 저하는 총섭취량이 높을

수록 현저하며, 조리법과는 관계가 없었다. 1일 섭취량은 평균 60 g이었고, 총섭취량은 평균 5.5 kg이었다. 대다수의 환자는 섭취시작 후 3~5개월에서 호흡곤란을 호소하였으며, 7개월 이상 경과하여 호흡곤란을 호소한 사람은 없었다. 고용량의 부신피질 호르몬도 기관지확장제도 효과가 없었다. 22~24개월 후에 폐기능 검사에서 **장해**는 불가역성으로 28%의 환자는 증상이 진행되었고, 그 중 1명은 폐이식을 하였다(Hsiue 1998).

두근거림, 실신, 경련 증상으로 긴급하게 입원한 3명의 여성 심전도에서는 **다형성 심실빈맥**이 나타났으며, 그 중 2명은 1일에 500~700 mL의 아마메시바 주스를 1~2.5개월 마셨고, 다른 1명은 조리한 것을 2개월간 마셨고, 입원 당일에도 400 g을 먹었다(Chen 1996).

원래 타이완 중독센터의 최초 문의는, 아마메시바를 섭취하고 있는 55세 여성에게 다형성 심실빈맥이 보이는데 인과관계는 어떠한지에 대한 것이었다(Lin 1996). 이 여성 이외에도, 1일 150 g의 주스를 45일간 마시고 실신하여 쓰러진 채로 사망한 48세 여성이나, 아마메시바를 섭취하여 다형성 심실빈맥으로 인해 병원에서 실신하였다가 소생한 사례가 있는 것을 생각하면, 입원 전에 치사성 부정맥으로 돌연사한 사람이 다른 곳에도 있을 가능성이 있으므로 보고된 사망자 수는 실제 수보다 적을 가능성도 있다.

아마메시바 생약 100 g에는 580 mg의 파파베린이 들어 있다(Bender 1973). 파파베린은 염산염으로서 1일 600 mg까지 경구 섭취하면, 유해한 작용을 하지 않지만, 하지 순환 장애로 염산 파파베린 65 mg을 정맥주사를 맞은 사람과 패혈전으로 30 mg을 정맥주사를 맞은 사람은 모두 1분 안에 심정지를 일으켜 사망하였다(Sagall 1945). 위에서 기술한 증례처럼, 1일에 500~700 mL의 아마메시바 주스를 1개월 이상 계속 마시거나, 또는 조리한 것을 입원 당일 400 g 먹었다고 한다면, 파파베린 중독량을 섭취했다는 가능성이 크다. 500 mL의 주스도 조리한 400 g도 생약으로 계산해 보면 500 g 이상이 되었던 점은 분명하고, 파파베린의 섭취량은 3,000 mg에 도달해 부정맥이 나타나도 이상하지 않았다.

단지, 파파베린이 폐쇄성세기관지염의 원인이라는 점은 생각하기 어렵다. 또한 일본에서 섭취된 건조 아마메시바에서 파파베린은 검출되지 않았다.

폐쇄성세기관지염의 원인물질은 특정되지 않았지만, 아마메시바의 추출액에는 소나무재선충에 대해 더없이 강력한 살선충 작용을 나타내는 물질이 함유되어 있었다(Mackeen 1997).

흉부 X선 사진과 CT 사진에서는 특별한 소견은 없고, 폐혈량 신티그라피에서도 혈류 저하는 없었지만, 폐 환기 신티그라피에서 점상으로 집적되어 있음이 확인되어, 흉부의 호기 CT 사진에서 공기포획(airtrapping)에 따른 저흡수 영역이 모자이크 상태로 확인되었다(오나카하라 2003).

조직학에서는 수축성폐쇄성세기관지염으로 T림프구를 중심으로 세포침윤이 있었고, 섬유화로 인한 세기관지의 내강은 협착을 일으키고 있었다(Wang 2000).

프레드니솔론도 기관지 확장제도 효과가 없었으며, 말기 폐장애에서는 폐이식이 유일한 치료법이지만, 그 예후는 좋지 않았다(Lai 1998).

아마메시바를 일상적으로 섭취하고 있는 말레이시아에서 건강피해가 발생하지 않고, 왜 타이완에서 발생하는지에 대한 의문과 관련하여, 생식이 안 좋은 것인지 등에 관한 논의가 되고 있지만, 건조분말에서도 발생하고 있으므로 문제는 섭취량과 섭취 방법일 것이다.

은행은 외국 교과서에는 독물로 기재되어 있다. 은행에는 4'-*O*-메틸피리독신이라는 경련유발물질이 들어 있어서 많이 먹으면 경련을 일으킨다. 그러나 일본인의 먹는 방법에서 중독을 일으킨 사람은 없었으며 은행을 독물로 생각하는 사람도 없었다. 그러나 건강에 좋다고 하여 외국에서 갈아 으깨서 마시는 섭취방법을 취하면 중독이 많이 발생할 것이다.

문헌

Bender AE et al. Nutritive value and toxicity of Sauropus androgynous. Proc Nutr Soc 1973 ; 32(2) : 79A-80A

Chen IC et al. Torsade de pointes due to consumption of Sauropus androgynus as a weight-reducing vegetable. Am J Cardiol 1996 ; 78 : 1186-7

Hsiue TR et al. Dose-response relationship and irreversible obstructive ventilatory defect in patients with consumption of Sauropus androgynus. Chest 1998 ; 113 : 71-6

Lai RS et al. Lung transplantation in bronchiolitis obliterans associated with vegetable consumption. Lancet 1998 ; 352 : 117-8

Lin TJ et al. Outbreak of obstructive ventilatory impairment associated with consumption of Sauropus androgynus vegetable. Clin Toxicol 1996 ; 34 : 1-8

Mackeen MM et al. Antinematodal activity of some Malaysian plant extracts against the pine wood nematode, Bursaphelenchus xylophilus. Pestic Sci 1997 ; 51 : 165-70

大中原研一ほか.「アマメシバ」摂取によると思われる閉塞性細気管支炎の本邦での発生―台湾での惨事を繰り返さないための緊急報告―. 日本醫事新報 2003 ; (4141) : 27-30

Sagall EL et al. Death following the intravenous administration of papaverine hydrochloride : A report of two cases. N Engl J Med 1945 ; 233 : 590-1

Wang JS et al. Sauropus androgynus-constrictive obliterative bronchitis/bronchiolitis-histopathological study of pneumonectomy and biopsy specimens with emphasis on the inflammatory

process and disease progression. Histopathology 2000 ; 37 : 402-10
山元滋樹ほか.「アマメシバ」摂取に関連した閉塞性細気管支炎. 日胸 2004 ; 63 : 921-9

8 | 설사제(下劑)

설사제(下劑)의 활용은 변비에 대한 오해인지 최근에는 살을 뺄 욕구로 사용되는 경우가 많다. 특징은 90% 이상이 여성이며, 설사제 복용을 신고하지 않을 뿐만 아니라 종종 이것을 강력히 부정하여 사실을 파악하는데 곤란한 경우가 있다. 환자는 여성 중에서도 간호직 등 의료관계자가 많았다. 최근에는 건강식품으로 인터넷에서 구하기 쉬어져서 일반인에게도 확대되었다. 건강식품이므로 건강에 나쁠 리가 없다고 믿고 활용하고 있다.

변비에 대한 오해 한 가지는, 설사제로 설사가 시작되면, 다음 용변까지 장의 내용물이 모아지기 위해서는 며칠이 걸림에도 불구하고 이것을 변비라고 오해하는 것, 또 설사제에 의해 변의 양이 적고, 혹은 설사로 복통을 동반하면, 설사제의 양이 부족하기 때문이라고 오해한다는 점이다. 그래서 설사제의 양을 늘리거나 또는 더욱 강력한 설사제를 원하게 된다는 것이다.

활용되는 설사제는 아래와 같으며, 모든 설사제가 대상이 되지만 사용약제에는 **편향**이 보인다.

1) 자극성 설사제
   - 비사코딜
   - 센나, 알로에, 카스카라 · 사그라다
2) 팽창성 설사제
   - 차전자(**실리움**)
3) 염류 설사제
   - 마그네슘염(간수)
4) 기타
   - 소르비톨
   - 락툴로오스
   - 유동파라핀

건강피해는 성분 그 자체의 독작용에 의한 것과 반복되는 설사에 따라 일어나고 있다.

8-1 비사코딜

디페닐메탄계의 설사제 중에서 페놀프탈은 발암성이 있고, 옥시페니사틴은 간독성이 있어서 사용이 중지되어, 현재 사용되고 있는 것은 비사코딜이다.

페놀프탈은 2005년 8월에 "배 주변의 살이 빠진다"라며 판매되어 설사 등의 건강피해가 발생한 중국제 다이어트용 식품 「천천소(天天素)」에서 검출되어 문제가 되었지만, 일본의 일반용 위약품 중에도 록사놀K®처럼 페놀프탈을 함유한 제품이 최근까지 남아 있었다.

지금은 사용되지 않는 옥시페니사틴의 활용 사례를 하나만 소개하겠다. 내용은 설사제(下劑) 전반에 공통된다.

40세의 여성이 18세부터 다이어트를 시작하여 1년 후 체중은 48 kg에서 40 kg으로 감소하였고, 생리는 멈췄다. 과식과 구토 그리고 옥시페니사틴의 활용에 따른 심한 설사가 계속되어 22세 때 체중이 26 kg으로 감소하였고, 근육저하와 신경발작으로 움직일 수 없게 되어 입원하여 신경성 식욕부진증(神経性食思不振症)으로 진단받았다. 체중은 36 kg으로 회복하고 환자의 강력한 희망으로 퇴원하였으나, 5개월 후 증상이 악화되어 입원치료를 받았지만, 증상의 확실한 개선은 없었다. 26세에 흉통, 배부통 및 숨 쉬기 힘든 현상을 느꼈고, 목발을 짚고 다니게 되었다. 153 cm이었던 신장은 143 cm로 줄어들었으며, 체중은 30 kg였고, 척추후만, 다발성 척추체 압박과 늑골골절, 골다공증, **고염소성 대사성산증**, 저칼륨혈증 및 저인산혈증(XLH)이 보였다. 2년 후 입원하여 칼륨 보급을 계속했지만 칼륨치는 낮은 상태로 사지 근위절의 근력저하가 나타났다. 그러나 체중은 43 kg으로 증가하였고, 생리가 11년 만에 다시 시작되어 퇴원하였다. 신생검 결과, 가성 바터 증후군(Bartter syndrome)으로 진단되었다. 10년 후 사회로 복귀하였지만, 스트레스가 있으면 숨어서 토하고, 칼륨 보급을 계속 받았다. 40세 때 숨이 가쁘고 힘들어 진찰을 받았으며, 양측의 신장결석, 좌신장 위축, 심근증 등이 나타났다(Nozoe 1995).

신장 기능 저하가 있으면 신장이 대사성 알칼리증을 보정(補正)하지 못하고, 혈중의 이산화탄소를 상승시킴으로써 그것을 대신하려고 한다. 이 환자도 혈중이산화탄소 분압은 66.5 mmHg로 높았으며, 그 때문에 산소분압은 54.6 mmHg로 낮았고, 저산소증으로 인해 산소흡입을 받지 않으면 안 되는 상태였다.

17세 때 신경성 무식욕증(神経性無食欲症)으로 진단받았던 여성이 설사제 활용과 일상적인 자기유발 구토로 혈청 칼륨치가 항상 1~3 mEq/L로 낮았으며 체중은 일시적으로 17 kg까지 감소하였고, 25년에 걸쳐 20회 이상 입원과 퇴원을 반복하며 칼륨제제를 정기적으로 처방받았다. 자택에서 의식이 몽롱한 상태로 있는 것을 발견하여 구급차로 입원하게 되었는데, 혈청칼륨은 12.5 mEq/L로 높았으며, 발작성상심실성빈맥으로부터 심정지를 일으켜 사망하였다. 칼륨제제의 과다복용으로 짐작된다(아다치 2005).

비사코딜은 대장 점막을 자극하여 설사를 유발하지만, 계속 사용하면 점막의 염증이 지속되어 "설사성 대장"이라는 병변을 가지게 되므로 장기간 복용은 피해야 하지만 활용되고 있다.

20세 여성이 과식·거식을 반복하여 **스루락쿠®**(주성분 비사코딜과 센노사이드)를 1일 100정(비사코딜로 하면 500 mg, 상용량의 50배)을 복용하였는데, 설사, 구갈, 복통이 만성적으로 계속되어 입원 직전에는 150정을 복용하였다. 입원시 설사제(下劑)의 자가 사용은 금지할 것을 환자와 약속하였다. 입원 6일째에 발열, 복통, 복부의 팽윤 및 구토가 나타났고, 10일째에는 장폐색 증상이 나타났고, 복부 CT에서 하행결장에서 S자상 결장에 걸쳐 장관벽의 비후에 따른 내강협착이 확인되었다. 복통과 복부 팽윤은 경감되지 않고 소변량은 감소하고, 혈압은 저하되어 순환성 쇼크가 왔다. 개복수술에서 대량의 복수와 대장 전제에 현저한 부종, 내벽의 비후에 의한 내강 폐색이 확인되어 인공항문이 만들었다. 쇼크상태가 계속되어 파종성 혈관내 응고가 발생하고, 폐수종, 복수 및 전신의 부종이 보였으며 21일째에 대부분이 소실되었고, 60일째에 대장관 내의 통과가 좋아져, 67일째 퇴원하였다. 퇴원 후에도 정도는 가볍지만 식사와 거식의 반복은 계속되고 있다(요코야마 2002).

이 증례는 설사제의 금단증상을 보여주고 있다. 설사가 지속되면, 수분이 부족하고 물과 나트륨의 요세관부터의 재흡수를 돕기 위해 혈중 알도스테론이 증가하지만, 설사제를 중지하여 설사가 멈추더라도 당분간은 증가한 상태가 지속되어 그 결과 수분저류가 일어나 부종이 발생한다. 아래의 증례 또한 중지 후 6일 만에 증상이 확연히 나타났다.

60세 여성이 페놀프탈레인과 루바브로부터 만든 설사제를 장기간 복용하다가 근력저하가 와서 입원하였는데, 설사제를 중지하자 6일째에 전신에 부종이 나타났고, 8일째에 **숨가쁨**과 부종이 증가하였고 10일째에는 체중이 10 kg이나 증가하였고, 심장의 비대와 흉수저류가 보였으며 심각한 심부전에 걸렸다(Riley 1996).

설사제를 갑자기 중지하면, 수분저류가 체중증가로 나타난다. 환자는 체중증가에 공포심을 가지고 있으므로 설사제의 중지는 실패하게 되었다. 따라서 설사제를 중지할 때에는 칼륨을 공급함과 동시에 항알도스테론 작용을 하는 이뇨제인 스피로락톤을 사용하는 것이 원칙이다.

설사제는 본래 뮌히하우젠 증후군(Munchhausen syndrome)의 원인인 물질도 된다. 뮌히하우젠 증후군은 작위적 급성 신체증상을 만들어 병원을 방문하여 처방을 받고 퇴원하거나 또는 동일한 신체증상을 만들어 입원과 퇴원을 반복하는 환자의 총칭으로 다음은 이 증상과 유사한 사례이다.

50대 여성이 5년 전부터 변비와 복부팽만감이 강하게 나타나서 설사제를 복용하기 시작했지만, 금방 효과가 사라져 상용량의 10배의 센나와 비사코딜을 복용하게 되었다. 3년 후에 입원하여 저칼륨혈증과 탈수를 지적받았다. 입원 중에도 설사제 복용을 계속하여 주치의에게 금지당하자 몰래 복용하여 원인불명의 설사와 저칼륨혈증과 탈수가 지속되었고, 레닌, 안지오텐신 및 알도스테론은 높은 수치를 나타내어 가성 바터 증후군(Bartter syndrome)으로 여겨졌다. 입원 초기 매일 5~6회의 수양성 설사가 있었는데, 17일째 병동의 휴지통에서 비사코딜정 상자를 발견하여 설사제의 사용을 알게 되었지만, 본인이 이런 행동을 인정한 것은 133일 후였다. 입원 6개월 후에 퇴원하고, 퇴원 후에 글리세린 관장 등으로 배변 컨트롤을 하였지만 5개월 후 무렵부터 고형변의 배설이 완전히 없어지고, 고도의 복부팽만과 구토가 계속되어 2번째 입원을 하게 되었다. 배변의 컨트롤이 곤란하여 어쩔 수 없이 각종 설사제의 대량투여로 배변을 실험해 보았지만, 설사뿐만 아니라 탈진과 혈압저하를 초래하여 본인이 설사제의 복용을 싫어하게 되었다. 식물섬유제제의 경구투여로 고형변을 배설할 수 있게 되었으며, 복부팽만감이 줄어들어 설사제로부터 완전히 벗어날 수 있었다. 설사제의 대량복용으로부터 7년 만이었다. 그러나 새롭게 부종에 대한 강력한 호소로 이뇨제의 투여가 점차 늘어나는 경향이 나타났지만 퇴원하였다. 퇴원 반년 후부터 다시 구토와 식욕부진이 심해지고 이뇨제의 부작용도 나타나기 시작하여 이뇨제 감량을 목적으로 그 후 2회 입원과 퇴원을 반복하여, 이뇨제로부터 벗어날 수 있었던 것은 복용개시부터 3년 만이었다(사이토 1991).

다음은 "보호자에 의한 뮌히하우젠 증후군"(Munchhausen syndrome by proxy)의 사례이다. 11세 남자아이가 1일 5리터를 넘는 수양성 설사가 10일 이상 지속되어 입원하였다. 중도의 탈수와 고나트륨혈증이 있었지만, 수액으로 생명을 구할 수 있었다. 그 후, 변의 양은 감소하였지만, 설사는 계속되었다. 모친이 다른 가족과 병간호를 교대할 때, 변의 양이 격감하는 현상이 계속 나타나 모친이 병원에서 처방한 정장제를 오블라트(oblate)에 다시 싸서 환아에게 준 것을 알게 되었으며, 산제(散劑)와 환아의 소변·변·혈청에서 비사코딜과 그 대사물이 검출되었다(쿠도 1997).

설사제의 활용으로 요로결석이 발생하고 있지만, 원인이 밝혀지지 않고 계속 재발하였다.

20대 여성이 왼쪽 허리부분 통증을 호소하여 좌뇨관결석으로 진단받아 입원하여 체외충격파쇄석술을 3회 실시하여 결석을 배출하고 퇴원하였다. 결석의 주성분은 암모늄 유레이트이었다. 퇴원 후, 신뇨관결석이 재발하여, 3년 4개월 사이에 체외충격파쇄석술을 9회나 받았고, 그 후에도 요관결석쇄석술과 방광결석쇄석술의 시행이 필요하였다. 최초의 입원부터 3년 후 어머니의 말에 의하면, 환자는 중학교 3학년부터 거식증이 있어 신경성 식욕부진증이라고 진단되어, **스루락쿠(SURVLAC)®**를 1일 60~100정(비사코딜에 대해 300~500 mg) 상용하였으며, 약값이 매월 수만 엔이 넘었다고 한다. 정신과에서 진찰을 받고 신경성 식욕부진증은 개선의 경향이 있었으며, 설사제 사용과 요로결석의 재발은 보이지 않았다(가토 구미코 2004).

10대 후반의 여성이 좌하복통으로 좌신결석이라고 진단받아 입원하여 체외충격파쇄석술을 받고 퇴원하였다. 다음날 하복부둔통이 있어 요관에 감돈(嵌頓)한 잔석의 체외충격파쇄석술을 시행하였으며, 또한 방광내 결석에 경요도적 방광결석쇄석술을 시행하였다. 7년 후 우측 복부통이 있어 검사한 결과 우요관결석이 발견되었다. 이때 다시 검진을 시행한 결과, 환자는 고등학교 1학년 무렵부터 섭식장해가 있어 **코락(Colac)®**을 1일에 약 40정(비사코딜에 대해 200 mg)을 상용하여, 무월경도 생겼으며, **심료내과**에서 신경성 식욕부진증이라고 진단받았던 일이 판명되었다. 그 후, 설사는 의사가 처방한 산화마그네슘만으로 조절되었고 결석의 재발은 없었다(가토 쿠미코 2004).

20대 여성이 좌배부통으로 비뇨기과에서 진찰을 받았다. 신장 기능의 저하와 양측요관결석으로 인한 수신증이 확인되었다. 15세 무렵부터 체중이 증가하는 것을 예방하기 위해 **스루락쿠®**와 **사라린®**(주성분 알로에 엑스와 센노사이드)을 내복하게 되어 수년 전부터 거의 매일 30정을 복용하였다. 혈청 칼륨치의 경도 저하, 알도스테론 분비항진, 소변량과 요중 나트륨 배설량의 현저한 저하가 확인되었다. 오른쪽 신장의 기능은 거의 폐절되어서 왼쪽 신장의 결석을 경뇨도적(経尿道的)으로 적출하였다. 성분분석 결과, 결석은 암모늄 유레이트 결석이었다. 설사제 중지 후 1일 소변량은 1,200~1,500 mL로 요중 나트륨 배설량은 현저히 개선되었으며 확실히 결석의 재발은 없었다(가토우 유우지 2004).

암모늄 유레이트 결석은 개발도상국의 만성 설사증·저영양·탈수·염증성 장질환과는 별개로, 선진국에서는 요로결석 전체의 0.1% 내외로 극히 드문 결석이다.

설사제 활용으로 장관(腸管)에서 나트륨, 칼륨 등의 염류와 수분의 소실이 발생하면, 혈중 나트륨의 농도와 소변량이 감소하여, 이것에 길항하기 위해 알도스테론의 분비가 항진한다.

그 결과, 혈중 수소이온 농도가 감소하며(대사성 알카로시스 참조), 신장은 수소이온을 배설하지만, 이것을 중화시켜야만 하는 인산 Hp O_4^{2-}이 이런 환자에게서는 부족하므로 요세관 상피세포에서 생성된 암모니아 NH_3가 NH_4^+의 형으로 수소이온을 소변 중에 배설한다. 소변의 농축을 위해 요산농도가 상승한 상태에서는 암모늄 유레이트 결석이 형성된다. 암모늄 유레이트 결석을 보면, 설사제의 활용을 의심할 수 있다.

알도스테론의 분비항진은 신장에서의 나트륨과 수분의 재흡수를 촉진시키는데 소변량의 감소를 초래하는 악순환을 만든다.

8-2 센나, 알로에, 카스카라 사그라다

모두 안트라퀴논계의 설사제이다. 센나와 그 유효성분 센노사이드A, B는 일반용의약품으로 가장 일반적인 설사제이다.

효고현립위생연구소의 잔류농약 조사에서 1997년 구입한 시판 중인 센나와 센나가루 10검체 전체에서 BHC[벤젠 헥사클로라이드(헥사클로로시클로헥산)]의 잔류가 확인되어 그 중 1검체에서 일본약국방의 기준(0.2 ppm)을 넘는 총 BHC가 검출되었다(요시오카 2000).

다이어트차라고 불리며 판매되는 많은 것들이 국산과 외국제품을 가리지 않고 이러한 설사제를 함유하고 있어서 그러한 다이어트차는 설사제 그 자체로, 건강식품이라고 부를 수 있는 것이 아니다. 그럼에도 불구하고 원재료로써 표시가 있는 것은 예외이다.

국민생활센터의 2005년 조사에 따르면, 드럭스토어나 인터넷에서 구입한 티백이나 정제 형태의 다이어트차 20품목 중에서 18제품에서 센노사이드가 검출되었다. 도쿄도립위생연구소 조사에서는 공식제품 1종에 5봉지와 시판제품 5종에 25봉지가 사용되었는데, 1봉지 안의 총 센노사이드량은 10 mg이었다. 티백을 컵에 넣어 비등수(沸騰水)를 붓고 방치한 경우, 총 센노사이드량은 약 70~ 80%가 추출되므로 1봉지의 복용은 7~8 mg을 섭취하게 된다는 것이다(하마노 2001). 이 양은 센노사이드의 상용량 12~24 mg의 약 1/2에서 1/3에 해당한다.

문제가 된 상품에는 다음과 같은 것이 있지만, 실제로는 좀 더 많은 상품이 있다.

수미락(秀美楽), 귀호차(貴好茶), 다이어트허브, 감비차(減肥茶), 수초차(痩草茶), 건미원(健美源), 세락보지차(世楽歩之茶), 체지방다이어트티, 분미차(芬美茶), 휘려차(輝麗茶), 아침우택배편(朝の宅配便), 다이어트차, 심녕홍려려차(心寧紅麗麗茶).

알로에는 센나 다음으로 일반적인 설사제로서, 센노사이드 A와 B, 알로인(바발로인), 그 밖에 안트론을 함유하고 있다.

센나와 알로에 두 물질 다 포함한 시판 중인 설사제에는 **삼쾌정(三快錠)**, **십방(十方) 변비약**, **마네후쿠**, **신V벤틀정**, **NEW SARALIN**, **신아스벤타이와** 등이 있다.

센노사이드 A와 B는 장내 세균에 의해 분해되어 레인안트론과 안트로퀴논이 된다. 레인안트론은 설사제로 사용되어 간독성이 알려진 단트론과 구조가 유사한 물질이다.

레인안트론은 마디풀과 대황속 루바브(식용대황, *Rheum rhaponticum*)의 근경에도 함유되어 있다. 근경에 함유되어 있는 레인안트론이 잎자루에는 전혀 들어 있지 않다는 점을 생각하기 어렵기 때문에, 루바브 잼이나 파이를 많이 먹으면 변이 부드러워지는 정도의 일은 있을 수 있다.

한방의 생약인 대황(*R. palmatum*, *R. tanguticum*, *R. officinale*, *R. coreanum* 등의 근경)은 센노사이드류, 에모진, 알로에에모진, 레인 등이 함유되어 있다.

안트로퀴논계의 설사제는 공통의 성분을 가지고 있으므로 다음과 같이 나타나는 간기능 장애, 신장 장애, 췌장염, 피부 장애 등의 장애는 어느 것이나 공통된다고 생각해도 좋다.

30대 여성이 구역질과 구토, 사지 탈진이 있어 구급차로 입원하였다. 혈청 칼륨은 2.6 mEq/L로 낮았으며 혈압은 130/88 mmHg, 레닌 및 알도스테론의 증가가 확인되었다. 환자는 변비로 약 4주간 거의 매일 프르세니드(Pursennid錠)(센노사이드 20 mg)를 6정 복용하고 있어 설사제의 장기연용에 따른 가성 바터 증후군(Bartter syndrome)으로 여겨졌다(카네하라 1999).

10대 전반의 여성이 밤중에 복통과 수양성 설사를 호소하고, 복통이 점점 더 심해지고, 구토를 동반하여 급성복증이 의심되어서 병원을 소개받았다. 건강식품을 1개월 전부터 1일에 3정씩 복용하였고, 전일 저녁식사 후에 한 번에 10정을 복용하였다. 그 건강식품은 **센나줄기(番瀉茎) 가루**, **센나줄기(番瀉茎) 엑스**, **기다치알로에**를 포함한 것으로, 설명서에는 "식품이므로 양에 제한은 없지만, 대략 3~12정을 1일 수 회에 나눠서 드실 것을 권장합니다."라고 쓰여 있었다(마쓰오카 2006).

일본약국방에 따르면, 센나(番瀉葉)는 **호소바(나)센나** *Cassia angustifolia*, 또는 센나 *C. acutifolia*의 소엽으로 줄기가 아니며, 알로에는 *Aloe ferox* 등의 잎의 액즙을 농축 건조한 것으로 기다치알로에 *A. arborescens*가 아니다. 즉 환자가 복용한 것은 의약품 규정 외의 것으로, 실제 상태는 의약품 설사제 그 자체이며 건강식품으로 불릴 수 있는 것이 아니다.

기다치알로에는 면역력을 향상시키고 혈당치를 내리는 정장작용이 있는 것으로 알려져 변비나 다이어트에 효과가 있다고 텔레비전과 잡지에 다루어져 정제나 드링크제가 건강식품으로서 판매되고 있다. 각 지역 소비생활센터에 설사가 멈추지 않는다는 불평이 들어오고 있지만, 설사제이므로 당연한 것이다. 국민생활센터가 정제 타입 11품목과 드링크제 타입 17품목에 대해 알로인의 함유량을 성분 분석한 결과에 따르면, 의약품 정도의 양을 함유한 종류가, 특히 드링크제 타입에 많았고, 상표에 따른 차이는 컸다.

26세의 간호사가 3개월 전부터 전신 가려움, 간기능 이상 및 소변의 농염이 있어 진찰을 받았다. 간효소의 상승과 간생검 조직 소견에서 중심괴사가 분명하여 중독성간염으로 진단 받았다. 환자는 센나약 10 g을 달인 것을 주 2회 상용하고 있었지만, 발증 1개월 전부터 다시 100 mg 센노사이드 B에 상당하는 센나 과실의 추출물의 복용을 시작했었다. 센나 복용을 중지하고 1주일 이내에 간효소는 70%가 감소하였고, 그 후 정상화되었다. 그러나 2개월 후에 센나의 복용을 재개하자 간기능의 급격한 악화가 보여 중지하자 다시 원상태로 돌아갔다. 그 후 10개월 동안 센나를 중지한 채로 간기능은 정상이다(Beuers 1991).

77세 남성이 전신 권태감, 복통 및 황달이 2주간 계속되어 입원하였다. 간효소의 상승이 있었으며, 빌리루빈, 특히 포함형 빌리루빈은 입원 후에도 상승하였다. 간생검의 결과는 담즙울체성 급성간염을 나타냈다. 환자는 3개월 이전부터 센노사이드를 1일에 15~30 mg씩을 복용하고, 입원 후에도 가끔씩 복용하고 있었다. 섭취를 중지한 후, 간효소와 빌리루빈 수치가 감소하였고, 1개월 후에는 정상화되었다(Sonmez 2005).

50대 여성이 피부과에서 진찰을 받았다. 다리에 인설(鱗屑)을 동반한 융합 침윤성 홍반이, 발바닥에는 균열과 각질이 눈에 띄게 나타났다. 사지와 체간에는 홍반과 구진 증상의 병변이 산재되고 융합되어 있었다. 변비 때문에 복용하고 있던 시판 중인 센나차의 복용을 중지하고 스테로이드의 외용으로 상태가 좋아졌는데, 6월 말에 변비 때문에 남아 있던 센나차를 복용한 결과, 피부발진이 다시 나타났다. 또 다시 센나차를 중지하자 피부 발진은 좋아졌는데, 변비치료를 위해 알로에를 복용하자 피부발진이 다시 나타나서 센나와 알로에의 공통성분인 센노사이드가 원인임을 확인하게 되었다(오카자키 2003). 센노사이드는 광선과민성 약진에도 발생한다(아즈마 1994).

50대 여성의 손바닥과 발바닥에 2년 전부터 가려움을 동반하는 낙설, 홍반색 습진 및 양측 슬와(膝窩)에 가벼운 침윤을 동반하는 담홍색 습진이 나타났다. 약진의 가능성을 고려해 20년 전부터 변비 때문에 매일 복용하고 있던 센노사이드의 내복을 중지하자 6주 만에 피부발진은 눈에 띄게 개선되었다. 환자의 동의를 얻어 내복을 재개하자 같은 형태의 피부발진이 8주 만에 서서히 나타나서 센노사이드에 의한 발진으로 진단되었다(후지타 2004).

70대 남성이 14~15년 이전부터 사지에 때때로 가려움성 피부발진이 나타나 치료를 받고 가라앉았는데, 노출된 부분의 습진이 치료에 반응을 하지 않게 되어 결국은 악화되었고, 간기능 이상을 지적받아 6월에 입원하였다. 변비 증세 때문에 20년간 매일 센나잎을 달여서 마시고 있었다. 광선테스트에서 센나에 의한 광선과민성증으로 진단되었다(기무라 1996). 위 2예는 20년간 지속적으로 복용해서 증상이 나타난 사례이다.

80대 여성이 10년간의 변비 때문에 **아로젠®**(주성분은 센나잎, 센나과실)을 처방받아 매일 복용하고 있었다. 2개월 전, 손등에 어린아이 주먹 크기의 홍반이 나타났고, 그 후 몸통 및 사지로 천천히 확대되었으며, 머리 부분에도 발생하여 입원하였다. 암홍색에서 암자홍색으로 홍반이 두부에서 요둔부(腰臀), 하복부 및 하지에 이르기까지 거의 전신에 산재하였으며, 일부는 융합하여 양쪽 다리에 부종이 선명했으며, 39°C대의 발열이 있었다. 입원시 자택에서 복용하고 있던 **아로젠®**의 효과가 없어졌기 때문에 같이 센노사이드를 주성분으로 한 프르세니드®로 변경하여 2일까지 복용했을 때, 3일 만에 양 눈꺼풀에 암홍색의 홍반이 나타나 입술과 구공점막은 진무름이 생겼고, 복부와 요둔부를 중심으로 부종성 홍반이 나타났고, 몇 시간 후에는 수포가 합쳐져서 광범위한 진무름이 나타났다. 약제림프구자극시험 결과, **아로젠®**에 의한 중독성 표피괴사 융해로 진단되어 122일 후에 퇴원할 수 있었다(나가타 1993). **아로젠®**의 첨가물로 포함되어 있는 오노니스 뿌리에 따른 약진이 보고되고 있지만, 이 증례는 **아로젠®** 후에 센노사이드 A와 B를 성분으로 하는 **프르세니드®**에서 증상이 심해지고 있으므로 원인물질은 센노사이드일 것이다.

47세의 남성이 6일 전부터 복통, 구토 그리고 설사로 진찰을 받았다. 환자는 과거 1개월간 적어도 3회 그리고 마지막에는 10일 전에 허브를 복용하였는데, 7일 전부터 소변량의 감소를 인지했으며, 4일 전부터 무뇨 상태였다. 검사 결과, 요소질소 142 mg/dL와 크레아티닌 14.1 mg/dL로 신부전 상태에서 경도의 간기능 장애도 동반하고 있었다. 혈액투석에 이어서 복막투석을 시행하였고, 44일째부터 소변량이 증가하고, 요소질소와 크레아티닌도 감소하기 시작하였다. 간기능은 병상 22일차에 정상화되었다. 복용하고 있던 허브를 분석한 결과, **알로에신**과 **알로에레신 A**가 검출되어, 환자가 복용하고 있던 허브는 알로에를 주로 하는 설사제로 판명되었다(Luyckx 2002).

52세 여성이 한방약 CKLS®를 1일에 3캡슐씩 5일간 복용하였는데, 좌측 복부통을 호소하여 진찰을 받았다. 검사 결과, 경도의 신기능 저하와 헤모글로빈뇨가 보였다. 신장 기능은 점차 나빠져, 입원 7일 만에 요소질소 151 mg/dL와 크레아티닌 13.3 mg/dL로 상승하였고, 혈액투석을 2회 실시하여 신장 기능은 14일 만에 정상화되었다. CKLS®는 결장, 신장, 간장 및 비장 청결제로 알로에, 카스카라 사그라다(*cascara sagrada*) 등을 포함하고 있다(Adesunloye 2003).

50대 남성은 건강식품에 흥미를 가지고, **개다래주**, **어성초차**, **클로레라** 등을 애용하고 있었지만, 이번에는 기다치알로에를 3 cm 폭의 직사각형 모양으로 잘라 10장 정도를 먹었다. 다음 날 아침부터 우계조부통이 나타나 진찰을 받았다. 췌장효소가 모두 높은 수치를 나타내어 내시경 검사에서 십이지장 점막은 부종 상태였으며 출혈이 곳곳에 보여 내강은 협소화되어, 급성췌장염을 합병한 급성출혈성 십이지장염으로 진단되었다. 췌장효소는 2일째부터 10일째에 걸쳐 최고치를 나타냈지만, 그 후 서서히 저하되어 38일째에 정상화되었고, 28일째에는 내시경 소견에서도 정상화되었다(사토 1994).

50대의 여성이 10년 전부터 **기다치알로에정(粒)**을 매일 3알 복용하고 있었다. 6년 전부터 가려움을 동반한 홍반이 나타나 이런저런 치료를 하며 좋아졌다가 악화되었다가 반복하였지만 2년 전부터 악화되어, 아토피성 피부염으로 진단을 받아 식사요법을 실시했지만, 더욱 악화되어 진찰을 받았다. 환자는 변비가 있을 때는 센노사이드를 내복하고 있었다. 전신에 크고 작은 여러 가지 침윤성 홍반이 산재하고 있었다. **기다치알로에정(粒)**과 센노사이드를 중지하고, 산화 마그네슘으로 바꾸자, 16일 후에는 상당히 좋아졌다. 패치테스트시험과 유발시험의 결과, 기다치알로에에 의한 범발성 습진으로 진단되었다(아즈마 1996).

카스카라 사그라다는 일본서리자(갈매나무) *Rhamnus japonica*(*Japanese Buckthorn*), 또는 카스카라 *R. purshiana*의 수피의 추출물로 히드록시안트라센 유도체(카산트라놀 등)로 그 배당체, 알로인, 에모진, 알로에에모진 등을 함유하고, 설사제로 사용된다. 작용은 센나와 동일하다.

건강식품으로 내추럴・락스, 카스카라 사그라다류의 엑스 등이 있으며, 일반의약품 비오미트S®, 파스로드® 그리고 세비루정®의 성분이다.

카산트라놀은 비마스S®와 벤콜®의 성분의 하나이다.

48세의 남성은 카스카라 사그라다의 캡슐을 1일 3회, 3일간 복용한 후, 상복부통, 구역질, 식욕부진, 피부 황염을 인지하고 황달과 간기능의 이상을 지적받아 진찰을 받았다. 총빌리루빈이 높은 수치를 나타냈고, 문맥고혈압증을 합병하는 담즙울체형간염으로 진단되었다. 약 복용을 중지하고 23일 후 간기능은 조금 개선되었지만, 그 1주일 후 복수가 확인되었다.

약 복용 중지 3개월 후 복수와 황달 증상이 없어졌다(Nadir 2000).

8-3 니가리(간수)

간수는 해수에서 식염을 제거한 후의 액체로, 염화마그네슘을 많이 함유하고 있으며 두부의 응고제로 사용되고 있다. 간수 다이어트로써 "당의 흡수를 지연시킨다" "지방 흡수를 막는다" "에너지 대사를 촉진시킨다"라고 선전되어 사용되고 있지만, 확실한 근거는 없다.

마그네슘은 시트르산 마그네슘, 산화 마그네슘, 탄산 마그네슘, 수산화 마그네슘, 유산 마그네슘 등이 의료용 의약품의 설사제와 완하제로서 사용되고 있다. 대량으로 복용하면, 설사를 하며 수분이 배설되기 때문에 일시적으로 체중이 감소하지만, 계속 복용하면, 심각한 건강피해를 불러일으키는 점은 설사제 일반에 공통으로 일어나는 현상이다. 다른 설사제와 다른 점은 마그네슘에 의한 의식 장애와 심장 억제가 나타난다는 것이다.

70대 남성이 변비개선을 위해 가족들이 추천한 건강식품 「간수」를 약 100 mL 내복, 그 직후 의식 장애가 진행되어 내복 약 2시간 후 심폐정지가 왔으며, 심폐소생술 후 긴급 입원하였다. 심한 의식 장애, 신부전, 고칼륨혈증, 고칼슘혈증(23 mg/dL, 기준치 8.3~10.2) 그리고 고마그네슘혈증(26 mg/dL, 기준치 1.9~2.3)이 확인되었다. 지속적인 **한외여과(限外濾過)**, 혈액투석을 시행하여 다음날에는 전해질이 개선되었고, 그 후 의식상태도 서서히 개선되었다. 추정 섭취량은 마그네슘 19 g과 칼슘 2.3 g이었다(후지이 2004).

40대 여성이 자택에서 쓰러져 있는 것을 남편이 발견하였다. 심한 의식 장애가 있고 심박수는 10회/분으로 심각한 서맥이 있고, 혈압 69/38 mmHg, 고칼슘혈증(29.1 mg/dL) 그리고 고마그네슘혈증(30.1 mg/dL)로 확인되었다. 변비로 고생해 「간수」를 350 mL 복용하였던 일이 나중에 확인되었다. 혈액투석을 총 19시간 시행한 결과, 전해질은 정상화되어 순환동태는 안정되었다. 그러나 그 후에도 설사에 합병하여 발생한 감염성장염, 고칼슘혈증으로 인한 급성 췌장염, 간수의 저류(貯留)가 원인으로 보이는 진무름성 위염부터 토혈, 하혈 등을 일으켜 치료에 어려움을 겪었다(스기야마 2005).

2004년 3월 26일 카나가와현의 지적장애자 후생시설에서 변비 치료용으로 희석하여 마시는 간수를 잘못하여 원액 그대로 200 mL를 부리가 긴 용기에 담아 여성 입소자에게 마시게 하였는데, 여성은 40분 후 몸 상태가 급변하여 뇌경색으로 위독한 상태에 빠졌다.

간장의 약물대사효소에 유전자다형을 보유한 40대 남자가 감기약과 「니가리녹즙」(니가리와 새싹보리)으로 인해 간기능 장애를 반복하였다는 보고가 있다(이누즈카 2005). 새싹보리 녹즙 제품 안에는 토양으로부터 전이된 것으로 보이는 **초산이온**을 고농도(40 mg/g 이상)로 함유한 것이 있으나 야채와는 달리 물로 세척하거나 삶는 과정에서 제거할 수 없다. **초산이온**은 혈액독성이 있어 1일 허용섭취량은 체중마다 3.7 mg이지만, 이 환자의 병태에는 어떤 관계가 있었는지 명확하지 않았다.

마그네슘을 10% 함유한 미네랄 소재인 「**천연산호 미네랄**」 안에 비소와 납의 양이 각각, 1.5 mg/kg과 5.0 mg/kg으로(소메타니 2005), 각각 67 g과 60 g을 섭취하면, 각각 1일 허용섭취량에 달한다.

8-4 차전자(실리움)

실리움(psyllium)은 질경이의 일종으로 차전자 *Plantago ovata* 또는 *P. psyllium*의 종피(種皮)이다.

실리움을 주성분으로 하는 설사제는 리즈무란®이며, 센나와 합제한 것에는 Isagol®, 우이즈완®, 론타제리즈무®, 완포락쿠S®, 루치오® 등이 있다.

실리움은 장내에서 수분을 흡수하여 끈적이는 덩어리를 만들어 확장하는 것으로 장관을 자극하여 변통(便通)을 좋게 하는 확장성 설사제의 한 종류이다. 확장성 설사제는 다량의 물과 함께 복용하지 않으면 효과가 없고 약물덩어리를 만들기 쉽다.

시판의 조식용 시리얼이 들어 있는 부란(bran)은 소맥의 외피로 실리움과 유사한 작용을 한다.

55세 남성이 Perdiem®(실리움과 센나의 합제)을 찻숟가락 1스푼을 복용하고 2시간 후 갑자기 연하곤란에 빠져 응급실 진찰을 받았다. 환자는 변비로 Perdiem®을 과거 수개월간 복용하고 있었다. 상부소화관 내시경에서 식도의 위접합부에 4×6 cm의 약물덩어리가 내강을 폐색하고 있는 것을 발견하였다. 약물 덩어리는 흑갈색의 반점이 있는 금에나멜 세공 모양을 띠고 있었다. 69세 남성은 소화 장애와 조기 만복감이 3개월간 계속되어, 식후 30분부터 2시간 정도 상복부 불쾌감을 호소하였다. 취침시 Perdiem®을 찻숟가락으로 2스푼을 복용하고 있었다. 내시경에서 위 안에서 2×3 cm의 약물덩어리가 그리고 십이지장 안에서 3×3 cm의 약물덩어리가 발견되었다(Angueira 1993).

실리움은 항원성의 단백질이므로 비염, 심마진, 기관지경련 등의 알레르기 반응이나 아나필락시스 쇼크 등의 과민성 반응을 일으키는 일이 있다. 이러한 과민성 반응은 실리움을 노인성 변비에 자주 사용하는 노인보건시설에서 일하는 사람들의 직업병이다(Nelson 1987).

33세 간호사가 실리움 설사제인 Aqiolax®을 10 mL 복용하고 1시간 후, 전신에 심마진이 나타나고 가벼운 호흡곤란과 심한 설사가 나타났고, 혈압은 80/55 mmHg로 저하하였고, 곧바로 의식이 없어지고, 혈압은 측정 불능이 되었다. 부신피질 호르몬의 정맥주사와 수액 공급으로 혈압은 회복되었다. 그 간호사는 노인병원에서 근무하면서 수차례에 걸쳐 실리움 설사제를 조제한 일이 있었다. Aqiolax®를 수 주간 복용하고 있었지만, 이번 발작이 일어나기 전 1주간은 복용하지 않았었다. 반복 경구 섭취에 따른 감작(感作)이 일어난 것으로 짐작된다(Suhonen 1983).

37세 여성 간호사가 실리움을 함유한 설사제를 큰숟가락 2스푼을 복용하고, 15분 후에 호흡곤란, 전신 심마진, 안면과 혀의 종창으로 응급실 진료를 받았다. 양로원에서 실리움의 분말로 설사제의 조제를 하고 있어 재채기, 눈 가려움 그리고 천명(쌕쌕거림)을 경험한 적이 있지만, 실리움이 들어가 설사제를 복용하는 것은 처음이었다(Zaloga 1984).

미국에서는 실리움이 콜레스테롤을 감소시키는 작용을 하기 때문에 조식용 시리얼에 첨가하여 1989년 켈로그사가 Heartwise®이라는 상품명으로 발매하였다.

60세 여성 간호사가 Heartwise®을 복용하고 30~60분 후에 안면 종창, 전신 심마진, 목 조임감 및 기침이 나와 응급실에서 진찰을 받았다. 병원에서 과거 2~3년간 실리움을 사용하여 설사제를 조제하였지만, 호흡기증상은 일어난 적이 없었다(Lantner 1990).

43세 여성 간호사는 Heartwise®을 복용한 직후에 전신 가려움, 안면 · 눈 · 입 · 혀의 종창 및 기침이 나타나고, 구토하고 실신하였다. 병동에서 실리움을 사용하여 설사제를 조제했었지만, 알레르기는 경험한 적이 없었다. 환자는 실리움 피부시험에 강한 양성을 나타냈다. 약국에서 살 수 있는 실리움을 함유한 설사제에는 알레르기 반응에 대한 주의사항이 적힌 설명서가 들어 있지만, 시리얼 Heartwise®에는 이러한 경고 표시가 없었다(Kaplan 1990). New England Journal of Medicine지의 편집부는 이 내용을 켈로그사에 보내 의견을 요청하여 그 의견을 위 내용과 같이 게재하였다. 켈로그사의 의견은 다음과 같다.

Heartwise®은 1년간 약 1억 달러치를 판매하였는데, 알레르기 반응에 대한 보고는 약 50건으로 매우 낮은 빈도이며, 그 대부분이 설사제로 실리움을 조제하는 간호사이므로 실리움을 다루는 병원, 노인홈(양로원)의 관계자 45,000명에게 주의서를 송부하였다. Heartwise®의 상자 전면과 **성분**란에 실리움을 크게 표시하기로 하였다. 실리움의 알레르기에 관해서 사내교육용의 각종 팸플릿에도 주의하겠다. Heartwise®의 포장에도 실리움으로 인한 직업성 노출이 발생할 수도 있으며, 특히 간호사나 의료종사자는 알레르기 반응을 일으킨 사례가 있었다는 경고문을 첨부하겠다는 내용이다.

질경이와 질경이속 식물은 화분증의 원인이 되지만, 이러한 식물과 실리움은 공통의 IgE 항체를 생산하며 교차감작성을 가지고 있다(Rosenberg 1982).

8-5 소르비톨, 락툴로오스

이 물질들은 비흡수성 당으로, 장내에서 가수분해되어 유기산을 생성하고, 침투압 상승으로 장내 수분량이 증가하여 설사를 일으킨다. 소르비톨은 현재, 설사제로서 시판되고 있지 않지만, 락툴로오스는 의료용 의약품으로 시럽이나 산제(散劑)의 형태로 시판되고 있으며 활용되고 있다(모리시타 2003).

2003년 8월, 중국산 건강식품 타피오카가 들어간 다이어트 코코넛 밀크 봉황경체수(鳳凰軽体痩)를 마시고 복통과 설사를 일으켰다는 불평이 계속되었다. 한 캔에 28.6 g이라는 대량의 D-소르비톨이 검출되었다(우시야마 2004). 일반 사용량은 10~20 g이므로, 한 캔을 다 마시면 설사를 하게 된다.

천년초감비향차(千年草減肥香茶), 여지감비왕(荔枝減肥王), 영지감비동(霊芝減肥凍), 소계화감비차(小桂花減肥茶), 경체상(軽体爽) 등의 상품명으로 팔리고 있다.

8-6 유동 파라핀

목에 자극이 적어 설사제로 상용하게 되면 기관에 들어가기 쉽고, 일단 들어가면 광물성 기름 때문에 분해되지 않고 폐에 남아 리포이드 폐렴을 일으킨다(Ferguson 1988, Spickard 1994).

문헌

安達正士ほか. 発症 25年を経て, 20回以上の入退院を繰り返した後, 41歳で死亡した神経性無食欲症の症例. 心療内科 2005 ; 9 : 351-4

Adesunloye BA. Acute renal failure due to the herbal remedy CKLS. Am J Med 2003 ; 115 : 506-7

Angueira C et al. Esophageal and duodenal bezoars from Perdiem. Gastrointest Endosc 1993 ; 39 : 110-1

Beuers U et al. Hepatitis after chronic abuse of senna. Lancet 1991 ; 337 : 372-3

Ferguson GT et al. Occult mineral oil pneumonitis in anorexia nervosa. West J Med 1988 ; 148 : 211-3

藤井徹郎ほか. にがり中毒による高マグネシウム血症を認め, 心肺停止に至った慢性腎不全の1例. 日本内科学会関東地方会 518回演題要旨 2004 ; p 30

藤田靖幸ほか. センノシドによる Interstitial granulomatous drug reactionの1例. 日皮会誌 2004 ; 114(3) : 579

浜野朋子ほか. 痩身を標榜する健康茶から検出された医薬品成分について. 東京衛研年報 2001 ; 52 : 43-7

東 禹彦ほか. プルゼニド(センノシド) による日光過敏型薬疹の1例. 皮膚 1994 ; 36 : 280-84

東 禹彦ほか. アロエ粒摂取により生じた汎発性湿疹. 皮膚 1996 ; 38 : 576-80

犬塚貞孝ほか. にがり青汁による肝障害を認めたチトクローム P 450 遺伝子多型の一例. 肝臓 2005 ; 46 suppl.(2) : A 470

金原市郎ほか. 下剤乱用による仮性 Bartter syndrome と考えられた低カリウム血症の1例. 道南医学会誌 1999 ; 34 : 84-5

Kaplan MJ. Anaphylactic reaction to "Heartwise" N Engl J Med 1990 ; 323 : 1072-3

加藤久美子ほか. 神経性食思不振症と下剤乱用に伴う酸性尿酸アンモニウム結石の 2例. 泌尿紀要 2004 ; 50 : 181-5

加藤祐司ほか. 緩下剤の長期乱用による酸性尿酸アンモニウム結石の1例. 泌尿紀要 2004 ; 50 : 799-803

木村恭一. センナ煎じ汁によると思われる光線過敏症. 皮膚臨床 1996 ; 38 : 1097-9

工藤恵子ほか. 特異な下剤中毒の一例 —ビサコジルおよびその代謝産物の分析—, 法中毒 1997 ; 15 : 136

Lantner RR et al. Anaphylaxis following ingestion of a psyllium-containing cereal. JAMA 1990 ; 264 : 2534-6

Luyckx VA et al. Herbal remedy-associated acute renal failure secondary to *Cape aloes*. Am J Kidney Dis 2002 ; 39(3) : 1-5

松岡尚則ほか. 生薬含有健康食品による腹痛症. 小児科診療 2006 ; 59 : 1081-7

森下克也ほか. ラクツロースへの依存傾向を示した過敏性腸症候群の1例. 心身医 2003 ; 43 : 285

Nadir A et al. Cascara sagrada-induced intrahepatic cholestasis causing portal hypertension : Case report and review of herbal hepatotoxicity. Am J Gastroenterol 2000 ; 95 : 3634-7

永田茂樹ほか. センナ(アローゼン) によるTEN 型薬疹. 皮膚病診療 1993 ; 15 : 871-4

Nelson WL. Allergic events among health care workers exposed to psyllium laxatives in the workplace. J Occup Med 1987 ; 29 : 497-9

Nozoe S et al. Secondary renal and respiratory failure caused by chronic surreptitious vomiting and laxative abuse. Shinshin-Igaku 1995 ; 35 : 421-5

岡崎布佐子ほか. アロエ摂取により確定診断にいたったセンノシド含有市販下剤による苔癬型薬疹の1例. 皮膚の科学 2003 ; 2 : 179-82

Riley JA et al. Congestive cardiac failure following laxative withdrawal. Postgrad Med J 1996 ; 72 :

491-2

Rosenberg S et al. Serum IgE antibodies to psyllium in individuals allergic to psyllium and English plantain. Ann Allergy 1982 ; 48 : 294-8

斎藤清二ほか. 下剤乱用を呈した中年女性の長期治療経過. 心身医 1991 ; 31 : 587-90

佐藤和一. 稀な原因で発症した急性膵炎 ―アロエ摂取後の急性出血性十二指腸炎に急性膵炎を合併した1例 ―. 医薬の門 1994 ; 34 : 142-6

染谷慎一ほか. 天然サンゴミネラルの特性と応用. JJSMgR 2005 ; 24(2) : 129-32

Sonmez A et al. Subacute cholestatic hepatitis likely related to the use of senna for chronic constipation. Acta Gastroenterol Belg 2005 ; 68 : 385-7

Spickard A et al. Exogenous lipoid pneumonia. Arch Intern Med 1994 ; 154 : 686-92

杉山和宏ほか. 多彩な症状を呈した重症にがり中毒の1例. 中毒研究 2005 ; 18 : 209-10

Suhonen R et al. Anaphylactic shock due to ingestion of psyllium laxative. Allergy 1983 ; 38 : 363-5

牛山博文ほか. 化学物質及び自然毒による食中毒等事件例. 東京健安研セ年報 2004 ; 55 : 183-6

横山　伸ほか. 長期にわたる市販緩下剤(bisacodyl) 乱用の後に著しい大腸浮腫とショックを呈した神経性大食症の1例. Jpn J Gen Hosp Psychiatry 2002 ; 14 : 194-200

吉岡直樹ほか. ニンジン・センナの残留農薬分析法の検討と実態調査. 医療品研究 2000 ; 31 : 225-31

Zaloga GP et al. Anaphylaxis following psyllium ingestion. J Allergy Clin Immunol 1984 ; 74 : 79-80

9 | 이뇨제

30대 여성이 2일 전부터 시작한 생리 전 현상인 심한 구토, 전신 권태감, 아래팔과 종아리의 근육통, 탈진으로 기립불능이 되어 입원하였다. 혈청 나트륨, 칼륨, 클로라이드(염소)가 현저하게 낮은 수치로 고요산혈증이 있어 심전도에서 T파의 평저화(平底化)와 U파가 확인되었다. 구토에 의한 저칼륨혈증이 더욱 심해져 사지마비가 나타났다고 여겨졌다. 입원 후 검사치의 변동이 커서 이뇨제의 복용이 의심되었다. 그 후 축뇨(蓄尿) 전부에서 이뇨제인 프로세미드가 검출되었고, 환자가 생리 전 얼굴이나 손의 부종으로 고민하다가 5년 전부터 「부종에 효과적이며 살이 빠지는 차」를 통신판매로 구입하여 복용하고 있었던 것을 알았다. 건강차 티백의 찻잎에는 프로세미드 정제를 분쇄한 백색 입상(粒状)물이 다수 혼합되어 있었다. 환자는 이 티백 1봉지를 물 1리터에 넣어 끓인 후 보온병에 담아 전량을 1일에 마셨다. 이전부터 아버지로부터 약을 좋아하는 점을 엄중하게 주의받았지만, 이 건강차는 약이 아니므로 마시는 것을 허락받았다. 퇴원 후 체중은 즉시 2 kg 증가하고 눈꺼풀과 손등에 부종이 나타나 불쾌감을 느꼈지만, 퇴원 4개월 후 건강차의 복용을 완전히 끊을 수 있어서 검사치도 4년 후에는 정상으로 회복되었고, 부종을 호소하는 일도 없게 되었다(누마베 2003).

이 증례는 이뇨제가 건강차로 변형 판매되어, 건강차가 건강피해를 불러일으킬 줄 모르고 복용한 사례이다.

20대의 여성이 전흉부압박감, 전신권태감, 저칼륨혈증으로 입원하였다. 1년 4개월 전, 하지 통증으로 입원하였을 때, 저칼륨혈증, 레닌 및 알도스테론의 높은 수치가 확인되었지만, 원인불명으로 퇴원하였다.

이번 입원에서 혈청 칼륨과 클로라이드는 현저히 낮고, 대사성 알칼로시스를 나타냈으며 레닌과 알도스테론의 현저한 상승과 신장 기능의 저하가 확인되었다. 신생검에서 저칼륨혈증에 의한 신장 장애로 짐작되는 근위요세관의 위축과 섬유화가 보였으며 요세관상피의 초자적변성도 보였다. 심전도에서 U파를 확인하였으며 근력저하가 있었다. 일시적으로 하지통을 호소하여 근일탈효소의 상승을 확인하였고, 저칼륨혈증에 따른 횡문근융해를 일으켰다고 여겨진다.

환자는 이뇨제 복용을 강력히 부정해 왔지만, 24시간 소변에서 고속액체 크로마토그래피 검사에서 다량의 프로세미드가 검출되었다. 4년 전 전신 권태감, 발열, 구역질, 전신 부종 등 특발성부종으로 짐작되는 증상이 있었고, 그때 프로세미드를 처방받은 것을 계기로 복용하기 시작했다고 여겨진다. 프로세미드의 복용을 멈추게 하기 위해 끈기 있게 설득하여, 2주간에 체중이 5 kg 증가하였고, 혈청칼륨치는 정상화되었다. 안면에 경도의 부종이 보일 때가 있지만, 하지에는 나타나지 않고, 심흉비의 확대도 보이지 않았다(안도 1985).

이 증례는 환자가 종종 이뇨제의 복용을 강하게 부정한다는 점과, 그렇게 하면서 요분석이 진단에 불가결하다는 점을 보여주고 있다. 다음의 증례도 요분석이 진단을 결정하는 근거가 된 사례이다.

50대 여성이 단백뇨가 있어 검사와 신생검을 위해 입원하였다. 환자는 29세 때 전신 권태감, 유통성 근경련, 다뇨(多尿) 및 다음(多飮)으로 입원하여 전신 부종과 체중 증가를 위해 프로세미드를 복용한 적이 있었다. 그러나 그 후로는 약복용을 완전히 부정하였다. 30세 때 심전도에서 U파, 혈청칼륨 저하, 레닌활성의 현저한 증가, 알도스테론은 정상 상한치(正常上限) 그리고 안지오텐신에 대한 승압반응의 저하가 보여 바터 증후군으로 진단되었지만, 신생검에서 이상은 거의 없었고, 신장 기능은 정상이었다. 39세 때 현저한 저칼륨혈증으로 2번째 신생검을 받았다. 입원기간 중 이뇨제 복용의 모습은 확인되지 않았지만, 요중에 나트륨, 칼륨 및 클로라이드의 배설에 변동이 보였다. 과거 10년간 요중에 이뇨제가 검출된 적은 없었지만, 예고 없이 제출을 요구한 소변에서 고속액체 크로마토그래피 검사에서 프로세미드가 검출되어 이뇨제의 복용이 판명되었다. 환자는 요검사 전에는 이뇨제의 복용을 중지하고 검출을 피하려고 했다고 생각되며, 그 때문에 20년간 바터 증후군으로 진단받아 왔다. 환자는 완강히 약물 섭취를 부정하고 이뇨제 섭취 중지를 받아들이지 않고 있다.

이번 입원에서 혈청나트륨, 칼륨 및 클로라이드는 낮은 수치이며 고요산혈증이 있고, CT 화상에서 양측 신수질에 칼슘 침착이 확인되었다. 레닌과 알도스테론은 20년 동안 높은 수치를 보유한 상태이었다. 근위뇨세관 상해의 지표인 요효소는 이상 수치를 나타내었고, 헨레고리 기능은 장해를 받아 집합관의 요농축능(尿濃縮能)도 요산성화능(尿酸性化能)도 저하되어 있었다. 신생검에서 사구체의 위축, 방사구체세포의 현저한 과형성, 관강 내의 석회화, 간질의 섬유화 그리고 세동맥 벽의 비후와 협착이 보였다.

환자는 고요산혈증에 따른 것으로 생각되는 통풍발작과 유통성 근연축 이외에는 언뜻 보기에는 건강했으며, 그 사이 신장은 상해를 계속 받아 불가역적인 신기능 장애에 이르렀던 것이다. 장기간 계속된 저칼륨혈증은 요세관세포의 형태학적 변화를 일으켜 요세관 기능을 방해한다. 또한 프로세미드의 장기사용은 원위요세관의 화석화를 초래한다(Yasuda 2002).

이 증례는 이뇨제의 연용에 따른 신장에 불가역적인 상해가 발생한 사례를 보여주고 있다. 그리고 특이한 정신적 배경을 가진 환자가 의도적인 조작으로 정신·신체 증상을 만들어 내는 허위성 장애(factitious disorder)에 가깝다.

다음의 증례는 이뇨제 프로세미드의 장기복용에 따라 혈액투석이 필요해진 사례이다.

30대 여성이 전신 무력감을 자각하고 저칼륨혈증과 신기능 장애를 지적받았으며 무뇨로 입원하였다. 환자는 살 빼는 것을 목적으로 약 10년간 프로세미드를 매일 200~800 mg(상용량 1일 80 mg까지) 상용하고 있었다. 신장은 148 cm였고, 체중은 28.7 kg이었다. 혈청 중 나트륨, 클로라이드 및 칼륨은 낮은 수치였고, 레닌과 알도스테인은 높은 수치였다. 현저한 대사성 아시도시스가 있어 고도의 신부전 상태로, 복부 X선 사진에서 양측 신수질 전체에 현저한 석회화가 확인되어, 혈액투석을 개시하였다. 동시에 칼륨의 보급과 프로세미드와 스피로노락톤의 투여를 시행하자 신장 기능은 서서히 개선되어 2개월 후, 혈액투석을 중지하였다. 신생검에서 사구체의 초자화, 방사구체장치의 과형성을 확인하였다. 요세관의 관강(管腔)은 확대되었고 전이성 석회화와 상피의 공포변성을 초래하였다(니하라 1987).

이뇨제 활용의 계기는 종종 부종과 체중증가, 그것을 특발성 부종으로 진단하고 처방한 프로세미드이다. 이러한 환자는 체중 증가를 상당히 의식하고 강력한 식사제한을 하지만, 이것으로 인해 레닌·알도스테론계가 활성화되어 물과 나트륨의 흡수가 증가한다. 그리고 식사 제한 후 갑자기 과식을 하면, 나트륨과 탄수화물의 흡수가 급증할 뿐만 아니라 식사 제한 시 레닌·알도스테론의 활성 항진 상태가 며칠간 지속하는데, 그 영향과 더불어 체중은 식사 제한 이전보다 증가, 종종 부종도 동반한다. 환자는 이러한 거식과 과식, 그것에 따른 체중 증가와 부종에 고민하다 결국 진찰을 받는다. 이 상태를 특발성 부종으로 진단하고 쉽게 이뇨제를 처방하면, 이것이 활용의 시작이 되는 것이다.

이뇨제를 즉시 중지하면, 며칠간은 레닌 활성도 알도스테론도 높은 수치를 가지고 있으므로 부종과 그것에 동반하는 체중 증가를 보이는 일이 많다. 환자는 부종을 신경쓰게 되고, 체중 증가에 공포감을 가지게 됨으로 의사도 환자도 이뇨제의 중지에 실패한다. 이뇨가 시작되는 데는 4~7일, 증가한 체중이 원래대로 돌아오는 데는 5~10일이 걸린다. 중지할 때는 이러한 일을 충분히 인식하고, 동시에 항알도스테론 작용을 가진 이뇨제 스피로노락톤을 사용, 또는 이것에 프로세미드를 병용하여 서서히 감량하는 것이 원칙일 것이다.

문헌

安藤 明ほか. 潜在性の特発性浮腫と性格異常がマスクされていたフロセミド常用女性に生じた Pseudo-Bartter 症候群. 日腎誌 1985 ; 27 : 519-24

沼部敦司ほか. Furosemide 混入健康茶の飲用による偽性 Bartter 症候群の1例. 日腎会誌 2003 ; 45 : 457-63

新原 亮ほか. 長期 furosemide 常用により腎不全を来たし, 血液透析を必要とした Pseudo-Bartter 症候群の1例. 広島医学 1987 ; 40 : 1467-70

Yasuda G et al. Impaired renal function in a patient with diuretic abuse. Clin Exp Nephrol 2002 ; 6 : 67-70

10 | 갑상선 호르몬

살 빼는 약을 먹기 시작한 30대 여성이 두통, 열감(熱感), 생리불순 및 체중감소를 호소해 1개월 반 후 진찰을 받았다. 갑상선 호르몬의 저하와 유리형(遊離型) 갑상선 호르몬의 상승이 있어 외인성 갑상선 중독증으로 진단되었다. 복용중지 1개월 후 이 수치들은 전부 정상으로 돌아갔다. 살 빼는 약에 갑상선 호르몬이 섞여 있는 것은 아닌지 건강한 성인 자원 봉사자에게 복용하게 한 결과, 유리형 갑상선 호르몬의 상승을 보였다. 이 증례를 시작으로 살 빼는 약에 따른 외인성 갑상선 중독증의 증례는 이 병원에서만 18례 이상이었다(후카다 2001).

중국제 살 빼는 약, 섬지소교낭(纖之素胶囊)을 복용한 20대에서 60대까지의 여성 3명이 황달이 발생하여 갑상선중독증상의 병상을 나타냈다(가와타 2002). 갑상선 중독증은 함유되어 있던 건조 갑상선 분말에 따른 것으로 여겨진다. 황달은 복용하고 있던 섬지소교낭에 니트로소펜플루라민이 포함되어 있다고 한다면, 그것이 원인이겠지만, 건조 갑상선 분말만으로도 간기능 저하의 가능성이 있다.

40대 여성이 청색과 황색의 캡슐 常青春(Youths)을 복용하기 시작하고 1개월 후, 경도의 간기능 장애가 나타나 그 후 일단 정상화되었지만, 다음해 다시 악화되어 갑상선 자극호르몬의 저하와 갑상선 호르몬의 상승이 나타났는데, 복용중지로 간기능과 갑상선기능 둘 다 정상화되었다. 양 캡슐에서 고농도의 갑상선 호르몬이 검출되었다(기타하마 2002).

20~40대의 여성 11명이 살 빼는 약 복용을 시작하고 보름 이내에 빈맥, 가슴 두근거림, 설사, 권태감, 체중감소 등의 증상을 나타냈다. 갑상선 호르몬은 높은 수치를 나타냈지만, 복용중지 1개월 후에는 정상화되었다. 그 중 2례는 간기능 장애를 동반하였다. 살 빼는 약의 종류와 세노모토코노 4례, 비레소신(美麗痩身) 4례, 차렌지포티완, Anything evidence, 코메트 각 1례이었다. 모든 상품에서 티록신과 트리요드티로닌 갑상선 호르몬이 검출되었으며, 염색(染色)으로 갑상선조직이 확인되었다(히로마츠 2003).

50대 여성의 쇼쿠호(蜀宝)에 의한 간기능 장애를 동반한 외인성 갑상선 중독증도 보고되고 있다(미타니 2003).

갑상선 분말은 식용동물 갑상선을 건조하여 분말로 만든 것으로, 하스잎슬림, 하이퍼타이트, 드림셰이프 등에서 검출되었다.

일본에서는 1960년대까지 갑상선분말을 주성분으로 하는 살 빼는 약이 시판되었으며 일반인이 쉽게 살 수 있어서 건강피해가 많이 발생하였다. 이에 따른 외인성 갑상선 중독증에 대해서는 미요시 등의 보고가 상세하다(미요시 1966). 요즘에 중요한 그 증례 중에서 전형적인 한 사례를 소개하겠다.

20대의 주부가 53 kg이었던 체중이 40 kg으로 감소하고, 발한, 빈맥 및 두발 탈모가 나타나 모친의 권유로 진찰을 받았는데, 기초대사율은 +60%로 상승한 상태였지만, 갑상선종은 없었으며 원인불명의 갑산선기능항진증으로 진단되었다. 그 후 일단 좋아져 퇴원하였지만, 체중이 31.5 kg로 매우 쇠약해져 입원하였다. 주증상은 빈맥, 식욕부진, 1일 3~5회의 수양성 설사, 무월경 및 손가락의 떨림이다. 갑상선제 내복에 의한 중독증을 의심했지만, 환자는 이것을 강력히 부인하였는데, 약의 은닉이나 복용 현장을 발견할 수 없었다. 환자는 정신적으로 불안정한 상태로 설사하는 것을 숨기고, 먹지 않은 음식을 먹었다고 하는 등의 거짓말을 하는 경향이 분명한 한편, 설사가 계속되어 체중은 28.5 kg으로 감소, 쇠약자답게 생명에 위험이 미치는 상태가 되었다. 몰래 숨겨 놓은 살 빼는 약을 발견하였고 이후 개인실에서 엄중한 간호와 감시 속에서 설사와 빈맥은 급속히 사라졌다, 복약중지 3개월 후 체중은 45 kg까지 회복되었지만, 기초대사율은 정상 이하, 갑상선기능 · 간기능 저하, 무월경은 지속되고 있다. 알칼리포스파타제 수치가 비정상적으로 높은 수치를 나타내고, 갑상선제의 장기복용으로 간기능 장애가 일어날 가능성이 있다. 환자가 복용하고 있던 살 빼는 약 1정 안에는 갑상선 분말을 20 mg 함유하고 있었다(미요시 1964).

갑상선 호르몬은 조직의 산소소비량을 높이고 기초대사율을 증가시키며, 과잉 시에는 단백질과 당의 분해가 촉진됨으로 체중감소가 일어난다. 그러나 위와 같은 부작용이 강해 현재 살 빼는 약으로 사용되는 일은 없다.

미국에서 1999년 Triax Metabolic Accelerator®라는 살 빼는 약이 인터넷상에서 판매되었는데, 성분은 의약품으로 확인되지 않은 갑상선 호르몬, **트리요오드티로아세트초산**(tiratricol, triac. 주: 트리요오드티로닌의 대사물)으로 심한 설사, 권태감, 현저한 체중감소 등의 건강피해가 발생, 심근경색 및 뇌졸중의 위험도 있다고 식품의약국에서 경고하였다. 2000년 1월에는 동일한 성분을 함유한 제품이 Tricana Metabolic Hormone Analogue®, Tria-Cutz® 등의 이름으로 "지방을 태운다" "신경 쓰이는 피하지방을 줄이다"라고 도매인이 인터넷에서 판매하였으며, 건강식품점, 휘트니스클럽 등에서 판매되었다. 불면, 신경과민, 발한, 설사 등의 증상이 나타나는 경우는 진찰을 받도록 경고가 발령되어 회수되었다.

1984년 4월부터 1985년 8월 사이에 미국 미네소타주 남서부부터 인접한 사우스다코타주와 아이오와주의 일부에 걸쳐 소고기 다진 것을 먹고 불면, 초조감, 피로감, 두통, 빈맥, 가슴 두근거림, 숨가쁨, 발한과다, 손 떨림, 체중감소 등의 증상이 나타난 환자가 121명 발생하였다. 다진 고기로부터 갑상선조직과 고농도의 갑상선 호르몬이 검출되었다. 그 다진 고기를 먹은 실험 지원자인 건강한 정상인에게서, 식후 갑상선 호르몬의 상승과 갑상선 자극 호르몬의 저하가 나타났다. 다진 고기는 한 식육처리장에서 생산된 제품이라는 것을 알게 되었다. 종업원 126명이 1일 2교대로 1,600두를 처리하는 그 처리장에는 1983년 4월부터 갑상선만을 잘라내 갑상선제제 제조용으로 판매하고 있었는데 그 일이 중지되면서, 목 앞부분의 근육을 턱 아래로부터 잘라내는 방법으로 변경했기 때문에 갑상선이 섞여 들어가게 되었지만 색이 비슷하여 구별이 어려웠다. 1984년 1월부터 3월에 걸쳐 네브래스카주의 뉴욕에서도 54명의 환자가 발생한 일이 있으며, 다른 곳에서도 다진 고기에 의한 "허위성갑상선중독증(thyrotoxicosis factitia)"은 적지 않을 것이다(Hedberg 1987).

문헌

深田修司ほか. 痩せ薬による外因性甲状腺中毒症の報告. 日内分泌会誌 2001 ; 77(2) : 265

Hedberg CW et al. An outbreak of thyrotoxicosis caused by the consumption of bovine thyroid gland in ground beef. N Engl J Med 1987 ; 316 : 993-8

広松雄治ほか. 「ダイエット用健康食品」により甲状腺中毒症や肝機能障害をきたした11例. 日内会誌 2003 ; 92(臨時増刊) : 237

川田一仁ほか. ダイエット食品により TSH 抑制を伴う急性肝炎様の発症を示した肝機能障害の3例. 肝臓 2002 ; 43(suppl. 3) : A 534

北濱真司ほか. 健康サプリメントにより誘発された甲状腺中毒症の一例. 日内分泌会誌 2002 ; 78(2) : 259

三谷裕昭ほか. 中国製ダイエット食品により肝機能障害・甲状腺中毒症を示した症例. 日本醫事新報 2003 ; (4122) : 40-3

三好和夫ほか. 甲状腺末含有痩せ薬中毒症の五症例. 日本醫事新報 1964 ; (2089) : 11-7

三好和夫ほか. 甲状腺剤中毒症(Thyreoidismus Medicamentosa). 日内会誌 1966 ; 55 : 461-7

11 | 멜릴로투스, 쿠마린

20세기 초반, 미국중북부 다코타평원부터 캐나다에 걸쳐 사료용 옥수수 대신에 메마른 땅에서도 키울 수 있는 스위트 클로버, 콩과(豆科)의 전동싸리(品川萩, 별명: 메릴로트) *Melilotus officinalis*가 재배되었다. 추위가 다가올 무렵, 오래되어 곰팡이가 핀 이 목초를 먹은 소들에게서 출혈사가 많이 발생하여 문제가 되었다. 시나가와하기과 중에서도 쿠마린(coumarin)을 포함하지 않은 종은 곰팡이라도 독성이 나타나지 않으며, 쿠마린을 함유하고 있는 종이 곰팡이가 피면 독성물질을 생산하는 점에서 1939년, 원인물질로 비스히드록시쿠마린(디쿠마롤)이 동정(同定)되어 항응고약 및 항응혈성 살서제로 시험 삼아 사용되기 시작하였다.

1948년 이 물질보다도 더욱 강력한 항응고 작용을 지닌 4-히드록시쿠마린 유도체가 합성되었으며, 디쿠마롤을 발견한 연구소 Wisconsin Alumni Reserch Foundation와 coumarin를 연관지어 와파린(warfarin)으로 명명되었으며 항응고약으로서 등장하였다. 당초 살서제로서의 효과가 널리 알려져서 임상응용은 늦어졌지만, 1955년에는 대통령 아이젠하워에게 사용될 정도로 보급되었다.

쿠마린은 전동싸리 이외에도 통카빈 *Dipteryx odorata*, 라벤더유, 선갈퀴(車葉草) *Asperula odorata*에 함유되어 쿠마린향이라고 불리는 바닐라와 유사한 좋은 향을 내뿜는 물질이다. 통카빈은 바닐라 대신에 초콜릿, 술 및 담배의 향을 낼 때, 또는 선갈퀴의 잎은 맥주에 넣어서 마신다.

자외선을 쬐면 형광으로 빛나게 되는데, 탈세목적의 위법경유의 유통방지를 위해 등유 및 A중유에 식별제로 첨가되어 있다.

쿠마린유도체를 영어로 coumarins로 쓰는 경우가 있어 이것을 "쿠마린"으로 해석하거나 이해하면 혼란이 발생한다. 쿠마린과 쿠마린유도체인 와파린과의 작용이 전혀 다르며, 쿠마린 자체에는 응고작용은 없다. 와파린에는 태아 독성이 있어, 논문 중에 "태아성 쿠마린증후군"이라는 것을 볼 수 있다. 또한 와파린은 피부괴사를 일으킨 적이 있어, 영어 논문 중에도 "coumarin-induced skin necrosis"라는 것을 볼 수 있다. 그렇지만 이것은 모두 쿠마린에는 억울한 누명으로, 쿠마린에 따른 이러한 병태는 없다. 그러나 쿠마린은 간독성이 있어 이것을 의약품으로 인정하고 있는 국가는 현재 아르헨티나, 독일 및 스위스뿐이다. 한편, 와파린에 따른 간기능 장애는 과거에 몇 사례만 보고되어 있는 예외적인 부작용이다.

25세 여성이 과다월경과 부정출혈로 부인과에서 진찰을 받았다. 활성화 부분인 트롬보플라스틴 시간과 프로트롬빈 시간도 현저히 연장되고 있었다. 비타민 K 의존성 응고인자의 결핍이 보였다. 비타민 K의 투여로 응고이상은 정상화되었다. 자세한 문진 결과, 환자는 자연식 지향으로 과거 수 년에 걸쳐 약 40종의 허브를 모아서, 특히 계절이 바뀔 때에는 특제 허브티를 마시는 습관이 있었다. 진료 2개월 전에는 체중감소와 더불어 식욕 감퇴를 위해 11종류의 허브로 만든 음료를 대량으로 복용하였다. 이 중에 전동싸리, 통카마메 및 선갈퀴가 포함되어 있었다(Hogan 1983). 모두 쿠마린을 함유한 식물이지만, 쿠마린이 출혈의 직접적인 원인이라고 생각하기 어렵다. 가능성으로 환자가 허브를 몇 년에 걸쳐 모아둘 때 곰팡이가 피거나 또는 음료를 만드는 과정에서, 또는 그것을 저장할 때 디쿠마롤이 생산되었다고 추측할 수 있다. 환자가 마시고 있던 진통약이 관계가 있을 가능성도 있다.

전동싸리는 멜릴로투스라고도 불리며, 쿠마린 이외 3,4-디히드로쿠마린, *O*-쿠마린산, *O*-히드록시쿠마린산 등을 함유한다. 의료용의약품으로서 연부종창 치료제로서 멜릴로투스엑스®, 치질환 치료제로서 멜릴로투스엑스·루틴®이 있다. 멜릴로투스엑스 분말이나 정제가 살 빼기 위한 건강식품으로 판매되고 있다. 그 중에는 "쿠마린을 듬뿍 포함"이라고 선전하고 있는 상품도 있지만, 쿠마린에는 간독성이 있기 때문에 간기능 장애를 일으킨다.

20대의 여성이 건강진단에서 간기능 장애가 발견되어 입원하였다. 각종 바이러스마커나 자가항체는 음성으로 응고계에도 이상은 없었다. 복용하고 있던 멜릴로투스엑스와 블루베리엑스를 중지하자 간기능은 개선되었다(데라다 2004).

오스트레일리아의 65세 여성이 전신 권태감, 식욕부진, 구역질 및 황달이 3주간 계속되어 입원하였다. 빌리루빈을 함유한 간효소의 상승과 알부민의 감소가 보였다. 환자는 11년 전 유방암 수술 후 오른팔 부종 때문에 입원 전 5개월 동안 쿠마린을 매일 400 mg씩 복용하였고, 1개월 후부터 몸의 상태가 좋지 않았다고 호소했다. 입원시 깊은 혼수 상태로 중증의 황달이 있었으며 신장 기능은 악화되었고, 간장 위축과 복수가 확인되어 10일째에 간부전으로 사망했다. 부검에서 광범위한 간괴사와 간실질의 괴사가 보였다(Bassett 1995).

오스트레일리아의 50세 여성이 유방암 수술 후 림프부종으로 쿠마린 복용을 시작한 지 7주 후, 황달이 나타났다. 간기능의 저하가 보였지만, A형간염 바이러스검사가 양성이었기 때문에 간기능의 저하는 그 때문이라고 생각해 쿠마린의 복용을 계속하였는데, 황달이 지속되었고 증상은 더욱 나빠졌다. 간염 바이러스 양성 소견은 과거 감염에 의한 것이라고 판명되었고 쿠마린의 복용을 중지하면서 간기능은 나아지고 있었지만, 간장의 위축과 복수가 확인되었다(Beinssen 1994).

6개월 전에 전립선암 수술을 받고 2개월 후, **한국성(限局性) 진행성 전립선암**에 대한 쿠마린의 효과를 검토하는 임상실험에 참가하고 있던 미국의 66세 남성이, 12주간 후 검사에서 간기능의 이상이 발견되어, 15주간 후 식욕부진, 구역질, 좌상복부통 및 황달이 나타났다. **할당표**를 개봉하여 쿠마린을 복용하고 있었던 것이 판명되어 즉시 중지당했다. 간생검에서 급성간염의 증상이 나타났으며 쿠마린에 의한 간괴사로 진단받았다(Ghosh 1997).

49세 영국 여성이 하지 림프성 부종에 오스트레일리아로부터 수입한 쿠마린을 1일에 400 mg씩 복용하기 시작했다. 전신 권태감이 6일간 계속되고 황달이 나타났다. 간기능의 이상이 확인되었지만, 각종 바이러스 검사는 음성이었다. 쿠마린 복용을 중지하자, 모든 검사치는 5주 후 정상으로 되돌아왔다(Morrison 1995).

오스트레일리아 약제부작용자문위원회는 1995년 5월까지 14개월 동안 10례의 쿠마린에 의한 건강피해 보고를 받았다. 그 중 6명은 49~73세였는데, 1일에 400 mg을 1~4개월간 복용하고 황달을 발증하였고, 1명은 사망하였고, 5명은 쿠마린 중지로 회복되었다.

유럽 식품안전기관(EFSA)에 따르면 쿠마린의 1일 허용섭취량(TDI)은 0.1 mg/kg이다. 시나몬이 II형 당뇨병환자의 혈당치나 콜레스테롤을 떨어뜨린다고 하여 다이어트건강식품으로 팔리고 있지만, 시나몬에는 쿠마린이 함유되어 있으므로 **독일연방위해평가원**은 주의를 구하고 있다(「계피(桂皮), 계지(桂枝)」 참조).

쥐의 경우 쿠마린은 간장에서 쿠마린 3,4-에포키시드로 대사되어 용량의존성(用量依存性)에서 간독성을 나타낸다. 그러나 사람의 경우에는 7-히드록시 유도체에 대한 대사가 빨라 간독성을 나타내는 빈도는 낮다.

2,173명을 대상으로 한 임상시험에서 1일에 100 mg씩을 1개월간, 그 후 50 mg씩을 2년간 투여하여, 17명에게 간기능 장애가 나타났지만, 복용중지로 회복되었다. 오스트레일리아에서 림프부종의 임상시험에서는 1일에 400 mg씩을 평균 14.6개월간 복용하였는데, 1,106명 중에서 2명이 간기능 장애를 나타냈다(Cox 1989).

문헌

Bassett ML et al. Liver failure while taking coumarin. Med J Aust 1995 ; 163 : 106

Beinssen APA. Possible coumarin hepatotoxicity. Med J Aust 1994 ; 161 : 725

Cox D et al. The rarity of liver toxicity in patients treated with coumarin (1,2-benzopyrone). Human Toxicol 1989 ; 8 : 501-6

Ghosh P et al. Coumarin-induced hepatic necrosis. Am J Gastroenterol 1997 ; 92 : 348-9

Hogan RP. Hemorrhagic diathesis caused by drinking an herbal tea. JAMA 1983 ; 249 : 2679-80

Morrison L et al. Side-]effects of coumarin. Postgrad Med J 1995 ; 71 : 701

寺田総一郎ほか. ウコンを中心とした健康食品による肝機能障害. 老年消化器病 2004 ; 16 : 101-7

12 | 다이어트 단백

1977년 미국에서 Liquid protein®(단백 음료)라는 다이어트 음료로 감량하던 중에 갑자기 심정지를 일으켜 사망한 사람이 반년 동안 58명이 보고되었다.

이 제품은 우피(牛皮)나 결합직(結合織) 콜라겐이나 젤라틴 등을 가수분해하여 인공감미료를 첨가한 액체로 동시에 50종 정도의 제품이 라스트찬스·다이어트 등의 이름으로 유통되었다. 1일에 300~400 kcal 섭취를, 이 단백 음료에 비타민과 미네랄을 첨가한 제품에만 한정시킨 감량법으로 단백질만을 보급하는 절식감량법이다. 합성 아미노산의 혼합물도 있고, 또는 고형의 제품도 있었다.

단백 음료 다이어트의 의도는 탄수화물을 함유하지 않기 때문에 케톤이 생산되고 이로 인해 공복감을 느끼지 않아 감량 도중에 그만두는 경우가 적다는 점이다.

건강식품이라고 해서 안전성이 확인되지 않은 채, 다소간 의사의 감독하에 사용되었으나, 돌연사가 다수 발생하여 큰 문제가 되었다.

사망자 중에서 자세한 내용을 파악한 17명은 전부 여성으로 비만 외에 기초질환은 없었으며 연령은 23에서 51세로, 이 감량법을 충실히 실행하며 정기적으로 진찰을 받아 혈청칼륨이 약간 낮은 것 이외에는 검사치는 이상이 없었으며 5개월간 평균 39 kg의 감량에 성공하였다. 17명 중 12명은 의사의 감독 아래에 있었다. 전원 각종 비타민·미네랄의 보충을, 15명은 칼륨의 보충을 받고 있었다(Sours 1981).

6명은 가정에서 돌연사하였고, 5명은 심폐정지를 일으켜 병원에서 사망하였으며, 6명은 실신으로 입원하여 집중치료실에서 돌연 심정지를 일으켜 사망하였다. 직접적인 사망원인은 심실성부정맥으로 어떤 소생조치에도 반응이 없었다. 16명의 부검이 시행되고 심근염, 단핵세포의 심근내침윤, 심근의 위축이 보였다. 다른 장기의 병변은 없었다. 심장의 중량은 체중에 비례하여 정상범위에 있었다. 심장은 비만시 비대하여 체중감소와 더불어 중량은 감소하지만, 심근의 위축을 결합조직이 대신하여 외관상 중량만은 정상범위에 있었을 것이다.

공통되는 점은 심전도 이상으로 낮은 진폭 전위의 QRS파와 QT파 시간의 분명한 연장이다. 낮은 진폭 전위 QRS파는 심근의 위축을 시사하는 것으로 생각할 수 있다.

7명은 감염(減塩) 저칼로리 식사로 돌아가 2주간 이내에 사망하였다. 기아상태의 심장이 급격한 부하에 대응할 수 없었다는 점을 시사하고 있다.

33세 여성이 체중 감량 도중에 실신발작을 3회 일으켰는데, 1회는 경련을 동반하여 1977년 10월 27일 입원하였다. 환자는 3월부터 단백 음료 다이어트법에 충실히 따라 121 kg의 체중에서 41 kg 감량에 성공하였다. 입원 전 2개월간, 운동 후 피곤함을 느꼈지만 숨가쁨은 없었으나, 정신활동이 원활하지 않았으며, 추위에 약해져 있었지만, 생리는 규칙적이었고, 입원 4일 전부터 가벼운 식사를 하기 시작했다. 입원 후 10일째 검사에서 경도의 갑상선기능저하 이외에는 전부 정상이었다. 심전도에서는 QRS파가 낮았고, T파는 **정상** 또는 역전되었고 U파와 QT파 시간의 분명한 연장이 보였다. 집중치료실에서 1,000 kcal의 감염식과 5% 포도당에 비타민류를 첨가한 링거를 맞기 시작했다. 춥다고 하였지만 기운은 있었다. 다음날 심실성빈맥을 일으켜 의식소실이 왔다. 심실성빈맥은 전형적인 도착형 심실빈맥(torsade de pointes)이었다. 정상동조율로 돌아오고 나서도 심전도에서 T파의 역전과 U파의 지속, 중증의 심실성빈맥을 반복하여 45분간에 10회의 제세동과 소생법을 시행하여 의식을 회복하였지만, 2시간 후 심실성빈맥이 발생하여 심실세동으로 이행되어 사망하였다. 부검에서 심근에 원형세포의 침윤이 보였다(Singh 1978).

건강했던 34세 여성이 실신발작을 일으켜 입원하였다. 1일에 300 kcal의 단백 음료 다이어트를 계속하여 2주간마다 외래진료를 받았으며 5개월간 107.7 kg의 체중이 67.2 kg으로 감소하였다, 입원시 지남력 장애와 혼미 증상이 나타났으며, 혈압은 65 mmHg 이하로 낮았지만, 포도당 링거로 90/60 mmHg이 되었다. 신체소견과 검사소견 모두 저단백혈증과 요비중의 증가 이외의 이상은 없었다. 심전도에서 낮은 진폭 전위의 QRS파와 QT파 시간의 분명한 연장이 그 후 8시간에 걸쳐 계속되었지만 그 이외의 이상은 없었다. 환자의 상태는 안정되었지만, 24시간 후, 돌연 심실성빈맥이 발생하여 장시간에 걸친 심폐소생에도 소용없이 사망하였다(Brown 1978).

38세 여성이 1977년 10월 22일 실신발작을 일으켜 응급실 진찰을 받았다. 환자는 그해 2월, 라스트찬스 · 다이어트를 복용하기 시작해 1일 600 kcal와 각종 비타민과 미네랄 보충을 충실히 지키며, 153 kg 체중에서 63 kg 감량하여 입원하기 전까지 건강하게 일을 계속하였다. 일전의 검사소견에 이상은 보이지 않았다. 진찰 2일 전에 어지러워서 실신을 하였으며 여러 번 토했다. 진찰시 신체소견에는 이상이 없었고, 심전도에서 낮은 진폭 전위의 QRS파와 QT파 시간의 분명한 연장이 관찰되었지만, 검사 소견은 전부 정상이었다. 얼마 안 있어 심실성빈맥이 발생하고, 의식소실이 일어났다. 전기적 제세동, 경정맥페스메이커 투입 등 온갖 치료에도 소용없이 12시간 후에 사망하였다(Michiel 1978).

시판 중인 단백 음료 9종을 분석한 결과, 몰리브덴, 바나듐, 코발트, 크롬을 비롯한 필수 미량금속이 거의 들어 있지 않았다(Jones 1980).

쥐에게 구리가 부족한 먹이를, 주면 수명이 짧아질 뿐만 아니라 심전도에 각종 이상을 불러일으키므로 구리의 부족이 단백 음료에서 발생한 치사적 부정맥의 원인이지 않을까 한다(Klevay 1981). 그러나 구리의 결핍은 일반적으로 근원섬유의 비대를 가져오지만, 17명에서는 근원섬유의 비대는 관찰되지 않았다.

콜라겐이나 젤라틴의 가수분해로 얻을 수 있는 단백질은 원래, 필수아미노산을 함유하고 있지 않던지 아니면 함유하고 있다고 하더라도 미량의 저품질 단백이다. 그러나 사망한 17명 중 2명은 고품질 단백질을 섭취하고 있었으므로 돌연 심장사를 단백질의 품질 문제만으로는 설명할 수 없다.

1960년대, 치료적 절식(therapeutic starvation)이라는 감량법이 시행되었다. 대사병동에 입원하여 칼로리 섭취는 제로, 수분, 미네랄 및 비타민만을 보충하며, 의사의 감독하에 정기적으로 검사를 받으며 몇 주간 안에 30~50 kg의 감량을 목표로 하는 감량법이다.

이 감량법을 시행하고 30주간에 체중이 118 kg에서 60 kg으로 감소한 20세 여성이 보통식으로 돌아와 8일 만에 병원에서 갑자기 심정지를 일으켜 사망하였다. 심정지를 일으키기 전까지 검사치는 이상이 없었다. 첫 번째 심정지를 일으켜 심장 마사지로 완전히 회복했을 당시의 심전도에서는 저진폭 전위의 QRS파와 QT파의 시간 연장과 T파의 역전이 보였다. 부검에서 심장의 근원섬유의 광범위한 파열과 파괴가 관찰되었다. 이 증례의 교훈은 치료적 절식에 따른 감량은 심장에도 또한 기아상태를 가져와 안전한 감량법이 아니라는 것이다(Garnett 1969).

치료적 절식을 시행한 13명에게서 7주 이후 QRS파 전위의 저하와 8주 이후 QT파 시간 연장이 관찰되었다. QT파 시간 연장이 관찰된 1명은 심정지를 2회 일으켰다(Pringle 1983).

단백질 음료 다이어트는 치료적 절식의 교훈을 토대로 완전한 절식이 아닌, 단백질만을 보급하는 수정형 치료적 절식으로 시작된 것이다. 그러나 반년 사이에 58명의 사망자가 발생하였고, 직접적인 사망 사인은 돌발적 심실성빈맥과 심실세동이었다. 그 원인이 된 각종 비타민과 미네랄 보충은 단백질 음료 다이어트와 같은 감량법의 보조에 있어 확실히 충분하지 않다는 점을 알았을 뿐 다른 것은 아무것도 모른다.

건강식품은 아니지만 수술 직후 등 입으로 식사를 섭취할 수 없는 환자에게 영양을 보급하는 「고칼로리 수액」이라는 수액요법이 있는데, 이 요법으로 인해 1990년 이후 7년간 일본에서 40명이 사망하였다. 비타민 B_1의 부족이 원인이라고 하여, 후생성에서 고칼로리 수액을 위한 수액요법을 시행할 때에는 B_1을 보급하도록 지시가 내려왔다. 그러나 앞에서 기술한 것처럼 단백 음료 다이어트나 치료적 절식에 의한 다수의 사망자의 사망 상황을 검토하면, 인공적인 영양보급으로 인한 사망 원인은 그렇게 간단한 문제가 아닌 것 같다.

문헌

Brown JM et al. Cardiac complications of protein-sparing modified fasting. JAMA 1978 ; 240 : 120-2

Garnett ES et al. Gross fragmentation of cardiac myofibrils after therapeutic starvation for obesity. Lancet 1969 ; 1(7601) : 914-6

Jones AO et al. Elemental content of predigested liquid protein products. Am J Clin Nutr 1980 ; 33 : 2545-50

Klevay LM et al. Abnormal electrocardiograms in rats deficient in copper. Am J Physiol 1981 ; 240(2) : H 185-9

Michiel RR et al. Sudden death in a patient on a liquid protein diet. N Engl J Med 1978 ; 298 : 1005-7

Pringle TH et al. Prolongation of the QT interval during therapeutic starvation. : A substrate for malignant arrhythmias. Int J Obesity 1983 ; 7 : 253-61

Singh BN et al. Liquid protein diets and torsade de pointes. JAMA 1978 ; 240 : 115-9

Sours HE et al. Sudden death associated with very low calorie weight reduction regimens. Am J Clin Nutr 1981 ; 34 : 453-61

13 | 설차, 참나무이끼

13-1 설차

고산지대에서 자라는 지의류인 설차 *Thamnolia vermicularis*를 건조한 제품이 중국 윈난성(雲南省) 생산품으로, 雪茶, 나시설차(納西雪茶), Snow tea, Xue Cha 등의 상품명으로 판매되고 있다.

지방분을 감싸 배설하는 작용과 지방이나 콜레스테롤의 분해효과 이외에, 안정피로(眼精疲労), 아름다운 살결 유지, 아름다운 얼굴, 스트레스, 변비 및 불면증에 효과가 있다고 알려져 있다.

텔레비전 프로그램을 보고 지방분해 효과로 살이 빠진 모습을 기대하고 2003년 8월 하순부터 50대 모친과 20대 딸이 「雪茶」 5~10 g을 약 1리터의 뜨거운 물에 끓여서 차 대신 1인 1일 1리터를, 모친은 11월 말까지, 딸은 12월 초까지 마셨다. 모친은 10월 하순 간효소의 급격한 상승과 가슴 두근거림, 권태감이 나타나, 복용을 멈추고 검사치는 회복되고 있다. 딸은 11월에 들어서 급격한 식욕감퇴와 체중감소가 보여 12월 초순, 간효소의 상승과 황달이 나타나 입원, 음용중지와 치료로 좋아지고 있다.

설차의 성분으로, thamnolic acid, squamatic acid, baeomycesic acid, decarboxythamnolic acid가 동정(同定)되었다(가와하라 2005).

13-2 참나무이끼

참나무이끼(oak moss) *Evernia prunastri*는 송과의 지의 식물로 오크 등의 나무에 자라며, 나뭇진은 향료의 제조에 사용된다. Palm Tree 오크모스 등의 상품이 5 mL에 4,000엔 정도로 판매되고 있다.

향수, 비누 및 가정용품에 사용되는 향료로서도, 접촉성피부염의 원인으로서도 무엇보다도 빈도가 높은 물질이다(Frosch 1995).

문헌

Frosch PJ et al. Patch testing with fragrances : results of a multicenter study of the European Environmental and Contact Dermatitis Research Group with 48 frequently used constituents of perfumes. Contact Dermatitis 1995 ; 33 : 333-42

川原信夫ほか. 雪茶中の成分について. 日本薬学会125年会講演要旨集 2005 ; 3 号 : 159

14 | 키토산

새우나 게의 껍질에서 채취한 키틴(chitin)을 알칼리액을 처리하면, *N*-아세틸-*D*-글루코사민에서 아세틸기가 나와 키토산(chitosan)이라는 동물성식물섬유를 얻을 수 있다. 탈아세틸화 과정에 따라 키틴이 남을 때가 있는데, 키틴 · 키토산이라고 부르는 경우가 있다. 키틴은 안정성이 높지만, 키토산의 아미노산기는 반응성이 높고 여러 종류의 물질과 결합한다. 지방을 흡착하기 때문에 살 빼는 약으로서 판매되고 있으며, 개중에는 **白薬の長(어떤 좋은 약보다 효과가 있다)**라고 칭송하기도 한다. 미국에서는 TRIMSPA Fat, Blocker®, LipoSan Ultra chitosan® 등의 상품명으로 팔리고 있다.

아나필락시스, 호산구성폐렴, 비타민 K 결핍증이 보고되고 있다.

40대 여성이 저녁식사 전에 키토산이 함유된 건강식품 2정을 복용하고 식후 3회 구토와 전신 마비 증상이 나타나 진찰을 받았다. 스테로이드와 항알레르기제 투여로 병의 증상은 개선되었다. 환자는 8개월 전에도 전신 심마진과 호흡곤란으로 진찰을 받은 적이 있는데, 그때 그 건강식품을 섭취했는지 섭취하지 않았는지 기억은 없다. 피부테스트를 한 결과, 그 건강식품에 양성 반응이 나타났으며 성분별 피부테스트에서는 키토산만이 양성을 나타냈다. 그 후, 그 건강식품의 섭취를 피하자 심마진 등의 증상은 나타나지 않았으며, 키토산에 의한 아나필락시스로 진단받았다(가토 2005).

여고생이 열이 나서 진찰을 받았는데, 흉부X선 사진에서 양쪽 폐에 음영이 확인되었다. 입원 후 호흡곤란이 급속히 악화되고, 체온은 39°C였고, 3일째에는 흉부X선 사진에서 음영의 악화와 현저한 저산소혈증이 보였다. 흉부X선 사진에서 폐야(肺野) 전체에 간유리 음영과 흉수를 확인하였다. CT에서는 간유리음영 속에 부분적으로 **반상(斑状)**의 고농도영역이 무작위로 분포하였으며 소엽간 격막의 비후가 전체 폐에 분명하였다. 기관지 폐포 세척액에 호산구의 현저한 증가와 경기관지 폐생검에서 호산구의 침윤을 확인하였다. 환자는 입원 약 3개월 전부터 흡연을 시작하였으며, 다이어트 목적으로 건강식품 키토산을 상용하고 있었다. 환자가 입원 전에 복용하고 있던 시판 약을 포함하여 4종류의 약물에 대해서 약제 림프구 자극 실험을 시행한 결과, 키토산에만 양성을 나타냈으며, **흡연 챌린지 테스트**에서 CT상 이상음영의 출현과 기관지 폐포 세척액에서 호산구의 증가가 보여, 흡연과 키토산 양쪽 다

관련된 급성호산구성폐렴으로 진단되었다(나카니시 2001). 이 증례는 다음의 병증과 상당히 비슷하다.

20대의 흡연을 하는 여성이 다이어트를 목적으로 건강식품 멀베리(오디)다이어트(키토산, 뽕잎차 성분 데옥시노지리마이신)를 복용하기 시작하였다. 10일째부터 기침이 나와 섭취를 중지하였는데 호흡곤란과 발열(39°C)이 나타났으며, 시판의 감기약으로 병의 증상이 개선되지 않아 입원하였다. 흉부X선 사진에서 양쪽 폐에 간유리음영과 CT에서 소엽간 격막의 비후와 소량의 흉수가 확인되었다. 그날 밤부터 다음 날에 걸쳐, 산소포화도가 떨어지고, **천명**이 증가하였고, 체온은 39.6°C로 상승하였고, 흉부X선 사진에서 음영이 더 나빠졌으며, 건강한 젊은 여성이지만, 호흡부전이 급속히 진행되었다. 경기관지 폐생검에서 호산구의 침윤이 보였고, 세균배양은 음성, 기관지 폐포 세척액의 소견과 모두 아울러 급성 호산구성 폐렴으로 진단되었다. 스테로이드 투여로 흉부소견은 거의 없어졌으며, 약제 림프구 시험은 음성으로, 단정은 할 수 없지만 원인물질은 멀베리다이어트라고 여겨진다(다케다 2006).

50대 남성의 내경정맥의 카테터 삽입부위에서 출혈과 혈종이 형성되어 호흡곤란에 이르렀다. 프로트롬빈 시간의 연장, 활성화부분 트롬보플라스틴 시간, 트롬보 테스트도 측정 이하로 비타민 K 결핍에 따른 출혈로 진단되었다. 환자가 입원 2주 전부터 복용하고 있던 키틴·키토산제제가 비타민 K의 흡수에 필요한 담즙산과 결합하면서 비타민 K 결핍증으로 짐작되며, 비타민 K의 정맥주사로 출혈경향은 개선되었다(오제키 2005).

문헌

加藤弥寿子ほか. 健康食品に含有されたキトサンによるアナフィラキシーの1例. アレルギー 2005 ; 54 : 1427-9

中西正教ほか. 喫煙チャレンジテストが陽性であり, 健康食品の関与も疑われた急性好酸球性肺炎の一例. 日呼吸会誌 2001 ; 39 : 357-62

大関正仁ほか. キチン—キトサン製剤(キ剤)によるビタミンK(VitK) 欠乏症の一例. 日本透析医会誌 2005 ; 38(Suppl. 1) : 682

武田悦子. 健康食品の関与が疑われた急性好酸球性肺炎の1例. 日呼吸会誌 2006 ; 44 : 34-8

15 | 나한과(羅漢果)

나한과 *Momordica grosvenorii*는 **박과 여주속**의 덩굴성 다년생 과실로 중국, 구이린(桂林)의 특산품이라고 일컬어지고 있다. 감미성분을 가지고 있으며, 건조시켜 잘게 부순 것을 나한과차로, 또는 농축엑스를 과립 형태로 만들어 판매하고 있다.

도쿄도 건강안전연구센터의 실태조사에 따르면, 나한과 제품의 추출물 8제품 중 6제품에서 브롬이 검출되었으며, 그 중 한 제품에서는 570 μg/g이라는 고농도의 브롬이 검출되었다. 원재료를 메틸브로마이드 훈증할 때 브롬이 잔류한 것으로 여겨진다(이다 2003).

나한과의 감미성분은 모그로사이드라는 트리테르펜 배당체로 사람이 에너지원으로 이용할 수 없기 때문에, 설탕을 대체하는 감미료로써 관심을 모으고 있다.

30대 여성이 출산 2주 후부터 발진이 나타나고 발열이 3주간 계속되어 진찰을 받았다. 황달, 간담도계 효소의 상승 및 간예비능의 저하를 확인하고 급성간염으로 진단되어 입원하였다. 간염 바이러스마커는 음성이었고, 검색할 수 있는 한 다른 바이러스의 감염은 없었으며 문진상 문제가 되는 약제 복용력도 없었고 각종 자가항체도 음성이었다. 스테로이드 펄스요법 등의 치료에도 불구하고, 발증 1개월 후 **아급성극증간염**이 되어 패혈증, 파종성혈관내응고를 병발(併発)하여 생체 간 이식을 생각하게 되었다. 혈장교환, 혈액여과투석, 시클로스포린 투여 등 각종 치료로 개선되어 12주 후 퇴원하였다. 퇴원시 다시 복약력에 대해 문진을 한 결과, 임신후기부터 입원 전일까지 살을 빼기 위해 나한과를 달여서 매일 복용하였다는 것을 알게 되었다. 퇴원시 나한과에 대한 약제 림프구자극시험은 음성이었지만, 시클로스포린의 영향에 따른 위험 가능성을 고려해 투여 종료부터 6개월 후, 다시 약제 림프구자극시험을 시행하였는데 양성이었다(미야니시 2004).

이 여성은 살을 빼기 위한 목적으로 달여 마신 건조과실의 분말이 원인으로 간이식을 필요로 한다. 간이식이 불가능하면 죽음에 이를 정도의 극증간염이 발증할 것이라고는 생각지도 못했을 것이다.

문헌

飯田憲司ほか. 既存添加物及び健康食品素材中の臭素量実態調査. 東京健安研セ年報 2003 ; 54 : 174-8
宮西浩嗣ほか. 中国原産果実(ラカンカ)による劇症肝炎(亜急性型) の一救命例. 肝臓 2004 ; 45(Suppl. 3) : A 603

16 | 개곽향

꿀풀과 개곽향속 월저맨더 *Teucrium chamaedrys*의 분말 캡슐이나 티백(Tealine® 등)이 살 빼는 약으로서 건강식품점에서 판매되고 있으며, 1992년 프랑스에서 간염환자가 26명 발생하였고, 죽은 사람도 있었다.

68세 여성이 급성권태감과 황달이 4주간 계속되어 진찰을 받았다. 환자는 살 빼는 것을 목적으로 6주 전 Tealine®과 덱스펜플루라민을 1~2주간 복용하였는데, 마시기 시작하여 3주 후 빌리루빈 수치는 103 μmol/L(기준치 2~18)이었다. 환자는 6개월 전에도 Tealine®를 2주간 복용하고 있었다. 진료시 빌리루빈의 수치는 311 μmol/L로 상승하였고, 간기능은 악화되었으며, 각종 바이러스 검사와 담도에 이상은 없었지만, 그 후 2주간, 간기능은 더 나빠졌으며 혼수상태가 되어 사망하였다.

월저맨더로 인한 간염은 일반적으로 복용을 중지하면, 6주에서 6개월 사이에 회복되지만, 이 환자의 경우에는 이전에 복용했던 점과 이번이 2번째이었기 때문에 황달을 나타내기까지의 기간이 3주일로 짧았으며, 또한 중증 상태가 된 것으로 여겨진다. 부검에서 간장에 광범위한 괴사형상이 관찰되었다(Mostefa-Kara 1992).

프랑스에서 일어난 7사례를 정리해 보면, 섭취시작 3~18주에 발증, 간장은 간세포 괴사증상을 나타내며, 복용중지 8주에 황달은 사라지고, 1.5~6개월 사이에 완전히 회복한다(Larrey 1992).

1992년 4월 프랑스 정부는 제품의 판매금지 조치를 하였지만, 식물체 그 자체는 유통되고 있어, 그 후에도 캐나다(Laliberte 1996), 스페인(Perez Alvarez 2001) 등에서 중독이 발생하고 있다.

꿀풀과 개곽향속 식물의 대부분은 간 장애를 일으키며, **골든저맨더** *T. polium*은 이란과 이스라엘에서는 당뇨병에, 북아프리카에서는 위장약으로, 이탈리아에서는 해열제로, 스페인에서는 습포약으로 사용되는 흔한 약초이다.

그리스의 파트레에서 70세 남성이 황달과 소변 농염 현상이 관찰되고, 백색변이 20일 동안 계속되어 입원하였다. 당뇨병으로 1개월 전부터 이 식물의 허브티를 1일 1~2 L 마시고 있었다. 검사에서 간기능 이상이 관찰되었지만, 각종 바이러스 등 다른 원인은 발견되지 않아서, 7일 만에 퇴원하였다. 간생검 결과와 합쳐 *T. polium*으로 인한 간염으로 진단하였다

(Starakis 2006).

프랑스에서 37세 여성이 위독한 간기능부전으로 1992년 12월 25일 입원하였다. 환자는 콜레스트롤을 내리기 위해 8월과 12월 각각 10일간 *T. polium*을 허브티로 마셨다. 12월에 복용을 중지하고 5일 만에 황달이 나타났다. 빌리루빈의 수치는 528 μmol/L로 상당히 높은 간효소의 상승이 관찰되었다. 간기능은 매우 나빠졌으며, 1993년 1월 17일에 생체 간이식을 받게 되었다. 간 중량은 680 g으로 위축, 조직학적으로 소엽중심성의 광범위한 간세포괴사가 관찰되었다(Mattei 1995).

그리스의 아테네에서 62세의 남성이 1주일 전부터 식욕부진, 구역질 및 전신 권태감이 있었으며, 5일 전에는 소변의 농염을 알아차리고 황달이 나타나 병원에 입원하였다. 환자는 고콜레스트롤혈증과 고혈당을 위해 약초 *T. capitatum* 허브티를 매일 마셨으며 4개월 후 위와 같은 증상이 나타났다. 간기능은 이상 수치를 나타냈지만, 각종 바이러스 항원항체는 음성으로 간 생검의 조직학 검사에서는 **교상괴사(橋狀壞死)**를 동반한 간염증상이 보였다. 환자는 몇 주안에 회복되었으며, 검사소견은 9주 후에 정상화되었다(Dourakis 2002).

주성분 테우크린A(teucrin A)가 간장의 P450 3A에 대사되어 발생한 활성대사물이 간세포 단백과 공유결합하여 글루타티온의 고갈을 초래한 것이 독성의 매커니즘이라고 생각할 수 있다. 쥐는 함황아미노산 결핍식에 독성이 증강하는데, 감량 중의 사람에게는 독성이 강하게 나타날 가능성이 있다(Lekehal 1996).

브라질 아마존 지방에 생육하는 파두속의 관목 사카카(Sacaca) *Croton cajucara* 등의 잎과 수피는 달인 차로 오지 사람들이 설사, 간장병 및 신장병에 사용해 왔는데, 건강식품으로서 도시에 보급됨과 동시에 간 장애가 문제가 되었다. 1990년대 후반 3년 동안 급성간염 21명, 만성간염 3명 및 극증간염 1명, 총 25명의 간질환이 보고되었다. 주성분 **크로토닌(crotonin)**의 구조와 테우크린A의 구조가 닮은 점으로부터 같은 독작용에 의한 가능성이 있다(Soares Mdo 2004).

일본에는 꿀풀과 개곽향속의 식물로 **개곽향(苦草)** *T japonicum*, **덩굴곽향(蔓苦草)** *T. viscidum*가 있지만, 건강피해 보고는 없다.

영국 등에서는 skullcap 대신에 또는 skullcap에 **월저맨더**를 섞어서 사용할 때가 있어서 간기능 장애의 원인이 skullcap인지, 아니면 **월저맨더**가 관여하고 있는지 주의가 필요하다.

문헌

Dourakis SP et al. Acute hepatitis associated with herb(*Teucrium capitatum L*) administration. Eur J Gastroenterol Hepatol 2002 ; 14 : 693-5

Laliberte L et al. Hepatitis after the use of germander, A herbal remedy. Can Med Assoc J 1996 ; 154 : 1689-92

Larrey D et al. Hepatitis after germander(*Teucrium chamaedrys*) administration : Another instance of herbal medicine hepatotoxicity. Ann Intern Med 1992 ; 117 : 129-32

Lekehal M et al. Hepatotoxicity of the herbal medicine germander : Metabolic activation of its furano diterpenoids by cytochrome P450 3A depletes cytoskeleton-associated protein thiols and forms plasma membrane blebs in rat hepatocytes. Hepatology 1996 ; 24 : 212-8

Mattei A et al. Liver transplantation for severe acute liver failure after herbal medicine(*Teucrium polium*) administration. J Hepatol 1995 ; 22 : 597

Mostefa-Kara N et al. Fatal hepatitis after herbal tea. Lancet 1992 ; 340 : 674

Perez Alvarez J et al. Acute hepatitis due to ingestion of Teucrium chamaedrys infusions. Gastroenterol Hepatol 2001 ; 24 : 240-3

Soares Mdo C. Would sacaca, Croton cajucara Benth(Euphorbiaceae) be an hepatotoxic plant like germander, Teucrium chamaedrys L. (Labiatae)? Rev Soc Bras Med Trop 2004 ; 37(Suppl 2) : 96-7

Starakis I et al. Hepatitis caused by the herbal remedy *Teucrium polium* L. Eur J Gastroenterol Hepatol. 2006 ; 18 : 681-3

제 II 부

건강식품

17 | 아가리쿠스, 차가버섯, 영지, 상황버섯

17-1 아가리쿠스

아가리쿠스 *Agaricus blazei*는 **주름버섯과 주름버섯속** 버섯의 명칭이지만, 건강식품으로 써 시판되고 있는 아가리쿠스는 **주름버섯속 신령버섯(흰들버섯)**으로 불리는 버섯의 한 종류이다.

면역력을 높이고, 암에 효과적이라고 하여 소비가 늘고 있지만, 1994년부터 2003년까지 일본에서 발생한 다이어트약 이외의 건강식품 민간약에 따른 약제성 간기능 장애의 원인물질로 울금 다음으로 많다(온치 2005).

광고에서는 "건강유지를 목적으로 꾸준히 마시세요. 식품이므로 부작용은 없으며, 임산부도 어린이도 안심하고 마실 수 있습니다." 등이 있지만, 버섯 안에는 중금속을 농축하고 있고, 자라난 토양의 농도 300배 정도의 중금속을 함유하고 있는 것도 있다. 특히 주름버섯속의 버섯 중에는 카드뮴을 고농도로 함유하고 있는 것이 있다.

도쿄도립위생연구소의 검사에서 건강식품으로 수입된 아가리쿠스 11시료 중 10시료에서 카드뮴 1 $\mu g/g$ 이상, 더욱이 그 중에서 4시료에서 9.2~11 $\mu g/g$이 검출되었다. 아가리쿠스를 배양하는 균상(菌床)의 쌀겨나 밀기울에 카드뮴이 포함되어 있었을 것으로 짐작된다(다바타 2002). 쌀의 경우 카드뮴 농도 0.2~1.0 $\mu g/g$으로 이타이이타이병의 증상이 나타나므로, 쌀에 비교하면 섭취량이 적다고 하지만, 이것의 5~50배 많은 아가리쿠스 카드뮴 농도는 임산부도 아이들도 안심하고 꾸준히 마실 수 있는 농도는 아니다.

50대 여성이 전신 가려움과 안구 황염, 갈색 소변이 나타나 진찰을 받았다. 처음에는 약제의 복용을 부인하였지만, 건강의 유지 증진에 효과가 있다고 지인에게 추천받은 아가리쿠스를 3개월간 마시고 있었던 것을 알아냈다. 바이러스성 간염의 항체는 음성으로, 약제 림프구 자극시험의 아가리쿠스에 대해서는 양성으로, 간기능 장애의 원인물질로 진단되었다. 복용중지 후 28일 만에 간기능은 거의 정상화되었다(고지마 2002).

60대 여성이 「아가리쿠스 버섯」 복용을 시작하고 보름 후부터 발열과 전신권태감이 나타났으며, 총 빌리루빈과 간효소가 상승하였고, 다른 검사에서는 전부 음성이었고, 약제 림프구 자극시험은 아가리쿠스에서는 강한 양성으로, 간 장애는 아가리쿠스 버섯에 따른 가능성이 매우 높다고 진단되었다(시미즈 2005).

아가리쿠스는 암환자가 복용할 경우, 극증간염(무카이 2001), 간기능 장애, 약제성간염 등 심각한 건강피해를 발증하는 사례가 눈에 띈다.

70대 여성이 폐선암으로 우폐 하엽 절제술을 받고, 수술 후 체력회복 목적으로 아가리쿠스 버섯을 달여서 복용하였다. 1개월 후 전신 권태감, 식욕저하, 구역질이 있었으며, 피부황염이 나타나 간기능 장애를 지적받아 입원하였다. 담즙 울체형 간기능 장애로, 약제 또는 아가리쿠스 버섯이 원인으로 의심되었기 때문에 복용을 중지하자, 간기능은 개선되어 3개월 후에는 정상으로 돌아왔다. 약제 림프구 자극시험의 결과, 아가리쿠스 버섯에 따른 간기능 장애로 진단되었다(사사키 2002).

50대 남성이 위암 수술 후, 외래진료로 경과를 관찰하던 중에 간기능 장애를 나타냈다. 3주간 전부터 아가리쿠스를 섭취하고 있었다. 섭취 중지 후 3개월 반에 간기능은 정상화되었지만, 1개월 후 다시 악화, 아가리쿠스를 다시 1주간 섭취하였다(가스사 2003).

60대 남성이 간장암의 치료 도중, 집안사람의 추천으로 아가리쿠스를 복용하고 2주 후 호흡곤란이 나타나 약제성 폐렴으로 진단받았다. 약제 림프구 자극시험에서 아가리쿠스에 양성을 나타냈다. 아가리쿠스 복용을 중지했지만, 증상의 개선은 보이지 않았고, 메틸프레드니솔론 펄스 요법으로 개선을 확인했다(혼다 2003).

70대 남성이 폐암으로 우중엽 절제술을 받고 4일 만에 호흡곤란이 나타나, 흉부X선에서 간유리 음영을 확인하였고, 수술표본의 병리조직 소견에서 종양으로부터 떨어진 곳에서 급성호산구성폐렴의 형상이 관찰되었다. 아가리쿠스와 상황버섯의 복용을 계속했던 사실을 알고, 복용 중지 후 서서히 자각증상, 흉부X선 소견도 개선되었다. 말초혈의 약제 림프구 자극시험에서 아가리쿠스, 상황버섯 모두 양성을 나타냈으며, 이런한 건강식품에 따른 약제성 폐렴으로 진단되었다(陳 2004).

40대 여성으로 등부분의 악성흑색종 절제수술 후, 갑자기 원격전이 지표의 하나인 혈청 5-S-cysteinyldopa(5-S-CD) 수치가 8.2 nmol/L에서 49.8 nmol/L로 상승하였다. 처음에는 원인이 분명하지 않았는데, 자세한 문진 결과 수술 후부터 아가리쿠스를 내복하고 있었던 것을 알고, 일시 중지하자 10일 후에는 정상으로 돌아왔다. 아가리쿠스의 성분인 티로신, 티로시나아제가 중간대사산물 5-S-CD의 높은 수치를 가져오게 한 것이 아닌지 여겨졌다(요시노 2005).

70대 남성이 며칠 전부터 이상한 가려움을 동반한 소파성(瘙破性) 발진을 나타내 진찰을 받았다. 표고버섯 피부염을 의심했지만, 폐소세포암이 있어 화학요법을 받으면서 집에서 만든 아가리쿠스 버섯 추출액을 음용하고 있었던 것을 알게 되었다. 음용중지 후 3일에 극심한 가려움과 발진은 좋아졌다(야마다 2003).

30대 남성이 심한 가려움을 동반한 다형삼출성홍반의 특수형인 삼출성 구진을 나타내 진찰받았다. 건강증진을 위해 아가리쿠스 추출물의 정제를 매일, 3개월간 복용하고 있는 것을 알고, 중지하자 증상이 없어졌지만, 유발시험에 의해 재발하였다(Horiuchi 2002).

70대 남성이 10년 정도 전부터 건강식품 베타구루칸®을 매일 섭취하고 있었는데, 전신에 피부발진이 나타나 치료로 나아지지 않았고 다형삼출성홍반으로 진단되어 입원하였다. 건강식품을 중지한 지 2주간 정도로 피부발진은 개선되었다. 피부패치테스트, 내복유발시험이 양성, 게다가 성분별 피부패치테스트에서 아가리쿠스·표고버섯에 양성으로 다형참출성홍반은 아가리쿠스·표고버섯에 의한 것으로 진단되었다(메라 2006).

2006년 2월 13일 후생노동성은 아가리쿠스의 1제품 「**기린 세포벽파쇄 아가리쿠스과립(キリン細胞壁破砕アガリクス顆粒)**」에 발암촉진 작용이 확인되었다는 국립 의약품식품 위생연구소의 시험결과에 근거하여 판매자에게 자주적 판매정지와 회수를 요청하였다.

17-2 차가버섯

소나무비늘버섯과 **차가버섯** *Fuscoporia obliqua*는 자작나무에서 자라나며, 균핵을 **차가**라고 부르며, 암, 후천성면역부전증후군(에이즈), 아토피성피부염, 당뇨병 및 고혈압에 효과가 있다고 하여 차로 마시고 있다.

60대 여성이 증상이 나타나고 나서 10일째에 극증간염을 발증하여 입원하였다. 내과적 치료에 반응하지 않고 간의 위축이 진행되어 간이식을 위해 뇌사등록을 하고 대기하고 있었지만, 폐렴이 더 심해져, 간이식이 적절하지 않다고 판단되어, 집중치료가 중지되자 사망하였다. 상용하고 있던 비타민제 2종과 **차가버섯** 중에서 약제 림프구 자극시험 결과, 간기능 장애의 원인으로 **차가버섯**이 무엇보다도 가능성이 높은 것으로 판정되었다(姜 2004).

B형 만성간염의 30대 남성이 **차가버섯** 차를 마시고, 3개월 후 상복부통이 있어 B형 만성간염의 급성 악화가 의심되어 입원하였다가 증상은 좋아져 퇴원하였지만, 3개월 후 다시 간기능이 더 나빠져 입원하였다. 퇴원 후에 급성 **차가버섯** 차를 다시 마셨다. 2번째 간기능 악화의 경우에도 **차가버섯**에 대한 약제 림프구 자극시험이 양성이었다(姜 2004).

17-3 영지

구멍장이버섯과 불로초의 자실체를 건조한 것이 민간한방약 영지(霊芝)이다.

도쿄도 건강안전연구센터의 실태조사에 따르면, 영지의 추출물 9제품 중 6제품에서 브롬이 검출되어, 그 중 1제품에서는 680 μg/g이라는 고농도의 브롬이 검출되었다. 원재료를 브롬화메틸 훈증할 때 브롬이 잔류된 것으로 짐작된다(이다 2003).

구멍장이버섯과의 버섯은 게르마늄 함유량이 평균 800~2,000 ppm으로 높으며, 특히 영지는 게르마늄(「게르마늄」 참조)을 농축한다.

50대 여성이 하퇴에 부종이 나타났으며, 간기능 장애를 지적받고 황달이 확인되어 입원하였다. 간기능 이상과 빌리루빈 수치의 상승이 보였다. 복용하고 있던 약제에 대해서 약제 림프구 자극시험을 한 결과, 영지에 의한 약제성 간기능 장애로 진단되어 복용을 중지하자 혈액 생화학 검사 성적은 점차 개선되었다(야마다 1989).

60대 여성은 연 1회 검진에서 간기능에 이상은 없고, 자각증상도 없었지만, 이번 검진에서 간·담도계 효소의 상승을 지적받아 진찰을 하였다. 자세한 문진에서 영지를 복용하고 있다는 사실을 알고, 다른 약제는 계속 복용하면서 영지만 중지시킨 결과, 3주간에 혈액 생화학 검사는 거의 정상화되었다(오야마 1997).

티아지드계 이뇨제와 병용하여 가성 알도스테론증을 발증하였다는 보고가 있다(나베시마 1987).

소구진·장액성구진으로부터 발생하는 영지피부염으로 부르는 소파성 발진을 일으킨다(오바타 2004).

17-4 상황버섯(女島瘤)

소나무비늘버섯과 목질진흙버섯 *Phellinus linteus*는 주로 뽕나무에 혹 모양으로 나며, 자실체는 한방에서 상황(桑黄)이라고 부른다. 약제성 폐렴을 일으킨다(마사고 2005, 陳 2004).

구멍장이버섯과 송괴의 균핵은 한방의 생약인 복령(茯苓)으로, 복령이 배합되어 있는 십전대보탕, 쌍요기국지황환(双料杞菊地黄丸) 및 인진오령산(茵陳五苓散)에서 약제성 폐렴이 보고되고 있다.

아가리쿠스, 영지, 상황버섯, 동충하초 등, 버섯 계열의 건강식품의 유효성분 β-D-glucan

의 제제 렌티난을 쥐에 투여하자, 투여군에서 흉복수 발생에 따른 생존기간의 단축이 관찰되었으며, 양의존성(量依存性)에서 확장형심근증 발생 빈도가 높았다(후지모토 2004).

문헌

陳 啓盛ほか. 肺がん切除肺の組織学的検索が契機となり診断しえた健康食品による薬剤性肺炎の1例. 肺がん 2004 ; 44 : 167-71

藤本二郎. キノコ系健康食品にも重篤な副作用の恐れ. 日本がん治療学会誌 2004 ; 39 : 426

本多宣裕ほか. アガリクスによる薬剤性肺炎の1例. 日胸 2003 ; 62 : 1027-31

Horiuchi Y. Exudative papules due to Agaricus mushroom extracts. J Dermatol 2002 ; 29 : 244-5

春日照彦ほか. 健康食品アガリクスによると思われる肝機能障害を呈した胃がん術後患者の1例. 日本臨床外科学会雑誌 2003 ; 64 : 1802

飯田憲司ほか. 既存添加物及び健康食品素材中の臭素量実態調査. 東京健安研セ年報 2003 ; 54 : 174-8

姜 貞憲ほか. カバノアナタケ茶飲用による劇症および急性肝炎の2例. 肝臓 2004 ; 45 suppl.(2) : A 454

小島真樹ほか. 健康食品であるアガリクスで肝機能障害を呈した一例. 肝臓 2002 ; 43 suppl.(3) : A 535

真砂勝泰ほか. 漢方薬, 健康食品による薬剤性肺炎の検討. 日本呼吸器学会雑誌 2005 ; 43(増) : 174

米良健太郎ほか. 健康食品にて多形滲出性紅斑をきたした1例. 西日皮膚 2006 ; 68 : 100

向井博文ほか. アガリクス(Himematsutake) 抽出物内服中に重篤な肝機能障害をきたした進行がん症例の臨床経験. 日本がん治療学会誌 2001 ; 36 : 775

鍋島家昌ほか. 民間薬「霊芝」による偽性アルドステロン症と考えられる1症例. 埼玉医学会雑誌 1987 ; 22 : 521-3

小幡正明. この2年間に経験したシイタケ皮膚炎19例, レイシ皮膚炎1例. 日皮会誌 2004 ; 114 : 1434

大山賢治ほか. 霊芝(マンネンタケ)による薬剤性肝機能障害. 肝臓 1997 ; 38 suppl(3) : 124

恩地森一ほか. 民間薬および健康食品による薬物性肝機能障害の調査. 肝臓 2005 ; 46 : 142-8

佐々木望ほか. 健康食品アガリクス茸により肝機能障害を来たした1例. 第79回日本消化器病学会九州支部例会 2002 ; 45

清水省吾ほか. 民間薬/健康食品服用中に生じた急性肝障害の3例. 日本消化器病学会雑誌 2005 ; 102(臨時増刊号) : A 347

田端節子ほか. 健康食品に含まれる化学物質の実態調査—アガリクスについて—. 東京衛研年報 2002 ; 53 : 101-7

山田利恵ほか. アガリクスによる scratch dermatitisの1例. 日皮会誌 2003 ; 113 : 1142

山田拓司ほか. 漢方薬による薬剤性肝機能障害の1症例. 肝臓 1989 ; 30 suppl(2) : 106

吉野公二ほか. 血中 5-S-CD 値の上昇がアガリクス摂取によると考えられた悪性黒色腫の1例. 臨皮 2005 ; 59 : 1013-5

18 | 표고버섯 피부염

"표고버섯 피부염(나카무라)"은 니가타(新潟)현 조에츠(上越)시의 나카무라피부과 병원의 나카무라 타케히코(中村雄彦) 의사가 1974년 7월 학회에서 처음으로 보고하였으며, 1977년 「임상피부과」지에 논문으로 발표한 것이다(나카무라 1977). 생표고버섯을 굽거나 또는 삶아서, 드물지만, 건조 표고버섯을 끓여 먹고 증상이 나타난다.

홍색, 암적색, 침두대(針頭大), 율립대(栗粒大)의 피부발진에서 약간 커지면 융기하여 삼출성이 된다. 고립성이지만, 커지면 융합한다. 가려움증이 매우 심하다. 특징적인 것은 건강한 피부에 기계적 자극을 주면, 그 부위에 같은 피부발진이 나타나는 쾨브너 현상을 볼 수 있다. 피부발진의 발생부분은 체간(体幹)과 사지에 많으며, 경부와 안면에도 나타난다.

작은 건조 표고버섯에 설탕과 깨를 뿌린 스낵과자 **"먹는 표고버섯(食べるしいたけ)"**에서도 발증한다. 건강식품점에서 구입한 "먹는 표고버섯"을 매일 2~3개씩 먹은 여성은 4일 후부터 전신에 홍반이 나타났다. 유원지에서 "먹는 표고버섯"을 구입하여 5~6개 먹은 여성은 다음날부터 전신에 홍반이 나타났다(다지리 2004).

건조 표고버섯 불린 물과 표고버섯 과자에 의해서도 발증하며 소구진·장액성구진에서 발생하여 소파성 발진을 일으킨다(오바타 2004).

교토(京都)에서 3명의 여성이 2000년 11월 22일 텔레비전의 인기 와이드쇼에서 방송된, 혈액이 깨끗해진다는 「**건표고버섯 불린 물 음용에 의한 건강법**」을 실천하여, 말린 표고버섯을 컵 한 잔 물에 담가서 추출액을 마시고, 안면, 경부, 흉부 등에 홍반성 구진이 나타나 1~5일 만에 더 심해져 진찰을 받았다. 3명의 증상이 나타난 날짜는 11월 27~30일이었다(고니시 2003).

야마나시(山梨)에서는 6명의 남녀가 「건표고버섯 불린 물 음용에 의한 건강법」을 실천하여 표고버섯 피부염으로 진단받았다. 초진일은 2000년 11월 29일부터 12월 12일이었다(데라모토 2002).

전국에서 표고버섯 피부염이 다발하여, **"몬타 표고버섯 피부염"**(구리하라 2001)으로 소개되는 등 텔레비전에서는 그후 프로그램에서 사과의 자막을 내보냈다.

무책임한 텔레비전 프로그램으로 건강피해가 발생하고 있다.

나카무라는 중독진으로 보고하였지만, 가족내 발생이 없는 점, 집단발생이 없는 점(고가와 1984), 시판의 표고버섯 알레르겐에 의한 피부시험에서 지연형 반응이 양성인 점과 T세포의 활성화가 확인된 점 등에서 발증은 알레르기 반응에 따른 것으로 보인다(미우라 1998).

암 면역요법에 사용되는 표고버섯 자실체에서 추출한 다당체 렌티난에 의한 표고버섯 피부염에 매우 닮은 피부염이 보고되었다(시미즈 1990). 표고버섯 피부염의 기인 물질과의 관련해서 주목할 만하지만 보고는 이 1례이다.

문헌

小西啓介ほか. テレビで放送された健康法により発症したシイタケ皮膚炎の3例. 京都市立病院紀要 2003 ; 23(2) : 44-7

栗原誠一. もんた induced シイタケ皮膚炎. 皮膚病診療 2001 ; 23 : 221-2

三浦宏之ほか. シイタケ皮膚炎の1例. 臨皮 1998 ; 52 : 419-21

中村雄彦. しいたけによる中毒疹. 臨皮 1977 ; 31 : 65-8

小幡正明. この2年間に経験したシイタケ皮膚炎19例, レイシ皮膚炎1例. 日皮会誌 2004 ; 114 : 1434

小川喜美子ほか. シイタケ皮膚炎. 皮膚病診療 1984 ; 6 : 1077-80

清水良輔. レンチナンの薬疹の1例―シイタケ皮膚炎の起因物質に関する考察―. 皮膚臨床 1990 ; 32 : 1065-8

田尻明彦. 「食べるしいたけ」によるシイタケ皮膚炎. 皮膚病診療 2004 ; 26 : 963-6

寺本輝代ほか. 乾(ほし)シイタケの水抽出物によるシイタケ皮膚炎の6例. 皮膚臨床 2002 ; 44 : 118-9

19 | 트립토판

L-트립토판은 생선이나 대두, 특히 마른 멸치, 가쓰오부시(가다랑어포), 유바 등에 대량으로 들어 있는 필수아미노산으로, 불면, 우울병 및 생리전증후군에 효과가 있다고 하여, 건강식품으로 미국에서는 1989년 당시, 연간 200만 명이 마셨다고 추측된다. 일본에서도, 여성잡지에서 "안면・쾌면에 좋은 음식", "불면으로 고민하는 사람에게 최적의 음료" 등으로 소개되어 "**시차의 영향을 받지 않고 즐거운 해외여행을 할 때 가지고 가는 식품이므로 안전합니다.**"로 광고하면서 카켄로아루토리푸토판®, 리즈무압푸토리푸토판®, 와타시(私)노B・B®, 쿠로스타닌베루산테® 등의 이름으로 판매되었다.

유전자 재편성으로 세균주(細菌株)를 대량으로 배양하여 발효시켜 제조하는 기술개발에 성공한 1987년 이후, 트립토판 제조는 일본 제조회사의 독무대가 되었다. 쇼와덴코(昭和電工)는 제품의 80% 가까이를 미국에 수출하였고, 100사 정도 정제 제조회사가 건강식품으로 상품화하였으며, 75% 시장점유를 차지하고 있었다. 그것이 1년 정도 사이에, 추정환자 6,000명, 사망 38명의 사건으로 발전하였다.

사건의 발생

1989년 10월 30일, 호산구 증가와 격심한 근육통을 주증상으로 하는 3명의 환자 발생이 미국 뉴멕시코주 환경보건국에 보고되었다. 증상과 소견은 호산구성 근막염, 호산구성 근염, 강한 피부발진과 유사하지만, 종래의 어느 환자와도 달랐으며, 3명 모두 다 L-트립토판을 복용하고 있었다. 증상이 아닐린 종류로 오염된 채종유 때문에 2만 명 이상이 중독되고, 500명 이상이 사망한 1981년 스페인 **유독유증후군** Toxic oil syndrome(Kaufman 1995)과 상당히 유사한 점 등에서 식품의약국은 11월 11일, L-트립토판 제제를 마시지 않도록 권고하였다. 13일까지 뉴멕시코 식품의약국이 수집한 원인불명의 호산구 증가 사례 중 11명은, 격심한 근육통이 있었으며, L-트립토판을 복용하고 있었다. 식품의약국과 질병대책센터는 인과관계를 확인하여 바로 그 날 이것을 공표(CDC 1989a)하였는데, 질병대책센터 및 식품의약국의 소비자를 향한 기민한 대응은 매우 대단한 것 같다. 식품의약품은 17일, L-트립토판을 주성분으로 하는 전 제품 회수를 지시하고 이 사건을 특종 기사화 한 뉴멕시코주 앨버커키 저널 뉴스지의 기자는 퓰리처상을 수상하였다.

질병대책센터는 이 질병을 "호산구증가・근육통증후군"으로 부르기로 하였으며, 진단기준을 ① 1,000/mm^3 이상의 호산구 증가, ② 전신의 격심한 근육통, ③ 위 2가지를 설명할 수 있는 신생물이나 감염을 동반하지 않을 것이라고 설명했다(CDC 1989b).

11월 21일까지 360 사례가 보고되었으며, 그 중 사망 1례는 중증의 기란・바레증후군과 유사한 상행성다발신경 장애(上行性多発神経障害)에 따른 것으로 유독유증후군의 중간기와 만성기의 증상과 비슷하였다. 역학조사 결과, L-트립토판과의 인과관계가 확실하여 특정 상품 없이 원료 및 그 불순물과의 관계에 대해서 열정적인 조사가 시작되었다.

증례보고

의학잡지의 대응도 빨랐다. 1990년 1월 15일 Annals of Internal Medicine지는 병상이나 진단에 관한 **임시지침서**를 발표하였고, 2월 15일에는 Flannery 등의 증례보고를 **속보란에 짧은 보도** 형식으로 게재하였고, Lancet지는 2월 10일 3례, 2월 17일 1례를 서간(書簡) 형태로 게재하였다.

이러한 잡지들의 증례보고가 발표되기 20일 전인 1월 25일, New England Journal of Medicine지에 매사추세츠 종합병원의 증례검토회의 증례가 10쪽에 걸쳐 소개되었다. 53세인 여성의 증상은 광범위한 피부의 비후, 통증, 호산구 증가 및 하지의 전격통(電擊痛)이 있었다. 감별진단에서 유독유증후군도 연관지어 스페인 여행의 유무도 검토한 결과, 임상진단과 병리진단 모두 호산구성 근막염이었다. L-트립토판에 대해서는 전혀 연관지어 생각하지 않았지만, 나중에서야 전 주치의의 동잡지 투서로, 발증 6개월 전까지는 L-트립토판을 복용하였던 일이 확실히 밝혀져, 이 보고는 결과적으로 세계 최초의, 게다가 무엇보다도 자세한 호산구 증가・근막통증후군의 증례보고가 되었다.

3월 16일 JAMA지에 호산구 증가・근막통증후군의 환자 7명을 다른 비슷한 질환과 비교 검토한 Clauw 등의 논문이 게재되었다. 그들은 불순물의 가능성을 부정하지 않았지만, 대량 섭취나 항우울제의 병용에 따른 L-트립토판의 대사경로에 이상이 발생하여 대사산물인 세로토닌 등이 축적된 것이 원인이 아니냐고 하였다. 그 후 동잡지의 8월 22/29일호에 게재된 Birdsall의 서간과, 이것에 대한 Clauw의 회답 등을 종합하면, Clauw 등의 견해에는 설득력이 있다.

3월 29일 New England Journal of Medicine지는, 호산구 증가・근막통증후군에 관해 2편의 논문을 게재하였다. 이 환자를 처음으로 발견 보고한 Hertzman 등은 뉴멕시코주의 3 증례에 대해서 자세히 소개한 다음, 호산구성근주위염이나 호산구성근막염의 환자로 이전부터 L-트립토판을 복용하고 있던 환자가 있는 점 등에서 불순물 혼입만으로는 이 질환을 설명할 수 없지 아니한가라고 지적하였다.

Silver 등은, 9례의 환자의 L-트립토판 대사에 관해서 서술하고, 급성기의 환자에게 보이는 혈액 중의 L-키누레닌과 퀴놀린산의 증가가 병상의 본체로 벤조디아제핀계 약물의 섭취 등에 의한 시상하부(視床下部)·하수체(下垂体)·부신계(副腎系)의 억제로 트립토판 대사효소가 활성화하기 위한 것이 아닌가라고 하였다.

5월 19일, Freundlich 등은 Annals of Internal Medicine지에, 진단이 확정된 호산구성 근막염 환자 8명 전원이 발증 전부터 L-트립토판을 복용하고 있었으며, 그 중 5명은 자가면역질환의 소인을 가지고 있다는 논문을 발표하였다. L-트립토판에 의해 호산구 증가·근막통증후군이 일어난다는 것이 화제가 되었을 때, 호산구성 근막염이 일어났다는 이러한 논문은 L-트립토판과 호산구 증가·근막통증후군과의 관계를 이해하는 데 중요한 의미를 가지고 있다.

Arthritis and Rheumatism지 7월호는 2편의 논문을 게재하였다. Roubenoff 등은 19례에 관한 검토 결과를 발표, 논문으로서 L-트립토판의 부하에 따라 두 개의 대사산물, 세로토닌과 안트라닐산이 축적하여 HLA-DR3의 유전자좌를 가진 여성, 또는 자가면역 질환의 기왕력을 가진 사람이 발증하는 것이 아닌가, 그리고 세로토닌과 안트라닐산 어느 쪽이 많이 축적되는가에 따라 호산구성근막염이 되는지, 호산구 증가·근막통증후군이 되는지 결정되는 것이 아닌가라고 추론하였다. 자가면역 질환이라는 증거로서 발병률이 0.2% 이하로 낮으며, 섭취를 중지하여도 증상이 없어지지 않는다 등을 예로 들고 있다.

Bulpitt 등의 논문은 4례의 증례 보고에서 4례 모두 호산구성근막염이라고 이미 진단 내리고 치료를 받았는데, 조사 결과, 전례 모두 L-트립토판을 복용하고 있었다는 것을 알고, 다시 호산구 증가·근막통증후군으로 보고한 것이다.

여기서 주목해야만 하는 것은 앞에 기술한 Freundlich 등의 8례 중 2례는 1988년 9월 이전에 발증, Roubenoff 등의 4례 중 1례는 1988년 10월 발증, Bulpitt 등의 4례는 모두 1988년 7월 이전에 발증하였는데, 결국 불순물이 혼입되었다고 하는 1989년 이전의 발증이라고 할 수 있다.

이러한 논문들을 읽어보면, 호산구성근막염의 환자 중 트립토판을 복용하고 있던 일부가 식품의약국, 질병대책센터 및 매스컴 보도에 따라 호산구 증가·근막통증후군으로서 표면에 나타났다는 것을 쉽게 상상할 수 있다.

Medicine지 7월호에 Kaufman 등은 25명의 환자의 자세한 소견을 발표하였다. 그들은 L-트립토판의 대사이상에 따른 키누레닌 증가와 강피증과 호산구성근막염과의 관계, 세라토닌과 강피증과의 관계를 지적하고 호산구에서 분리된 신경독 아니면 세포독이 원인인지 아닐까 하고 추론하고 있다.

지금까지 살펴본 것처럼, 이 시기, 이 병기(病氣)를 진단한 임상의학자들의 눈은 불순물을 시야에 두면서도, 그 병인(病因)을 L-트립토판의 대사산물의 이상축적 또는 자가면역 질환으로 보는 점에는 대부분이 일치하고 있다.

그러나 무슨 이유에선지, 최근 연구논문은 불순물에 대한 것이 많아지고 있다.

불순물, 오염물질의 탐색

7월 11일 JAMA지에서 Slutsker는 L-트립토판을 복용하고 발증한 58명과 발증하지 않은 93명에 대해서 각각 복용하고 있던 L-트립토판의 제조원과 원료의 출처를 조사해, 일본에 있는 제조업체가 1989년 1월부터 6월에 걸쳐 제조한 물건에 의해 발증하고 있으며, 원인은 불순물, 아니면 L-트립토판의 변성에 따른 것이라고 보고하였다.

더욱이 8월 9일 New England Journal of Medicine에서 Belongia 등의 소와덴코(昭和電工)의 이름이 거론되고, 새로운 세균주의 사용, 그리고 불순물을 제거하는 활성탄의 양을 줄였더니 1988년 후반부터 불순물이 증가, 이것이 원인이라고 보고하였다. 또한 고속액체 크로마토그래피 소견에서 이 불순물을 피크E라고 명명했다. 피크E의 구조는 소와덴코의 연구자가 밝혀내 10월 4일 동잡지에 발표하였다.

Belongia 등의 이 논문에서 이해할 수 없는 점은, 수집한 63명의 호산구 증가 · 근막통증후군의 환자 중, 1989년 6월 1일 이전에 발증한 4명을 검토대상에서 제외한 것이다. 그리고 내린 결론이 1989년 후반의 유행은 소와덴코의 제품에 함유되어 있던 불순물에 의한 것이라고 하였다. 그럼 1989년 6월 이전에 발증한 4명은 무엇이 원인이라고 말할 수 있는지 그 설명이 없다. 불순물이 원인이 아닌 호산구 증가 · 근막통증후군의 환자가 있다는 것을 이 논문 자체가 인정한다는 것이 된다.

미량화학물질에 의한 새로운 질환, 유전자공학에 의해 발생한 건강식품에 따른 치사적 상해, 원인불명의 유독유증후군과의 관계, 류마티스 등 유사한 질환의 병인 해명에 연결될 가능성 등의 관점에서 이 환자는 큰 관심을 받았으며 이와 관련 있는 연구자들은 활기를 띠었다. 1990년 1년간에 New England Journal of Medicine지와 JAMA지에서만 논문 7편, 논설 · 서간 등 18건이 게재되었다. 미국의 국립위생연구소, 국립정신위생연구소, 식품위약국, 질병대책센터는 협동연구를 시작하였다.

소와덴코는 원인규명과 치료법 확립을 위해 200만 달러 연구비를 지원하였으며, 이러한 대응과 협력은 미국에서 큰 평가를 받았다. 위에서 기술한 Belongia의 논문이나 뒤에서 기술한 Hill의 논문 등, 몇 편의 연구논문의 감사의 말의 시작은 소와덴코에 대한 것이었다. 그러나 1990년 2월에 시작한 손해배상청구소송은 11월에는 400건, 7월에는 1,000건을 넘어, 화해금과 승소비용 등의 총액은 1994년까지 1,770억엔에 달해, 건강식품이, 일본기업으로서는 미국에 사상최대의 제조물책임소송 대상이 되었다.

대규모 소송과 병행하여 불순물 찾기와 그것을 이용한 동물의 질병재현의 실험이 계속되었다. 불순물이라 해도 소와덴코의 제품은 순도 99.6% 이상으로 애초 미량이었다. 이 미량 불순물에 대해서 자외선흡수검출기를 사용하여 고속액체 크로마토그래피, **고분해 고속원자 봄바드먼트측량분석법**, 양성자 핵자기 공명법 등을 마음껏 사용하여 검색을 진행한 결과, 60종 이상의 불순물이 발견되었다. 그 중 병기와 관계 있어 보이는 것은 6종류이었고, 구조가 밝혀진 것은 피구E를 포함한 3종류이었다(Hill 1993). 관계있어 보인다는 의미는 환자가 복용하고 있던 제품과 동일한 로트번호의 원료에서 검출되었으며, 환자의 발생이 없었던 제품에서는 검출되지 않았다는 의미이다. 그러나 불순물이 발증시 복용하고 있던 제품에 포함되어 있었다고만은 할 수 없다. 여러 종류의 정제와 캡슐을 거의 동시에 복용하는 경우도 있다. 한 제품이 동일한 로트번호의 원료만으로 만들어졌다고는 할 수 없다. 환자의 발생이 없었다고 하더라도 그것은 조사한 범위의 이야기로 1명도 발생하지 않았다는 보증은 없다. 매우 많은 종류의 말단 제품부터 원료 로트번호까지를 정확히 더듬어 찾는 것은 극히 어려운 기술이라는 것도 알게 되었다. 원인물질도 한 가지만이라고는 할 수 없고, 몇 개가 조합하여 발증하고 있을지도 모른다. 이렇게 되면, 불순물과 질병의 원인관계를 증명하는 것은 불가능에 가깝다.

환자가 복용하고 있던 제품과 환자 발생이 없었던 제품을 각각 쥐에게 투여했을 때, 전자에서는 호산구 증가·근육통증후군과 비슷한 병변이 일부 나타났다. 그러나 후자에서도 정도는 가볍지만, 동일한 병변이 관찰되었다. 그러나 투여한 양은 임상예의 50배이다. 불순물 중에서도 가장 의심되는 1,1′-에틸리덴비스(L-트립토판)를 사용한 실험에서는, 8,000배의 양을 투여하였다(Love 1993).

1990년 10월 3일의 JAMA지에 발표된 Swygert 등에 의해 사망 27명을 포함한 1,531명의 전국조사 보고에는 잠복기가 0일, 즉 복용한 그 날 발증한 병례까지 포함하고 있다. 원인을 불순물에서 찾으려는 발상은 벽에 부딪쳤다.

L-트립토판의 독성

이 시기의 전후, 다음과 같은 눈에 띄는 지적이 관찰되었다. 즉, 환자의 95% 이상은 소와 덴코의 제품과 관계가 있는 것으로 관찰되었지만, 5% 가량의 환자는 동사의 제품에 의해 발병하였다고는 단정되지 않았다. 타사의 제품에서 발생한 사례도 있다. L-트립토판, 그 자체에 의해서 발생할 가능성도 있다. 1989년 이전에 발병한 증례도 있다는 등의 지적이다. 특히, L-트립토판의 대사산물 중 하나인 식물 유래의 L-5-히드록시트립토판과 그 분해를 저해하는 카르비도파를 병용한 환자에게서 호산구 증가·근육통증후군과 매우 닮은 증상이 나타났다는 1980년의 Sternberg 등의 논문(Sternberg 1980)은 이 증후군이 L-트립토판의 대사 장애로 발생하고 있다는 점을 시사함으로써 주목을 받았다.

British Medical Joural지는 극히 초기의 1990년 3월 19일, 무서명의 짧은 논설에서 이 환자와 불순물과의 관계에 의문을 나타냈다. "미국의 질병대책센터의 역학자들은 대부분의 증례는 일본의 한 제조업체의 제품에 의해 발생하고 있다고 말하고 있지만, 대부분이라는 것은 다른 제조업체의 제품에 의해서도 발생하고 있다는 것이다. 정확한 것을 알기 전까지, 위험한 것은 그 제품만은 아니다"라는 것이었다. 소동의 한가운데서 냉정하고 정곡을 찌르는 발언이었다.

차분하게 과거의 보고를 살펴보면, L-트립토판에 의해 발생한 장애와 그 독성에 대한 보고는 많다. 세로토닌의 전구물질인 L-트립토판과 5-히드록시트립토판을 동물에게 투여하면, 사지·두부·신체의 불규칙 운동, 경련이 나타난다. 그러나 세로토닌의 흡수를 억제하면, 세로토닌이 축적되어 효과는 증강하여 나타난다. 삼환계 항우울제로서 모노아민산화효소 저해제를 투여받았던 우울병환자는 2 g의 L-트립토판을 1회 복용한 것만으로도 미오클로누스와 눈 떨림이 나타났다(Baloh 1982). 모노아민산화효소 저해제를 투여받았던 환자가 20~30 mg/kg의 L-트립토판을 복용하자, 반사항진, 클로누스 및 기면(嗜眠)이 나타났다(Oates 1960).

이러한 증상은 중추신경에 세로토닌이 축적되었기 때문에 발생하는 증상이라고 생각되어, 세로토닌증후군이라고 불린다. 증상은 떨림, 발한, 눈 떨림, 실조(失調), 긴장항진, 미오클로누스 등이 있다. 우울병의 치료에 위 2종류의 항우울제에 L-트립토판을 병용하는 방법은 1980년대 평가를 받았다. L-트립토판은 우울병에 효과가 있는 건강식품으로 알려졌기 때문에 항우울제를 복용하고 있던 환자가 L-트립토판을 복용하고 있었을 가능성이 높다. 항우울제의 리튬투여를 받았던 환자에게 1일 2 g의 L-트립토판을 추가하자, 1주일 후 과호흡, 발한, 떨림, 발열 및 반사항진이 나타났다는 보고도 있다(Price 1986).

L-트립토판 하나만 1회 섭취하더라도 기민, 다행감(Euphoria), 눈 떨림 등의 중추신경 증상이 용량의존적으로 나타난다(Smith 1962).

세로토닌증후군은 어떤 환자의 급선형에서 그 증상이 없어진 후의 만성형이, 호산구 증가·근육통증후군이지 않을까 하는 지적도 있다(Leadbetter 1990).

트립토판에는 D형과 L형이 있어, L형 쪽이 독성이 높으며 필수아미노산 중에서도 L-트립토판은 독성이 무엇보다도 강하다.

호산구 증가·근육통증후군 환자의 1일 섭취량은 0.5~6 g이었다. 4 g을 넘으면 50%의 사람이 발증한다.

증상과 예후

Hertzman, Clauw, Kaufman, Silver 등은 추적조사를 위해 전국 규모의 위원회를 조직하고, 1995년 6월 1일, 205명의 환자에 대한 2년간의 치료성적을 발표하였다(Hertzman 1995). 진단기준은 ① 1,000/mm^3 이상의 호산구 증가, ② 근막염, 말초신경 장애, 다발신경근 장애, 간질성 폐질환, 폐동맥고혈압증, 심근 장애의 어느 증상이라도 있을 것, ③ L-트립토판의 섭취, ④ 이상의 소견을 설명할 수 있는 다른 조건이 없는 경우이다.

이것에 따르면, 79%는 여성, 98%는 백인, 평균연령 50.9(20~82)세, L-트립토판을 복용하기 시작 후 8개월에서 발증한 경우가 가장 많다. 증상은 많이 나타난 순으로 근육통(94%), 피로, 발진, 호흡기증상, 감각이상, 종창, 근력감퇴, 관절통, 탈모, 근경련, 체중감소, 발열, 인지 장애(28%) 등이 있다.

신체소견은 높게 나타난 순으로 근막염 또는 **강피증양 변화強皮症樣變化**(56%), 말초신경 장애, 근 장애, 간질성폐 장애, 부정맥, 관절염, 폐동맥고혈압증, 다발신경근 장애, 대마비 또는 사지마비, 혈액이상소견, 심근염 또는 심근 장애(2%), 중추신경 장애 등이 있다.

18~24개월 후, 60%의 환자에게서 대부분 증상은 개선되었다. 이와 비교해 인지 장애는 환자의 27%밖에 개선되지 않았으며, 32%는 더 나빠졌다. 1년 이상 지났기 때문에 새로운 증상이 나타나는 것은 이상하지만, 15%의 환자에게서는 인지 장애가 나타났다. 신체소견도 대부분 개선되었지만, 말초신경 장애만 47%의 환자에게서 변화가 나타나지 않았다. 9명이 사망, 고령자와 사지마비에 이르는 상행성 신경 장애는 예후불량이었다. 부신피질 호르몬의 경구투여를 받은 환자의 79%에서, 약간의 효과가 나타났다.

근육통은 참기 어려울 정도로 강하여 통증 때문에 적어도 5명이 자살하였다(Kaufman 1993).

일본에서는 몇 명의 발생이 보고되었다. 환자 수가 미국에 비해서 적은 것은 복용자 수가 미국의 약 1/1,000인 2,000명 정도 적기 때문이다. 환자 수도 대체로 1/1,000으로 생각하면 된다.

일본에서 보고된 사람 중에서 1명은, 급성췌장염 증상이 초발증상이었다(Chiba 1990). 이 보고 전까지 췌장염의 보고는 없었지만, 동물실험에서 췌장에 병변이 나타나는 것이 확인되었다(Love 1993).

건강식품으로서의 안정성

L-트립토판은 필수아미노산이므로 안전하다고 믿을 수 있다고 하였지만, 그렇지는 않다. 건강식품으로서 L-트립토판에 대해 이미 전부터 경고하고 있었다.

L-트립토판이 건강식품으로서 미국에서 사용되기 시작한 것은 1974년경이지만, 1977년의 Medical Letter지는 L-트립토판을 다루면서 최면 작용, 항우울 작용, 모노아민산화효소 저해제와의 병용에 따른 부작용, 분해산물의 발암성 등에 대해 간결하게 소개하고 경도 아니면 중등도의 불면에, 또는 효과가 있을지 모르지만, 천연의 아미노산이라고 하여, 약으로 대량 섭취하면 안전하다고 말할 수 없다고 결론지었다(Medical Letter 1977). Medical Letter지는 치료법 특히 약물치료에 대해서 최신정보를 바탕으로 객관성 있는 적확한 지침을 제공하고 있는 비영리 격주간행 정보지로 [일본어판, ㈜Medlet Japan] 그 신뢰성은 정평이 나 있지만, 이 시기에 이미 대량섭취의 위험성을 경고한 것은 정말 대단하였다.

1988년 2월, 사건발생 1년 8개월 전, Annals of Internal Medicine지는 Freese 등의 경고를 실었다. 내용은 트립토판은 세로토닌의 전구물질이지만, 대사경로는 복잡하고 혈장이나 뇌 안의 트립토판 농도가 상승하면, 세로토닌뿐만 아니라 키누레닌류의 합성이 항진한다. 키누레닌류 중에서도 퀴놀린산은 신경독으로 각종 신경질환의 원인이 된다. 뇌 내로의 트립토판 흡수는 트립토판 농도만이 아니라 다른 중성 아미노산과의 비율에 영향을 받는다. 따라서 트립토판 식품에의 첨가는 충분한 주위가 필요하다는 점이다. 그리고 트립토판 부하 및 그것에 따른 키누레닌류 축적의 영향을 받기 쉬운 집단이 있으므로 주의해야만 한다고 경고하고 있다.

1989년 11월 7일 앨버커키 저널 뉴스지가 사건을 특종 보도한 그 날, JAMA지에는 "불면에 L-트립토판이 유효한지 아닌지 환자로부터 질문을 받았다. 단순히 아미노산에 지나지 않으므로 부작용에 대해서는 걱정하지 않아도 되지 않을까?"라는 독자에 대한 질문이 게재되어 있다. 이것에 대해서 Lahmeyer는 불면에 대해 어떤 종류의 효과를 언급한 후, 항우울제와 병용하면 **세로토닌양(樣)**의 반응이 일어날 수 있으며, 동물에서는 방광암이나 간독성도 지적되고 있으므로 주의해야 한다고 기술하고 있다.

L-트립토판의 소비인구는 1989년 당시, 1년에 2배 이상 넘었다, 식품의약국의 병기가 발견되고 나서의 대응은 재빨랐지만, 1973년 이래 비합법적인 보조식품 시장에 적극적인 규제 조치를 취하지 않은 점에 대해서 의회 등에서 비난이 일어난 것은 당연하다.

반성과 재검토

식품의약국은 1993년 6월 18일 일연방관보에 다음과 같은 견해를 발표하였다. 전제품의 회수 지시를 내린 지 3년 7개월의 궤도수정이었다.

"처음에는 소와덴코의 특정 제품에 함유되어 있는 불순물이 원인이라고 생각되었다. 그러나 그 후 조사에서 호산구 증가·근육통증후군, 또는 호산구성근막염과 같은 유사한 질환이 타사의 제품에서 1989년 이전에도 발생하였다는 것을 알았다. 유전자 재편성 기술과 관계없는 L-5-히드록시트립토판이나 유사물질에 의해서도 발생하고 있다. 일부 환자에게서는 어떤 종류의 체질이나 원인에 관계가 있다는 것도 알았다. 이 병기의 원인은 반드시 단 하나의 제품이나 불순물에 둘 것이 아니라 몇 가지의 복합요인이 관계하고 있다"고 할 수 있다.

1995년 3월, 소와덴코가 1989년 전반에 제조한 트립토판 안의 불순물이 원인이라는 견해를 근본부터 부정하는 논문이 발표되었다(Spitzer 1995). 캐나다에서 L-트립토판은 건강식품으로 입수할 수 없고, 의사의 처방전이 없으면 얻을 수 없다. 또한 소와덴코의 제품은 시장에 들어와 있지 않다. 즉 L-트립토판 사용금지 조치가 중단된 적이 없었는데, 1990년 이후에도 소비량은 늘어났다. Spitzer 등은 온타리오와 퀘백 2주를 대상으로 류마티스, 내과, 신경내과, 피부과, 면역, 혈액의 각 전문가 전원, 소아심리와 심리분석을 제외한 정신과의, 무작위 추출로 선발한 15%의 가정의, 합계 5,476명에게 설문지를 보내, 격심한 근육통 이외 호산구 증가, 신경 장애, 폐렴, 피부의 변화 등을 동반한 증례의 보고를 요청하였다. 수집된 6,423 증례 중에서 미국의 질병대책센터의 진단기준에 따른 호산구 증가·근육통증후군으로 확정 진단받은 사람은 19명, 불확정 진단받은 사람은 25명이었다. 합계 44명 중에서 L-트립토판을 복용하고 있던 사람은 1명도 없었다. 확정 진단 2명, 불확정 진단 6명은 가정의로부터 보고된 사람이었다. 가정의는 전체 15% 밖에 설문지를 보내지 않았는데, 호산구 증가·근육통증후군의 실제 수가 가장 높았다는 점은 미국질병대책센터의 진단기준에 따른 호산구 증가·근육통증후군의 환자는 소와덴코의 제품과도, L-트립토판 섭취와도 관계없이 상당수 존재한다는 것이다.

캐나다에서 L-트립토판의 소비량이 늘어났음에도 불구하고, 이 보고에는 L-트립토판에 의한 호산구 증가·근육통증후군이 나타나지 않았다. 의사의 처방에서 사용되었기 때문에 대량섭취를 피할 수 있어서, 즉 발생수가 적었다고 할 수 있다.

캐나다에서 10명이 L-트립토판을 복용하고 발증하고 있었지만, 그 중 9명은 미국 제품을 건강식품으로 섭취하고 있었다.

캐나다의 보고로 판단하면, 호산구 증가·근육통증후군에는 원발성과 2차성이 있어, 전자는 원인불명이지만, 후자는 L-트립토판의 대량섭취에 체질, 소인(素因), 병용약물의 영향이 겹쳐져 발증한다고 이해할 수 있다.

원발성의 사람이 우연히 L-트립토판을 복용하고 있었더라도, 그런 경우 인과관계가 있지 않지만, 질병대책센터의 역학조사에서는 인과관계가 있다고 간주했다는 것이다. 질병대책센터에 보고된 1,500명 정도의 호산구 증가·근육통증후군의 적어도 일부는 근육통이나 호산구 증가 등의 증상을 나타낸 환자 중에서 때마침 L-트립토판을 복용하고 있었던 사람이었을 가능성이 있다. 통증이 있는 사람들이 수면약으로 L-트립토판을 복용하는 일은 많이 있을 수 있다.

호산구 증가·근육통증후군의 진단기준, 결국 정의는 근육통과 호산구 증가이므로, 병원 대책센터에 보고한 의사 중에는 L-트립토판을 복용하고 근육통 등의 증상을 나타낸 환자로 이해한 사람도 많았을 것이다. 그렇다면 L-트립토판이 시장에서 사라진다면, 보고가 없어지는 것은 당연한 일이다.

역학조사의 문제점

L-트립토판 섭취와 호산구 증가·근육통증후군과의 인과관계가 있다는 것은 초기 2편의 보고에 의한 것이다. 어느 것이나 간단한 내용이었다(CDC 1989a, b). 그 후의 논문 대부분은 인과관계가 있다는 전제에 입각한 것이다. 그러나 이 2편의 보고 방법론에 대해서는 이미 이전부터 의문이 있었다(Shapiro 1994).

1995년 12월 인과관계가 있다고 한 이러한 보고 및 그 후 계속된 제품이나 불순물과의 인과관계에 대한 논문에서는 역학조사 방법에 근본적인 결함이 있어 결론에는 문제가 있다는 논문이 발표되었다(Daniels 1995). 15항목에 달하는 구체적이며 자세한 내용의 논문이다. 전부를 소개할 수 없어, 뉴멕시코주 환경보건국과 질병대책센터가 처음 발표한 보고 중 문제점의 일부를 소개하겠다.

이 보고는 증례대조연구로 불리며, 증상을 나타내고 있는 사람, 즉 증례군과 나타내고 있지 않은 사람, 즉 대조군을 선택하여 두 그룹 사이의 약물섭취 습관 등에 차이가 있는지를 살펴보는 것이다. 인원수가 적으면 오차가 커진다. 뉴멕시코주의 경우, 증례군은 11명이었다. 이 11명은 병원의 혈액검사센터의 데이터를 기초로 호산구 증가와 근육통이 있는 증례를 선택하였다. 대조군은 가까이 사는 사람들 중에서 전화로 22명을 선택하였다. 병원에서 진찰을 받은 사람들은 전부 병기를 가지고 있고, 약을 복용하고 있었으므로 L-트립토판을 복용하고 있을 가능성이 있다. 한편 가까이 사는 대조군의 사람들은 그 가능성이 비교적 낮다.

그리고 알레르기 질환은 호산구 증가의 원인이 되므로 증례군에서 제외하고 있지만, 대조군에서는 제외하지 않았다. 알레르기 환자는 식품, 그 밖의 선택에서도 신중하므로, L-트립토판과 같은 건강식품을 섭취하는 빈도가 적지 않을까. 결국 알레르기 환자가 있을 것으로 생각되는 대조군 쪽이 L-트립토판을 복용할 가능성이 낮다.

증례군에서 호산구 증가의 원인이 되기 때문에 알레르기 환자를 제외하였는데, 근육통의 원인이 되는 만성피로 등의 환자는 제외하지 않았다. 만성피로나 근육통이 있으면, L-트립토판을 복용할 가능성이 높다. 1980년대, 만성근막염의 통증에 L-트립토판은 의학적으로 인정된 치료법이었다(Stockstill 1989).

위와 같은 점을 생각해 보면, 대조군에 비교하여 증례군은 L-트립토판을 복용하고 있던 사람이 많았을 가능성이 높다. 그렇다고 하면, 애초 작은 인원수의 증례대조군 연구에서 증상과 L-트립토판 사이에 인과관계가 있다는 결과가 되어도 이상하지 않다.

당초의 보고에 대해, 더 근본적인 문제는 병상의 발견과 L-트립토판 섭취, 어느 것이 먼저였는지 분명하지 않다는 점이다. L-트립토판을 복용하고 근육통이 나타났는지, 근육통과 그것에 동반하는 불면이 있어 L-트립토판을 복용하고 있었는지는 얘기가 다르다. 앞에서 기술한 것처럼, 만성근막염의 통증에 L-트립토판이라는 것은 당시 치료법 중의 하나였다.

또한 증례군 11명 중에 뉴멕시코주 환경보건국에 처음 보고된 3례 중 2례를 포함하고 있었던 것 같다. 이 2례는 L-트립토판을 섭취하고 있던 증례이다. L-트립토판 섭취의 유무를 비교하려고 하는데 증례군 쪽에 L-트립토판을 복용하고 있던 사람을 처음부터 포함하고 있다면 말이 되지 않는다.

정리

트립토판에 의한 건강피해는 불순물로 인한 것이라고 아직도 대부분의 사람들이 생각하고 있는 것 같다. 그러나 지금까지 살펴봤듯이 그렇지 않고, 한 쪽으로 치우친 섭취과다가 원인이다.

결론을 의심받을 만한 결함 있는 역학조사이었지만, 그 결론을 기초로 시행한 재빠른 움직임으로 인해 환자의 발생이 억제되었다는 것은 틀림없다. 학문적인 엄격함을 추구하여 시간을 들였다면 피해자의 수는 계속 늘어났을 것이다. 초기의 역학조사는 역할을 다 했다고 볼 수 있다. 단지 그 후 연구자가 그것을 정확한 사실로 받아들여, 그것을 전제로 한 연구를 진행했기 때문에 전체 현상의 파악이 늦어져, 다른 방향으로 정력을 다한 경향이 있다. 불순물 탐색은, 확인을 한다는 의미에서 필요 없는 것은 아니었다. 그러나 되돌아보면, 본질을 추구한 것은 아니었다. 사건발생 후 4개월 만인 1990년 3월부터 7월에 걸쳐 발표된 7편의 논문(「증례보고」 참조)이 이 질환의 전부를 설명하고 있다.

L-트립토판의 사용을 계속하고 있는 캐나다에서 호산구 증가·근육통증후군 환자가 실질상 발생하고 있지 않다는 점, 또한 지금까지 기술한 것들을 종합적으로 판단해 보면, 대량섭취가 위험하지, L-트리토판 그 자체는 의료품으로서 사용하는 한 부작용이 있다고 하여도 위험하지는 않다. 대량섭취하면 좋지 않다는 점은 종래부터 알고 있었던 것으로, 체질, 소인이 관계가 있다고 하더라도 호산구 증가·근육통증후군은 그것으로 충분한 설명이 된다. 미국식품의약국이 L-트립토판 전체 판매와 사용 중지를 계속하는 것은 의미가 없다.

얻은 교훈이 2가지가 있다. 첫 번째는, 약 20종류의 아미노산 중 생체 내에서 합성되지 않아 식품으로 섭취해야만 하는 것을 필수아미노산이라고 하며, 트립토판은 그것의 한 종류이다. 이 필수아미노산도 1일 1g 정도를 지속적으로 복용한 것만으로도 사망하는 경우가 있다는 점이다.

두 번째는, 위기관리에 대한 점이다. 국민의 건강을 지키기 위해서는 불확실한 정보라 하더라도 그것을 토대로, 기업에 큰 영향을 줄지라도 여러 국가기관이 관여하는 정책결정을 일각이라도 빨리 발령하지 않으면 안 된다는 것이다. 그리고 불확실한 정보를 필요에 따라 재검토하고, 이전의 결정을, 수시로 수정, 상황에 따라 철회하지 않으면 안 된다.

문헌(본문 중에 저자명, 잡지명, 발행연도가 있는 것은 제외)

Baloh RW et al. Myoclonus and ocular oscillations induced by L-tryptophan. Ann Neurol 1982 ; 11 : 95-7

CDC. Eosinophilia-myalgia syndrome — New Mexico. Morb Mortal Wkly Rep 1989a ; 38 : 765-7

CDC. Eosinophilia-myalgia syndrome and L-tryptophan-containing products-New Mexico, Minnesota, Oregon, and New York,1989. Morb Mortal Wkly Rep 1989b ; 38 : 785-8

Chiba S et al. Tryptophan-associated eosinophilia-myalgia syndrome and pancreatitis. Lancet 1990 ; 336 : 121

Daniels SR et al. Epidemiology of potential association between L-tryptophan ingestion and eosinophilia-myalgia syndrome. J Clin Epidemiol 1995 ; 48 : 1413-27

Hertzman PA et al. The eosinophilia-myalgia syndrome : Status of 205 patients and results of treatment 2 years after onset. Ann Intern Med 1995 ; 122 : 851-5

Hill RH et al. Contaminants in L-tryptophan associated with eosinophilia myalgia syndrome. Arch Environ Contam Toxicol 1993 ; 25 ; 134-42

Kaufman LD. Eosinophilia-myalgia syndrome : Morbidity and mortality. J Rheumatol 1993 ; 20 : 1644-6

Kaufman LD et al. 12-Year followup study of epidemic Spanish toxic oil syndrome. J Rheumatol 1995 ; 22 : 282-8

Leadbetter LM. Tryptophan (Leter). JAMA 1990 ; 264 : 969

Love LA et al. Pathological and immunological effects of ingesting L-tryptophan and 1,1'-ethylidenebis (L-tryptophan) in Lewis rats. J Clin Invest 1993 ; 91 : 804-11

Medical Letter. L-tryptophan — A "atural" sedative? Medical Letter 1977 ; 19 : 108

Oates JA et al. Neurologic effects of tryptophan in patients receiving a monoamine oxidase inhibitor. Neurology 1960 ; 10 : 1076-8

Price WA et al. Serotonin syndrome : A case report. J Clin Pharmacol 1986 ; 26 : 77-8

Smith B et al. Central-nervous-system effects of ingestion of L-tryptophan by normal subjects. N Engl J Med 1962 ; 267 : 1338-41

Shapiro S. L-Tryptophan and eosinophiliamyalgia syndrome. Lancet 1994 ; 343 : 1035-6, 344 : 817-8

Spitzer WO et al. Continuing occurrence of eosinophilia-myalgia syndrome in Canada. Br J Rheumatol 1995 ; 34 : 246-51

Sternberg EM et al. Development of a scleroderma-like illness during therapy with L-5-hydroxytryptophan and carbidopa. N Engl J Med 1980 ; 303 : 782-7

Stockstill JW et al. The effect of L-tryptohan supplementation and dietary instruction on chronic myofascial pain. J Am Dent Assoc 1989 ; 118 : 457-60

20 | 은행잎 엑스

은행잎의 엑스는 뇌의 혈행을 좋게 하며 인지증의 방지에 효과가 있다고 하여 건강식품으로서 인기가 있다. 크게 분류하면 다음 3종류가 있다.

① 은행잎 엑스(잎에서 추출한 엑스를 정제나 캡슐로 만든 것)

② 잎을 분쇄하여 분말상으로 한 것

③ 잎을 달여 차로 마시는 것

은행잎 엑스 「EGb 761」은 독일의 의사·약제사 Schwabe 박사가 1965년에 제품화한 것이다. 엑스이지만, 특허에 의거하여 복잡한 추출정제보다 유해물질인 긴코르산의 함유량을 5 ppm 이하로 하는 반면에, 유효성분도 긴코플라보노 배당체 24%, 터페노이드(긴코라이드, 비로바라이드) 6%로 표준화되어 있어, 유럽에서는 순전(純然)한 의약품이며, 건강식품의 종류가 아니다. 독일 의약품 규격에서는 1일 복용량이 120~240 mg이므로 알레르기물질, 긴코르산의 1일 허용섭취량은 1.2 μg 이하로 억제하고 있다. 상품명으로 Tebonin®, Tanakan®, Rokan®이 있다. Kaveri®(LI 1370)라는 제품은 긴코플라보노 배당체 농도가 25%이다.

은행잎 엑스의 임상효과에 대해서는 이중맹검(二重盲檢査) 비교대조 시험의 보고가 다수 있으며, 뇌혈관성인지증 또는 알츠하이머병의 인지기능개선 또는 진행 저지에 있어서 조금이지만 효과가 있다고 보아도 괜찮다. 그러나 이러한 보고들은 전부, EGb 761이 아니면 똑같이 표준화된 제품을 사용한 것이며, 단순히 은행잎의 추출물과는 별개이다.

그러므로 은행잎 엑스 EGb 761에 효과가 있다고 해서, 은행잎을 달여 마신다고 해도 똑같은 효과를 기대할 수 있는 것은 결코 아니다. 뿐만 아니라, 은행잎에는 유해물질이 포함되어 있으므로 건강피해도 있다. 또한 효과가 있다면, 부작용을 동반한다는 것도 염두에 두지 않으면 안 된다.

불순물, 유해물질

도쿄도 건강안전연구센터가 건강식품으로서 시판되고 있는 은행잎 제품으로, 은행잎 엑스를 사용한다는 표시가 있는 12제품 및 은행잎을 원료로 하는 6제품의 알레르기물질 긴코르산을 분석한 결과는 다음과 같다(나카지마 2003).

은행잎 엑스 사용과 표시가 있는 12제품 중 6제품은 긴코르산의 함유량이 1일 섭취량으로 환산하여 0.31 μg 이하인 것에 비해, 다른 6제품에서는 15~1,365 μg과 독일 의약제품 규격의 1일 허용섭취량 1.2 μg을 훨씬 넘는 긴코르산이 검출되었다. 그리고 은행잎을 원료로 한 제품에서는 1팩당 0.26~69.79 mg으로, 1일 허용섭취량의 200배에서 6만 배 정도의 긴코르산이 검출되어, 80°C, 120분 침출에서 1 g에서 3.2 mg의 긴코르산이 용출되었다.

국민생활센터에는 은행잎 제품에 따른 습진이나 구역질 등의 불평이 들어오고 있다. 동 센터의 2002년 분석에 따르면, 시판 20상표 중 12상표에서 긴코르산이 검출되었으며 그 중 8상표에서는 5 ppm의 6배부터 3,200배가 검출되어, 1일 섭취량에서 8만 배에 달하는 제품도 있었다. 잎을 분쇄한 제품이 특히 높았다.

이상은 불순물 특히 유해물질의 양으로 유해물질이 적다고 해서 유효물질이 규격만 들어 있다고는 할 수 없다.

알레르기, 약진

70대의 남성이 센나, 센노사이드, 시판의 은행잎 엑스를 복용하고 있었다. 몸통과 사지의 홍반을 발견하여 진찰을 받고 스테로이드를 내복하고 좋아졌는데, 감량하면 재연을 반복하였다. 첩부시 패치테스트에서 센나, 센노사이드, 은행잎 엑스에 양성을 나타냈으며, 내복시험 다음날, 상배부를 중심으로 점상홍반이 확인되었으며, 호산구는 15%에서 26%로 상승하였다. 의사도 눈치채지 못했으며, 환자도 약이라는 인식이 전혀 없어서, 은행잎 엑스가 원인 약이라는 것을 모르고 9개월간이나 원인불명의 중독진으로 스테로이드를 총량 3,000 mg 정도 투여받았다(히라야마 2005).

뉴욕에서 1년 전부터 은행잎 엑스의 정제를 복용하기 시작한 40세 여성이 2주 전에 One-A-Day®라는 종합비타민제를 복용하고 다음날 발열과 전신 통증 등 감기증상이 나타나, 다음날에도 증상이 더 나빠졌으며 4일째에 발진과 혀가 붓는 증상이 나타났다. 홍반이 겨드랑이부터 시작하여 상복부, 손, 안면, 혀에도, 체온 37.7°C, 스티븐스존슨증후군(Stevens-Johnson syndrome)으로 진단되어 입원하였다. One-A-Day®에는 각종 비타민 이외 은행잎 엑스 60 mg이 포함되어 있었다(Davydov 2001).

70대 여성이 1개월 전부터 목에 무엇이 걸리는 듯한 느낌의 위화감을 호소하여 진찰을 받았다. 남편이 은행잎을 달여서 마시고 있는데, 그것이 손에 닿으면 빨갛게 되고, 은행나무 아래를 지나가면 얼굴이 부었다, 성문후벽에 부종성의 종창을 확인하고 코점막유발실험에서 은행에 양성, 피부패치테스트에서 은행과 바이러스에 양성, 은행에 의한 후두알레르기로 진단되었다(마스야마 2002). 긴코르산과 바이러스 알레르기 성분인 우루시올은 구조가 닮아서 교차반응을 나타낸다.

출혈, 약물상호작용

은행잎 엑스(EGb 761 또는 동등의 표준화된 제품)의 임상시험에 관찰되는 부작용은 경도의 위장 장애와 두통 정도로 극히 심각한 증상은 없다. 그러나 임상시험 단계의 부작용 검출은 극히 한정적이다.

33세 여성이 3개월 전부터 두통을 느꼈는데 점차 심해졌고, 1994년 5월부터 복시(複視)·구역질·구토를 동반하였다. 18일 MRI에서 아급성의 큰 두개내 경막하혈종이 양측에서 확인되어 다음날 혈종제거 수술을 하여 두통은 눈에 띄게 개선되었다. 그러나 경도의 만성두통은 9월이 되어도 있었으며, 이때 처음으로 환자가 은행잎 엑스를 1일에 120 mg씩 과거 2년간 지속적으로 복용한 사실을 알게 되었다. 출혈시간은 연장되었지만, 복용을 멈추고 35일 후 정상화되었다(Rowin 1996).

두통이라는 부작용은 임상시험의 단계에서 은행잎 엑스가 유효했던 증례로 인정되고 있다.

Neurology지에 발표되었던 이 보고에 관해 MRI상 소견에서는 혈종이 장기간에 걸쳐 발생한 것이 아니라 1회 출혈에서 발생한 것으로 짐작된다. 또한 출혈시간에서 그 정도 연장으로 이 정도의 큰 경막하혈종이 발생할지 의문이며, 외상의 기억이 없더라도 양측에 경막하혈종이 발생하는 것은 드문 일이 아니며, 혈종이 은행잎 엑스의 복용과 관계가 있는지 의문이라는 반론이 제기되었다(Odawara 1997). 지당한 반론이다. 그러나 다음날 동잡지에서 은행잎 엑스 50 mg을 1일에 3회씩, 6~7개월 동안 복용하던 72세 여성에게 두개내 경막하혈종이 발생하였다는 보고가 들어왔다(Gilbert 1997). 또한 다음 1998년 6월의 동잡지에는 관상동맥 바이패스 수술 후 와파린 복용으로 5년간 안정된 상태로 지내던 78세 여성이 갑자기 인지 장애와 실행증을 나타냈으며, CT에서 측두엽에 출혈이 발견되었다는 보고가 게재되었다. 2개월 전부터 딸이 은행잎 엑스를 복용하게 하였던 사실을 알게 되어, 와파린과의 협동작용이 뇌내출혈의 원인이지 않을까 여겨진다(Matthews 1998).

같은 해 7월에는 Lancet지에 은행잎 엑스 40 mg을 1일에 3~4회씩, 6개월 이상 복용하던 건강한 61세의 남성이 두통·배통·구역질·경면으로 1997년 9월 진찰하여 거미막하출혈로 진단되었다는 보고가 게재되었다. 출혈시간은 6분(정상 1~3분)으로 연장되었으며, 저자는 은행잎 엑스의 혈소판 활성화 인자의 억제작용에 따른 것이 아닐까 하고 생각했다(Vale 1998). 이 보고에 대해서 혈소판 활성화 인자의 억제작용을 하는 것은 은행잎 엑스에 함유되어 있는 긴코라이드로, 긴코라이드를 최대한 6%밖에 포함하고 있지 않은 은행잎 엑스에서 출혈경향이 나타난다는 것은 생각할 수 없다는 반론이 제기되었다(Skogh 1998).

긴코라이드, 특히 긴코라이드 B에는 강력한 혈소판 활성화 인자 억제작용이 있지만, 임상에서 그 작용을 나타내기 위해서는 1일에 120~240 mg/kg의 양을 필요로 한다(Braquet 1993). 그러므로 은행잎 엑스가 만약 출혈의 원인이라고 하더라도 그것과 혈소판 활성화 인자 억제작용을 바로 연결 지을 수는 없다. 그럼, 제조업자가 선전하는 은행잎 엑스의 혈소판 응집 억제작용이나 미소순환 혈전형성 억제작용, 나아가서 뇌순환과 말초순환 개선작용은 무엇에 의한 것인지 의문이 남는다.

56세의 택시운전사가 주차장의 잘못 주차된 차량 옆에서 오른쪽 눈과 관자놀이에 심한 통증을 호소하며 몸을 웅크린 채 의식이 불분명한 상태로 발견되었다. 좌측의 부전마비와 한쪽 시야 결손이 있었으며, CT에서 우측두엽에 혈종과 부종이 발견되었다. 환자는 은행잎 엑스 40 mg을 1일에 3회씩 1년 반 동안 복용하였다(Benjamin 2001).

78세 남성이 5일 전에 넘어져 좌측 안와에 피하일열(皮下溢血)이 있어, 두통・혼미・우반신 근력저하를 호소해 입원하였다. CT에서 전두측두부에 거대한 만성경막하혈종이 확인되었다. 복용하고 있던 약물은 혈압강하약과 은행잎 엑스 50 mg을 1일에 3회 먹었으며, 은행잎 엑스가 만성경막하혈종의 원인 또는 유인이지 않을까 짐작되었다(Miller 2002).

고혈압, 당뇨병 등의 기왕력이 없는 71세의 남성이 혼수상태로 발견되었다. CT에서 기저핵과 뇌실에 이르는 큰 두개내 혈종이 확인되어 다음날 사망하였다. 환자는 2년 6개월에 걸쳐 은행잎 엑스 40 mg을 1일 2회 복용하였다. 4주 전부터 요통을 위해 이부프로펜 600 g을 매일 복용하고 있었다. 긴코라이드 B의 혈소판 활성화 인자의 억제작용과 이부프로펜의 트롬복산 A2의 혈소판응집 억제작용이 겹쳐져 뇌출혈의 원인으로 여겨진다(Meisel 2003).

고혈압, 당뇨병 및 심장병의 환자가 아스피린이나 와파린 등을 복용할 경우에는 복용량과 부작용에 충분한 주의를 하여야 한다. 한편 이러한 환자들은 은행잎 엑스를 복용할 기회도 많을 것으로 여겨지는데, 부작용에 주의하는 일은 적다. 그러나 위에서 기술한 증례처럼 뇌출혈의 위험이 있다.

관상동맥 수술 후 3년간 아스피린을 지속적으로 복용해 온 70세 남성이 오른쪽 눈에 전방출혈이 일어났다. 1주일 전부터 은행잎 엑스 40 mg을 1일 2회 복용하고 있었다. 복용을 중지하고 아스피린은 계속 복용하였는데, 출혈은 멈췄다(Rosenblatt 1997).

65세의 여성이 눈에 렌즈를 삽입하기 위해 구후신경 마취주사를 맞은 직후에 구후출혈이 일어났다. 안구주위의 국소마취 주사액에 의한 구후출혈의 발생률은 항응고제 투여를 받지 않은 경우 0.074%로 낮다. 환자는 은행잎 엑스 정제 40 mg을 1일 3회 2년 반 동안 복용하였다(Fong 2003).

34세의 남성이 내시경으로 담낭 적출술을 받았다. 수술 후 드레인에서 출혈이 있어 헤모글로빈 수치는 수술 전인 16.5 g/dL에서 5.4 g/dL로 저하되어 수혈을 필요로 하였다. 은행잎 엑스를 복용하고 있었다는 사실을 알게 된 것은 수술 후 24시간 지난 다음이었다(Fessenden 2001).

59세 남성이 간이식을 받고 8일째 CT에서 횡격막 하에 큰 혈종이 발견되었다. 헤마토크리트 수치가 계속 내려가 다음날 재개복수술이 시행되었지만, 특정 출혈점은 발견되지 않았다. 3주 후, 환자는 오른쪽 눈의 어른거림을 호소해 초자체 출혈로 진단받았다. 나중에 환자가 은행잎 엑스를 수술 전후로 계속 복용하였던 사실을 알았다. 아스피린은 수술 후 통상적으로 투여받았다(Hauser 2002).

53세 여성의 안검형성술 도중 모세혈관성의 출혈이 잦았으며, 8시간 후 좌안검에, 다음날은 우안검에 큰 혈종이 발생하여 각각 전신마취하고 드레이니지를 시행하였는데, 그 수술 중에도 모세혈관성 출혈이 잦았다. 51세 여성은 안검형성술 도중 모세혈관성 출혈이 잦아 수술시간이 오래 걸렸다. 6시간 후, 양측하안검에 큰 혈종이 나타나 전신마취를 하고 드레이니지를 시행하였는데 모세혈관성 출혈이 잦았다. 혈관수축약을 첨가한 국소마취약을 사용하여 주의하며 꼼꼼히 지혈조작을 하였는데도 출혈이 많아 조사한 결과, 두 명의 환자 모두 은행잎 엑스를 1일 160 mg 복용하고 있었다(Destro 2005).

77세 여성의 인공고관절전치환 수술 중에 모세혈관성 출혈이 자주 있었다. 수술 후 혈성·장액성의 배액(排液)이 계속되어 수술 후 10일째에 복용하고 있던 아스피린을 중지하였지만, 배액은 3주간이나 계속되어 재수술을 받았다. 출혈점은 없고 모세혈관성 출혈이 관찰되었다. 복약력을 재청취하는 도중 마지막에 친척 한 사람이 환자는 은행잎 엑스를 1일 120 mg 복용하고 있었다고 진술하였다, 은행잎 엑스를 중지하자 모세혈관성 출혈은 서서히 감소하여 수술 후 3주째에 멈췄다(Bebbington 2005).

2004년, 전문지 Blood Coagulation and Fibrinolysis에 은행잎 엑스의 사용과 혈액의 출혈응고계 인자와의 관계를 조사한 논문이 발표되었다(Kohler 2004). 50명의 건강한 일반 성인을 2군으로 나누고, 휴약기간을 3주간 두게 하고, 은행잎 엑스 또는 위약(僞藥)을 복용하게 하여 지표가 되는 29검사항목에 관해 비교한 것이다. 그 결과 어떤 항목에서도 유의차는 없었으며, 은행잎 엑스에서 치료할 때 지장이 되는 출혈응고에 영향을 끼치는 작용은 발견해내지 못하였다.

이 연구 내용은 탄탄했지만, 연구자의 소속과 EGb 761의 제조발매원, Dr Willimar Schwabe Pharmaceuticals라는 점 이외 대상자가 평균연령 26.5세의 건강한 일반인이며 사람 수도 적고, 아스피린, 와파린, 이부프로펜 그 외의 병용약을 사용하지 않았다는 점에 한계가 있다.

80세의 알츠하이머 여성이 은행잎 엑스(EGb 761) 80 mg을 1일 2회, 그리고 항우울제 트라조돈 20 mg을 1일 투여받아 50시간 후 혼수상태로 발견되어 벤조디아제핀의 길항제 플루마제닐의 **정맥주사**로 금방 각성하였다. 은행잎 엑스 안의 플라보노이드는 GABA 수용체의 부분활성약으로 잠재적인 억제작용을 가지고 있다고 보인다. 또한 이 플라보노이드는 간장의 효소 CYP 3A4의 활성을 높여 트라조돈의 활성대사산물 *m*-클로로페닐피페라진(*m*-CPP)의 작용을 높여, *m*-CPP는 GABA 수용체를 자극한다. 결국 두 약제는 상호작용을 가지고 있지만, 플루마제닐의 투여에 의해 플라보노이드의 작용이 GABA 수용체에서 차단되어 억제가 이루어진 것이 아닌가 하고 추측된다(Galluzzi 2000).

경련

7년 전 간질로 진단받고, 발프로산나트륨을 1일 1,200 mg 복용으로 안정되어 최근 1년 반 동안 발작이 없었던 78세의 남성이 12시간에 3회의 전신성 강직간대경련을 일으켰다. 2주간 전부터 은행잎 엑스를 1일 120 mg 복용을 시작하였다. 복용을 중지하고 8개월, 경련은 나타나지 않았다(Granger 2001).

84세의 여성이 간질 발작중적상태로 입원하였다. 과거 2년간 발프로산나트륨을 1일 1,600 mg 복용으로 발작은 가라앉았는데, 12일 전에 은행잎 엑스가 처방되었다. 즉시 복용을 중지한 후 48시간에 3회 발작이 나타났지만, 그 후 4개월간 발작은 없었다(Granger 2001).

은행나무 열매, 즉 은행에는 4'-*O*-메틸피리독신이라는 경련유발 물질이 포함되어 있어 먹으면 경련을 일으킬 수 있다(나이토 2001). 20개를 먹고 1시간 후에 전신성 경련을 일으킨 3살의 여자아이, 10개를 먹고 5시간 후에 전신성 강직성 경련을 일으킨 1살 여자아이(아라하타 2002), 50개를 먹고 전신성 경련발작을 일으킨 70세 남성(오카모토 2002) 등이 보고되었다.

이 경련유발 물질은 은행잎에도, 또는 시판 은행잎 엑스제제(Tebonin®, Rokan®, Kaveri®)에도 불순물로 함유되어 있다(Arenz 1996). 제제 중의 함유량은 적다고 하지만, 경련을 일으킬 가능성은 충분히 있다.

문헌

荒畑祐子ほか. 4′-methoxypyridoxine が検出された銀杏中毒の2症例. 日本小児科学会雑誌 2002 ; 106 : 305

Arenz A et al. Occurrence of neurotoxic 4′-*O*-umethylpyridoxine in Ginkgo biloba leaves, Ginkgo medications and Japanese Ginkgo food. Planta Med 1996 ; 62 : 548-51

Bebbington A et al. Persistent bleeding after total hip arthroplasty caused by berbal self-medication. J Arthroplsty 2005 ; 20 : 125-7

Benjamin J et al. A case of cerebral haemorrhage-can Ginkgo biloba be implicated? Postgrad Med J 2001 ; 77 : 112-3

Braquet P. Cedemin, a *Ginkgo biloba* extract, should not be considered as a PAF antagonist. Am J Gastroenterol 1993 ; 88 : 2138

Davydov L et al. Stevens-Johnson Syndrome with ginkgo biloba. J Herb Pharmacother 2001 ; 1 : 65-9

Destro MWB et al. Bilateral haematoma after rhytidoplasty and blepharoplasty following chronic use of Ginkgo biloba. Br J Plast Surg 2005 ; 58 : 100-1

Fessenden JM et al. Gingko biloba : A case report of herbal medicine and bleeding postoperatively from a laparoscopic cholecystectomy. Am Surg 2001 ; 67 : 33-5

Fong KCS et al. Retrobulbar haemorrhage associated with chronic Gingko biloba ingestion. Postgrad Med J 2003 ; 79 : 531-2

Galluzzi S et al. Coma in a patient with Alzheimer' s disease taking low dose trazodone and ginkgo biloba. J Neurol Neurosurg Psychiatry 2000 ; 68 : 679-80

Gilbert GJ. Ginkgo biloba. Neurology 1997 ; 48 : 1137

Granger AS. Ginkgo biloba precipitating epileptic seizures. Age Ageing 2001 ; 30 : 523-5

Hauser D et al. Bleeding complications precipitated by unrecognized Gingko biloba use after liver transplantation. Transpl Int 2002 ; 15 : 377-9

平山美奈子ほか. センノシド, イチョウの葉エキスによる薬疹. 臨皮 2005 ; 59 : 245-7

Kohler S et al. Influence of a 7-day treatment with Ginkgo biloba special extract EGb 761 on bleeding time and coagulation : a randomized, placebo-controlled, double-blind study in healthy volunteers. Blood Coagul Fibrinolysis 2004 ; 15 : 303-9

増山敬祐ほか. 銀杏による喉頭アレルギーの1症例. 耳鼻咽喉科免疫アレルギー 2002 ; 20 : 174-5

Matthews MK. Association of *Ginkgo biloba* with intracerebral hemorrhage. Neurology 1998 ; 50 : 1933

Meisel C et al. Fatal intracerebral mass bleeding associated with *Ginkgo biloba* and ibuprofen.

Atherosclerosis 2003 ; 167 : 367

Miller LG et al. Possible subdural hematoma associated with *Ginkgo biloba*. J Herb Pharmacother 2002 ; 2 : 57-63

内藤裕史. 中毒百科 南江堂 2001, p 524

中嶋順一ほか. 健康食品に含まれる ginkgolic acids の分析. 東京健安研セ年報 2003 ; 54 : 109-114

Odawara M et al. Ginkgo biloba. Neurology 1997 ; 48 : 789

岡本定久ほか. 銀杏中毒が疑われた1症例. 中毒研究 2002 ; 15 : 83

Rosenblatt M et al. Spontaneous hyphema associated with ingestion of *Ginkgo biloba* extract. N Engl J Med 1997 ; 336 : 1108

Rowin J et al. Spontaneous bilateral subdural hematomas associated with chronic *Ginkgo biloba* ingestion. Neurology 1996 ; 46 : 1775-6

Skogh M. Extracts of *Ginkgo biloba* and bleeding or haemorrhage. Lancet 1998 ; 352 ; 1145-6

Vale S. Subarachnoid haemorrhage associated with *Ginkgo biloba*. Lancet 1998 ; 352 : 36

21 | 프로폴리스, 꿀벌화분, 밀랍

로마 근처의 5개소에서 꿀벌이 모은 프로폴리스, 꿀벌화분 및 밀랍 안의 중금속 농도를 분석한 결과, 프로폴리스에서는 납이 1.06~4.32 μg/kg, 카드뮴이 0.62~6.59 μg/kg, 꿀벌화분에서는 납이 최고 335 μg/kg, 카드뮴이 최고 90.1 μg/kg, 그리고 밀랍에서는 납이 56.6~206 μg/kg, 카드뮴이 최고 52.1 μg/kg이 검출되었다(Conti 2001).

양봉제품은 환경오염의 지표라고 할 수 있지만, 이것들의 농도는 음료수 안의 납 농도 기준 10 μg/L과 비교해 몹시 높다. 식품위생법에 따르면, 극히 일부의 예외를 제외하고 식품 안에 납, 카드뮴은 들어 있으면 안 된다고 정해져 있다.

한방약·민간약 안의 중금속에 대해서는 「한방약·민간약 안의 중금속」을 참조한다.

21-1 프로폴리스

프로폴리스가 암, 에이즈, 류마티스, 당뇨병, 무좀, 티눈, 고혈압, 탈모, 아토피성 피부염, 화분증 등에 효과가 있다고 하여 건강식품으로서 판매되고 있다.

프로폴리스는 꿀벌이 꽃눈이나 수피에서 모은 것과 벌의 수액이 섞인 흑갈색의 수지상태의 덩어리로 **봉교**라고도 부른다. 일본에서는 주로 중국, 브라질에서 수입, 녹여서 제품화하고 있다. 용제로서 에탄올을 사용하지만, 1992년 8월 아르헨티나에서 디에틸렌글리콜을 사용한 제품이 유통되어 26명이 중독사하였다.

꿀벌이 모은 프로폴리스는 지역에 따라, 예를 들면 유럽대륙에서는 포플러부터라는 식으로 식생(植生)의 지표가 된다. 브라질산 프로폴리스에 들어 있는 페놀화합물을 분석한 결과, 남부의 산타카타리나주에서는 포플러, 남동부의 미나스제라이스주, 상파울로주에서는 **꿀풀과** 바카리스속(*Baccharis dracunculifolia*), 북동부의 바이아주에서는 **꿀풀과** Hyptis속(*Hyptis divaricata*)으로 크게 3그룹으로 분류된다(Park 2002).

간기능 장애를 일으키는 일이 있다. 60대 여성이 간기능검사에서 이상이 발견되었다. 「봉밀 프로폴리스」를 1개월, 비폴렌(piippola, 꿀벌화분)을 3일 복용하고 있었다. 복용을 중지, 1개월 후 간기능은 거의 정상화되었다. 약제 림프구자극시험에서 봉밀 프로폴리스와 비폴렌 양쪽에 양성을 나타냈다.

80대 여성은 봉밀 프로폴리스를 2주간 복용, 피부의 가려움과 발진이 나타나 음용을 중지하였지만 간기능 이상을 지적받았다. 1개월 후 간기능은 거의 정상화되었다(기모토 2000).

신 장애를 일으킨 적도 있다. 타이베이에서 59세 남성이 1주 전부터 핍뇨(乏尿)와 부종이 있어 입원하였다. 3개월 후 담간암으로 황달이 발생하였지만, 경피적 드레이니지로 황달은 개선, 그 당시 신기능에 이상은 없었다. 입원 2주 전부터 프로폴리스를 5 mL를 1일 3회 복용하고 있었다. 급성신부전 상태여서 즉시 프로폴리스의 복용을 중지하고 혈액투석을 시행하였다. 신장 기능은 서서히 개선되어 6일 후에 소변량은 1일 1,650 mL로 증가하였다. 8일째에 환자는 급성신부전의 원인이 프로폴리스일 가능성을 인식한 상태에서 의사의 조언에도 불구하고 프로폴리스를 복용하기 시작하였다. 11일째 신장 기능은 악화되어 위험을 설명하였지만 환자는 복용을 계속하였다. 복용재개 1주일 후 신장 기능은 더 악화되었으며, 프로폴리스를 중지하고 혈액투석을 시행, 29일째 퇴원할 때에는 정상화되었다(Li 2005).

파종성혈관내응고증후군이 보고되었다. 프로폴리스를 복용하고 있던 40대 여성이 배부·요부를 중심으로 부종성 홍반과 39°C의 발열로 입원, 그 후 해열, 증상도 없어져 퇴원하였다. 퇴원 후 다시 전흉부와 사지에 같은 증상의 부종성 홍반이 나타나고 발열, 식욕저하 및 출혈경향을 동반하여 재입원하였다. 전신에 부종성 홍반과 자반이 다수 확인되어 파종성혈관내응고증후군의 증상으로 간생검에서 아급성 세포괴사 후의 소견이 보였다. 패치테스트에서 프로폴리스에 양성으로 프로폴리스에 의한 발진, 간기능 이상, 파종성혈관내응고증후군으로 진단되었다(신조 1994).

프로폴리스는 또한 홍반, 비강진 및 구진을 주요 증상으로 하는 접촉피부염의 원인이 된다(하시모토 1997). 피부염이 후두에 발생하면 죽음에 이를 수 있다. 48세 남성이 급성후두염으로 이전에 프로폴리스를 발라 효과가 있었던 경험이 있어 이번에도 도포하였다. 6시간 후 침을 흘리면서 연하곤란(嚥下困難)을 호소해 호흡곤란부터 의식소실이 왔으며 전신마비를 일으켜 호흡이 정지되었다. 20분 후에 구급대원이 도착하여, 심장마사지를 하면서 병원에 도착하였을 때 심정지 상태이었고, 후두의 부종이 심각해 기관내 삽관이 불가능하였다. 기도 확보 후, 심율동은 재개하였지만 저산소혈증이 현저해 쇼크상태로 스트레스성궤양으로 인한 출혈, 허혈성대장염, 복합장기부전 및 패혈증을 일으켜 50일 만에 사망하였다(Hsu 2004).

프로폴리스에 의한 알레르기 반응 보고는 많으며, 강력한 감작성 물질이므로 외용(外用)

으로 사용해서는 안 된다(Hausen 1987).

20대 여성은 오스트레일리아산 프로폴리스가 들어 있는 치약을 사용하고 1개월 후 피부발진이 발생, 더욱 심해져, 입술 위와 아래에 홍반, 수포 및 진무름이 나타났다(야지마 1999).

40대 남성은 2개월 전부터 오스트레일리아산 프로폴리스 제품을 얼굴과 손등에 외용, 2주 전부터 내복을 추가하였다. 전신에 다형 홍반양피진을 확인하였고 프로폴리스 내복테스트에서 양성을 나타내었다. 외용 부위 외에 피부발진이 처음 발생하여 전신에 퍼졌는데 내복에 의한 감작이지 않을까 짐작할 수 있다(니시이 1998).

20대 여성은 프로폴리스를 복용하거나 피부에 도포하였는데, 하퇴에 현저한 수포형성을 동반한 홍반이 나타났다. 20대 남성은 음반부의 가려움에 프로폴리스를 2일간 도포하자 양서혜부에서 발적을 확인, 음경의 발적종창이 분명해졌다. 50대 남성은 무좀에 프로폴리스를 도포하고 3일 후에 삼출을 동반한 부종성의 홍반이 나타났다(Umebayashi 2000).

180종 이상 동정(同定)된 프로폴리스의 성분 중에는, 항원물질로 추정되는 성분 그리고 향료와 높은 교차감작성을 나타내는 성분이 포함되어 있다. 프로폴리스는 화장품, 치약 및 입욕제에도 첨가되어 있는데 성분의 다양성과 결합되어 경피감작의 기회가 이것만으로도 크고, 그러한 사람이 프로폴리스를 섭취하면 전신에 피부염을 일으킬 가능성이 있다(오타 2000).

브라질 현지에서는 밀원으로서 옻나무과의 식물을 피하도록 세심한 주의를 쏟고 있다고 하지만, 역으로 말하자면, 세심한 주의를 하지 않으면 안 되기 때문에 업자의 의도는 어찌 되었든 그것을 벌까지 철저하게 하는 것은 불가능 할 것이다. 봉밀에도 바곳속과 진달래속 식물, 국화과 개쑥갓속 식물의 화분이 혼입되어 각각 중독을 일으키기 때문에(나이토 2001), 옻나무과의 식물 이외의 화분이 혼입되는 것을 완전히 방지할 수 없다.

21-2 꿀벌화분(Bee pollen)

꿀벌은 신체에 달라붙은 화분을 뒷다리에 모아 타액과 화밀(花蜜)을 사용하여 20~30 mg의 "화분인자"로서 벌집으로 옮겨 소실(巢室)에 담아두는데, 양봉가는 벌집 앞에 스크린을 놓고 벌집에 들어가려고 하는 꿀벌의 뒷다리에서 화분인자를 흔들어 떨어뜨리게 하여 모은다. 이 화분인자가 꿀벌화분(Bee pollen)이다. 그러나 이것만으로 수요를 따라잡을 수 없어 상업적으로는 꿀벌의 손을 빌리지 않고 화분만을 모았지만, 이것은 본래 꿀벌화분과는 별도의 물질이다.

꿀벌화분이 영양소의 보고, 생명의 원천으로 알레르기 체질을 개선하고, 신경증, 소화기 장애, 식욕부진, 전립선 장애 피로, 우울병 등에 효과가 있으며, 활성산소 제거작용이 있다고 하여 판매되고 있다.

꿀벌화분도 간 장애를 일으킨 적이 있다. 꿀벌화분을 매일 큰숟가락으로 2수저를 몇 개월에 걸쳐 복용한 33세 여성이 간헐적으로 격심한 상복부통과 우계륵부통이 엄습하여 간기능 이상을 일으켰다. 복용하고 있던 다른 약은 그대로 복용하고, 비폴렌만을 중지하자 6주 만에 검사소견은 전부 정상화되었다.

69세 남성이 전신 가려움과 구역질을 느끼고 있었는데 더 심해져서 식욕부진과 체중감소가 나타나 황달이 발생하였다. 총 빌리루빈과 간효소의 상승이 나타났다. 환자는 꿀벌화분을 시작으로 21종류의 생약과 허브로 만들어진 정제를 매일 14정을 복용하고 있었다. 복용을 멈추고 8주 후, 검사소견은 정상화되었다(Shad 1999).

이 환자가 복용하던 21종류의 생약과 허브의 대부분은 항원이 될 수 있는 물질로, 이러한 종류를 섭취하게 되면, 각각의 항원에 대응하는 항체가 체내에서 발생해, 나중에 항원에 노출되었을 때, 알레르기를 일으킬 가능성이 항체의 종류에 따라 높아진다. 공격하는 항원의 입장에서 보면, 대적할 수가 많으면 그만큼 대응하는 확률은 높아진다. 또한 반대로, 이러한 생약·허브의 어느 것이라도 알레르기가 있는 사람이 꿀벌화분을 복용하면, 항원의 종류가 많을수록 알레르기 반응을 일으킬 가능성이 높아진다. 표적은 하나라도, 총 솜씨가 서툴러도 여러 번 쏘면 맞는다라는 상태를 생체 쪽이 준비하고 있는 것과 같다.

50대의 여성이 몇 년 전부터 프로폴리스, 비폴렌, 포에버라이트(주성분: 대두 단백질) 등의 건강식품을 복용한 후, 검진에서 간기능 장애를 지적받았다. HBs 항원, HCV 항체 등 전부 음성으로, 제약림프구자극시험에서 비폴렌과 포에버라이트가 양성반응을 나타내, 이것이 간 장애의 원인이라고 생각되었다(시미즈 2005). 꿀벌화분에 의한 것으로 짐작되는 급성신부전이 보고되었다(쓰치다 2004).

꿀벌화분도 알레르기와 아나필락스의 원인이 된다. 33세 남성이 꿀벌화분을 먹고 15분 후, 목이 욱죄이는 느낌과 목주변의 통증을 느끼고 붓는 증상이 급속히 퍼져, 10분 후에는 호흡곤란이 되었다. 숨을 쉬기 위해서는 목을 뒤로 젖히지 않으면 안 되었다. 에피네프린 0.3 mg의 피하주사 후 연이어 10분 후 0.2 mg을 추가하고, 메틸프레드니솔론을 정맥주사하여, 3시간 후에는 목 부은 것이 가라앉고 호흡곤란은 해소되었다(Geyman 1994).

56세 여성이 요구르트, 바나나, 딸기 및 너츠로 만든 밀크쉐이크에 꿀벌화분을 넣어 마시고 20분 이내에 전신 심마진, 목이 욱죄이는 느낌과 호흡곤란 및 전신권태감이 나타났다. 항히스타민제의 복용으로 1시간 후에 호흡곤란은 해소되었지만, 심마진은 9시간 동안 남아 있었다. 환자는 같은 밀크쉐이크를 항상 마셨지만, 꿀벌화분을 마신 것은 처음이었다. 마셨던 꿀벌화분에 의한 피부 천자시험은 양성이었다. 그 후, 우유, 바나나, 딸기 및 너츠류에서 알레르기 반응은 나타나지 않았다. 화분의 현미경검사에서 돼지풀, 인동덩굴, 쥐똥나무, 살갈퀴 등의 초목의 화분 이외에, 진균(곰팡이)의 포자가 검출되었다(Greenberger 2001). 이러한 초목이나 곰팡이에 알레르기가 있는 사람이 꿀벌화분을 복용하면, 아나필락스반응을 일으킬 가능성이 있다.

화분증의 기왕이 있는 32세 남성이 약재상이 조합한 화분제제를 복용하고 15분 후, 전신 소양감, 홍반, 안면부종, 기침 및 발성곤란을 일으켰다. 화분제제의 현미경검사에서 서양민들레, 십자화과, 쑥과, 꿀풀과, 버드나무과, 장미과, 올리브, 백합과, 질경이, 포플러의 화분 이외에 곰팡이가 6% 포함되어 있었다. 피부 천자시험에서 특이한 IgE화 함께 쑥과 서양민들레 및 버드나무과에 양성반응을 보였다(Chivato 1996).

37세 여성이 3주 전부터 꿀벌화분을 계속 복용하고 있었는데, 전신 권태감, 두통, 구역질, 복통, 설사, 근육통, 전신 가려움 및 반구진상 피진이 나타났으며, 그 후 증상이 더 악화되어 지남력 장애가 나타나 진찰을 받았다. 백혈구 수는 증가되었고, 그 70%는 호산구에서 그 수는 13,400/mm^3에 도달하였다. 다른 검사소견에 이상은 보이지 않았다. 꿀벌화분을 중지 후 2주간 동안 증상과 호산구 증가는 보이지 않았다. 꿀벌화분에 의한 피부 천자시험은 강한 양성으로 15시간 후, 호산구치는 증가하였다. 유발시험을 위해 꿀벌화분을 복용시키자 2일째부터 6일째에 걸쳐 호산구의 증가와 비폐색감(鼻閉感), 전신 권태감, 소화기증상 및 전신 가려움이 나타났다(Lin 1989).

화분증이 있는 46세의 남성이 꿀벌화분을 찻숟가락으로 1스푼을 복용하고 15분 후에는 재채기 발작이 있었으며, 복용하고 30분 후에는 전신의 혈관성부종과 삼마진, 호흡곤란, 천명(喘鳴), 현기증이 나타났다. 에피네프린, 부신피질호르몬 및 디펜히드라민의 정맥주사로 증상은 좋아져서 다음 날 퇴원하였다. 현미경검사에서 화분의 대부분은 메스키토(콩과 프로소피스, *Prosopis julifiora*)의 화분이었다. 환자는 피부 시험천자(試驗穿刺)에서 메스키토에 강한 양성 반응을 나타냈다(Mansfield 1981). 메스키토는 일본에서도 진드기, 삼목 및 진균의 세팔로스포리움 다음으로 빈도 높은 알레르겐이다.

31세 여성은 꿀벌화분을 찻숟가락 1.5스푼을 복용한 후 30~45분 후 목, 안면 그리고 눈이

가려웠으며, 안면의 삼마진은 목까지 번져, 호흡곤란, 연하곤란 및 현기증이 나타났다. 27세 여성은 찻숟가락 1스푼의 꿀벌화분을 복용하고 30분 후 눈물을 흘리고, 목의 꺼끌거림, 혀 · 입술 부음에 이어 전신 가려움과 삼마진이 나타났다. 25세 남성은 찻숟가락으로 1스푼의 꿀벌화분을 복용하고 25분 후에 입의 가려움과 붓는 증상이 나타났으며, 목의 조여움, 피부의 가려움, 얼굴 붉어짐 및 발한이 나타나고, 경련이 일어났다(Cohen 1979).

위 환자들이 복용하고 있던 꿀벌화분의 화분은 콩과 전동싸리, 미나리아재비과, 국화과 단포포 등의 화분에서 이루어진 것이며, 환자는 복용하고 있던 비폴렌과 국화과, 돼지풀의 양쪽에 대해 피부자극시험과 면역반응 모두 양성을 나타냈다(Cohen 1979). 결국, 돼지풀에 알레르기가 있는 사람은 꿀벌화분을 복용하면, 아나필락시스 반응을 일으킬 가능성이 높다.

21-3 밀랍(蜜蝋)

밀랍은 말벌이 복부에서 분비하여 벌집을 구성하는 밀랍질(蝋質)을 정제한 것이다. 과민성반응을 일으킬 수 있다.

40대 여성이 거친 손에 스테로이드 연고 등을 사용하면 좋아지는데, 치료를 중단하면 피부발진이 다시 나타났다. 스테로이드는 별로 좋지 않다고 생각하여 1995년 봄부터 자운고(紫雲膏)를 사용하기 시작하여 두 번째를 사용하기 시작할 무렵부터 손에 화상과 같은 자극을 느끼고 상태가 더 심해져 진찰을 받았다. 양 손등부터 손목까지 가려움을 동반한 홍색구진과 수포가 보였으며 발가락 사이에 홍반이 확인되었다. 패치테스트 결과 사용한 외용제 6종 중에서 자운고에만 양성반응을 나타냈으며, 성분별 패치테스트에서는 밀랍에서만 양성반응을 보여 자운고 안의 밀랍에 의한 접촉피부염으로 진단되었다(가토 1998).

50대 여성은 2개월 전부터 안면에 가려움과 발적이 나타나 자운고와 태을고(太乙膏)를 처방받아 사용하였는데, 증상은 차츰 더 악화되어 종창, 침출액이 동반되어 나타났다. 두 약제를 중지하고, 스테로이드 요법을 적용한 결과 1주간에 눈에 띄게 좋아졌다. 피부패치테스트에서 자운고와 태을고에 양성을 나타냈으며 성분별 시험에서는 자근(紫根)과 밀랍에 양성을 나타내었다(나쓰아키 1999).

자근은 지치과의 다년초인데, 지치의 뿌리는 시코닌, 아세틸시코닌 등의 자색색소를 함유하고 있다.

문헌

Chivato T et al. Anaphylaxis induced by ingestion of a pollen compound. J Invest Allergol Clin Immunol 1996 ; 6 : 208-9

Cohen SH et al. Acute allergic reaction after composite pollen ingestion. J Allergy Clin Immunol 1979 ; 64 : 270-4

Conti ME et al. Honeybees and their products as potential bioindicators of heavy metals contamination. Environ Monit Assess 2001 ; 69 : 267-82

Geyman JP. Anaphylactic reaction after ingestion of bee pollen. J Am Board Fam Pract 1994 ; 7 : 250-2

Greenberger PA et al. Bee pollen-induced anaphylactic reaction in an unknowingly sensitized subject. Ann Allergy Asthma Immunol 2001 ; 86 : 239-42

橋本網子ほか. プロポリスによる接触皮膚炎. 皮膚臨床 1997 ; 39 : 755-8

Hausen BM. et al. Propolis allergy. Contact Dermatitis 1987 ; 17 : 171-7

Hsu CY et al. Laryngeal edema and anaphylactic shock after topical propolis use for acute pharyngitis. Am J Emerg Med 2004 ; 22 : 432-3

加藤佳美ほか. 漢方製剤による接触皮膚炎. 皮膚病診療 1998 ; 20 : 212-4

木元克治ほか. 栄養补食品「蜜蜂プロポリス」によると考えられる肝機能障害の2例. 武杵臨医誌 2000 ; 10 : 63-5

Li YJ et al. Acute renal failure induced by a Brazilian variety of propolis. Am J Kidney Dis 2005 ; 46 : e 125-9

Lin FL et al. Hypereosinophilia, neurologic, and gastrointestinal symptoms after bee-pollen ingestion. J Allergy Clin Immunol 1989 ; 83 : 793-6

Mansfield LE et al. Anaphylactic reaction after ingestion of local bee pollen. Ann Allergy 1981 ; 47 : 154-6

内藤裕史. 中毒百科 南江堂 2001, p 462, 537, 540

夏秋 優ほか. 漢方外用剤による接触皮膚炎の1例. 日本東洋医学雑誌 1999 ; 49 : 136

西井貴美子ほか. プロポリスによる多形紅斑を呈した全身性接触型皮膚炎兼接触皮膚炎症候群と思われる1例. 日皮会誌 1998 ; 108 : 889

太田真琴ほか. 民間薬によるアレルギー性接触皮膚炎—流行のウコン, プロポリスなど. 日本醫事新報 2000 ; (3986) : 33-6

Park YK et al. Botanical origin and chemical composition of Brazilian propolis. J Agric Food Chem 2002 ; 50 : 2502-6

Shad JA et al. Acute hepatitis after ingestion of herbs. South Med J 1999 ; 92 : 1095-7

清水省吾ほか. 民間薬/健康食品服用中に生じた急性肝障害の3例. 日本消化器病学会雑誌 2005 ; 102 臨時増刊号 : A 347

新庄　香ほか. 健康食品によるアレルギーに DICを合併した1例. Int J Hematol 1994 ; 59(Suppl 1) : 300

土田晃靖ほか. BeePollen 由来と思われる急性腎不全の一例. 日腎会誌 2004 ; 46 : 626

Umebayashi Y et al. Allergic contact dermatitis due to propolis : three case reports and a questionnarire study. Environ Dermatol 2000 ; 7 : 34-9

矢島　純ほか. プロポリスによる接触皮膚炎. 治療 1999 ; 81 : 1402-3

22 | 게르마늄

게르마늄이 암이나 당뇨병, 고혈압 및 간장병에 효과가 있다고 광고되고 있으며 “현대병이 낫는다” 등의 효능을 칭송하는 게르마늄이 들어 있는 광천수, 드링크제, 정제 및 캡슐이 대량으로 유통되어 한때는 60종류 이상이었다. 1970년대 일본에서 시작한 붐은 1987년 영국에 상륙하여, “면역력을 회복한다”라고 광고되어 후천성면역부전증후군(에이즈) 환자용 등으로 판매되었다. 그러나 1979년 급성신부전 환자가 발생한 이후, 일본에서 11명의 사망자를 포함하여 45명의 중독 사례가 보고되었다.

특히, 소아에게 건강증진을 위해 또는 병기가 나을 거라는 생각을 가진 부모가 계속 복용하게 하는 사례가 많기 때문인지 전부 사망하였다(오쓰카 1988, Obara 1991, 가미조 1991). 4세 10개월의 여자아이는 2세 반 무렵부터 건강촉진을 위해 모친이 게르마늄제를 복용하게 하였는데, 3세 무렵부터는 보행이 불안정하게 되어 잘 넘어졌으며 동작이 둔해졌다. 점차 식욕부진과 사지가 마르는 것이 눈에 띄었으며 저림을 호소하였고, 4세 무렵부터 운동실조가 두드러졌으며 발어는 명료하지 않았으며, 연하장애로 확인되었다. 계속되는 구역질과 구토로 인하여 병원에 입원하였는데 빈혈과 신기능 장애가 현저하여 17일 만에 사망하였다(가미조 1991).

필자에게 모르는 남성으로부터 전화가 왔다. 게르마늄중독에 의한 신부전으로 혈액투석을 받고 있는데, 킬레이트 요법 등 효과적인 치료법이 없는지에 관한 상담이었다. 자세하게 들어보니, 모대학 의학부의 당뇨병을 전문으로 하는 내과의 교수로 당뇨병에 효과가 있다고 믿고 환자에게도 추천하고 당뇨병을 앓고 있는 본인도 복용하고 있었는데, 차츰 상태가 나빠져 신부전이 되었으며 필자가 쓴 논문을 읽고 확실히 게르마늄중독, 그것이라고 알아차리고 병상에서 전화를 걸었다는 것이다.

게르마늄 식품을 판매하던 도쿄도의 건강식품 판매회사에서는 한 회사에서만 9억엔을 판매하였으며, 임원 남성 한 명이 5개월간 계속 복용하여 신부전에 폐렴을 병발하여 사망하였고, 파트타임 여성은 6년간 애용하다가 신부전과 호흡부전으로 사망하였다.

1일 35~250 mg씩 총량 20~70 g을 5~24개월 복용으로 발증한 사례가 많다. 지인에게 추천받아 게르마늄 음료를 8년간 복용하였는데, 몸이 안 좋을 때에는 상용량의 2~3배를 마시고, 웅크리고 일어서는 것도 할 수 없게 된 여성제약사(나카무라 1988), 그리고 건강식품으로 매일 1정(36 mg)을 6년간 복용한 결과, 구역질, 구토, 운동실조, 기립불능 등의 증상으로 입원하였는데, 신기능과 신경증상이 개선되지 않아 2개월 만에 사망한 사례도 있다(아사카 1991).

초발증상은 전신권태감, 구역질, 구토, 식욕부진, 사지저림 등이다(오하라 1988, 오카가와 1986, 요코이 1990, Matsusaka 1988, 이지마 1990a, Takeuchi 1992, Nagata 1985, 거바 1990). 신 장애가 전체 사례에서 보인다. 혈당 크레아틴, 요소질소 및 요산이 증가한다. 단백뇨와 혈뇨, 부종·핍뇨가 보이지 않으므로 신 장애를 알아차리는 것이 늦다(Obara 1991, Sanai 1990, Okada 1989). 섭취중지 후 크레아틴 수치는 계속 상승하고, 1~3개월 후, 때로는 1년 반 정도에서 최고치에 도달하며, 그 후 저하하지만 정상으로는 돌아가지 않고(Matsusaka 1988, 야마자키 1994), 요산도 높은 수치를 나타낸 상태이다(야마자키 1994).

병리조직 소견에서는 원위요세관를 중심으로 한 상피세포의 공포변성과 간질의 섬유화 또는 간질성신염으로(하라다 1988, 오하라 1988, 간다 1989, Okada 1989, Matsusaka 1988, 오마타 1987), 증식성사구체신염의 보고도 있지만(요네야마 1982), 사구체의 병변은 예외적으로 새로운 형태의 신 장애이다(사나이 1988).

빈혈증상도 모두에게서 보인다. 정구성정색소성빈혈(正球性正色素性貧血)이 일반적이다. 정상화되기까지 2년이 걸린다(야마자키 1994). 골수의 저형성, 정구의 감소가 보인다(Obara 1991, 오카가와 1986, 노자키 1990, 거바 1990).

근력저하, 근위축 및 근육통이 보이며, 크레아틴키나아제 수치의 상승을 동반한다(가미죠 1991, Matsusaka 1988, 이지마 1990a, 간다 1989, 오타 1991, 거바 1990, Nagata 1985). 근력저하는 종종 기립불능(가미죠 1991, 아사카 1991)과 **쭈그리고 일어서기**가 곤란(오카가와 1986, 나카무라 1988)한 정도이다. 말초신경 장애는 대부분 사지원위부의 **다발신경염**으로부터 시작한다(후지모토 1992, 오카가와 1986, 노자키 1990, 나카무라 1988, 거바 1990). 실조성보행 또는 소뇌성운동실조가 나타난다(후지모토 1992, 노자키 1990, 아사카 1991). 말초신경전도 속도는 몇 개월 안에 정상화되지만, 저린 감각이 없어지기까지는 3년이 걸린다(야마자키 1994).

뇌신경이 장애를 입는다. 안면 감각장애, 구개수와 혀의 변위, 혀의 위축과 섬유속성연축, 구음 장애, 연하 장애, 쉰 목소리 등 동안(動眼)·삼차(三叉)·미주(迷走)·설하(舌下)신경 장애가 나타난다(이지마 1990a, 후지모토 1992, Takeuchi 1992, 오쓰카 1988, 다카미야 1990). 호흡근마비 및 사지마비와 같이 전신마비에 이른다(오쓰카 1988). Aβ섬유의 감소와 변성을 동반한다(하라다 1988, 이지마 1990a, 오오타 1991, 노자키 1990, 후지모토 1992).

기립성 저혈압, 저긴장성 방광, **마비성 장폐색증**, 발한이상, 동기 장애 등 교감부교감신경의 광범위한 장애가 발생한다(이지마 1990b, 노자키 1990, Nagata 1985, 하야시노 1985).

신경병리학적으로 척수의 전근과 후근의 현저한 위축, 척수백질후색의 강한 변성과 글리오시스, 전핵에서 신경세포의 현저한 탈락이 보이며, 위축한 세포가 소수 잔존할 뿐이다. 척수전근·후근, 좌골신경, 비복신경 모두 Aβ섬유의 탈락이 고도로 나타난다(타시로 1990). 척수후색후색핵 변성(아사카 1991, 다카미야 1990), 해면상(海綿狀) 변화와 탈수(脫髓)가 나타난다(거바 1990).

심근의 공포변성·혼탁종창, 간질부종(Matsusaka 1988, 거바 1990), 삼첨판·폐동맥판폐쇄부전(하야시노 1985), 심전도이상, 심부전(오쓰카 1988), 심비대(Matsusaka 1988) 등의 심기능 장애를 일으킨다.

신기능 장애, 신경근 장애, 빈혈 모두, 섭취 중지 후에도 진행되는 일이 많지만(가미조 1991, 오하라 1988, 후지모토 1992, 노자키 1990, 요코이 1990, 이지마 1990a, Nagata1985, Takeuchi 1992), 일부는 비가역적이다(하라다 1988, 이지마 1990a, van der Spoel 1991).

간기능 장애도 보인다(가미조 1991, 이지마 1990a, 거바 1990, van der Spoel 1991, Krapf 1992, Hess 1993).

체내에 흡수된 게르마늄은 골격근에 정상의 10만 배 가까이, 심장에 2,600배 이상, 비장에 10,800배 이상 축적되지만(Nagata 1985), 조직 중 농도로 볼 때 많은 부위는 비장과 척추를 제외하면, 모발과 손톱이다(Nagata 1985, 거바 1990). 2년 4개월에 걸쳐 총량 55 g의 게르마늄제제를 복용한 사람의 혈중농도는 섭취중지 2개월 후 315 mg/L, 5개월 후 41 mg/L 및 9개월 후 29 mg/L로 서서히 저하한다. 그러나 모발의 농도는 2개월 후 171.8 mg/g과 4개월 후 199.2 mg/g, 손톱의 농도는 2개월 후 18.0 mg/g과 5개월 후 30.4 mg/g로 모두 상승하였고, 6개월 후에도 감소하지 않았다(오하라 1988). 손톱과 모발이 미미한 역할이지만, 게르마늄의 배설기관으로 기능하고 있다.

스피로게르마늄과 삼이산화 카복시에틸 게르마늄 등 유기게르마늄에는 항암작용과 면역증강작용이 있다는 연구가 발표된 적이 있어 시판품 안에는 "유기게르마늄 들어 있음"을 광고하는 제품도 있다. 분석한 결과, 이산화 게르마늄이 많으며, 내용에 허위가 있다고 하였으며, 때마침 유기게르마늄은 약이 되지만, 무기게르마늄이었기 때문에 중독을 일으켰다고 받아들인 면이 있다. 사실, 중독환자의 대부분은 이산화게르마늄을 섭취하고 있었지만, 유기게르마늄에서도 똑같이 중독환자가 발생하고 있다. 유기게르마늄은 이산화게르마늄을 출발물질로 합성되므로 이산화게르마늄이 혼입되어 있을 가능성도 있다. 스피로게르마늄에 의한 현기증, 실조, 감각이상 등 신경계 부작용은 벌써 1983년 항암제로서 제2상시험에서 보고되었다(Falkson 1983).

철(鐵), 코발트 등의 필수미량금속 이외의 중금속화합물은 유기무기에 관계없이 위험하다는 것은 수은, 납, 비소, 탈륨 등에서 우리들은 충분히 경험하였다. 크롬은 필수 미량금속이지만, 6가크롬은 중독의 원인물질로서 잘 알려져 있으며, 3가 유기크롬도 건강식품으로서 과량섭취하면, 신 장애, 간 장애, 횡문근융해증 등을 발증한다(「크롬」 참조).

1988년 6월 28일 미국식품의약국(FDA)는 식품·의약품의 사용을 목적으로 하는 게르마늄 함유제품은 어떤 형태라도 안전하지 않으므로 제조업자는 즉시 소매점부터 전제품을 철거하도록 권고하였다.

1990년 3월 26일 노르웨이 식품감독청은 지방의 식품감독 당국에게 식품에 들어 있는 농도 이상의 게르마늄제제가 건강에 위험유해성이 있다고 보고 유통금지 통보를 보냈다.

1993년 9월 14일 전미영양식품협회(National Nutritional Foods Association, NNFA)는 회원 및 공급업자에게 게르마늄 및 게르마늄 함유제품을 점두에서 철거하고 판매를 중지하도록 통보하였다.

같은 해 10월 14일 FDA의 식품안전·응용영양센터(Center for Food Safety and Applied Nutrition. CFSAN)는 보조식품판매협회를 통해서 보조식품제조회사에 게르마늄제제에 관한 위험을 철저히 하도록 통지하였다.

동년 11월 30일 유용영양식품심사회는 1일량 1 mg을 넘는 어떠한 게르마늄제제도 유통을 금지한다는 게르마늄 권고서를 회원에게 제출하였다.

그런데 일본에서는 1994년 7월, 외국의 이러한 동향에 반대되는 현상으로 프로파게르마늄이라는 유기게르마늄이 면역능(免疫能)의 활성화 작용이 있다고 하여 12주간의 제2상시험과 16주간의 제3상시험 결과, 의약품으로 승인되었다. 그러나 발매 후 6개월간 28인의 간기능 악화 사례가 발생하였는데, 그 중 40대 남성은 10일간 복용하고 사망하였고, 또 40대 남성 1명은 1개월간 복용하고 사망하였다. 게르마늄은 중금속이므로 생체에 미치는 영향을 알아보기 위해서는 월 또는 연 단위 기간의 연구가 필요하다.

게르마늄중독에서 주목해야 하는 점은 증례의 대부분이 전부 일본에서, 건강식품 섭취에 의해 발생하였다는 것이다. 게르마늄중독이라는 새로운 형태의 중금속중독에 관해 불행한 사건을 계기로 알게 되었지만, 일본인이 단기간에 세계의학에 결정적인 공헌을 하게 된 것이다.

단지 유감스러운 일은 킬레이트요법을 시행한 증례는 한 사례만이며, 그것도 극히 단편적인 기술로 신생검, 신경근생검, 게르마늄 농도 측정 등, 검사소견에 대한 자세한 데이터의 축적과는 대조적으로 치료법에 관한 정보는 없는 것과 다름없다. 시행된 치료법은 보고를 읽는 한 부신피질호르몬 투여 정도이다.

스위스에서 일본의 비참한 교훈을 얻지 못하고, 암에 효과적이라고 하여 2개월간 25 g을 복용한 43세 여성은 신부전과 간기능 장애로 사망하였다(Karpf 1992). 후천성면역부전증후군(에이즈)에 효과가 있다고 유기게르마늄을 선전한 유산구연산게르마늄(乳酸クエン酸ゲルマニウム)을 복용한 26세 여성은 위독한 신부전과 간장의 지방변성을 발증하였고, 간기능은 5주 후에 정상화되었지만, 신부전은 복용중지 2년 후에도 계속되었다. 26세 남성은 신부전을 발증하였고, 복용중지 9개월 후에도 개선은 보이지 않았다. 생검에서 확인된 조직 속 게르마늄 농도는 신장에서 정상의 10~70배였고, 간장에서는 140배였다(Hess 1993).

고려인삼은 토양 속의 게르마늄을 농축한다고 하며, 고려인삼은 게르마늄 농도가 높기 때문에 효과가 있지만, 국산(일본) 인삼은 낮으므로 효과가 없다고 그럴 듯하게 전해져 내려왔지만, 의도적으로 게르마늄을 첨가한 고려인삼제제가 있는 것 같다.

막성사구체신염에서 이뇨제 프로세미드의 투여를 받은 63세 미국 테네시주의 남성이 게르마늄을 함유한 인삼제제 Uncle Hsu's Korean ginseng®를 10일간 복용하고, 고혈압과 부종을 발증하여 입원하였다. 체중은 74.5 kg에서 입원시 87.3 kg으로 증가하였고, 혈압은 186/100 mmHg로 높았다. 프로세미드를 8시간 사이를 두고 정맥주사한 결과, 체중은 76 kg으로 감소하였고, 혈압은 138/84 mmHg로 떨어져 퇴원하였다. 환자는 그 날부터, 입원 중에 복용하지 않았던 인삼제제를 다시 복용하기 시작하였다. 2주 후 프로세미드 복용을 계속하고 있음에도 불구하고 체중은 12 kg 증가하였고, 부종과 고혈압이 나타났다. 재입원하여 인삼제제 복용을 중지한 결과, 프로세미드 정맥주사로 48시간 후 체중은 73.6 kg으로, 혈압은 128/78 mmHg으로 원래대로 돌아갔다. 게르마늄에 의한 신장 상해의 병변부위와 이뇨효과가 억제되었던 것은 게르마늄의 신장중독에 의한 것이 아닌가 하고 여겨진다(Becker 1996).

게르마늄은 1일 1 mg 정도는 식품으로서 우리 입에 들어가고 있으며 축적성도 없고, 배설도 양호해 만성중독이 발생하기 어렵다고 여겨졌었다. 그럼에도 불구하고, 비참한 중독사고가 발생하였다. 이산화게르마늄의 급성중독은 식염보다 낮은 정도이다. 그러나 조금씩 몸에 축적되어 일단 증상이 나타나면, 예를 들어 섭취를 중지하더라도 진행되고 요중으로부터 배설도 1년 가까이 걸쳐 계속된다는 점은 이번 사건이 발생하기 전까지는 알지 못했다.

그러나 논문으로 보고된 환자는 빙산의 일각으로 원인불명의 빈혈 · 신 장애 · 손발 저림 ·

근마비 등의 증상으로 게르마늄중독이라고는 생각하지 못하고 의료기관에서 치료를 받아온 잠재적 게르마늄 환자가 상당수 있을 것이다.

문헌

浅賀知也ほか. 運動失調, 痴呆を認めたゲルマニウム中毒の一剖検例. 共済医報 1991 ; 40(Suppl) : 117

Becker BN et al. Ginseng-induced diuretic resistance. JAMA 1996 ; 276 : 606-7

千葉百子ほか. ゲルマニウム含有剤を長期摂取した2症例. 順天堂医学 1990 ; 36 : 406-10

Falkson G et al. Phase II trial of spirogermanium for treatment of advanced breast cancer. Cancer Treat Rep 1983 ; 67 : 189-90

藤本美加ほか. ゲルマニウム中毒により小脳失調症状を伴う多彩な症状を呈した肝硬変症の1例. 福岡医誌 1992 ; 83 : 139-43

原田勝利ほか. ゲルマニウム長期摂取による神経筋障害の1例. 臨床神経学 1988 ; 28 : 247-8

林野久紀ほか. 急性腎不全で発症しゲルマニウム中毒が疑われた一例. 日腎誌 1985 ; 27 : 1658

Hess B et al. Tubulointerstitial nephropathy persisting 20 months after discontinuation of chronic intake of germanium lactate citrate. Am J Kidney Dis 1993 ; 21 : 548-52

飯嶋 睦ほか. 無機ゲルマニウム(GeO_2) 中毒による神経障害. 脳神経 1990a ; 42 : 851-6

飯嶋 睦ほか. 無機ゲルマニウム中毒による自律神経障害. 自律神経 1990b ; 27 : 176

上條美樹子ほか. 末梢神経障害, 後索変性および腎不全を呈した慢性ゲルマニウム中毒の神経病理学的検討. 臨床神経 1991 ; 31 : 191-6

神田 勤ほか. ゲルマニウム中毒により慢性腎不全に至った糖尿病の1例. 糖尿病 1989 ; 32 : 825-30

Krapf R et al. Abuse of germanium associated with fatal lactic acidosis. Nephron 1992 ; 62 : 351-6

Matsusaka T et al. Germaniuminduced nephropathy : Report of two cases and review of the literature. Clin Nephrol 1988 ; 30 : 341-5

Nagata N et al. Accumulation of germanium in the tissues of a longterm user of germanium preparation died of acute renal failure. J Toxicol Sci 1985 ; 10 : 333-41

中村良一ほか. ゲルマニウム中毒が疑われ腎機能障害経過中に複雑な血中電解質異常を来した一例. 臨床体液 1988 ; 15 : 57-61

野崎 稔ほか. 腎障害および多発ニューロパチーを呈した二酸化ゲルマニウム中毒の1例. 杏林医会誌 1990 ; 21 : 519-26

小原克也ほか. ゲルマニウム長期連用により多彩な症状と腎不全を呈した2症例. 日内会誌 1988 ; 77 : 1704-9

Obara K et al. Germanium poisoning : Clinical symptoms and renal damage caused by longterm intake of germanium. Jpn J Med 1991 ; 30 : 67-72

Okada K et al. Renal failure caused by longterm use of a germanium preparation as an elixir. Clin Nephrol 1989 ; 31 : 219-24

岡川和人ほか. ゲルマニウム含有飲料水の服用者にみられた腎機能低下, 正色素性貧血, 筋力低下および末梢神経障害. 内科 1986 ; 58 : 1210-4

小俣正子ほか. ゲルマニウム長期服用者における間質性腎症の臨床病理学的検討. 日腎誌 1987 ; 29 : 931-2

太田恵子ほか. Blinkreflex の早期成分(R 1) が欠如したゲルマニウム中毒の1例. 臨床脳波 1991 ; 33 : 62-5

大坪修介ほか. ゲルマニウム中毒による多臓器不全の1例. 日小児会誌 1988 ; 92 : 1994-9

佐内　透ほか. 二酸化ゲルマニウム含有健康食品による腎障害 "Germanium dioxide induced nephropathy"の検討. 臨と研 1988 ; 65 : 1850-2

Sanai T et al. Germanium dioxideinduced nephropathy : A new type of renal disease. Nephron 1990 ; 54 : 53-60

高宮清之ほか. ゲルマニウム中毒症の2例 ― 既報告19例の文献的考察とゲルマニウムによる 骨格筋障害の動物実験を含めて. 日臨内科医会誌 1990 ; 4 : 297-8

Takeuchi A et al. Nephrotoxicity of germanium compounds : Report of a case and review of the literature. Nephron 1992 ; 60 : 436-42

田代アリシアほか. ゲルマニウム中毒における脊髄前角細胞脱落と後索病変 : 一剖検例の脊髄, 末梢神経系の検索. 神経病理学 1990 ; 10 : 203-4

van der Spoel JI et al. Dangers of dietary germanium supplements. Lancet 1991 ; 336 : 117

山崎　悟ほか. ゲルマニウム中毒の1症例の長期経過. 日透析医会誌 1994 ; 27(Suppl 1) : 923

米山　孝ほか. 全身に高濃度のゲルマニウム沈着を認めた急性腎不全の一症例. 日腎誌 1982 ; 24 : 1355-6

横井克彦ほか. 腎機能低下を伴うゲルマニウム中毒患者のゲルマニウム蓄積と排泄. 中毒研究 1990 ; 3 : 308

23 | 클로렐라, 스피룰리나, 아파니조메논

23-1 클로렐라

클로렐라는 바닷물이나 진흙 등의 염수 안에서 자생하는 단세포의 녹조 플랑크톤으로 단백질, 엽록소, 비타민 및 미네랄을 풍부하게 함유하고 있다고 하여 공업적 규모로 대량 배양되어 건강식품으로서 건조된 정제타이프와 엑스를 추출한 음료타이프가 시판되고 있다.

시판 클로렐라식품(분말) 5검체에서 납이 0.07~0.75 μg/g와 카드뮴 0.08~0.16 μg/g이 검출되었다(오쿠노 1998).

간기능 장애

70대 남성이 발열과 간기능 장애로 입원하였지만, 감염원을 알지 못한 상태로 2주간 후 열이 내리고, 간기능도 개선되어 퇴원하였다. 환자는 10년 전부터 A사의 클로렐라 제제를 복용하였는데, 그 후 B사의 제제로 변경하였다. 퇴원 얼마 후 입원 중에는 중지하였던 클로렐라 복용을 다시 시작하자 다시 발열과 간기능 장애가 나타나 재입원하였다. 적혈구 침강속도의 항진 등의 염증반응과 간담도계효소 상승이 확인되었다. 클로렐라 복용을 중지하고 경과관찰을 한 결과, 해열, 염증반응·간담도계효소 모두 정상화되었다. 약제림프구자극시험에서 B사 제제만 양성반응을 나타냈다(우치다 1999).

클로렐라 제제를 내복 중인 건강한 일반성인 10명과 내복하지 않는 10명의 약제림프구자극시험을 시행한 결과, 모든 증례에서 양성반응을 나타낸 것으로부터 클로렐라에는 비특이적인 림프구유약화작용이 있어 클로렐라의 부작용 진단에 약제림프구자극시험은 부적당하다는 보고가 있다(후지자와 1997). 그러나 위에서 기술한 증례에서는 동일한 클로렐라 제제이면서도 우연한 재섭취에서 양성을 보인 것은 B사의 제제만이 양성반응을 나타내었다.

60대 남성이 간기능 장애를 지적받아 입원하였다. 2년 전부터 입원 전월까지 클로렐라를 복용하고 있었다. 입원 후 복용하던 3종류의 약을 중지한 후에, 간기능은 서서히 개선되었다. 약제림프구자극시험에서 클로렐라만 양성반응을 나타내 간기능 개선 후 3종류의 약 복용을 재개하였지만, 간기능은 정상으로 클로렐라에 의한 약제성 간기능 장애로 진단되었다(이시카와 2002).

10대 여성이 록소프로펜나트륨, 캣츠클로 및 클로렐라 내복을 시작하자, 전신 권태감, 구역질, 황달, 간담도계효소 상승이 확인되었다. 약제림프구자극시험에서 클로렐라만 양성반응이 나타났는데, 록소프로펜나트륨은 간기능 장애를 일으킨 적이 있다(고시바 2005). 캣츠클로는 원래 페루원산의 **꼭두서니과 Uncaria속** *Uncaria tomentosa* 1년초이지만, 이 환자가 복용한 제품에는 그 추출분말 이외에 여러 성분이 함유되어 있었다.

9세 남자아이가 발열이 나타났는데, 그 아이는 메페남산을 내복하고 있었다. 그 후 사지에 간대성경련이 일어났고 의식회복이 좋지 않았으며 간기능 이상이 진행되어 입원하였다. 2개월 전부터 클로렐라정을 내복하고 있었다. 입원 4일째에 간생검에서 중심정맥주위의 간세포에 변성과 괴사가 확인되었다. 입원 6일째에 의식은 정상화되었고 간기능도 개선되었는데, 급성간부전의 원인은 클로렐라로 짐작되었다(이누이 2003).

40대 여성이 구역질, 상복부불쾌감 및 식욕부진이 있었고 황달이 나타났고 점차 더 악화되어 입원하였다. 2년 전부터 선클로렐라를, 반 년 전부터 영계출감탕(苓桂朮甘湯, 복령, 계피, 감초 등)을, 그리고 입원 전에는 밀배아를 복용하였다. 입원 후 간기능은 순조롭게 개선되었다. 선클로렐라 · 영계출감탕 · 밀배아에 대해서 약제림프구자극시험을 시행한 결과, 선클로렐라에 대해서만 강한 양성을 나타냈다. 페오포르바이드에 대해서 음성이었다. 간생검 소견은 중심정맥을 중심으로 간세포괴사와 산재한 소상괴사이었다(간노 1990).

클로렐라에 의한 간기능 장애를 일으키고 그 간기능 장애에 대해서 소시호탕(小柴胡湯)을 투여하면, 그것으로 인해 폐수종을 동반한 약제성폐장염을 발증하였다는 보고도 있다(미야자키 1998).

광선과민증, 약진

1977년 4월 하순, 건강식품으로 판매되고 있던 클로렐라 제품 상용자에게 피부염이 발생하였고, 전국에서 25명의 환자가 발견되어 "클로렐라병"이라고 불리었다. 일본에서 발견된 피부질환의 하나라고 말할 수 있다. 증상은 안면 · 손등 등 노출부의 망상형 홍반, 출혈성 · 괴사성 피진, 유통성 자반, 결가성(結痂性) 미란(지쓰카와 1978), 광선에 닿는 부분의 피부 부종과 종창, 홍자색의 색소반 또는 망상형 홍반, 출혈반, 궤양, 표피괴사, 귀의 변형(다무라 1979) 등이다. 안면, 특히 이마, 경부 및 후배에 부종성의 홍반, 홍반부의 궤양화와 미란이 보인다(히라타 1980).

클로렐라병의 원인은, 클로렐라 안의 클로로필이 클로로필라아제에 의해 분해되어 클로로필에서 마그네슘이 빠진 형태의 페오포르바이드a에 의한 광선과민증이라는 것을 알았다.

클로렐라 제품 중에는 클로로필 분해산물이 미량 함유되어 있지만, 해당 제품의 경우, 제조공정에서 사용한 함수알코올에 의해 클로로필라아제의 활성이 증가하고, 분해산물이 다량으로 발생하여, 페오포르바이드a는 최고 8,150 mg/g까지 검출되었다. 환자의 클로로필 분해산물의 섭취량은 페오포르바이드a로 환산하면, 25~130 mg/day로, 25 mg/day가 최소작용량이라고 생각할 수 있다(타무라 1979).

이러한 일련의 사건을 계기로 1981년 5월 후생성 환경위생국장 통지에서 클로렐라 안의 기존 페오포르바이드 양은 1,000 μg/g 이하, 총 페오포르바이드 양은 1,600 μg/g 이하로 규정되었다. 그러나 클로렐라 **원조(原藻)** 중의 클로로필라아제 활성이 강하면, 섭취 후 소화과정에서 생성되어 페오포르바이드의 양은 증가한다. 광선과민증의 발생은 그 후에도 계속된다.

60대 여성이 건강을 위해서 클로렐라(L-클로렐라, 전국 클로렐라 興社, 클로로필 1.92% 함유)를 섭취하고 있었다. 3개월 후부터 양 손등에 습진이 나타나 치료를 받았지만, 악화되어 안면 등 노출부에 소양성의 홍반이 나타나 진찰을 받았다. 안면, 특히 이마와 뺨, 귀, 경부 및 전흉부의 부종성 홍반과 손등부터 앞가슴에 걸쳐 침윤이 보이는 홍반이 있었다. **광패치테스트**에서 양성으로, 클로렐라 내복에 의한 광선과민증으로 진단되었다(키무라 1985).

10대 남자아이가 아토피성피부염으로 클로렐라(구로스민)를 시작하고 2주 후부터 안면을 시작으로 노출부의 피부에 탈색소반과 색소침착이 나타났으며, 전신 아토피성 피부염 피진이 더 악화되었으며, 가려움이 더 심해졌다. 환자는 Dogmatyl과 Tecipul를 복용하고 있었는데, 클로렐라 제제의 섭취시기와 증상이 나타났다 사라지는 상태로부터 볼 때, 클로렐라에 의한 광선성 백반흑피증으로 진단되었다(반노 1994).

70대 여성이 2년 전부터 선클로렐라를 내복, 양 손등, 발등, 양 전흉부 및 하퇴에 소양성 홍반과 구진이 나타나 차츰 몸통에서도 많이 나타났다. 클로렐라 내복조사테스트는 양성으로, 2일째에 테스트 양성부 및 그 주변에 홍반, 그리고 율립대에 홍색구진이 대량으로 발생하였다.

80대의 남성은 6년 전부터 선클로렐라를 내복하였는데, 3년 전부터 아랫입술에 미란이 발생하였고, 양 대퇴와 요부에 격심한 가려움을 동반한 홍색구진이 다발하게 되었다. 클로렐라 내복 조사테스트 후 2일째에 양성부위에 격심한 가려움을 동반한 홍반과 홍색구진이 대량으로 발생하였다(오키무라 1994).

타이완에서 2001년 5월 9일, 8세와 62세 여성이 김을 먹고, 안면, 입술주위 및 흉부에 심마진형태의 습진이 발생하였다. 연락을 받은 김회사의 사원 2명이 그 김을 몇 장 먹어본 결과, 30분 후 동일한 형태의 피부발진이 발생하였다. 김은 중국에서 수입한 것으로 광패치테스트에서 5~10분 후, 건강한 일반성인 5명 중 3명이 발적 · 작열감 · 습진 · 가려움 등의 증상이 나타났다. 환자가 먹은 김에서 851~906 μg/g의 페오포르바이드a, 5,460~5,624 μg/g의 피로페오포르바이드a가 검출되었다. 원인은 불명확하였고, 다른 김에서는 검출되지 않았다 (Hwang 2005).

전복 내장인, 보통 간장, **우로**, **쓰노와타**로 불리는 중장선(中腸腺)을 먹으면, 피부에 열상양(熱傷様) 증상이 나타낼 때가 있다. 메이지 32(1899)년에 일본에서 처음으로 다케나카 등은 홋카이도 오쿠시리섬(北海道奥尻島)에서 발생한 전복어부의 사례를 소개하고 있다(다케나카 1899). 다케나카는 **"전기 전복(電気アワビ)"**에 의한 전기적 열상이 아닌가 라고 말하고 있지만, 때에 따라서는 독물을 발생하는 **"우로"**의 젓갈을 먹으면 중독증상을 나타내는 경우가 있다고 소개하고 있다.

다음 해 나가사키현 이키노시마(長崎県壱岐島)의 고가(古賀)는 이 증상이 광선에 의해 발증한다는 것을 밝혔다(고가 1900). 고가에 따르면, 먹고 몇 시간 후부터 1일 정도 경과하여 빛에 닿으면 안면과 사지말단의 광선이 닿은 부분에 가려움에 이어 열상양의 통증이 나타나 염증성 부종, 수포, 미란 및 궤양형성에 이른다. 격심한 작열감을 동반하며 흉터를 남기는 경우가 있다. 병변은 의복 등으로 가려졌던 부위와의 경계가 명료하고, 전신을 노출한 경우에는 전신에 위와 같은 증상이 나타난다.

도호쿠(東北)지방에서는 고양이에게 초봄의 전복 **쓰노와타**를 먹이면, 귀가 떨어진다라는 말이 전해져 내려오는데, 동물실험에서도 같은 일이 관찰되었으며 중증의 경우 1시간 만에도 사망하였다.

원인물질은 피로페오포르바이드a로 **말전복**, **오분자기 및 북방전복**이 강한 독성을 가지고 있으며 소라에도 약하지만 독성이 있다. 피로페오포르바이드a는 중장선(간췌장)에 일부 존재하며, 2~5월에 걸쳐 독성을 늘린다. 중장선(간췌장)은 회녹색 또는 녹갈색이지만, 독화하면 흑색을 띤다.

피로페오포르바이드a는 해조의 클로로필에서 유래하는 것으로 생각되며, 페오포르바이드a의 8배의 독성을 가지고 있다.

광선과민증 이외에도 건강식품으로 인해 발생하는 약진으로는 클로렐라가 가장 많다.

70대 남성이 피진이 악화되어 피부과에서 진찰을 받았다. 타과에서 처방받은 내복약은 그대로 계속 복용하고, 반년 전부터 내복하고 있던 클로렐라 제품을 중지하자 피진, 구역질 및 식욕저하가 개선되었다. 선클로렐라, 선오갈피엑스 및 쿠로레라뉴골드의 3종의 건강식품에 대해서 약제림프구자극시험을 한 결과, 선클로렐라에만 양성을 나타내었다. 환자는 처음에 선클로렐라를 복용하고 피진이 악화되었고, 구역질과 식욕부진이 일어나서 다른 2종의 건강식품을 추가로 섭취하고 있었다. 피진은 홍피증형의 중독진이었다(구마노 2004).

17세 남성이 아토피성피부염으로 클로렐라정과 클로렐라엑스 내복을 시작하였다. 1주일 후부터 전신에 홍반이 나타나 구입처에 문의하자, 잘 나타나는 징후이므로 계속 내복하라는 대답을 들었다. 그러나 피진이 나아지지 않아 클로렐라정과 클로렐라엑스를 중지하고 동시에 스테레이드 외용도 중지하자 피진이 급격히 악화되어 입원하였는데, 간기능 장애도 동반하였다. 피부패치테스트에서 클로렐라정에 대해 양성, 클로렐라 정의 내복으로 24시간 후 전신에 **미만성(彌漫性)** 홍조와 구진, 소양의 악화가 확인되어 클로렐라 제제에 의한 간기능 장애를 동반한 중독진으로 진단되었다(오누마 1997).

외용요법만으로 조절할 수 있는 경도의 아토피성피부염을 가진 20대 여성이 클로렐라정의 내복을 시작하고, 10일 후 무렵부터 피진의 악화가 보여, 판매회사에 문의한 결과, 체독이 배출되고 있는 증거이므로 염려하지 않아도 된다는 말을 듣고 내복을 계속하여, 1개월 후 홍반증 상태로 입원하였다. 클로렐라정의 내복을 중지한 결과, 스테로이드의 치료로 좋아졌다. 클로렐라정의 내복유발시험에서 5분 후 고도의 소양감을 동반한 전신의 발적이 출현하였고, 다음날에는 아토피성피부염형의 피진이 다시 나타나서, 클로렐라정에 의한 알레르기성 홍피증형 중독진으로 진단되었다(하야시바라 1993).

건강식품, 민간약, 한방약 등으로 인한 아토피성피부염의 악화에 대해서는 「아토피성 피부염」을 참조한다.

클로렐라에 의한 편평태선형 약진(무토 2000), 유천포창(類天疱瘡), (가와구치 1984), 경부·액와 림프절종창과 유산탈수소효소의 상승을 동반하는 파종상홍반구지형 약진(니시야마 1998)이 보고되고 있다.

약물상호작용

와파린은 비타민 K에 길항하여 비타민 K에 의존하는 응고인자의 혈중농도를 저하시켜 혈액의 응고능을 저하시키므로 심방세동이 있는 환자의 뇌색전 예방에 사용된다. 그러나 응고능이 너무 저하되면, 출혈을 일으키므로 트롬보테스트치가 10~20%를 목표로 와파린 투여를 조절한다. 그때, 비타민 K를 과잉섭취하면, 와파린의 작용이 감약하여 혈액응고능이 급상승하여 뇌색전의 위험이 도래한다.

클로렐라는 비타민 K의 함유량이 많아 와파린의 항응고작용을 약하게 만든다. 다음은 그 사례이다.

뇌색전을 일으킨 승모판폐쇄부전의 60대 남성이 판치환술을 받은 후에 와파린 투여로 트롬보테스트치가 5~15%로 안정되어 있었는데, 반년 후 갑자기 56%로 상승하였다. 낫토와 브로콜리 등의 비타민 K를 풍부하게 함유한 식품은 섭취하지 않았고, 자세한 문진으로 1개월 전부터 클로렐라를 매일 복용하고 있었던 것을 알았다. 클로렐라 복용을 중지하고 2주 후, 트롬보테스트치는 10%로 돌아왔지만, 클로렐라 복용재개로 다시 50%로 상승하였다. 식품분석 결과, 클로렐라 100 g 안의 비타민 K_1가 낫토의 10배에 해당하는 3.6 mg이 포함되어 있다는 것을 알게 되었다. 클로렐라는 상용량에서도 와파린의 항응고작용을 감약시킨다(스다 1993).

심방세동이 있는 70대 남성이 와파린 투여를 받고 월 1회 외래진료에서 트롬보테스트치는 10~20%로 안정되어 있었는데, 5개월 후 58%로 급상승하였다. 클로렐라를 복용하고 있는 것을 알고 와파린을 증량한 결과, 트롬보테스트치는 20% 전후로 안정되었는데, 다시 38%로 상승하여, 더욱 와파린을 증량하자 7%로 출혈 위험치까지 저하하여, 클로렐라 내복을 중지하였다는 것을 알게 되었다. 와파린 감량으로, 11%로 치료치로 돌아왔는데, 다시 35%로 상승하여, 환자는 1주일 전부터 클로렐라를 다시 복용하고 있었다. 클로렐라 복용 중지를 지시하여도, 와파린의 양은 변경하지 않고 트롬보테스트치는 15% 전후로 안정되었다.

브로콜리 250 g을 1주일간 계속 먹으면, 트롬보테스트치가 상승한다. 브로콜리 250 g 안에는 비타민 K_1이 160~500 μg 들어 있다. 환자가 복용하고 있던 브로콜리 6 g 안의 비타민 K_1은 식품분석 결과에서 216 μg로, 브로콜리 250 g 안의 양에 상당한다(오카와 1995).

50대 남성이 경피적 관상동맥형성술 후 초음파검사에서 심내혈전이 발견되어 와파린 투여를 시작하여 트롬보테스트치가 28.7%로 저하되었지만, 와파린의 증량에도 불구하고 1주 후에는 70.9%로 상승하였다. 처방약과 병원식 이외의 섭취상황을 조사한 결과, 며칠 전부터 클로렐라 함유 「녹차」를 마시고 있었다. 「녹차」의 음용을 중지하자 트롬보테스트치는 떨어졌다. 와파린의 항응고작용이 클로렐라 함유 「녹차」 안의 비타민 K_1에 의해 감약하였다고 생각할 수 있다(도구라 2004).

기타

미국 오하이오주 신시내티의 41채 가정의 실내먼지를 각각 배양한 결과, 그 모두에서 녹조, 특히 클로렐라의 발육이 다수 나타났다. 시판용 피부테스트용 알레르겐의 실내먼지에서도 동속의 클로렐라의 발육이 보였다. 이 클로렐라를 정제하여 피부테스트용의 알레르겐엑스를 제작하고 기도 알레르기 검사를 받는 84명의 환자에게 피부반응을 시행한 결과, 실내먼지에 양성반응을 타나낸 78명 중에서 49명 전체의 58%는 클로렐라엑스에도 양성반응을 나타냈다. 클로렐라는 실내먼지 속에 있어 알레르겐이 된다(Bernstein 1970).

클로렐라에 의한 망간 중독이 발생하였다는 보고가 있다. 만성신부전으로 혈액투석을 받고 있던 60대 남성이 건강증진을 위해 클로렐라를 1일에 60정씩 복용하고 있었지만, 서자장애, 보행 장애 및 **세밀동작 장애**가 나타났다. 두부 MRI에서 대뇌기저핵에 이상이 보였으며, 혈액과 수액 안의 망간농도가 높고 클로렐라의 장기대량섭취에 의한 망간중독성 파킨슨니즘으로 진단되었다. 클로렐라 안의 망간 농도는 1일 양으로 37.2 mg로 높고 망간의 무유해작용량(NOAEL)은 1일 10 mg이다(오타케 2003).

망간중독에 의한 파킨슨병은 중심정맥영양과 고칼로리 수액에서도 발증하는 경우가 있다.

23-2 스피룰리나, 아파니조메논

스피룰리나 *Spirulina platensis*는 열대의 늪과 호수에서 생식하는 남조 플랑크톤으로 고단백, 고비타민 및 고미네랄로 주목받아 중국 등에서 대량으로 배양되어 건강식품으로서 시판되고 있다.

시판 스피룰리나 식품 3검체에서 납과 카드뮴이 각각 2.5~4.8 μg/g과 0.2~0.6 μg/g(Johnson 1986) 및 0.09와 0.20~1.62 μg/g(오쿠노 1998) 검출되었다. 쌀의 경우 카드뮴 농도가 0.2~1.0 μg/g으로 이타이이타이병을 발증한다. 현재 현미 속 잔류 카드뮴 농도는 1.0 μg/g까지로 되어 있지만, 이것으로는 너무 높기 때문에 0.2 μg/g로 하려는 것이 국제적인 동향이다.

스피룰리나 식품에서 수은이 370~1,240 μg/g로 검출되었다(Johnson 1986).

광알레르기성 피부염은 감작원을 제거한 후에도 일광의 조사에 의해 피진이 발생하고, 만성광선과민성피부염 형태가 되는 경우가 있다. 클로렐라에서는 보고가 없지만, 스피룰리나에서 발증하였다는 보고가 있다. 50대 남성이 스피룰리나를 함유한 건강식품 New Vita-Lea®를 복용하고 있었다. 6월 야외에서 하는 일이 많아져 입술에 소양감이 있는 피진이 발생하고, 7월 무렵부터 양손에 홍반이 발생하여, 다음해에 걸쳐 안면전체, 귀, 전흉부 및 목덜미에도 나타났으며, 특히 목덜미와 콧등에 강하게, 손등에는 부종상의 자홍색홍반이 확인되었다. 간기능의 저하를 동반하고 있었다. 복용하고 있던 의약품과 건강식품에 대한 패치테스트와 장파장과 중파장에 의한 광패치테스트에서 New Vita-Lea®만 양성반응을 나타내었다. 섭취는 중지하였지만, 광과민증은 지속하고, 악화되었다. 검사결과와 병리적 소견에서 New Vita-Lea®의 성분 스피룰리나에 의한 persistent light reactor로 진단되었다(오사와 2000). 건강식품 섭취에 따라 발증한 광선과민성피부염이 섭취를 중지하더라도 지속된다는 것이다.

50대 남성이 호흡곤란으로 구급차로 입원하였는데, 흉부 CT소견에서 간질성폐렴의 형상이 나타나 스테로이드 투여로 증상·화상 소견으로도 현저히 개선되었다. 감염증, 자가면역질환 및 내복약에 원인이 되는 요인은 알아내지 못하고 자세히 물어본 결과, 1년 전부터 스피룰리나를 애용하고 있었던 것을 알게 되었으며, 약제림프구자극시험에서 양성반응이 나타났다(사이토 2003).

Metabolife 356®에 의한 광선과민성피부염을 발증하였다는 보고가 있었다(Palanisamy 2003). 이 제품은 마황, 피코린산크롬, 인삼, 꿀벌화분, 스피룰리나 등 다수의 물질을 함유하고 있지만, 광선과민성피부염의 원인으로서는 스피룰리나의 가능성이 높다.

스피룰리나에 의한 약제성과민증증후군(DIHS)이 보고되었다. 약제성과민증증후군은 고열과 장기장해를 동반하는 중증약진의 하나로, 복약을 계기로 약제알레르기 반응이 일어나고 그것에 따라 인체헤르페스바이러스6형(HHV-6)이 재활성화되어 피부증상의 재연을 보는 것이다. 주요 특징은 1) 복약에서 2~6주간 후에 피부증상이 발견, 복약중지 후에도 지연된다. 2) 발증부터 2~3주간에 HHV-6의 항체가가 상승하여, 증상이 재연한다. 3) 피진은 홍반구지형으로 대부분은 홍피증으로 이행한다. 4) 고열, 림프절 종창, 안면 부종 등을 동반하는 등이다.

70대 여성에게서 복부에 가려움을 동반한 홍색피진이 출현하여, 삼마진으로 처치되었는데, 피진이 확대되어, 다음날에는 39°C대의 고열로 입원하였다. 양 안검주위부터 뺨에 걸쳐 조홍(얼굴 붉음)이 있어 경부에서 체부에 걸쳐 홍색구진과 홍반이 산재하였고, 복부와 배부에는 크게 융합하여 심한 가려움을 동반하였다. 상피의 근위부에는 홍색국진이 산재, 하퇴부와 하복근의부에는 홍반과 점상의 자반이 산재하였다. 자세한 문진 결과, 몇 년 전부터 내복 중의 몇 종류의 약 이외도 1개월 전부터 스피룰리나 제품 Lina Green®을 섭취하기 시작하였다는 것을 알게 되었다. 모든 약제와 스피룰리나 제품을 중지하고, 베타메타손에 의한 치료를 개시하여, 열이 내렸지만, 피진은 사지말단에까지 확대되었으며, 양 견갑부 전체에 격심한 통증을 동반한 부종성홍반과 자반이 집합해 있었다. 피진은 색소침착을 남기고 증상이 없어졌지만, 22일 만에 다시 양 견갑부에 격심한 통증을 동반한 부종성 홍반이 출현하였고, 이형림프구와 호산구의 증가가 나타났고, 간효소 상승이 보였다. 베타메타손을 증량하고, 30일째에 피진은 없어졌으며 베타메타손을 중지하여도 피진의 재연은 보이지 않았다. 내복약 5종과 스피룰리나 제품에 약제림프구자극시험을 시행한 결과, 스피룰리나 제품에 대해서만 양성을 나타내어 다른 내복약을 재개하여 경과를 살펴보았는데, 피진의 재연은 확인할 수 없었다. HHV-6의 활성은 1일째가 20배였고, 34일째가 160배로 상승하여, 스피룰리나 제품에 의한 경증형 약제성 과민증증후군으로 진단되었다(니시오 2004).

아파니조메논 *Aphanizomenon flos-aquae*는 비와호(琵琶湖)에서 종종 대량 발생하는 남조플랑크톤으로, 영양가가 높으며 외국에서는 동물이나 사람의 건강식품으로서 시판되고 있다. 스피룰리나와 유사해 면역자극작용이 있어 피부근염이나 광감작성 자가면역질환을 발증 또는 유발시키는 경우가 있다.

실내먼지와 동물의 비듬에 알레르기가 있는 57세 남성이 2001년 6월에 심상성천포창(尋常性天疱瘡)의 진단을 받았다. 과거 1년 반은 안정된 상태로, 가벼운 증상이 3회 확인된 것에 지나지 않았는데, 2003년 1월 스피룰리나를 함유한 건강식품의 복용을 시작하고 7~10일 만에 증상이 재현되었다. 스피룰리나의 복용중지로 나았지만, 1주일 후 2번째로 재현되었다(Lee 2004).

섬유근통증의 기왕이 있는 45세 여성이 2002년 2월, 스피룰리나와 아파니조메논을 함유한 건강식품 You're My Everything®을 섭취하기 시작하자, 안면과 손가락 관절에 발적을 나타내 복용을 중지하였다. 홍반성좌창으로 진단되어 치료를 받았지만, 발진은 목부터 가슴까지 확대되었다. 프레드니솔론 내복으로 증상은 변화가 없어서, 환자는 3월 중순에 복용을 재개하였다. 4일 후, 피진이 악화하고, 부종이 안면・눈・귀로 퍼져, 홍반이 가슴・팔꿈치・지관절(指関節)・안면 상배부・경부로, 헬리오트롭진이 안면에 나타나 피부근염으로 진단되었다(Lee 2004).

문헌

伴野純代ほか. アトピー性皮膚炎患者にみられたクロレラによる光線性白斑黒皮症. 皮膚病診療 1994 ; 16 : 617-20

Bernstein IL et al. Viable algae in house dust. Nature 1970 ; 227 : 851-2

藤澤知雄ほか. クロレラによるリンパ球刺激試験の反応. 医学のあゆみ 1997 ; 183 : 295-6

実川久美子ほか. クロレラ服用者にみられた網状紅斑ないし, 出血性, 壊死性皮膚障害の4例. 日皮会誌 1978 ; 88 : 103-4

林原利朗ほか. クロレラ錠による中毒疹で紅皮症となった成人アトピー性皮膚炎の1例. 日皮会誌 1993; 103: 419

平田攝子ほか. クロレラ内服による日光性皮膚炎. 皮膚 1980; 22: 70-4

Hwang DF et al. HPLC determination of pheophorbide a and pyropheophorbide a in dried laver product implicated in food poisoning. J Food Hyg Soc Japan 2005; 46(2): 45-8

乾 あやのほか. クロレラが原因と考えられた急性肝不全の1例. 肝臓 2003; 44: 608-9

石川和夫ほか. クロレラにて薬剤性肝機能障害をきたした糖尿病患者の1例. 糖尿病 2002; 45: 371

Johnson PE et al. Accumulation of mercury and other elements by Spirulina (Cyanophyceae). Nutr Rep Int 1986; 34: 1063-70

観野 正ほか. 健康食品サンクロレラの服用により, 薬剤性肝機能障害を呈した一例. 肝臓 1990; 31(suppl. 3): 87

河口 孝ほか. クロレラに誘発された類天疱瘡と思われる1例. 日皮会誌 1984; 94: 276

木村恭一. クロレラ内服による光線過敏症. 皮膚臨床 1985; 27: 122-3

古賀俊英. 鮑腑(あわびのつのわた) 中毒症ニ就テ. 東京醫事新誌 1900; (1179): 7-18

小柴ゆかりほか. 薬剤性肝機能障害の1例. 小児科 2005; 46: 1061-5

熊野高行ほか. クロレラによる中毒疹. 皮膚病診療 2004; 26: 960-2

Lee AN et al. Activation of autoimmunity following use of immunostimulatory herbal supplements. Arch Dermatol 2004; 140: 723-7

宮崎英士ほか. 肺水腫を呈した小柴胡湯誘起性肺炎. 日呼吸会誌 1998; 36: 776-80

武藤美香ほか. クロレラによる扁平苔癬型薬疹. 皮膚病診療 2000; 22: 157-60

西尾大介ほか. スピルリナ製品による DIHS. 皮膚病診療 2004; 26: 995-8

西山成寿ほか. クロレラによる播種状紅斑丘疹型薬疹の1例. 広島医学 1998; 51: 818

沖村博史ほか. クロレラによる光線過敏症の2例. 日皮アレルギー 1994; 2(1): 30

奥野智史ほか. 市販健康食品の金属元素含有量. Biomed Res Trace Elements 1998; 9: 23-9

大川慎吾ほか. ワルファリン療法と健康食品クロレラ. 臨床神経 1995; 35: 806-7

大沼すみほか. クロレラによる中毒疹の2例. 臨皮 1997; 51: 1109-12

大澤亨子ほか. 健康食品含有成分スピルリナによる Persistent Light Reactor. 皮膚臨床 2000; 42: 467-71

大竹剛靖ほか. サプリメントの多量常用により血液透析患者に発症した慢性マンガン(Mn) 中毒の1例. 日本腎臓学会誌 2003; 45: 566

Palanisamy A et al. Photosensitivity reaction in a woman using an herbal supplement containing ginseng, goldenseal, and bee pollen. J Toxicol Clin Toxicol 2003; 41: 865-7

齊藤福樹ほか. 健康食品が原因と考えられた間質性肺炎の1例. 中毒研究 2003; 16: 545-6

須田光明. クロレラはワーファリンの抗凝固作用を減弱する. 日内会誌 1993; 82: 137

竹中成憲ほか. 毒鮑(どくあわび) ニ就テ. 東京醫事新誌 1899; (1114): 1-7

田村行弘ほか. クロレラ錠摂取による光過敏性皮膚炎の原因物質とその生成過程について. 食衛誌 1979; 20: 173-80

戸倉由美子ほか. 健康食品の血液凝固抑制作用への影響. 日病薬誌 2004 ; 40 : 949-50
内田　靖ほか. 発熱を主訴としたクロレラ製剤による薬物性肝機能障害の1例. 肝臓 1999 ; 40 : 322-6

24 | 쉐퍼렐, 크레오소트

24-1 쉐퍼렐

남가새과 라레아속의 쉐퍼렐(Chaparral) *Larrea tridentata*는 멕시코 북부에서 미국 캘리포니아주에 걸쳐 사막지대에 생육하는 상록저근으로 크레오소트향이 강한 수지질의 잎을 가지고 있는 것으로부터 creosoto bush(크레오소트나무) 및 grease wood라고도 부른다. 잎의 분말을 캡슐, 정제 및 티백으로 하여 건강식품으로 팔린다. 약종상이 내용·외용으로 처방하는 경우도 있다.

이 건강식품을 섭취하고 간기능 장애를 일으켰다는 보고가 1990년 무렵부터 미국을 중심으로 계속되었다. 복용의 동기는 혈액을 깨끗이 한다, 알레르기와 피로 회복, 관절염, 천식 등 여러 가지가 있다. 쉐퍼렐은 원래 살균작용과 라디칼 포착작용이 있다고 하여 민간의료에서 설사, 결핵, 감기, 요로감염, 각종 피부질환, 혈액정화, 노화방지 등에 사용되어 왔다. 1960년대에는 항암제로서 임상에서 시험해 본 적도 있다.

캐나다의 33세 여성은 유방에 응어리를 발견하고 친구의 권유로 1983년 4월부터 쉐퍼렐 잎의 정제를 1일에 15정씩 복용하였다. 7월에 식욕부진, 구역질 및 속쓰림을 자각하고, 8월에 소변의 농염을 알아차리고 복용량을 1정으로 줄여 증상은 완화되었다. 8월 말 7정으로 늘리자 증상이 재연, 복용을 중지하고 식욕은 되돌아왔지만, 안구의 황염과 백색변을 발견하고 입원하였다. 황달과 복수, 부종이 확인되었다. 혈청의 바이러스검사는 전부 음성으로, 간효소의 현저한 상승과 프로트롬빈시간의 현저한 연장이 보였다. 3주 후 퇴원하였지만, 간기능이 정상화된 것은 1년 후이었다(Katz 1990).

캐나다에서 71세 남성이 1989년 1월부터 1정씩 쉐퍼렐 잎의 정제를 복용하기 시작하였다. 4월에 감기증상이 나타났고, 2주일 후 복수와 황달이 나타났다. 간효소는 정상의 40~110배로, 빌리루빈은 20배 이상으로 상승하였다. 쉐퍼렐의 복용을 중지하였는데, 황달·복수·검사치 모두 6월까지는 정상화되었다. 9월에 복용을 재개하자, 구역질, 황달, 우상복부통 및 복수가 나와 입원하였다. 간기능은 전보다 악화되어 있었다. 간생검에서 염증과 간세포괴사가 보여, 복용을 중지한 후, 1990년 1월에는 검사치는 정상화되었지만, 2월의 간생검에서는 섬유화가 나타났다(Batchelor 1995).

오스트레일리아에서 36세 여성이 식욕부진, 구역질과 전신권태감이 5주간 계속되었으며 소변의 농염, 피부의 소양감 및 황달이 3주간 지속되어 진찰을 받았다. 증상이 나타나기 8주 전부터 쉐퍼렐 캡슐을 복용하고 있었다. 검사에서 간기능 장애가 나타났으며, 간생검에서 활동성 간염 형상이 보였다. 복용을 중지하고 경과를 관찰한 결과 서서히 회복되어 황달은 6주일까지, 전신권태감은 4개월까지 계속되었다(Smith 1993).

핀란드의 22세 여성이 황달 진행으로 입원하였다. 간효소의 현저한 상승이 보였지만, 서서히 저하했고, 급성간염의 원인은 불명인 채로 간기능은 계속해서 개선경향에 있었다. 그러나 그 후, 간효소와 빌리루빈치는 전회 이상으로 악화되었다. 복용력을 자세히 청취한 결과, 환자는 지난번 입원 4개월 전에 출산하여, 모유를 잘 나오게 하기 위해 쉐퍼렐 제제를 입원하기 전까지 8주간 복용하다가, 입원 중에는 중지하였고, 퇴원 후 5일째부터 재개하였다는 것을 알았다. 간부전은 진행되었고, 일단은 간이식센터로 옮겼지만, 8주 후 검사치는 정상화되었다(Kauma 2004).

간이식을 필요로 한 사례도 있다. 60세 시카고 여성은 1주일간 계속 우상복부통 · 식욕부진 · 황달로 입원하였다. 간효소와 총 빌리루빈의 현저한 상승이 보였지만, 혈청바이러스검사는 음성이었다. 복부 CT에서 담낭암의 소견이 보였으며 복통이 계속되어서 1주일 후 개복수술을 시행하여 복수와 간장에 결절성의 병변이 확인되었다. 간생검은 중증급성 간염상을 나타내었다. 이때 처음으로 환자의 아버지로부터 환자는 10개월 전부터 쉐퍼렐을 매일 1~2캡슐 복용하였으며, 입원 3주일 전부터 감기증상으로 1일 6캡슐로 늘렸으며, 그로부터 2주일 후에 황달이 발증하였다고 들었다. 환자는 혼수상태로 황달은 중증화였고, 패혈증과 신부전이 합쳐져 있어서 혈액투석을 시행하고 입원 5주일째 생체 간이식과 사체 신이식을 받았다(Gordon 1995).

미국에서 발생한 쉐퍼렐에 의한 간기능 장애 환자 13명 중에서 11명은 복용개시 3~52주에서 발증하여, 복용중지 1~17주에 회복하고 있다. 병리조직 소견은 간세포괴사, 담즙울체, 담도염, 간경변 등, 중독성의 담즙울체성 간염의 형상을 나타내고 있다. 1년 이상, 수년에 걸쳐 복용한 2명은 극증간염을 발증하여, 생체간이식을 받았다(Sheikh 1997).

쉐퍼렐 잎은 알레르기성의 접촉피부염을 일으킨다(Smith 1937, Leonforte 1886).

쉐퍼렐의 잎과 줄기에는 페놀 유도체의 노르디히드로구아이아레트산(nordihydroguaiaretic acid, NDGA)이 7% 가까이 함유되어 있고, 잎을 달이면, 이것의 40%가 추출된다.

NDGA는 페놀계 산화방지제 및 천연물유래의 산화방지제의 하나로, 주로 식품 속 유지(油脂)의 산화방지에 식품첨가물로서 0.01~0.02%의 농도에서 사용되어 왔다.

그러나 1968년, 쥐의 장기투여시험에서 림프절과 심장에 병변과 암이 발견되었다. 쥐의 사료에 0.5~1.0%의 NDGA를 섞어 사육하여 74주 후에, 투여군과 대조군을 비교한 결과, 투여군 33마리 중에서 32마리의 회맹부(回盲部)의 장간막림프절에 낭포가 발견되었으며, 1마리의 림프절에서는 육종의 침윤이 보였다. 투여군의 신장에서는 피질의 요세관상피의 공포화가 보여 상피세포의 경계는 불선명하였고, 세포는 팽화하여 요세관공의 협착을 가져왔다. 신장의 이러한 변화는 0.5% 투여군 18마리 중에서 17마리에, 1% 투여군 16마리 전부에서 나타났으며, 대조군에서는 나타나지 않았다. 조직에서 유리의 NDGA는 검출되지 않았으며, 신장에서 NDGA의 분해산물 퀴논(quinone)이 검출되었다. 장관 안에 투여된 NDGA는 회맹부에서 퀴논에 대사되어 흡수되었으며 퀴논은 이 부분의 림프절 세망내피 세포에 이물(異物)로서 거둬 들여져 림프절은 낭포화한다. 림프절을 빠져나간 퀴논은 혈액을 통해서 신장에 도달하여 사구체를 통과하여, 요세관에서 재흡수되어 요세관상피세포에 걸려지고, 나머지는 요중으로 배출된다. 이 실험에서 2% 이상 농도의 사료가 투여된 경우 퀴논은 요중으로 나간다. 체중에 비교하여 신중량이 증가한 점은 신기능 저하에 따른 대사성비대로 생각된다(Grice 1968).

이 결과를 얻고 1970년 NDGA는 미국식품의약국합격증(Generally Recognized as Safe, GRAS)의 리스트에서 삭제되었다. 그로부터 24년 후, 쉐퍼렐을 복용하고 있던 사람에게서 암이 발견되었다.

미국에서 56세 여성이 경도의 신기능저하 때문에 비뇨기과 진찰을 받았다. 복부 CT에서 양측의 낭포신과 왼쪽 신장에서 2개의 복잡한 낭포가 발견되었다. 1965년 신조영(腎造影)에서는 보이지 않았던 소견이었다. 신장의 절제표본에서 낭포성신세포암이 발견되었다. 적출한 신장에서는 헤아릴 수 없을 정도의 현미경적 · 육안적 낭포가 있었다. 감별진단으로서 양측의 낭포성신증을 일으키는 각종질환을 제외하고 외인성 원인을 조사한 결과, 환자는 입원 1년 반 전 3개월에 걸쳐 쉐퍼렐 차를 매일 3~4잔 마시고 있었다는 것을 알았다. 신장의 소견은 쥐에서 나타났던 소견과 유사하며, 쉐퍼렐 차를 마시고 있던 기간은 쥐의 실험기간보다 길고, 마셨던 쉐퍼렐 차 속의 NDGA 농도는 쥐실험보다는 상당히 고농도였다(Smith 1994).

24-2 크레오소트

구마모토지방에서는 상비약으로 크레오소트 제제를 복용하는 경우가 많으며, 그 오용이 원인으로 짐작되는 마비성장폐색을 발증하여 응급실 진찰을 받은 사례가 많다. 그 대부분은 위의 확장을 특징으로 하는 화상소견으로, 위관삽입 등 보존적인 처치로 며칠 안에 좋아지지만, 때에 따라서는 위독한 합병증을 일으켜, 마비성장폐색부터 패혈증을 발증하는 사례가 있다(가와무라 2004).

70대 남성이 심와부에 불쾌감이 있어 정로환 4정을 1회 복용하자, 다음날 소변의 농염에서 이상을 느끼고 황달을 지적받아 입원하였다. 환자는 2년 전에도 정로환을 복용한 적이 있다. 검사소견은 담즙울체형 간기능 장애를 나타냈지만, 입원 후 간기능은 빠르게 개선되어 퇴원하였다. 퇴원 후 다시 심와부에 불쾌감이 있어 정로환 4정을 보용하자, 다음날 또다시 황달이 나타났다. 약제림프구자극시험의 결과, 정로환에 양성으로, 약제성 간기능 장애 진단기준의 확진에 해당되었다(히하라 1983).

2001년 3월 30일 후생성의료안전국은 정로환과의 인과관계를 부정할 수 없어 간기능 장애 3례의 보고에 의거하여 주의환기를 시행, 「사용상의 주의」의 개정을 실시하였다.

정로환은 머리 부분에 회사명이나, "진정(眞正)" "진성(眞聖)" "천혜(天惠)", "본방(本方)", "송엽(松葉)" 등이 들어가는 것, 어미에 "당의(糖衣)"라고 들어가는 것, 또한 "정로환(征露丸)" "세이로간" 등 12사 19제품이 있다. "정로환"은 러일전쟁 당시 상표로 등록되었지만, 러시아를 정복한다는 이미지가 부적절하다고 하여 나중에 등록이 말소되었다. 그러나 어쩌면 소비에트시대의 부활처럼, 러시아가 된 현재에도 남아 있다.

제품에 따라 이질풀, 용담, 계피, 황백(黃柏), 진피(陳皮), 로트엑스 등 여러 가지를 함유하고 있지만, 공통된 성분은 나무크레오소트이다.

"크레오소트"에는 2종류가 있어 오해를 불러일으킨다. 제1은, 정로환에 함유되어 있는 "나무크로오소트" wood creosote(beechwood creosote)로 밤나무, 떡갈나무 등 너도밤나무를 증류한 것이다. 과이어콜, 메틸과이어콜, 크레오졸 등 페놀 유도체를 주성분으로 하며, 독작용은 페놀과 유사하다(Martindale 2005, Gosselin 1984). 다량의 정로환을 복용하고 의식불명의 상태가 지속되다가, 사망한 여성의 요중에서 과이어콜, 메틸과이어콜, 크레오졸, 페놀 및 프로롤(Phlorol)이 확인되었다(노하라 1991).

제2의 "크레오소트"는 콜타르를 증류한 것으로 콜타르클레오소트라고 해도 되며, 안트라센, 페난트렌, 카르바졸 등 다륜성 방향족 화합물(多環式芳香族化合物)을 주성분으로 한다.

"나무크로오소트"과 구별하기 위해서는 크레오소트유도 좋지만, 나무크레오소트를 creosote oil이라고 부르는 경우도 있으므로 더 혼동하기 쉽다.

나무크레오소트와 크레오소트유는 기원도 성분도 다르지만, 작용은 둘 다 페놀과 비슷하다. 페놀의 주작용은 중추신경억제, 부식작용, 간 장애 및 신 장애이다.

30대 남성이 맥주와 함께 정로환을 약 180정 복용하고, 이틀 후 의식 장애와 요실금이 있어 병원에 입원하였다. 체온은 40.4°C였고, 흑갈색뇨와 경련이 나타났다. 위세정액은 특유의 크레오졸향이 났다. 위세정을 위하여 활성탄과 설사제 투여 등으로 4일 만에 의식이 회복되었는데, 7일째에 다시 의식 장애가 나타났다(카지키 2002). 장관 안에 남아 있던 물질이 장관의 연동재개와 동시에 흡수되어 증상이 재발하였다고 짐작된다.

30대 남성이 정로환을 약 2병 복용 후, 의식 장애로 긴급하게 입원하였다. 기관내 삽관을 하고, 위세정을 위하여 활성탄과 설사제 투여를 하였다. 소변이 흑갈색을 띠고 있어서 크레오소트가 원인으로 짐작되어 혈액흡착요법을 시작하였다. 소변의 색이 엷어지면서 의식이 맑아지고 일시적으로 기관튜브를 발관하였는데, 다시 소변은 흑갈색으로 변하고 의식이 저하되었다. 다시 기관내 삽관을 하고 다시 혈액흡착요법을 시행한 결과, 소변이 흑갈색을 띠지 않는 것을 확인하고 관을 제거하였다. 환자는 벤조디아제팜계 약물을 동시에 복용하고 있었지만, 초진 때 혈중농도는 중독 농도 이하에 있었다(아마다 1994).

60대 남성은 구토, 복통 및 복부팽만을 호소해 입원하였다. 입원 전에 복부불쾌감이 있어 정로환을 복용하였다. 본인은 1회 3알씩이라고 말하지만, 집안 사람에 따르면, 1주일에 250환 들어 있는 병 대부분을 복용하고 있었다고 한다. 복부 단순X선 사진에서 소장에 가스 형상과 경면상을 확인하고 위세정에서 숯가루처럼 검고 진흙같이 걸쭉한 변을 보았고, 크레오소트 반응양성이어서 정로환에 의한 마비성 일레우스(장폐색)으로 판단하였다. 장연동촉진제 투여와 관장으로 소량의 가스와 갈색의 걸쭉한 변을 보고 복부증상도 좋아지는 경향이었지만, 보름 후부터 복수, 황달, 빈혈, 요량감소가 나타나 개복수술을 시행하였다. 복강 안에는 농성복수(膿性腹水) 약 1,000 mL가 있었으며, 상부공장(上部空腸)의 2곳에서 약 20 cm씩 장관 전주위에 걸친 괴사를 확인 공장(空腸)을 약 80 cm 절제하였다. 절제표본은 약 20 cm마다 전주성(全周性) 괴사장관과 부종상의 장관 등이 번갈아 보였다. 괴사부는 앙와위(仰臥位)에서 배측(背側)에 위치한 부위이었다. 수술 후에도 장연동은 약하였고 염증증상은 지속되고, 신기능 장애, 간기능 장애 및 담관염을 일으켜, 7회의 혈액투석 등으로 93일 만에 퇴원하였다.

정로환에 의한 장관괴사를 확인하기 위해 쥐로 실험이 시행되었다. 쥐에게 정로환을 혼합한 먹이를 준 결과, 5마리 모두 대상과 비교하여 소장에 확장과 가스 저류(貯留)가 많았으며, 쥐 의 체위에서 저위에 있는 회장에 정로환을 섞은 검은 액상의 장내용물의 저류가 있었다. 7일째의 소견에서 회장에 부분적인 점막층부터 근층에 이르는 괴사가 보였다(아라키 1994).

문헌

雨田立憲ほか. クレオソート(正露丸) 大量服用による急性薬物中毒の一例. 日本救急医学会雑誌 1994 ; 5 : 626

荒木京二郎ほか. 正露丸大量服用が誘因と思われる小腸壊死の1例. 臨牀消化器内科 1994 ; 9 : 741-5

Batchelor WB et al. Chaparral-induced hepatic injury. Am J Gastroenterol 1995 ; 90 : 831-3

Gordon DW et al. Chaparral ingestion. The broadening spectrum of liver injury caused by herbal medications. JAMA 1995 ; 273 : 489-90

Gosselin RE et al. Clinical toxicology of commercial products. 5 th ed. Williams & Wilkins 1984

Grice HC et al. Toxic properties of nordihydroguaiaretic acid. Fd Cosmet Toxicol 1968 ; 6 : 155-61

日原雅文ほか. 正露丸による薬剤性肝機能障害の一症例. 神奈川医学会雑誌 1983 ; 10 : 68-9

梶本心太郎ほか. 正露丸の大量服用後に症状再燃を認めたクレオソート中毒の1例. 中毒研究 2002 ; 15 : 293-6

Katz M et al. Herbal hepatitis : Subacute hepatic necrosis secondary to chaparral leaf. J Clin Gastroenterol 1990 ; 12 : 203-6

Kauma H et al. Toxic acute hepatitis and hepatic fibrosis after consumption of chaparral tablets. Scand J Gastroenterol 2004 ; 39 : 1168-71

河村祐一郎ほか. クレオソート製剤に関連した急性腹症の5例. 日本腹部救急医学会雑誌 2004 ; 24 : 452

Leonforte JF. Contact dermatitis from Larrea (creosote bush). J Am Acad Dermatol 1986 ; 14 : 202-7

Martindale. The Extra Pharmacopoeia 34th ed. The Pharmaceutical Press 2005

野原　健ほか. 尿中から正露丸成分の分析例について. 科学警察研究所報告 1991 ; 44(2) : A-75

Sheikh NM et al. Chaparral-associated hepatotoxicity. Arch Intern Med 1997 ; 157 : 913-9

Smith AY et al. Cystic renal cell carcinoma and acquired renal cystic disease associated with consumption of chaparral tea : A case report. J Urol 1994 ; 152 : 2089-91

Smith BC et al. Acute hepatitis induced by ingestion of the herbal medication chaparral. Aust NZ J Med 1993 ; 23 : 526

Smith LM. Dermatitis caused by creosote bush. J. Allergy 1937 ; 8 : 87-8

25 | 카바

후추과의 관목 *Piper methysticum*과 그것을 원료로 만들어진 음료가 카바(카바카바, 카와카와, kava)이다.

카바제제가 정신 안정 및 불안이나 스트레스의 해소에 효과가 있다고 하여 팔리고 있다. 상품으로서는 일본에서 카바카바(Kava Kava), 엑스터H · 다이어트(ECSTASY · DIET) 등이 있다.

카바음료는 멜라네시아 동부의 바누아트를 중심으로, 서쪽은 뉴기니아와 미크로네시아의 일부에 동쪽은 피지부터 폴리네시아에 이르기까지 전통적인 음료이다. 이 지역은 18세기 유럽문명에 노출되기 전까지 알코올 음료가 없었으며, 카바는 알코올을 대신하는 음료로 그 역사는 서기 전으로 거슬러 올라가지만, 그 후 들어온 선교사가 알코올을 대신할 수 있는 해가 없는 음료로 권장하여 보급하였다.

일본의 다도와 유사하여 고귀한 사람에게 또는 특별한 기념일 및 사교의 장에서 의식으로서 마시며, 전통적인 음용법은 다음과 같다(Lindstrom 2004).

돌로 부수어 생으로 또는 건조시킨 카바뿌리를 씹고, 그것을 큰 목대접에 모아 더욱 으깨서 냉수로 삼출한 것을 그대로 또는 코코넛밀크와 섞어서 마신다. 이 음용법은 현재에도 바누아트 공화국의 일부와 뉴기니아에 남아 있지만, 1940년 무렵까지는 일반적인 음용법으로 으깨는 목대접은 사모아에서 2달러 종이지폐의 도안도 되었다.

유효성분은 카바락톤을 함유하는 카바의 뿌리를 건조 · 분쇄하여 봉지에 넣어 수출되었는데, 바누아트 공화국의 중요한 **현금작물(換金食物)**인 동시에 알코올 수입량의 감소에도 도움이 되어 국목으로 우표의 도안이 되기도 하였다.

오스트레일리아에서 카바음료를 선주민의 알코올 의존증 대책의 한 방편으로 1982년 선교사가 북부의 아넘랜드의 애보리진 회사에 들고 가면서부터 활용의 대상이 되어, 1990년대에 걸쳐 소비량은 암시장의 큰 자금원이 될 정도로 증가하였다. 그 때문에 1998년 5월 노던주에서 카바단속법이 시행되기까지 하였다. 그 후에도 불법 거래는 끊이지 않았다.

카바의 수출처는 독일이 가장 많았지만, 1998년 이후, 독일과 스위스를 중심으로 캐나다, 미국 및 오스트레일리아에서 80건을 넘는 간기능 장애 환자의 발생이 보고되었다.

독일의 보고에 따르면, 카바제제를 복용하고 간기능 장애를 발증한 36명(여성 27명) 중에서 9명은 극증간염으로 이행하였고, 그 중에서 8명은 간이식수술을 받았고, 3명은 사망하였다. 카바제제의 섭취개시부터 발증까지의 기간은 2주일부터 2년(평균 4.5개월)까지였고, 복용하고 있던 카바제제는 에탄올 또는 아세톤 추출물이었다(Stickel 2003).

50대 남성이 1개월 전부터 권태감을 자각하고, 피부와 소변의 황염을 알아차리고 진찰을 받았다. 2개월 전부터 Laitan®을 1일 3~4캡슐 복용하고 있었다. Laitan은 1캡슐당 카바추출물을 카바락톤(kavalactone)으로 하여 70 mg 들어 있다. 간효소, 총 빌리루빈 및 직접 빌리루빈의 현저한 상승이 확인되었다. 환자는 알코올이나 다른 약물을 섭취하지 않았으며 각종 간염바이러스는 음성이었다. 48시간 후 극증간염으로 이행하고, 제4도의 간성뇌증을 발증하여, 2일 후 간이식수술을 받았다. 간장의 조직에는 광범위하면서 중독한 간세포괴사가 보였다(Escher 2001).

22세 여성이 구역질과 권태감에 이어 황달을 발증하여 입원하였다. 높은 빌리루빈혈증과 간효소의 현저한 상승이 있어 간성혼수에 빠졌다. 간이식을 받았지만, 감염증을 발증하여, 6개월 후 패혈증으로 사망하였다. 환자는 황달을 발증하기 전 4개월간 카바제품을 카바락톤으로 하여 매일 240 mg을 복용하였다. 각종 바이러스 검사 결과, 자가면역질환, 담도질환 및 복용하고 있던 약제와의 관계가 부인되었으며 복용과 발증의 기간으로 볼 때, 카바에 의한 급성간부전으로 진단되었다(Brauer 2003).

60세 여성이 황달, 권태감, 체중감소 및 피부의 황염으로 입원하였다. 간효소와 총 빌리루빈 그리고 직접 빌리루빈의 상승이 있었으며 간기능 장애가 진행되었고 신장해를 합병하여 뇌증이 진행되어 11일 만에 간이식 수술을 받았다. 바이러스 질환, 자기면역질환, 대사질환, 문맥(門脈) 이상 등이 부인되어 복용하고 있던 카바제품에 의한 극증간염으로 진단되었다(Kraft 2001).

56세 여성은 권태감과 구역질이 2주간 지속되어, 황달로 입원하였다. 혈청 빌리루빈과 간효소 모두 이상한 높은 수치를 나타내었다. 각종 간염 바이러스와 대사성질환 모두 음성이었고, 초음파시험에서 간장의 위축이 나타났지만, 간 동정맥과 문맥혈류는 정상이었다. 증상은 진행되어 입원 17일째에 간이식이 시행되었지만, 사망하였다. 적출한 간에서는 광범위한 간괴사가 보였다. 환자는 자연요법사로부터 처방받은 카바제제[카바락톤 60 mg과 시계초(*Passiflora incarnata*) 50 mg을 함유]를 1일에 3정씩, 3개월간 복용하고 있었으며, 카바제제에 의한 극증간염으로 진단되었다(Cow 2003).

이러한 보고를 받은 독일에서는 2002년 6월 14일, 카바제제의 소비량이 기존의 의약품시장을 침식하기까지 성장하였기 때문에 제약업계로부터 정치적 압력이 있지 않았을까 라고 말하여질 정도로 소란스러웠다.

이러한 전통적인 음료를 건강식품으로 섭취하는데, 왜 중증간기능 장애가 발생하는가에 대한 점은 의문이며, 이것은 건강식품을 접할 때의 교훈이기도 하다. 1980년대부터 1990년대에 걸쳐 오스트레일리아의 애보리진 회사에서 전통적인 카바음료의 활용이 증가하여 문제가 된 점은 앞에 기술한 것과 같지만, 간기능 장애는 발생하지 않았다.

열쇠는 아마도 제법 또는 추출방법의 차이에 의한 것으로 짐작된다.

전통적인 카바음료는 카바의 뿌리만 사용하고, 지상부나 잎, 줄기의 껍질 등은 사용하지 않는다. 시판의 카바제제의 안에는 그러한 것들을 사용하고 있는 제품이 있어, 그 중에서도 특히 줄기의 껍질에는 *pipermethystine*이라는 피페리딘 알칼로이드가 함유되어 있다. 뿌리에는 함유되어 있지 않지만, 줄기의 껍질은 카바제제의 원료로서 수출되고 있으므로 이것이 간기능 장애의 원인이 되고 있을 가능성이 있다(Dragull 2003).

그리고 전통적인 카바음료는 카바의 뿌리를 으깬 것을 물에서 추출하지만, 카바제제의 표준화된 제법에서는 아세톤 또는 고농도의 에탄올에서 추출한 것을 농축 건조시킨다. 물에서 추출한 것은 카바락톤과 글루타티온의 비율이 1:1인데 대해, 아세톤이나 에탄올에서 추출한 것은 글루타티온을 거의 함유하고 있지 않다. 카바락톤은 동시에 섭취한 글루타티온과 소화관 내에서 결합하고, 락톤환(lactone環)은 개열(開裂)하여 흡수되어서 간장에 부담을 주지 않지만, 글루타티온을 함유하지 않은 제제는 간세포의 글루타티온을 소비하여, 글루타티온의 고갈을 가져와 카바락톤의 독성이 발현된다고 생각할 수 있다(Whitton 2002).

전통적인 카바음료의 제법은 앞에서 기술한 것처럼, 생 또는 건조한 뿌리를 씹어, 이것을 큰 목잔에 모으고 더욱 으깨는 공정을 걸친다. 이러한 과정에서 카바락톤과 글루타티온의 결합이 촉진되어, 간장에 부담을 주지 않는 형태로 하여 섭취하고 있는 것이 아닐까.

전통적인 제법은 줄기를 지상 20~30 cm 정도에서 잘라낸 다음, 곁뿌리와 함께 뿌리를 상처나지 않게 조심히 캐내어 세척한 후 뿌리와 근두(根頭)의 껍질, 뿌리의 작은 조각, 근두의 작은 조각 및 줄기 밑의 작은 조각과 카바락톤의 함유량에 따라 분류하여 건조시킨다(Singh 2004). 이 작업은 일본의 찻잎을 따는 일과 유사하게 정성을 다하는 수작업이다.

대량생산의 과정에 들어선 카바는 이러한 품질관리가 충분히 시행되고 있는지 의문이다. 사실, 톱밥, 사탕수수를 짜고 남은 찌꺼기, 유사 식물, 카바 음료의 추출찌꺼기 등의 혼입도 지적되었다. 제제에 따라서는 추출물이 아니라 카바락톤의 하나인 카바인(kavain)의 화학적

합성품을 사용하는 제품도 있다. 전통적인 카바음료와 건강식품 카바제제와는 비슷하면서도 전혀 다른 것이다.

일본의 차가 건강한 전통음료라고 해서 대량생산을 목적으로 차나무를 잎이 달린 채로 뿌리부터 잘라내어 분쇄하여 아세톤이나 에탄올에서 추출한 물질을 농축건조하여, 건강식품으로서 계속 복용한다면, 어떤 건강피해가 나타날지 상상도 할 수 없다.

카바제제에 의한 간기능 장애의 발생빈도가 간기능 장애를 일으키는 다른 의약품 제제와 비교하여 높지 않다고 해서, 카바제제의 간기능 장애만을 문제시하는 것은 이상하다는 의견도 있다. 그러나 이 의견 자체가 이상하다. 왜냐하면 다른 의약품은 병기일 때만 부작용을 신경쓰면서 병증에 따라, 또는 의사의 지시에 따라 복용한다. 이것에 반해, 카바제제와 같은 건강식품은 해가 없고 건강에 좋을 것이라고 믿고 계속 복용한다. 양자를 같은 수준에서 비교할 수는 없다.

과학적으로 검증된 위험편익비(risk-benefit ratio)가 동일하다고 하더라도, 양자를 같은 사례로 논할 수는 없다. 왜냐하면 한 쪽은 위험을 알고 섭취하는 것에 비해, 다른 한 쪽은 위험 등을 생각하지 않고 섭취하는 것이기 때문이다. 차를 조심하면서 도로를 건너는 것과 차의 왕래 등을 신경 쓰지 않고 건너는 것과의 차이이다.

카바를 스트레스 해소에 효과 있는 건강식품으로 복용하던 사람은 그것이 원인이 되어 간이식을 받는 사태에 이르고, 하물며 죽음에 도달하는 경우가 있을 것이라고는 설마 생각해 보지도 않았을 것이다.

문헌

Brauer RB et al. Acute liver failure after administration of the herbal tranquilizer Kava-Kava. J Clin Psychiatry 2003 ; 64 : 216-8

Dragull K et al. Piperidine alkaloids from Piper *methysticum*. Phytochemistry 2003 ; 63 : 193-8

Escher M et al. Hepatitis associated with Kava, a herbal remedy for anxiety. Br J Med 2001 ; 322 : 139

Gow PJ et al. Fatal fulminant hepatic failure induced by a natural therapy containing kava. Med J Aust 2003 ; 178 : 442-3

Kraft M et al. Fulminant liver failure after administration of the herbal antidepressant Kava-Kava. Dtsch Med Wochenschr. 2001 ; 126 : 970-2

Lindstrom L. History, folklore, traditional and current uses of kava. In Kava-From Ethnology to Pharmacology. Ed Singh YN, CRC Press 2004

Singh YN. Kava : Production, marketing and quality assurance. In Kava-From Ethnology to Pharmacology. Ed Singh YN, CRC Press 2004

Stickel F et al. Hepatitis induced by Kava(*Piper methysticum rhizoma*). J Hepatol 2003 ; 39 : 62-7

Whitton P et al. Response to reported hepatotoxicity of high lactone extractions of *Piper methysticum* Forst. (Kava). J Altern Complement Med 2002 ; 8 : 252-7

26 | 컴프리

컴프리(지치과, 컴프리속, *Symphytum officinale*, 별명 나래지치)는 장수 효능이 있다고 하여 1965년 무렵부터 건강식품으로 일본에서 붐이 일어났다. 지금도 컴프리 차가 판매되고 있으며, 컴프리로 잘못 알고 디기탈리스 잎을 먹고 중독을 일으킨 사람이 계속 발생하고 있는 점을 보면(잎이 비슷해서 개화 전에는 구별이 어렵다), 한창 때만큼은 아니더라도 먹는 사람이 있는 것 같다.

그러나 컴프리에는 유독 알칼로이드인 피롤리지딘이 함유되어 있어 간종대, 복수, 식도정맥류 등을 주증상으로 하는 간정맥 폐쇄성 질환을 일으켜 간경변도 불러온다. 동물에서 발암성도 확실히 밝혀졌다(Hirono 1978). 광고문구에 있는 것처럼 "가족 여러분 모두 애용해주세요"라고 권장될 제품이 아니다. 일본에서는 보고가 없지만, 인과관계를 알아차리지 못할 뿐, 컴프리 붐의 확산으로부터 생각해보면, 현재 간장병을 앓고 있는 사람, 간병변에 걸린 사람 중에서 원인이 컴프리이었다는 사람이 있을 것이다(나이토 2001).

피롤리지딘 알칼로이드에는 200종류 이상이 있고, 현화식물의 3%에 포함되어 있지만, 간정맥폐색성 환자를 발생시키는 식물은 컴프리 등 **지치과 컴프리속**(*Symphytum*), **헬리오트로프속**(*Heliotropium*), **콩과 활나물속**(*Crotalaria*), **국화과 금방망이속**(*Senecio*), **토삼칠속**(*Gynura segetum*) 등이 있다.

영국의 브리스톨에서 크론병인 13세 남아가 양친의 희망으로 부신피질호르몬에서 침술치료로 바꾸고 자연요법사가 처방하는 컴프리 차를 복용하고 있었지만, 전신권태감, 설사, 체중감소, 발열, 복통 및 복부팽만이 나타나 진찰을 받았다. 간종대와 복수가 보였으며 간생검에서 간정맥폐색증으로 진단받았다(Weston 1987).

미국의 보스톤에서 컴프리 허브티와 뿌리 캡슐을 1일 3회씩, 4개월간 복용하던 49세 여성은 복부와 사지의 부종으로 입원하였는데 버드-키아리증후군(Budd-Chiari syndrome)으로 진단되어, 문맥압항진을 위해 **문맥하대정맥 Shunt형성술**을 받았다. 섭취한 피롤리지딘 알칼로이드의 총량은 85 mg(1.7 mg/kg)이었다(Ridker 1985). 85 mg으로 간정맥폐색증을 발증한 것은 다음과 같은 점을 의미한다.

시판의 컴프리제약 중에서 피롤리지딘 알칼로이드의 총량은 잎 제제에서 270 mg/kg 그리고 뿌리 제제에서 2,900 mg/kg이므로(Huxtable 1986), 1회 2캡슐씩 1일 3회라는 표시대로인 복용법을 따르면, 잎 제제의 경우 3개월간, 뿌리 제제의 경우 10일간 복용으로 간정맥폐쇄증을 발증한다.

뉴욕의 47세 여성은 컴프리허브티 정제를 1년 이상 복용하고 4년 후 간기능 장애가 발증하여 간정맥폐쇄성증으로 판단되었으나 대량의 복수를 제거할 수 없어서 **문맥하대정맥 Shunt형성술**을 받았다(Bach 1989).

23세 남성은 컴프리의 어린잎을 1일 4~5장씩, 1~2주간 계속 복용하고, 간정맥폐쇄증으로 진단받고, 문맥압항진에 대해 **Shunt형성술**을 받았지만, 사망하였다(Yeong 1990).

영국의 글래스고에서 28세 여성이 수개월간 지속된 상복부통으로 입원하였는데, 복수, 간종대 및 간기능 장애가 나타났다. 간정맥폐색증으로 진단되어 3주 후, 문맥신정맥문합술을 시행하였지만 문맥압은 저하되지 않고 복수의 축적은 심해져서 매일 5~10 L의 배액을 시행하였다. 흉관과 좌내경정맥의 문합은 효과가 없었고, 2일째에는 복수의 배액이 23,600 mL에 달하였다. 2주 후 상장간막정맥과 하대정맥의 문합수술이 시행되어 문맥압은 저하되었지만, 복수의 배액은 여전히 많았으며 신부전과 패혈증을 합병하여 입원 4개월 후에 사망하였다. 부검에서 간장의 소엽간정맥과 중심정맥은 내막하의 결합조직의 증식으로 협착을 일으키고 있었다. 유사한 진행성병변이 폐동맥의 일부에서도 보였다. 환자가 건강식품점에서 구입하여 대량으로 복용하고 있던 파라과이의 마테차에서 피롤리지딘 알칼로이드가 검출되었다(McGee 1976).

미국 애리조나주에서 생후 6개월의 여아가 전날부터 구토와 과민상태가 있어 진찰을 받았다. 복부는 팽윤하였고, 복벽의 정맥은 부풀어 올라 간장과 비장은 비대하였고, 복수와 우측의 흉수정류가 확인되었다. 문맥압의 비정상적 상승이 보여 간정맥폐쇄증으로 진단받았다. 환아는 감기증상에 미국 남서부부터 멕시코에 걸쳐 사막에 자생하는 키온 *Senecio longilobus*로 만든 허브티를 2주간에 걸쳐 대량으로 마셨다. 허브티에서 대량의 피롤리지딘 알칼로이드가 검출되었다(Stillman 1977). 키온에 함유되어 있는 피롤리지딘 알칼로이드의 독성은 헬리오트롭의 8배이다.

미국 애리조나주에서 생후 2개월의 남아가 구토와 혈토로 입원하였다. 강직성 발작과 의식 장애가 있었고 간종대와 간기능 장애가 눈에 띄었으며 다음날 황달이 나타났다. 환아가 입원전까지 4일간 복용하였던 허브는 키온과 동정(同定)된 것으로 중량으로는 1.5%의 피롤리지딘 알칼로이드가 검출되었다. 4일간에 66 mg의 피로리지딘 알칼로이드를 섭취한 것이 된다. 그 후 3일간 경련과 의식 장애가 진행되어 **제뇌자세**, 무호흡, 체온저하, 핍뇨 및 고빌리루빈혈증이 지속되어 교환수혈이 이루어졌지만, 입원 6일째에 사망하였다(Fox 1978).

홍콩에서 4명의 젊은 여성이 건선이 있어 인도에서 가지고 온 티백형태의 허브를 800 mL의 물에 1시간 끓여서 1일에 2회씩 마셨다. 3명은 19~45일 후 복수와 간종대로 입원하였다. 그 중에서 2명은 증상이 나타난 단계에서 복용을 중지하여 좋아지고 있었지만, 1명은 의사의 조언에도 불구하고 다시 16일간 계속 마셨다. 복용중지 후 8주일째에 문맥압상승, 간부전 및 소화관출혈로 사망하였다. 남은 1명은 21일 후 발진이 나타나 복용을 중지하였는데, 77일 후의 검사에서 간종대로 진단되었다. 4명 모두 생검에서 간정맥폐쇄증으로 진단받았다. 허브와 끓인 물에서 피롤리지딘 알칼로이드가 검출되었다. 증상이 나타나기 전까지 총 섭취량은 12~26 mg/kg으로 측정되었다(Kumana 1983). 티백의 내용물은 식물편의 화학분류와 종의 발아실험에서, 지치과 헬리오트로프속의 1종 *Heliotropium lasiocarpum*으로 판명되었다(Culvenor 1986).

피롤리지딘 알칼로이드에 의한 상해는 간정맥에 머무르지 않고, 상대정맥과 폐에도 영향을 미쳤다. 59세 남성이 20년 전부터 가지고 있던 흉부 종창이 2년 반 전부터 경부에서 위까지 퍼졌다. 환자는 만성기관지염이 있어 키온, 활나물 및 헬리오트로프로 만든 허브티를 마시고 있었다. 경부와 흉부의 종창이 현저하고, 흉부, 복벽 및 상지(팔)에 노장한 정맥류가 다수 보였다. 정맥조영에서 흉부의 표재정맥과 우쇄골하정맥이 현저하게 사행(구불구불하고 울퉁불퉁), 우내경정맥과 좌무명정맥에 충만결손이 보여 상대정맥은 폐색되었다. 복재정맥을 이용한 우내경정맥과 우심방과의 바이패스 수술이 시행되었지만, 수술 중 소견에서 우내경정맥, 좌무명정맥, 상대정맥 및 조상폐정맥의 일부에서 광범위한 섬유화에 따른 폐색이 나타났으며 수술 중 생검에서 중막의 섬유화와 벽의 경화와 석회화가 보였다. 폐에는 간질의 섬유화와 소동맥의 중막의 과형성이 산재하고 있었다(Mehta 1986).

피롤리지딘 알칼로이드는 태반을 통해 태아에게도 간정맥폐쇄증을 일으킨다. 독일 남부, 스위스에 가까운 프라이부르크에서 28세 여성이 임신 27주에 태아에게 복수가 확인되어 입원하였다. 양수과다와 태아에게 부종이 있어 30주일 때 양수천자로 2,000 mL를 배액하였다. 31주에 태아의 복수는 증가하고, 부종은 증강하고, 복강내 석회화와 간종대가 확인되어 32주에 모친이 호흡곤란을 호소해 2회째 복수천자로 2,000 mL 배액을 시행하였다. 태반에서 출혈이 있어 긴급제왕절개로 2,840 g의 남아를 낳았지만, 남아는 빈혈과 혈소판감소와 응고장애가 현저하여 12시간 후 사망하였다. 부검에서 문맥압 상승의 원인으로 짐작되는 피롤리지딘 알카로이드의 독성대사산물이 검출되었다. 매일 요리에 사용하던 터키산 각종 허브에서 컴프리와 헬리오트로프 유래의 피롤로지딘 알칼로이드가 검출되어 허브에 들어 있던 것은 양쪽 식물이었다는 것이 모친에 의해 확인되었다(Rasenak 2003).

스위스 로잔느에서 태어났을 당시 체중 2,740 g의 여아가 생후 5일 만에 황달과 현저한 간종대와 복수로 입원하였다. 간장은 우늑골하 5 cm 부위까지 비대하였고, 그 주위는 딱딱하였으며 간부전이 있었다. 27일째 간생검에서 간정맥폐쇄증으로 진단받았지만, 11일 후에 사망하였다. 부검에서 간장의 중심정맥과 소엽하정맥의 내강은 내막하의 결합조직과 촘촘히 콜라겐으로 일부가 폐색되어 있었다. 모친이 임신기간 동안 매일 복용하고 있던 시판 중인 허브를 제조업체로부터 주문하여 조사한 결과, 10종류의 식물 중 9%(w/w)는 국화과 관동 *Tussilago farfarar*(款凍, coltsfoot)이었다. 허브에서 건조중량 1 kg당 0.60 mg의 피롤리지딘 알칼로이드 및 세니시오닌이 검출되었다(Roulet 1988).

이 논문에 대해서 관동의 주성분인 센키르킨이 검출되지 않았으며, 유럽종에는 들어 있지 않은 세니시오닌이 검출되었으므로 관동 허브의 성분이었다고는 볼 수 없다는 지적이 들어왔다(Sommer 1989). 그 후 주정부의 검사에서 해당 허브에는 관동의 잎과 꽃만 아니라, 국화과 서양머위(*Petasites officinalis*)의 뿌리가 포함되어 있었다(Spang 1989). 관동은 중부유럽에서 기침을 멈추는데 효과가 있는 생약으로서 널리 사용되고 있는데, 양이 매우 적다고 하지만 역시 피롤리지딘 알칼로이드를 함유하고 있다.

남티롤 지방에서 사는 18개월 남아가 구토, 설사 및 복통으로 진찰을 받았다. 복부 팽만과 간종대, 간기능 장애, 혈소판 감소 및 백혈구 대량 증가가 나타났다. MRI와 간생검의 결과에서 간정맥폐쇄증으로 진단되었다. 남아는 생후 3개월째부터 모친이 관동의 잎을 따서 만든 허브티를 양이 많을 때에는 500 mL를 마셨다. 잎에서 피롤리지딘 알칼로이드의 세네시필린이 검출되어, 육안 및 현미경 검사에서 모친이 딴 잎은 관동이 아니라 *Adenostyles alliariae*이라는 것을 알았다. 알칼로이드의 정량에서 남아는 매일 0.6 mg(60 μg/kg)의 유독 알칼로이드를 섭취하였다는 것이다(Sperl 1995).

위와 같은 병례의 대부분은 처음부터 원인을 알아채지 못하고 수술을 포함한 여러 가지 처치를 받은 후에서야 자세한 문진 결과, 후에 원인이 밝혀진 것이다.

컴프리는 본래 영국의 목초로 뿌리는 달여서 설사 멈춤 등에 사용하였다. 그러나 영국에서 1979년 이후 "사람도 동물도 어떠한 것이라도 컴프리를 먹거나 마시거나 하면 안 된다"고 하였다.

미국에서는 1990년대에 들어와서도 컴프리의 뿌리와 잎을 함유한 정제나 캡슐이 허브샵이나 건강식품점에서 판매되고 간기능 장애가 발생하고 있지만, 식품의약국은 2001년 7월, 제조업체, 판매업자, 관련협회 등에 컴프리, 가시 나래지치(*Symphytum asperum*), 러시아컴프리의 판매 · 유통의 자숙을 요구하는 통지를 보냈다. 그러나 컴프리에 따른 건강피해는 동물실험의 결과와 함께 1980년대에 이미 모두 나와 있었다. 일본의 후생노동성은 2004년 6월 업자에게 컴프리의 자진회수와 제조 · 판매 · 수입의 자숙을 요구했다.

남아프리카의 케이프타운에서 1931년부터 1937년 사이에 간종대, 복수, 부종 및 간기능 장애를 주요 증상으로 하는 키온에 의한 중독환자 12례가 발생하여, 6명이 사망하였다. 12명 중에서 2명은 선별이 불완전하며 키온의 열매가 섞인 밀을 빻아 구운 빵을 먹고 있었다(Selzer 1951). 남아프리카에서는 이미 1900년대에, 키온의 열매가 섞인 밀가루로 간종대복수를 주요 증상으로 하는 중독환자가 발생하여, 대부분이 사망하였고, **세네키오(세네시오)병**으로 알려졌다(Willmot 1920).

서인도제도 자마이카에서는 간경변이 오랫동안 풍토병으로 알려져 있지만, 1954년 Bras 등이 간정맥폐색증(veno-occlussive disease)으로서 처음 보고하였다(Bras 1954). 간종대 · 복수 · 부종 · 간기능 장애가 중요한 증상으로 84명의 환자 중에서 1~6세가 전체의 65%를 차지하며, 전체 치사율은 30%이었다(Stuart 1957). 원인은 활나물 또는 금방망이로 만든 오래된 허브티이다.

인도 중부의 마디아프라데시주 동쪽 끝 마을 **스루가야**에서 1975년 11월부터 다음 해 6월 사이에 주식인 기장에 섞여 있던 **활나물**의 종자가 원인으로 복수와 복부의 종창이 증상으로 나타난 환자가 발생하였는데, 기록되어 있는 것만으로도 108명이 발생하였으며 63%가 사망하였다. 이 지방에서는 1973년에도 유행하였다(Krishnamachari 1977, Tandon 1977). 이 사건은 활나물에 들어 있는 피롤리지딘 알칼로이드 독성의 강력함을 시사하고 있다.

아프가니스탄 북서부 헤라트주에서는 2년 연속의 가뭄 후인 1975년에 밀밭에 심었던 헬리오트로프의 종자가 섞인 밀을 빻아서 만든 빵을 먹고, 격심한 우계륵부통과 복수를 주요 증상으로 하는 중독환자가 발생하여, 98개의 마을에서 추정환자는 7,800명이 넘었다. 밀 1 kg에 40낟알의 종자가 섞여 있었다(Tandon 1978). 인구가 7,200명인 마을에서 1975년 6월부터 8월 사이에 1,632명(22.6%)이 병에 걸렸는데, 이중에서 46%는 14세 이하의 소아였다(Mohabbat 1976).

타지키스탄 남부의 **하루쿠하루**에서는 1992년 5월부터 11월까지 군대의 포위와 가뭄이 겹쳐 밀의 수확이 늦어진 사이에 헬리오트로프가 종자를 묻혀 이 종자와 같이 가루로 빻은 밀로 만든 빵을 먹고 10개의 집단농장에서 인구의 4%에 해당하는 3,906명이 중독되었다. 집단농장에서는 4명에 1명이 중독되었다. 증상은 복통, 구토, 구역질, 간종대, 복수 등으로 치사율은 1.3%이었다(Chauvin 1993).

화분에 들어 있는 피롤리지딘 알칼로이드는 화밀(花蜜)을 통해서 봉밀(蜂蜜) 안으로 들어간다. 국화과 솜방망이속 탄지 금방망이(*Senecio jacobaea*)의 화밀(花蜜) 안에 2 ppm 전후의 피롤리지딘 알칼로이드가 검출되었다(Deinzer 1977). 양은 적지만, 간장 등의 장기에 불가역적으로 결합하며, 축적성이 있어 무시할 수 없다. 그러나 탄지 금방망이 화밀의 경우 색깔이 좋지 않아서 상품이 되기 힘들기 때문에 꿀벌의 월동용으로 사용된다.

소의 사료 식물에 들어 있는 피롤리지딘 알칼로이드는 우유에서 100 mL 당 50 g 정도 나온다(Dickinson 1976). 피롤리지딘 알칼로이드는 태반을 통해 태아에 전달될 뿐만 아니라 모유를 통해 신생아와 유아에게 전달된다.

문헌

Bach N et al. Comfrey herb tea-induced hepatic veno-occlusive disease. Am J Med 1989 ; 87 : 97-9

Bras G et al. Veno-occlusive disease of liver with nonportal type of cirrhosis, occurring in Jamaica. Arch Pathol 1954 ; 57 : 285-300

Chauvin P et al. Heliotrope poisoning in Tadjikistan. Lancet 1993 ; 341 : 1663

Culvenor CC et al. *Heliotropium lasiocarpum* Fisch and Mey identified as cause of veno-occlusive disease due to a herbal tea. Lancet 1986 ; 1(8487) : 978

Deinzer ML et al. Pyrrolizidine alkaloids : Their occurrence in honey from tansy ragwort (Senecio jacobaea L). Science 1977 ; 195 : 497-9

Dickinson JO et al. Milk transfer of pyrrolizidine alkaloids in cattle. J Am Vet Med Assoc 1976 ; 169 : 1192-6

Fox DW et al. Pyrrolizidine (Senecio) intoxication mimicking Reye syndrome. J Pediatr 1978 ; 93 : 980-2

Hirono I et al. Carcinogenic activity of Symphytum officinale. J Natl Cancer Inst 1978 ; 61 : 865-9

Huxtable RJ et al. Toxicity of comfrey-pepsin preparations. N Engl J Med 1986 ; 315 : 1095

Krishnamachari KAVR et al. Aetiopathogenesis of endemic ascites in Surguja district of Madhya Pradesh. Indian J Med Res 1977 ; 65 : 672-8

Kumana CR et al. Hepatic veno-occlusive disease due to toxic alkaloid in herbal tea. Lancet 1983 ; 2(8363) : 1360-1

McGee J et al. A case of veno-occlusive disease of the liver in Britain associated with herbal tea consumption. J Clin Pathol 1976 ; 29 : 788-94

Mehta NJ et al. Mediastinal veno-occlusive disease associated with herbal tea ingestion. N Y State J Med 1986 ; 86 : 604-5

Mohabbat O et al. An outbreak of hepatic veno-occlusive disease in north-western Afghanistan. Lancet 1976 ; 2(7980) : 269-71

内藤裕史. 中毒百科 南江堂 2001, p 461

Rasenack R et al. Veno-occlusive disease in a fetus caused by pyrrolizidine alkaloids of food origin. Fetal Diagn Ther 2003 ; 18 : 223-5

Ridker PM et al. Hepatic veno-occlusive disease associated with the consumption of pyrrolizidine-containing dietary supplements. Gastroenterology 1985 ; 88 : 1950-4

Roulet M et al. Hepatic veno-occlusive disease in newborn infant of a woman drinking herbal tea. J Pediatr 1988 ; 112 ; 433-6

Selzer G et al. Senecio poisoning exhibiting as Chiari's syndrome. Am J Pathol 1951 ; 27 : 885-907

Sommer M. Hepatic veno-occlusive disease and drinking of herbal teas. J Pediatr 1989 ; 115 : 659-60

Spang R. Toxicity of tea containing pyrrolizidine alkaloids. J Pediatr 1989 ; 115 : 1025

Sperl W et al. Reversible hepatic veno-occlusive disease in an infant after consumption of pyrrolizidine-containing herbal tea. Eur J Pediatr 1995 ; 154 : 112-6

Stillman AE et al. Hepatic veno-occlusive disease due to pyrrolizidine (Senecio) poisoning in Arizona. Gastroenterology 1977 ; 73 : 349-52

Stuart KL et al. Veno-occlusive disease of the liver. Quart J Med 1957 ; 26 : 291-315

Tandon BN et al. Epidemiological, clinical, biochemical and hemodynamic study of veno-occlusive disease of the liver due to Crotalaria alkaloids in India. J All India Instit Med Sci 1977 ; 3 : 165-75

Tandon BN et al. Study of an epidemic of veno-occlusive disease in Afghanistan. Indian J Med Res 1978 ; 68 : 84-90

Yeong ML et al. Hepatic veno-occlusive disease associated with comfrey ingestion. J Gastroenterol Hepatol 1990 ; 5 : 211-4

Weston CFM et al. Veno-occlusive disease of the liver secondary to ingestion of comfrey. Br Med J 1987 ; 295 : 183

Willmot FC et al. Senecio disease, or cirrhosis of the liver due to Senecio poisoning. Lancet 1920 ; Oct 23, 848-9

27 | 잉어 쓸개

잉어의 쓸개는 건강에 좋고, 또는 류마티스나 안정피로에 효능이 있는 것으로 알려져 있는데, 일본, 타이완의 서쪽 해안, 홍콩, 한국 등에서는 생으로 먹는 습관이 있다. 잉어만 그런 것이 아니라, 새나 뱀의 쓸개를 먹는 습관도 있다. 일본에서 살무사의 쓸개를 건조시킨 것을 캡슐에 넣은 제품과 소 쓸개를 농축한 제품 같은 것도 있다. 곰이나 반달곰의 담즙을 쓸개 그대로 건조시킨 것이 한방의 웅담이다. 사우디아라비아에서는 당뇨병 환자에게 양의 담즙을 처방한다.

이바라키현(茨城県)에서 60대 여성이 강에서 잡은 몸길이 약 40 cm의 검은 잉어 쓸개를 생으로 먹고 2시간 후부터 복통, 설사, 구토 등의 증상이 나타나 6시간 후 쇼크상태가 되었다. 급성간기능 장애로 다음날에는 핍뇨가 발생하고, 요소질소와 크레아틴이 상승하여 급성신부전으로 진단되었다. 간기능 장애는 12일째에 정상화되었지만, 급성신부전이 진행하였기 때문에 혈액투석을 시행하여 34일째에 퇴원하였다(스즈키 1992).

60대 남성이 도네가와(利根川)산 잉어(무게 약 2 kg)의 쓸개를 날것 상태로 통째로 삼켜서 2시간 후에 구토와 설사가 나타나 입원하였다. 급성신부전과 간기능 장애가 있고, 탈수가 현저하여 무뇨로 다음날부터 혈액투석을 시작하였다. 5회 투석 후 12일째에 소변량은 1,000 mL를 넘어 투석을 중지하였고, 간기능 장애는 약 2주일 만에 회복되어, 51일째에 퇴원하였다. 퇴원 5일 전에 시행한 신생검 결과는, 급성요세관괴사이었다(후지우 2000).

시마네현(島根県) 운난시(雲南市)에서 유년기 때부터 잉어의 쓸개를 생식하고 있던 40대 남성이 잉어 회와 생 쓸개를 먹었다. 큰 잉어로 항상 먹었던 쓸개보다 컸었다. 몇 시간 후 설사와 미열이 나타나고 전신권태감이 있어 현저한 간기능 장애로 지적되어 입원하였다. 간담도계효소 상승이 있고 요소질소는 정상이었지만 크레아틴은 높은 수치를 나타내었다. 간기능은 빠르게 개선되었지만, 크레아틴이 정상화된 것은 40일째이었다. 환자는 잉어 쓸개 건강식품「이담환(鯉胆丸)」을 내복하고 있었지만, 그것에 대한 약제림프구자극시험은 음성이었다(곤도 2004).

이바라키현(茨城県)에서 40대 여성은 점심 전에 잉어 쓸개를 생으로 5개 섭취하였다. 오후 3시 무렵부터 구토, 설사 및 전신권태감이 나타났고, 구토는 며칠 안에 나아졌지만 핍뇨가 왔다. 입원 당시 고도의 간기능 장애가 있어 신부전 상태이었다. 혈액투석을 개시하고, 9회를 투석한 후에 혈액투석을 중지하였고, 간기능도 서서히 개선되어 20일 후에는 정상화되었다. 신생검에서 급성뇨세관괴사의 재생기(再生期)의 형상을 나타내었다(오야 1990).

미야기현(宮城県)에서 19세의 주방장이 잉어 쓸개를 생으로 5개 먹고, 4시간 후부터 극심한 설사와 구토가 나타났고 다음날 급성신장염이라고 의심하여 내복약을 투여받았지만, 나아지지 않아 그 다음날 입원하였다. 간기능이상이 있었고 신기능의 이상은 더 심해져서 혈액투석을 시작하고, 합계 7회 실행하고 중지하였는데, 그 후 신기능은 정상화되었고, 2주일 후에는 간기능도 정상화되었으며 황달도 없어졌다. 신생검에서 급성요세관괴사의 재생기의 형상이었다(마쓰모토 1988).

중국에서 1970~1975년에 물고기 쓸개에 의한 중독이 82건 발생하여 21명이 사망하였다. 타이베이에서 1997년 1월 20일, 50세 남성이 잉어 쓸개를 2개 먹고, 6시간 후 복부의 산통(疝痛) · 구토 · 수양성 설사를 일으켜 급성복막염 증상이 있어 시험개복술을 받았지만, 이상은 발견하지 못하였다. 2일 후 급성신부전과 간기능 장애를 나타내었다. 그 2일 후, 1분간 계속되는 전신성 강직성 간대성경련발작이 2회 있었으며, 크레아틴키나아제는 상승하였고, 혼수상태가 되었다. 핍뇨가 나타나고 신기능은 악화되어 혈액투석을 시행하였는데, 2일 후 경련은 없어졌으며 의식은 정상화되었다. 간기능은 2주간 후, 신기능은 1개월 후에 정상화되었다(Lin 1999).

베트남의 호치민시 병원에서 1995년 1월부터 2000년 12월까지 사이에 잉어 쓸개를 먹은 17명이 입원하였는데, 16명은 신부전에 걸렸었지만, 회복하였다. 그러나 1명은 극증간염으로 사망하였다(Xuan 2003).

한국에서 잉어 쓸개즙을 3개월 마시고, 신 장애의 소견 없이 중독성 급성간염이 나타난 증례가 보고되었다(Son 2006).

예전에는 일본, 동남아시아에 발생이 한정되어 있었지만, 식습관의 반입에 따라, 미국에서도 이민을 통해 중독이 발생하고 있다.

미국 메릴랜드주에서 1991년 7월 11일, 한국에서 온 59세의 이민 남성이 근처 강에서 잡은 잉어 쓸개를 생으로 먹고 6시간 후에 설사와 복통을 호소하고, 구토가 계속되어 14일째에 입원하였다. 간기능 장애가 있고, 신기능의 저하도 보였지만, 투석을 필요로 하지 않아 6일 만에 퇴원하였다. 캄보디아에서 온 41세의 이민 남성은 1994년 10월 30일, 저수지에서 잡은 잉어 쓸개를 3개 먹고 2시간 후에, 복통 · 구토 · 설사를 일으켜 간기능이상과 신기능의 저하가 나타나 입원하였다. 5일째에 신기능은 더 나빠져 혈액투석을 다시 시작하였다. 간기능과 신기능 모두가 서서히 개선되어 11월 16일에 퇴원하였다.

사우디아라비아에서는 민간요법사가 당뇨병 환자에게 양의 담즙을 마시게 하므로, 미국으로부터 위와 같은 보고를 들은 사우디아라비아 후생국은 인구 5,640명의 마을에서 조사를 실시하였다. 병원에서 진찰을 받은 73명의 당뇨병환자 중 민간요법을 받았던 사람은 30명으로, 그 중에서 14명은 과거 4년간 1회는 양의 담즙을 마셨다. 15 mL 이상을 마신 12명은 36시간 이내에 구토나 설사를 일으켜 병원에 입원하였다. 14명의 간기능 장애의 지표인 트랜스아미나아제와 신 장애의 지표인 혈청크레아틴을 대상과 비교하면, 마신 담즙량에 비례하여 유의하게 높은 수치를 나타냈으며, 전자는 2개월 후까지 그리고 후자는 2주간 후까지 지속되었다(Al-Qahtani 1996).

일본에서는 현재까지 28명 보고되고 있지만, 합병증으로 사망한 1명 이외에, 사망한 사람은 없다. 평소보다 큰 쓸개를 먹었다거나 무게가 2 kg 이상의 큰 잉어의 쓸개를 먹었다거나 몇 개 먹었다고 하는 점이 눈에 띈다.

식후 10분~18시 사이에, 구역질, 구토 및 설사가 시작되고, 2일째 무렵에 황달과 핍뇨가 나타나고, 간·신기능이 저하한다. 신장은 급성요세관괴사를 나타낸다. 보존적 치료로 낫는 경우도 있지만, 대부분은 혈액투석을 필요로 한다. 간·신기능 모두 2~5주에 정상으로 돌아온다. 혈액투석마저도 유효하게 시행하면, 중증이라고 하더라도 사망하는 중독은 아니다.

어류, 양서류 등의 하등 동물의 담즙 안에는 고등 동물에 있는 담즙산 대신에 그 진화적 전구체인 담즙알코올이 있다. 잉어과 어류에서는 **황산 사이프리놀**(*Cyprinol sulfate*)이 중독의 원인물질로 추측되고 있다(Asakawa 1990a, b). 사람의 담즙은 콜산, 리토콜산, 디옥시콜산, 케노디옥시콜산 등의 담즙산을 포함하는데, 뒤쪽의 2가지 물질에는 세포독성이 있다. 잉어과 어류의 담즙 안에는 적다고는 하지만, 이러한 담즙산이 들어 있다(모리 1992). 초어의 경우 담즙 그 자체의 독성과 **황산 5α 사이프리놀**의 독성은 거의 같다(Yeh 2002).

일본의 잉어는 *Cyprinus carpio*이지만, 한국의 경우, 잉어 쓸개 생식으로 의한 중독환자 13명이 섭취한 잉어의 종류는 모두 잉어과 잉어 *C. carpio* 3건, 초어(草魚) *Ctenopharyngodon idellus* 8건, 백연(白鰱) *Hypophthalmichthys molitrix* 2건이었다(Park 1990).

생 쓸개가 아니라 잉어를 아라이(씻어서 꼬들거리게 함), 잉어된장국, 된장조림 등으로 요리하여 먹고 중독되었다는 사건이 1976년부터 1983년 사이에 규슈(九州)에서 18건에 129명이 발생하였다. 쓸개는 먹지 않았지만, 사가(佐賀), 미야자키(宮崎), 가고시마(鹿児島) 등 규슈에 한해서, 더욱이 1976년부터 1978년에 집중적으로 발생하였다.

1983년 7월 8일 사가현(佐賀県) 이마리(伊万里) 시내의 민물고기 가게에서 구입한 잉어를, 아라이(회), 된장국 등으로 조리해서 먹은 4명이 중독 증세를 나타내었다. 50대 남성은 오후 7시 무렵에, 잉어요리를 먹고 오후 10시쯤부터 구역질과 구토가 나타났으며, 입술주위가 저리고 전신 무력감이 나타나고 의식도 서서히 저하되었다. 설사와 발열은 보이지 않았다. 신경학적으로 사지의 근력저하가 현저하였지만, 간기능 등은 정상이었다. 50대 남성은 오후 11시 무렵부터 입술주위의 저림감과 무력감이 나타났고 차례로 의식 저하와 환각증상이 나타났다. 사지에 미오클로누스상의 근수축이 보이고, 근력저하가 심하였다. 사가현 지역에서는 1977년에 발생한 28명과 합쳐 32명이 잉어요리로 인해 중독되었다. 증상은 많이 발생한 순으로 구토, 기립불능, 언어장애, 경련, 무력감, 권태감 및 입술마비가 약 반수의 환자에게서 나타났다. 빠르면 1일에, 늦어도 1주일에 완전히 회복하였다. 보건소의 동물실험에서도 같은 증상이 나타났다(스기야마 1985).

증상은 쓸개중독과는 다르게, 복중독과 유사한 증상도 있지만, 다른 점은 경련과 의식장애 등 중추신경장애가 나타난다는 것이다. 예후가 좋아 사망자가 나오지 않는다는 점도 복중독과는 다르다. 어떤 원인으로 잉어 체내에서 발생하는 화학물질에 따른 중독이라는 점까지는 증명하였지만(다케다 1980), 원인물질에 대해서는 아직 불명인 상태이다.

문헌

Al-Qahtani MS. Hepatic and renal toxicity among patients ingesting sheep bile as an unconventional remedy for diabetes mellitus-Saudi Arabia. MMWR 1996 ; 45 : 941-3

Asakawa M et al. Structure of the toxin isolated from carp(*Cyprinus carpio*) bile. Toxicon 1990a ; 28 : 1063-9

Asakawa M. et al. Isolation of a toxin from carp(*Cyprinus carpio*) bile. J Food Hyg Soc Japan 1990b ; 31 : 222-6

藤生亜由子ほか. 鯉の胆嚢. 臨牀透析 2002 ; 18 : 1101-4

近藤天韻ほか. 鯉の胆嚢生食後に急性肝・腎障害を呈した1例. 公立雲南病院医学雑誌 2004 ; 11 : 5-8

Lin YF et al. Simultaneous acute renal and hepatic failure after ingesting raw carp gall bladder. Nephrol Dial Transplant 1999 ; 14 : 2011-2

松本　純ほか. 鯉の胆(きも)による急性腎不全の1例. 日内会誌 1988 ; 77 : 102-5

毛利隆美ほか. コイの水溶性中毒成分としてのシプリノールについて. 食衛誌 1992 ; 33 : 133-43

Park SK et al. Toxic acute renal failure and hepatitis after ingestion of raw carp bile. Nephron 1990 ; 56 : 188-93

大矢　晃ほか. 鯉の胆嚢生食による急性腎不全の1例. 透析会誌 1990 ; 23 : 261-5

Son HS et al. Toxic hepatitis associated with carp juice ingestion. Korean J Hepatol 2006 ; 12 : 103-6

須山洋之ほか. 鯉による食中毒. 臨と研 1985 ; 62 : 493-6

鈴木祥司ほか. 鯉の生胆摂取による中毒の1症例. 中毒研究 1992 ; 5 : 195

武田由比子ほか. 鯉による食中毒の原因究明に関する研究. 食衛誌 1980 ; 21 : 50-7

Xuan BH et al. Ichthyotoxic ARF after fish gallbladder ingestion : a large case series from Vietnam. Am J Kidney Dis 2003 ; 41 : 220-4

Yeh YH et al. Short-term toxicity of grass carp bile powder, 5 α-cyprinol and 5 α-cyprinol sulfate in rats. Comp Biochem Physiol C Toxicol Pharmacol 2002 ; 131 : 1-8

28 | 홍차버섯

1995년 4월 1일 미국 아이오와주 북서부 마을에서 59세 여성이 혼수상태로 자택에서 발견되어 병원으로 이송되었다. 1시간 전까지 특별히 호소하는 것은 없었다. 혈액가스 분석에서 pH 6.9와 유산치 85 mM(정상 0.67)로 분명한 유산 아시도시스가 나타나고, 파종성 혈관내 응고증후군을 발증하고, 심정지를 일으켜 4월 3일에 사망하였다. 부검에서 천공성 복막염이 관찰되었지만, 독성약물검사는 전부 음성이었다. 환자는 2개월 전부터 매일 "Kombucha tea"를 120 mL를 마시고 있었다.

9일 후 4월 10일 같은 병원에서 48세 여성이 호흡곤란으로 이송되었다. 흉부 X선 사진에서 분명한 급성폐수종이 관찰되어 혈액가스 분석에서 pH 6.7와 유산치 12.4 mM으로 현저한 유산 아시도시스를 나타내고 있었다. 심정지가 일어났지만, 소생하여 3일 후 퇴원하였다. 환자는 위의 환자와 같은 종으로 만든 Kombucha tea를 2개월 전부터 마셨으며, 발증 전에는 양을 120 mL에서 360 mL까지 늘렸으며, 배양기간도 7일에서 14일로 늘렸었다(CDC 1995). Kombucha tea에서 병원균은 검출되지 않았다.

뉴햄프셔주의 병원에서 53세 남성이 진찰을 받았다. 환자는 Kombucha tea를 반 컵씩 1일 2회씩, 2주간 마시고 있었는데, 복통과 식욕부진이 나타나 9일 전에 음용을 중지하였고, 그 후 흉부의 가슴 압박감, 기침, 경흉부의 발진, 복부의 산통 및 소변의 농염이 나타났다. 간기능 장해가 관찰되었지만, 간염의 혈청반응은 전부 음성으로 다른 원인도 제외되어, Kombucha tea에 의한 간기능 장애로 시사되었다(Perron 1995).

텍사스주에서도 1997년 유사한 증례가 4례 보고되어, 그 중 1례는 재복용으로 증상이 재현되었다(Srinivasan 1997).

Kombucha tea는 「홍차엑스」를 말하며, Manchurian tea라고도 한다. 암, 고혈압, 정력증강, 면역력부활, 여드름, 반점, 안저출혈, 소아천식, 관절통, 주름, 담낭질환, 간장병, 신장병, 무좀, 변비, 대머리 및 불면에 효과적이라고 하여 일본에서는 1975년에 붐이 일어났다. 외국에서는 1990년대 붐이 일어났는데, 면역력 활성작용이 있다고 하여 후천성 면역부전 증후군(에이즈)의 환자 사이에서 애용자가 생겨났다. 게다가 그것이 일본으로 역수입되어, 콜로니(colony)에 클래식 음악을 들려주면 더욱 잘 듣는다고 하여 제2의 붐이 일어났다. 그러나 따지고 보면, 수백 년 전부터 알려진 발효음료의 한 종류로 기원은 중국 또는 러시아라고 한다. 초산균을 주로 하는 세균과 각종 효모의 공생 콜로니가 홍차 위에 한천 형태의 물질로 둘러싸인 미생물집단을 만들어 19세기에는 **"볼가강의 해파리"** 등의 이름으로 중앙유럽에서 보급되었던 적도 있다.

일본에서 보급한 것은 설탕을 넣어 식힌 홍차 위에 공생 콜로니 "홍차버섯 종"을 넣고 실온에 방치한 후, 얇은 젤라틴 모양의 막 형태의 버섯이 표면에 떠오르면 액체를 마신다. 막 형태의 버섯이 증식할 때, 그 위에 새롭게 발생한 종을 나누는 방법으로 애음자는 연쇄적으로 계속 늘어난다. 액의 pH는 1.8 정도로 유해한 잡균이 포함되어 있지 않다고 하지만, 배양의 환경에 따라서 병원성 아스페르길루스균이 증식할 가능성이 있다.

1996년 이란의 수도 테헤란 교외 한 마을에서 통증에 효과적이라고 듣고 홍차버섯을 피부에 바른 20명이 5~7일 후에 피부병을 발증하여 병변부에서 탄저균이 검출되었다. 탄저균은 2001년 11월, 미국의 플로리다, 워싱턴, 뉴욕 등에서 백색가루가 들어 있는 우편물 등에 닿아 4명이 사망하여, 생물테러가 아닌가 할 정도로 미국을 뒤흔든 균이다. 가축 축사 가까이 있는 불결한 곳에 보관한 그 홍차버섯은 여러 종류의 잡균의 증식이 많았으며, 탄저균을 확인할 수 없었지만, 홍차버섯에 탄저균을 심어 배양한 결과, 홍차에서도 키노코에서도 48시간 후 왕성한 발육이 관찰되었으며 홍차버섯은 탄저균의 알맞은 배양기로 생각된다. 피부에 발라서 생명에 지장은 없었지만, 마셨으면 사망하였을 것이다(Sadjadi 1998).

문헌

CDC. Unexplained severe illness possibly associated with consumption of Kombucha tea-Iowa, 1995. MMWR 1995 ; 44 : 892-3, 899-900

Perron AD et al. Kombucha "Mushroom" hepatotoxicity. Ann Emerg Med 1995 ; 26 : 660-1

Sadjadi J. Cutaneous anthrax associated with the kombucha "Mushroom" in Iran. JAMA 1998 ; 280 : 1567-8

Srinivasan R et al. Probable gastrointestinal toxicity of kombucha tea. J Gen Intern Med 1997 ; 12 : 643-4

29 | 어성초

어성초 *Houttuynia cordata*를 달여서 마시거나 또는 습포에 사용하는 사람이 있다. 한방에서는 十薬라는 생약으로, 설사제로서, 도쿠다미, じゅうやく, ジュウヤク, 十薬 등의 상품명으로 달인 약, 엑스과립 및 엑스정이 시판되고 있다. **유주쿠다시과립(流注下し顆粒)**, **본초도쿠다시전(本草どくだし煎)**, **천명도쿠다시차(天命毒下し御茶)** 등의 성분 중 하나이다.

그러나 어성초는 광선과민증을 불러일으킨다. 그런 줄도 모르고 복용하여 피부의 진무름, 발적 및 발진 때문에 고민하는 사람이 적지 않다고 할 수 있다.

60대 남성이 타인에게 얼굴을 보이고 싶지 않아 수건으로 얼굴이 가려지도록 뺨을 푹 감싸고 도카이대학소속병원 피부과에서 진찰을 받았다. 용모는 한센병의 사자안면(獅子面)처럼 붉게 부어올라 피부의 침윤・비후가 강하게 나타나 있었다. 피부의 변화가 햇볕에 닿은 부분에 국한되어 광선과민증으로 진단되었다. 입원하여 햇볕을 피하자 피진은 눈에 띄게 좋아졌지만, 깊은 주름은 남았다. 환자는 17년 동안 안면, 경부 및 사지 노출부의 침윤을 동반한 홍반, 미란, 구진, 부종 및 소농포로 고민하며 반복해서 의사를 바꿔가며 광선과민증의 진단에 대한 치료를 받아왔다. 광선과민증의 원인이 되는 상비약과 내복약에 대해 반복해서 문진하여도 환자는 전부 부정하였는데, 주치의의 주의 깊은 문진의 결과, 환자는 어성초가 피부병에 효과가 있다고 듣고, 자택 근처에서 채집한 어성초의 달인 물을 차 대신 매일 1 L를 복용하고 있었던 것을 알아냈다. 지참한 건조 어성초를 분석한 결과, 에테르 추출법으로 382.5 μg/g과 열수추출법으로 6.3 μg/g의 페오포로바이드가 검출되었다. 페오프로바이드는 광선과민증을 일으키는 물질로서 잘 알려져 있다(「클로렐라」 참조). 달인 물의 복용을 중지하고, 1년 후 증상은 완전히 없어졌다(다카하시 1985, 마쓰오 1986). 어성초가 광선과민증의 원인이 된다는 것을 분명히 밝힌 것은 이 논문이 세계에서 처음이다. 논문의 컬러사진을 보면, 발진에 뒤덮인 환자의 안면 피부는 적갈색으로 코끼리 피부처럼 두툼하고 깊고 두꺼운 주름이 얼굴 전체에 파도가 물결치는 것처럼 새겨져 있어 17년간의 고뇌를 회상하게 한다.

60대 여성이 1개월 전부터 건조 어성초 잎을 물과 함께 믹서기에 갈아서 어성초 차를 마시고 있었는데, 10일 전부터 노출부에 가려움이 있는 피진이 발생해 진찰을 받았다. 안면에 자홍색반, 앞이마, 목주위, 경부, 상지(팔) 및 손등에서 홍반이 확인되었다. 중파장자외선에 의한 광패치테스트 및 단순첩포검사 모두 양성으로 어성초에 의한 식물성 광접촉성 피부염으로 진단되었다(Saito 1995).

70대 남성은 어성초를 달여서 복용한 지 얼마 안 되어 머리, 얼굴 및 손에 구진과 홍반이 나타났다. 어성초 달인 액의 음용중지와 차광으로 피진은 좋아졌다(쓰노다 2000).

60대 여성은 수년 전부터 애용해 온 시판의 어성초 차 때문에 중독진이 발생하였으며, 내복테스트에서 양성이 나타났다(오하시 1992).

50대 남성이 본인이 만든 어성초엑스를 수 년 전부터 음용하였는데, 반 년 전부터 음경에 색소침착을 동반한 유원형(類円形)의 부종성 홍반이 생겼다. 피부패치테스트에서 어성초에 대해 양성이었다(엔도 1995).

50대 여성이 손등에 홍색구진이 나타나 사지와 몸통으로 확대되어 진찰을 받았다. 봄 무렵부터 어성초 차를 음용하고 있었다. 앞이마에서 흉부, 상지전체, 배부중앙, 대퇴 아래 부분 3분의 1부터 하퇴에 걸쳐, 반미립대(半米粒大)의 암홍색 구진이 산재하였다. 피부패치테스트에서 어성초 차에 양성이어서, 어성초 차에 의한 태선형약진으로 진단되어 복용을 중지하고, 스테로이드제의 외용으로 치유되었다. 다음 해, 피진이 재연하였지만, 그 3주 전과 10일 전에 모르고 어성초 차를 마셨다(요시오카 1997).

20세 여성이 아토피성피부염 치료에 6개월 전부터 본인이 달인 어성초 차를 매일 1 L씩 음용하고 있었는데, 전신에 다형홍반이 나타났다. 어성초 잎과 차의 내복부하시험에서 상지에 홍반이 나타났다(다케우치 1998). 아토피성피부염의 건강식품민간약에 의한 악화에 대해서는「아토피성피부염」참조.

40대 여성은 습포에 의한 접촉피부염 진단으로 통원 치료하던 중에 본인의 판단으로 우상지와, 3일 후 또 좌상지에 어성초를 달인 것을 붙인 결과, 4일 후, 붙인 부위에 가려움을 동반한 모공에 일치하는 홍반과 농포를 확인하여서, 어성초에 의한 농포성 건선형 접촉피부염으로 진단되었다(하타 2001).

40대 남성이 숙취 때문에 4~5일 전에 만든 어성초 차를 오전 10시쯤 1컵을 마셨다. 11시 무렵부터 3~4회 토하고, 오후 5시 무렵에 혈액을 토하고, 그 후에도 계속하여 혈액을 토하여서 진찰을 받았다. 내시경에서 심한 출혈성위염을 확인하였다. 밤에도 3회 토혈하고, 오전 3시 40분에 쇼크상태에 빠졌다. 다음날 내시경에서도 심한 출혈성위염이 계속되었다(노구치 1993).

50대 남성이 화폐상습진으로 4년 전부터 어성초로 만든 소주를 마시고 있었다. 이번에 어성초 소주를 **3홉(合)** 들이키고, 게다가 어성초 잎, 줄기 및 뿌리를 씹으면서 섭취하였는데, 너무 써 참지 못하고 양명주(養命酒)를 **1홉(合)** 반을 마셨다. 다음날 전신 근육이 딱딱하게 굳어져서 다량의 물을 마시고 이뇨를 꾀했는데, 2일 후 세숫대야에 가득히 토혈하여 구급차로 입원하였다. 내시경에서 식도・위접합부에서 걸쳐 출혈성 균열이 보였다(츠루야 1996).

어성초 차의 원료가 되는 어성초 건조품 15품목 전부에서 총 브롬이 27~236 ppm 검출되었다. 밀의 잔류기준치인 50 ppm을 넘는 품목이 9개, 그 중에서도 100 ppm을 넘는 품목이 5개이었다. 원재료는 수입품이 많았기 때문에 훈증에 사용한 브롬화메틸의 브롬이 잔류한 것으로 짐작된다(나가자와 1995).

문헌

遠藤直樹ほか. 固定薬疹の1例. 日皮会誌 1995 ; 105 : 1364

秦 直子ほか. ドクダミによる膿疱性乾癬型接触皮膚炎の1例. 西日皮膚 2001 ; 63 : 338-9

松尾聿朗. 光線過敏症とすぐに分かったのだが. Nikkei Medical 1986 ; (10月10日) : 41-3

長沢冬樹ほか. 健康食品および機能性食品の衛生学的実態調査. 食品衛生研究 1995 ; 45 : 59-64

野口隆俊. ドクダミ(十薬)茶による急性出血性胃炎. 日本東洋医学雑誌 1993 ; 43 : 490

大橋明子ほか. ドクダミによる中毒疹の1例. 皮膚 1992 ; 34 : 269

Saito F et al. Phytophototoxic dermatitis induced by Houttuynia cordata. Environ Dermatol 1995 ; 2 : 208-11

高橋仁子ほか. 乾燥ドクダミ煎じ汁によると考えられた光線過敏症. 皮膚病診療 1985 ; 7 : 21-4

竹内 誠ほか. ドクダミ茶による中毒疹の1例. 日皮会誌 1998 ; 108 : 1193

角田孝彦ほか. ハッカ入りあめの中止で軽快した難治性湿疹. 皮膚臨床 2000 ; 42 : 341-4

鶴谷 孝ほか. ドクダミ入り焼酎に起因したと考えられた重症型肝機能障害の一例. 川崎市医師会医学会誌 1996 ; 13 : 87

吉岡敏子ほか. ドクダミ茶による苔癬型薬疹. 皮膚臨床 1997 ; 39 : 367-70

30 | 강낭콩, 미국자리공, 자리공

30-1 강낭콩

2006년 5월 6일 방송의 TBS 계열의 건강정보 프로그램「피캉바디(ぴーかんバディ！)」에서 흰강낭콩을 약 3시간 볶은 후 분말로 만들어 밥에 뿌려 먹는 다이어트법이 소개되었다. 이것을 시험한 시청자가 설사 등을 호소해 31일까지 피해는 965건이었는데, 그 중에서 입원한 경우는 104건이 넘었다.

강낭콩 *Phaseolus vulgaris*에 함유되어 있는 렉틴이라는 당단백질은 100°C에서, 10분간 가열하면 독성이 없어지지만, 80°C의 가열에서는 반대로 독성이 증강하기(Bender 1982) 때문에 강낭콩의 가열이 불충분하여 설사 등의 증상이 나타났다고 짐작된다. 증상은 나중에 기술하는 미국자리공에 의한 것과 동일하다고 생각해도 좋다.

건강식품의 붐에 편승한 무책임한 텔레비전 프로그램에서 건강피해가 발생하고 있다. 앞으로는,「피캉바디 설사증」이라는 것처럼, 증상에 그 원인이 된 프로그램이나 사회자의 이름을 덧붙여서 부르도록 하는 것이 좋을 것 같다.

강낭콩에는 변종으로 껍질콩, 붉은 강낭콩, 호랑이콩, 흰강낭콩 등이 있어 영국지역에서는 색으로 구분하여 red kidney bean, white kidney bean, red coco bean 등으로 부른다. 강낭콩으로 인한 중독은 영국에서 1976년부터 1989년까지 집단식중독의 형태로 25건에, 약 100명이 발생하였다. 물에 담가 놓아 부드러워진 콩을 그대로 샐러드에 넣어 먹었다는 건수가 많았으며, 4~5알 이상 먹고 구토 · 설사 등의 증상이 나타났다. 찜통에 가열하였다는 내용도 있었지만, 가열이 불충분하였다고 생각된다(Rodhouse 1990).

강낭콩의 렉틴량(적혈구 응집능으로 측정)은 극히 높지만, 침지(浸漬)에 의해 크게 내려간다. 잠두콩 *Vicia fava*, 완두콩 *Pisum saltivum*, 동부 *Vigna sinensis* 및 렌즈콩 *Lens*의 적혈구 응집능은 강낭콩에 비해 훨씬 낮다(Noah 1980, Bender 1982).

강낭콩 중독은 가축에게서도 발생한다. 캐나다 서스캐처원주의 목장에서 새로운 사료를 먹고 21마리의 말이 중독증상을 나타내어, 사료회사에 문의한 결과, 여러 곳의 다른 목장에서도 같은 사료로 합계 240두의 소가 중독증상을 일으켰다는 것을 알았다. 사료에 생 white kidney bean이 들어 있었다(Carmalt 2003).

아주까리에 들어 있는 리신과 홍두 *Abrus precatorius*에 함유되어 있는 아브린이라는 렉틴은 모두 A와 B라는 2가닥의 사슬로부터 만들어지기 때문에 강력한 독작용을 가지고 있다(나이토 2001). 그러나 강낭콩이나 다음에 서술하는 미국자리공과 자리공에 포함되어 있는 렉틴은 A사슬만 가지고 있어 세포 안으로 침입하지 못하고, 리신과 아브린에 비해 독작용이 한결 약하다. 렉틴은 아주까리(ヒマ), 강낭콩, 미국자리공 및 자리공에서도 가열에 의해 무독화된다.

30-2 미국자리공

미국자리공 *Phytolacca americana*는 가을이 되면, 가지와 줄기는 붉은색으로 변하며, 화수(花穗)는 아래로 늘어지고 작은 포도알과 같은 광택이 나는 흑갈색의 열매를 맺는다. 풀 전체에 독이 있지만, 뿌리가 가장 많고, 다음으로 잎, 줄기 및 열매 순이다. 성장과 더불어 독성이 강해지지만, 열매만은 어린 열매보다 잘 익은 열매가 독성이 약하다. 외국에서는 익은 열매를 파이나 팬케이크에 넣어 먹는다. 10알 정도면 중독되지 않는다든지 20알까지라면 괜찮다는 말이 있지만 보증할 수 없다. 레드와인의 착색에 사용된 적도 있다.

미국의 위스콘신주에서 43세 여성이 건강식품 가게에서 구입한 미국자리공의 분말 1큰술 반을 용기에 적힌 지시대로, 컵 한 잔의 따뜻한 물에 녹여서 복용하고, 30분 후부터 구토와 급격한 복통, 연이어 격심한 수양성 설사가 있었으며, 토혈과 혈성의 설사가 시작되어 진찰을 받았다. 저혈압과 빈맥이 있어 혈성·수양성 설사가 계속되었지만, 대량의 수액처치를 시행하여 24시간 후 상태는 안정되어 다음날 퇴원하였다(Lewis 1979).

이 사건으로 위스콘신 주정부는 건강식품 가게에 있는 미국자리공의 뿌리의 판매 정지를 지시하였고, 1979년 5월 전미약종상협회는 미국자리공은 어린잎 이외의 모든 부위를 음용 또는 식품으로 판매하는 것을 자숙하는 성명을 냈다. 그러나 그 후에도 중독 사고는 계속되고 있다.

1980년 7월 11일 미국 뉴저지주에서 자연교실 캠핑객과 인솔자 52명 그리고 그 외 9명이 미국자리공 잎 샐러드를 먹고, 26명이 중독증상을 나타냈다(CDC 1981). 증상은 빈도가 높은 순으로 구역질, 복부산통, 구토, 두통, 어지러움, 구강과 상복부의 작열감 및 설사이었다. 잎은 삶아서 흘리면 무독화되어 먹을 수 있다고 하여 이 그룹도 1회 삶아서 씻어내고, 다시 한 번 더 삶은 것을 먹었지만 중독되었다.

미국 테네시주 내슈빌에서 68세 남성은 미국자리공의 허브티를 마시고 15분 후, 타액분비항진, 구토, 발한, 요실금, 근력저하 및 의식 혼미에 이어 실신하여 입원하였다. 근력저하가 현저하여 서 있을 수 없었다. 현지 사람들은 처음 달인 물에는 독이 있기 때문에 버리고, 2번째 달인 물을 허브티로서 마시고 있다. 환자는 변비로 고민하다가 정원의 미국자리공의 줄기와 잎을 달여서 그대로 100 mL를 마셨던 것이다(Jaeckle 1981).

미국 펜실베니아주 피츠버그에서 65세 라오스 여성이 격심한 복통, 구토 및 수양성 설사가 계속되어 입원하였다. 환자는 요 며칠간 감기에 평상시에는 삶은 미국자리공 뿌리를 사용하였지만, 이번에는 생으로 씹어 먹었다. 수축기 혈압은 80 mmHg였고, 심전도에서 ST-T파 저하와 심실세동이 보였고, 혈압은 56 mmHg으로 떨어졌고, 수액에도 반응하지 않았다. 그 후 서서히 안정되어 7일째에 퇴원하였다(Roberge 1986).

뉴욕에서 모친은 평상시에도 미국자리공을 2번 삶아 삶은 물을 버리고 샐러드를 만들었는데, 딸 부부는 모친이 모르는 사이에 삶기 전의 잎을 몇 장 먹었다. 3명은 그 후 조리한 미국자리공 샐러드를 먹고, 모친은 증상이 없었지만, 35세 딸은 2시간 후에 빈번한 구토와 수양성 설사가 나타나고, 몸에 힘이 빠져 응급외래 진료를 받고 수액으로 서서히 개선되었다. 딸의 남편은 증상이 심해 구토를 3~5분에 1회 반복하였고, 수양성 설사가 있었으며, 심전도에서 모비츠 I형 블록을 나타냈지만, 2명 모두 36시간 후에 퇴원하였다(Hamilton 1995).

유독 성분은 렉틴 이외 주요 물질은 파이톨랙코사이드 A, B, D, E, G 등의 트리테르펜계의 사포닌으로 강력한 소화관 자극작용이 있다. 먹고 0.5~5.5시간 후에 허브티로 마신 경우에는 15~30분에 증상이 나타난다. 설사는 수양성 · 혈성 · 점액포말성으로 12시간 정도 지속된다. 중증 중독에서는 호흡억제, 혈압저하, 실신, 경련, 출혈성 위염 및 토혈이 보인다. 48시간 이내에 증상은 없어지는 것이 보통이지만, 24시간 이상 경과하여 좋은 쪽으로 나아지지 않는 경우에는 생명의 위험이 있다. 사포닌의 독작용은 피부 · 점막에 대해 자극작용이 주로 일어나며 소화관에서 흡수되어 전신중독을 일으키는지 아닌지는 확실히 알려지지 않았다. 미국자리공의 렉틴은 A사슬 만이므로 세포 내에 들어갈 수 없지만, 소화관 상피세포가 손상되면 흡수될 가능성이 있다.

1989년 9월 29일, 도쿄도 후추시(府中市)에서 미국자리공 열매로 만든 자가제 과실주를 마시고 4명이 중독되었다. 1992년 8월 13일, 오이타현(大分県) 우사시(宇佐市)에서는 미국자리공으로 만든 술을 마신 5명이 중독되었다. 1994년 4월 27일, 도치기현 시모쓰가군 노키초

(栃木県下都賀郡野木町)에서 미국자리공 뿌리를 마로 잘못 알고 먹어 3명이 중독되었다.

1982년 5월 24일, 이바라키현(茨城県)에서 점심에 "자리공"의 절임을 먹고 9명 전원이 식후 2~3시간 지나 구역질, 구토, 복통 등의 증상을 나타냈다. 친구가 자택 근처에서 채집한 미국자리공의 뿌리를 절임으로 한 것을 얻어서 먹었다는 것을 알았다(다카이 1983).

나가노현(長野県)이나 산음지방(山陰地方)에서는 국화과의 엉겅퀴와 후지엉겅퀴 뿌리를 "자리공 절임"으로 부르며 토산물로 판매하고 있기 때문에 자리공은 먹을 수 있는 것이라고 착각하여 이러한 사고가 발생한다. 엉겅퀴와 후지엉겅퀴는 자리공과는 전혀 다른 식물이다. 1992년 이후 6년간 미국자리공과 자리공으로 4건에 24명의 중독이 보고되었다.

30-3 자리공

자리공 *Phytolacca esculenta*의 과실도 흑자색이지만, 미국자리공과 다르게 화수와 과수는 서 있다. 자리공의 뿌리는 한방에서 상륙(商陸)이라고 하며 이뇨제로 사용되어 왔다. 어린잎의 떫고 쓴맛을 우려내고 다시 잎은 잘 삶으면 먹을 수가 있다고 하지만, 많이 먹으면 중독증상이 나타난다. 메이지의 문헌에도 "생 뿌리에 강한 독을 가지고 있으므로 잘못하여 이것을 먹으면, **미쳐 날뛰거나** 또는 죽음에 이르게 된다"고 남아 있다(도쿄 박물학연구회 1908). 1995년 4월 9일, 야마가타현 사가에시(山形県寒河江市)에서 감상용으로 재배한 자리공의 뿌리를 얻어 건강에 좋다고 들어 데쳐 먹고 2명이 중독되었다. 알로에나 봉밀과 함께 자리공의 잎을 주스로 하여 마시고 구토와 빈번한 수용성 설사를 일으킨 사례도 있다.

주성분은 위에서 서술한 렉틴 이외 미국자리공과 공통의 파이톨랙코사이드 B, D, E, G 등이 있다(Tang & Eisenbrand 1992).

문헌

Bender AE et al. Toxicity of kidney beans (*Phaseolus vulgaris*) with particular reference to lectins. J Plant Foods 1982 ; 4 : 15-22

Carmalt JL et al. Suspected white kidney bean (*Phaseolus vulgaris*) toxicity in horses and cattle. Aust Vet J 2003 ; 81 : 674-6

CDC. Plant poisoning-New Jersey. Morb Mortal Wkly Rep 1981 ; 30 : 65

Hamilton RJ et al. Mobitz type I heart block after pokeweed ingestion. Vet Hum Toxicol 1995 ; 37 : 66-7

Jaeckle KA et al. Pokeweed poisoning. South Med J 1981 ; 74 : 639-40

Lewis WH et al. Poke root herbal tea poisoning. JAMA 1979 ; 242 : 2759-60

内藤裕史. 中毒百科 南江堂 2001, p 215-7

Noah ND et al. Food poisoning from raw red kidney beans. Br Med J 1980 ; 281(6234) : 236-7

Roberge R et al. The root of evil-Pokeweed intoxication. Ann Emerg Med 1986 ; 15 : 470-3

Rodhouse JC et al. Red kidney bean poisoning in the UK : an analysis of 50 suspected incidents between 1976 and 1989. Epidemiol Infect 1990 ; 105 : 485-91

高井勝美. ヨウシュヤマゴボウの漬物による食中毒. 食衛誌 1983 ; 24 : 510-1

Tang W & Eisenbrand G. Chinese Drugs of Plant Origin. Springer-Verlag 1992, p 765-70

東京博物学研究会. 有毒植物図譜 参文舎 1908

31 | 칼슘 보충제

70대 여성이 두부 CT에서 뇌 안의 뚜렷한 석회화를 지적받았다. 3년 전 검사에서는 이상이 없었으나, 환자는 그 후 비타민이나 칼슘 보충제를 3년 동안 복용했다. 부갑상선 기능 등 칼슘 대사에 이상은 없었고, 흉부X선 사진에서 대동맥의 석회화와 두부 CT와 MRI에서 양측면에 관계되는 소뇌 치상핵, 담창구 및 대뇌 백질에서 석회화가 확인되었다. 비교적 단기간에 생긴 뇌 안의 석회화는 칼슘 과잉 섭취가 원인일 가능성이 있다(구라시게 2005).

남아프리카 요하네스버그에서 생후 7개월 된 남자아이가 기침과 호흡 곤란이 6일 동안 계속되고 구토와 설사가 3일 동안 계속되어 입원했다. 증상이 나타나기 하루 전부터 민간약을 복용했다. 의식 저하와 뚜렷한 대사성 아시도시스(pH 7.12) 이외에 이상은 보이지 않았다. 부모가 가지고 온 검은색 분말 민간약에서 22종류의 금속이 검출되었고, 특히 철이나 망간 농도가 높았다. 트란스발 지방의 광산 터의 돌로마이트[고회석, 백운석, $CaMg(CO_3)_2$]을 원료로 한 것으로 여겨진다(Steenkamp 2002). 돌로마이트는 칼슘 보충제 원료로 사용된다.

칼슘 보충제는 일반인이나 골다공증인 사람뿐만 아니라, 임산부나 모유 수유 중인 여성과 우유 알레르기 어린이에게 특히 필요한 식품으로 알려져 있다. 따라서 납이 포함되어 있어서는 안 되는데, 종래에는 시판 칼슘 보충제에 납이 포함되어 있었다. 그래서 북아메리카에서 시판되고 있는 70종의 칼슘 보충제의 납 함유량을 측정하게 되었다. 표시에 의하면, 70종의 내역은 자연에서 유래한 (화석화된 굴 껍질로 만들어진 석회암) 탄산칼슘 25종, 정제 탄산칼슘 17종, 황산칼슘 등 킬레이트 화합물 13종, 돌로마이트 9종 및 골분 6종이었다.

영유아의 뇌는 가장 납의 영향을 받기 쉽고 탄산칼슘이 어디에서 유래하는가에 따라 납 섭취량은 다음과 같은 차이가 있다. 이 연령층의 어린이가 하루 칼슘 필요량인 80 mg을 섭취했을 경우, 그에 따라 입으로 들어가는 납의 양을 산출해 본 결과, 정제 탄산칼슘은 납의 1일 최대 허용치인 6 μg에 미치지 않지만, 킬레이트 화합물과 돌로마이트는 허용치를 약간 밑돌았다. 그러나 자연에서 유래한 탄산칼슘에서는 3배 이상 그리고 골분을 원료로 하는 것에서는 최대 7배 이상의 납을 섭취하게 된다는 것을 알 수 있었다(Bourgoin 1993).

이 조사를 한 지 7년 후에 미국에서는 탄산칼슘을 성분으로 하는 21종의 칼슘 보충제에 대해 납 함유량 측정이 이루어졌다. 14종의 정제 탄산칼슘 중에서 3종, 자연에서 유래한

7종 중에서 4종을 합하여 합계 7종의 제품에서 납이 검출되었다. 칼슘의 하루 필요량을 800 mg으로 할 경우, 납 하루 최대 허용량 6 μg을 넘는 제품은 없었지만, 골다공증인 사람의 필요량을 1,500 mg으로 했을 때, 하루 납 섭취량은 1.74~3.43 μg에 달한다. 입으로 섭취하는 납은 칼슘 보충제에서뿐만 아니라, 그 외의 식품이나 건강식품에 의해서도 섭취하게 된다. 또한 신장 장애가 있는 사람은 인산의 결합제로서 하루 6,000 mg의 칼슘이 필요하기 때문에 입으로 섭취하는 납의 양은 7종 모두가 하루 최대 허용치 6 μg을 상회한다(Ross 2000).

문헌

Bourgoin BP et al. Lead content in 70 brands of dietary calcium supplements. Am J Public Health 1993 ; 83 : 1155-60

倉重毅志ほか. カルシウムを長期大量に服用した特発性脳内石灰化症の1例. 日本老年医学会雑誌 2005 ; 42 : 460

Ross EA et al. Lead content of calcium supplements. JAMA 2000 ; 284 : 1425-9

Steenkamp V et al. A severe case of multiple metal poisoning in a child treated with a traditional medicine. Forensic Sci Int 2002 ; 128 : 123-633

32 | 블랙 코호시, 승마

블랙 코호시(아메리카 승마) *Cimicifuga racemosa*는 미나리아재비과 촛대승마속 다년생 초본식물로 촛대승마속에는 북아메리카 종과 아시아 종이 있다.

북아메리카 종에는 아메리카 승마 외에 *C. americana*, *C. rubifoliana* 등이 있고, 아시아 종에는 홍안승마(눈빛승마) *C. heracleifolia*, 고려승마, 세잎승마, 촛대승마 *C. simplex*, 왜승마 *C. japonica*, 개승마 *C. acerina* 등이 있다.

중국의 한방인 '승마'는 홍안승마, 고려승마 및 세잎승마의 근경이다.

일본의 의료용 한방약인 생약 '승마'는 중국의 3종 승마 및 촛대승마의 수염뿌리를 제외한 근경이다.

아메리카 승마는 블랙 코호시(black cohosh)라고 부르며 예로부터 북아메리카에서 월경곤란, 월경 전 긴장증, 갱년기 장애 증상 등에 민간약으로서 사용되었으며, 19세기에 유럽에 소개되어 현재는 유럽과 미국에서도 널리 사용되고 있다. 그러나 최근에 간기능 장애에 대한 보고가 잇따르고 있다.

47세의 여성이 갱년기 장애에 블랙 코호시를 일주일 동안 복용하여 황달을 일으켰고 빌리루빈과 간효소가 상승하여 고도의 간기능 장애로 인해 간이식을 받기에 이르렀다(Whiting 2002).

간기능 장애의 원인이 블랙 코호시라고 하는 이 보고에 대해서 ① 이 식물에는 적어도 20종류의 이름이 있다. ② 섭취한 식물에 대해서 구체적이고 정확한 것을 알지 못하면, 원인으로 간주할 수는 없다. ③ 바이러스성 간염의 가능성도 완전히 부정할 수는 없다. ④ 블랙 코호시는 갱년기 장애에 유용하다(Vitetta 2003)고 하는 의견이 기고되었다.

52세의 여성이 2003년 1월에 황달이 심해서 급성 간부전으로 입원하였는데, 빌리루빈과 간 효소가 상승하여 고도의 간기능 장애였다. 증상은 진행되어 일주일 후에는 간성뇌증과 간부전과 신부전을 일으켜 2월초에 간이식을 받았다. 적출한 간은 광범위에 걸쳐 괴사 모양을 나타냈다. 상세한 검사에도 불구하고 간기능 장애의 원인을 알 수 없었으나, 환자는 이명을 호소하였고, 약제사가 처방한 생약추출물을 3개월에 걸쳐 총 600 mL를 복용했다. 한 병이 200 mL인 생약 엑스는 블랙 코호시 20 mL, 긴병꽃풀(연전초, ground ivy) *Nepeta (Glechoma) hederacea* 80 mL, 캐나다 히드라스티스(golden seal) *Hydrastis canadensis* 20 mL, 은행잎 40 mL 및 귀리커넬가루(귀리) *Avena sativa* 40 mL였다. 논문의 저자들은 ground ivy에 포함된 간 독성 물질 플레곤(pulegone)일 가능성도 생각하면서 간부전의 원인은 블랙 코호시라고 하였다(Lontos 2003).

이 보고에 대하여, 원인 물질은 ground ivy, 내지는 그 추출물에 포함된 플레곤이 아닐까, 블랙 코호시는 안전성이 높을 것이라고 하는 의견이 나왔다(Thomsen 2004).

그러나 그 다음에 독일에서 7건, 미국에서 3건, 스웨덴에서 6건 등 세계 각국에서 블랙 코호시에 의한 간기능 장애의 보고가 잇따랐다.

미국의 유타주에서 54세의 여성이 8개월 전부터 블랙 코호시를 매일 1 g을 복용하여 전신 권태감과 건망증이 8주간 계속되어 진찰을 받았다. 간기능 장애가 심하고 출혈 시간은 늘어나고 있었다. 입원 15일째에 간성뇌증을 일으키고, 간기능은 더욱 악화되었고, 출혈 시간은 더욱더 늘어났다. 초음파검사에서 간 위축이 보였으며 입원 39일째 간이식 수술을 하는 도중에 출혈이 멈추지 않아서 수술 중에 사망하였다(Lynch 2006).

블랙 코호시는 자가 면역 간염을 일으킨다. 시카고에서 57세의 여성이 전신 권태감과 피로감이 2주 동안 계속되어 진찰을 받았다. 갱년기 장애에 대해서 받고 있던 호르몬 보충 요법은 유방암 등의 위험성이 있었기 때문에 6개월 전에 중지하고 진찰받기 3주 전부터 블랙 코호시 정제를 복용하기 시작하였다. 간효소가 현저하게 상승하였으며 항핵 항체는 양성이었고, 간염 바이러스 감염 마커는 음성이었고, 국제 자가 면역 간염 진단 기준에 의해 블랙 코호시와의 인과관계는 확실해졌다. 간생검에서 둥지모양 괴사와 형질세포와 호산구의 침윤이 확연히 나타났다. 블랙 코호시 복용을 중지한 후에 스테로이드 투여에 의해 증상은 2주 만에 정상으로 돌아왔고, 검사치는 9주 만에 정상으로 돌아왔다. 스테로이드 중지 후 2개월 동안은 간기능에 이상은 없었으나, 4개월 후에 황달과 권태감이 재발되었고, 간효소와 빌리루빈은 다시 상승하였으나, 스테로이드 투여로 급속히 개선되었다(Cohen 2004).

오스트레일리아 의약품청(TGA)의 2006년 4월 현재의 집계에 의하면, 블랙 코호시에 의한 간기능 장애는 일본 11건을 포함해 49건이고, 그 중에서 4명은 간이식을 받았다. 오스트레일리아에서는 블랙 코호시를 성분으로 하는 제품이 200종이나 나와 있다.

영국 의약품청(MHRA)의 집계에 의하면, 2006년 3월 31일 현재, 21건의 보고가 있으며 이 중 세계 보건 기관의 분류에서 인과관계가 있을 것이라고 여겨지는 것은 10명이며, 그 가능성이 있다고 생각할 수 있는 것은 4명이었다. 1명은 간이식을 받았다.

영국에서 현재 승인을 받은 블랙 코호시를 포함한 제제는 27종(11종은 동종요법 약)이고 이 중 단독 제제는 1종뿐이며, 그 외에는 혼합 제제이다.

인과관계가 있을 것이라고 속단하는 것은 아직 이르다든가 안전성은 높다라며 거듭 강조되고 있으면서도 유럽 의약품청(EMEA)은 간기능 장애는 블랙 코호시와 관계가 있을 것이라고 판단하고 블랙 코호시의 사용 중지를 권고하였고, 영국 의약품청이나 프랑스 식품위생안전청과 핀란드 식품안전국에서도 맥락을 같이하며 주의를 촉구하고 있다.

이 영향을 받은 일본 후생노동성은 2006년 8월 3일 해외에서 들여온 블랙 코호시(아메리카 승마) 이용에 관한 주의를 촉구하였다.

간기능 장애의 문제가 부상되면서 최신 분석기기를 이용한 품질에 관한 재검토가 시작되었다. 일본 후생노동성의 블랙 코호시 이용에 관한 주의로는 첫째 유효 성분과 그 함유량에 관한 것이고, 둘째 블랙 코호시와 다른 승마류와의 감별에 관한 것이다. 블랙 코호시는 미국 동부 산지에서 농민이나 채집 업자가 채집한 것을 생약 업자가 사들이고, 근경이나 수염뿌리를 분리하여 제약 기업에 보낸다. 이 과정에서 값싼 아시아 종이 혼입될 가능성이 있다.

유효 성분으로서 에스트로겐 작용을 가진 formononetin이 분리되었다고 하는 보고도 있지만, 최근 보고에서는 이것은 의문시되고 있다. 페놀 유도체와 트리테르펜 배당체가 각각 수십 종류 분리되어 유효 성분은 불분명하지만, 23-epi-26-deoxyactein은 블랙 코호시와 흥안 승마와 고려 승마에 밖에 포함되어 있지 않으며 지표 물질이 된다. 시판되는 6종의 블랙 코호시 제제 중에서 총 트리테르펜 배당체 6~15%가 이러한 지표 물질이었지만, 표시된 농도와 실제 농도는 달랐다(Wang 2005).

Cimigenol-3-*O*-arabinoside는 블랙 코호시에만 포함된다. 한편 cimnfugin과 cimnfugin-3-*O*-glucoside는 고려승마와 촛대승마에 포함되며 블랙 코호시에는 포함되지 않는다. 따라서 이 세 물질은 촛대승마속의 **지문 물질**이 된다(He 2006).

시판되고 있는 11종류의 블랙 코호시 제제에 대해서 블랙 코호시에는 포함되어 있지 않은 cimifugin과 포함되어 있어야 할 cimiracemoside C를 **지문 물질**로 해서 조사한 결과, 세 종류에서 cimifugin가 검출되고 cimiracemoside C가 검출되지 않았다. 따라서 이들 세 종류의 블랙 코호시 제제에는 고려승마와 촛대승마 등의 아시아 종이 사용되고 있었다고 보인다. 또한 한 종류는 블랙 코호시와 아시아 종이 혼합되어 있었다(Jiang 2006). 블랙 코호시는 안전하지만, 아시아 종이 사용되었기 때문에 간 장애가 발생하였다고 이해할 수밖에 없는 결과이지만, 일본의 한방약 승마는 서두에서 서술한 바와 같이 아시아 종이다.

승마는 을자탕, 승마 갈근탕, 보중익기탕, 신이청폐탕 및 입효산에 배합되어 있다. 이 중에서 폐 기능 장애가 보고되어 있는 것은 을자탕과 보중익기탕이다.

근경의 정유 성분에서 Acetanisole, 신남알데히드, 파에오놀 등이 검출되었다(Miyazawa 2006).

블랙 코호시에 의한 근 장애의 보고가 있다. 이탈리아 메시나에서 54세의 여성이 근무력 상태에서 진찰을 받았는데, 크레아틴키나아제와 젖산탈수소효소가 높은 값을 나타냈고, 그 후 더 상승했지만, 그 이외의 검사 소견은 정상이었다. 환자는 갱년기 증상으로 블랙 코호시를 1년 동안 복용하다가 일단 중지하고, 2개월 후에 다시 복용하였으나, 그로부터 2개월 후에 근무력 상태에 빠졌다. 블랙 코호시 제제의 복용을 중지하고 10일째에 증상은 개선되었으나, 크레아틴키나아제와 젖산탈수소효소의 수치에 그렇게 많은 변화는 보이지 않았다. 그러나 5일 후에 이러한 수치는 개선되고 증상은 좋아졌으며 20일 후에 모든 수치는 정상이 되었다. 그 외의 원인을 생각할 수 없다는 점 그리고 복용 시기와 증상 발현의 시간적 관계나 복용 중지만으로 증상이 개선되었다는 점에서 근 장애와 인과관계가 있다고 생각할 수 있다(minciullo 2006).

문헌

Cohen SM et al. Autoimmune hepatitis associated with the use of black cohosh : a case study. Menopause 2004 ; 11 : 575-7

He K et al. Cimicifuga species identification by high perfomance liquid chromatography-photodiode array/mass spectrometric/evaporative light scattering detection for quality control of black cohosh products. J Chromatogr A 2006 ; 1112 : 241-54

Jiang B et al. Evaluation of the botanical authenticity and phytochemical profile of black cohosh products by high-performance liquid chromatography with selected ion monitoring liquid chromatography-mass spetrometry. J Agric Food Chem 2006 ; 54 : 3242-53

Lontos S et al. Acute liver failure associated with the use of herbal preparations containing black cohosh. Med J Aust 2003 ; 179 : 390-1

Lynch CR et al. Fulminant hepatic failure associated with the use of black cohosh : A case report. Liver Transpl 2006 ; 12 : 989-92

Minciullo PL et al. Muscle damage induced by black cohosh (*Cimicifuga racemosa*). Phytomedicine 2006 ; 13 : 115-8

Miyazawa M et al. Composition of the essential oil of rootstock from *Cimicifuga simplex*. Nat Prod Res 2006 ; 20 : 542-7

Thomsen M et al. Acute liver failure associated with the use of herbal preparations containing black cohosh. Med J Aust 2004 ; 180 : 598-9

Vitetta L et al. Black cohosh and other herbal remedies associated with acute hepatitis. Med J Aust 2003 ; 178 : 411-2

Wang HK et al. LC/TIS-MS fingerprint profiling of Cimicifuga species and analysis of 23-epi-26-deoxyactein in Cimicifuga racemosa commercial products. J Agric Food Chem 2005 ; 53 : 1379-86

Whiting PW et al. Black cohosh and other herbal remedies associated with acute hepatitis. Med J Aust 2002 ; 177 : 440-3

33 | 페니로열민트

민트나 민트티는 인기가 있는데, 민트에는 바나나민트, 스피어민트, 애플민트, 파인애플민트, 진저민트, 오데코롱민트, 오렌지민트, 잉글리시민트, 쿨민트, 호스민트, 페퍼민트, 페니로열민트 등 수십 종류가 있으며, 그 중에는 독성이 있는 것이 있다.

캘리포니아에서 태어난 지 8주가 되는 남자아이가 무기력증 상태에서 응급 외래로 진찰을 받았다. 팔다리가 차갑고 치아노제와 호흡 곤란과 저혈당(26 mg/dL) 그리고 간 비대가 있었으며 위관과 직장에서 검붉은색의 출혈이 관찰되었다. 백혈구 수가 많아지고, 빈혈이 있었으며 혈소판 감소가 두드러졌고, 간기능 장애가 뚜렷하게 관찰되었으며 대사성 아시도시스(pH 7.02)와 출혈 응고 시간의 연장이 관찰되었다. 24시간 후에 간기능은 더욱 악화되었으며 소변양은 감소하여 간이식을 받기로 하였으나, 다장기 부전으로 전신 경련을 일으켰고, 머리 CT로 부종과 괴사가 보였으며 진찰을 받은 지 4일 만에 사망하였다.

아이의 모친은 입원하기 14시간 전에 정원에서 키운 민트로 만든 티를 120 mL 마시게 하였다고 한다. 민트는 페니로열민트라는 감정을 받았다. 부검에서 광범위한 간세포 괴사, 부종과 출혈을 동반한 급성요세관괴사, 부신출혈, 양쪽 폐의 광범위한 출혈성 폐포상해, 뇌부종과 허혈성 괴사 및 중뇌의 부분적 공포화가 확인되었다. 혈액에서 멘토푸란(menthofuran)이 검출되었다(Bakerink 1996). 멘토푸란은 페니로열에 포함된 플레곤의 독성 대사산물로 간독성과 폐독성을 갖는다. 간에 있는 글루타티온으로 해독되지만 플레곤은 글루타티온을 고갈시키기 때문에 독작용이 나타난다. 멘토푸란 자체에 글루타티온의 고갈 작용은 없다.

생후 6개월 된 남자아이에게 정원에 있던 민트로 만든 허브티를 생후 3개월부터 주 3회에 걸쳐서 회당 90 mL씩 먹였더니 간염을 앓게 되었고 응고 장애와 경련이 계속되어 2개월 후에야 퇴원을 할 수 있었다. 민트는 페니로열민트로 판명되었다. 혈청에서 플레곤과 멘토푸란이 검출되었다(Bakerink 1996).

페니로열 오일(pennyroyal oil)은 향기가 있는 차조기과의 다년초 페니로열민트 *Mentha pulegium*, 호스민트 *M. longifolia*, 아메리카 페니로열민트 *Hedeoma pulegioides* 등에 포함되어 있고, 주성분은 플레곤이며 페니로열 오일에는 L-플레곤이 85~95% 포함되어 있다. 플레곤은 후술하는 바와 같이, 페퍼민트, 스피어민트 등에도 적으나마 포함되어 있다.

페니로열민트는 허브티로서 혹은 페니로열 오일 형태로 먹으며 낙태약이나 월경 촉진약으로 사용되어 왔다. 낙태약으로 사용된 것은 고대 로마로까지 거슬러 올라간다고 전해지며 지금도 그 목적으로 권장하는 약초 가게도 있다고 하는데, 출혈이나 유산은 페니로열 중증 중독 증상이며 가끔 생명과 맞바꾸는 일도 생긴다.

1896년 3월 영국 리버풀에서 23세의 여성이 월경 촉진을 목적으로 페니로열을 큰스푼으로 1을 복용하고, 4일째에 사망하였다(Allen 1897).

영국 브래드퍼드에서 24세의 여성이 임신중절을 목적으로 페니로열을 이틀간 계속하여 복용하고, 몇 시간 후에 유산을 했지만, 10일 후에 사망하였다(Vallance 1955).

미국 콜로라도주 18세의 여성은 유산을 목적으로 페니로열 오일을 30 mL 복용하고 복통을 호소하며 구토를 반복하였다. 과거에 몇 번이나 페니로열로 만든 민트티를 월경 촉진을 위하여 먹은 적이 있다. 입원 후 24시간 동안은 복통이 지속되었고, 혈성 구토를 반복하였다. 빈혈과 간기능 장애가 있었으며 신기능은 저하되었다. 입원 40시간 후 정맥 천자 부위에서의 출혈과 코피, 질 출혈, 혈소판 감소와 파종성 혈관 내 응고증후군 증상이 나타났으며 간기능 장애와 신기능 장애가 진행되었다. 입원 64시간 후, 신기능은 더욱더 악화되었고, 112시간 후에 심폐정지를 일으켜 이틀 후에 사망하였다. 부검에서 흉강 내에 혈성 흉수가 발견되었고, 양쪽 폐에는 울혈이 간에는 광범위한 소엽중심성 괴사가 보였다. 복강에는 4,500 mL의 혈액 저류가 생겼다(Sullivan 1979). 이 증례는 드물게 섭취량이 명확한 예이다.

24세 여성이 유산을 목적으로 페니로열민트의 알코올 추출물과 블랙 코호시를 2주 동안 먹었지만, 목적을 달성할 수 없었기 때문에 추가량을 한꺼번에 복용한 직후 복통, 오한 및 실신을 일으켜 보행이 곤란하게 되고 복용한 지 7시간 반 뒤에 구급 대원이 도착하였을 때에는 심폐정지 상태였고 파종성 혈관 내 응고를 일으켜 복용한 지 46시간 후에 다장기부전으로 사망하였다. 부검에서 간에 소엽 중심의 변성과 간세포 괴사가 보였으며, 혈액에서 플레곤 18 μg/L과 멘토푸란 1 μg/L이 검출되었다(Anderson 1996).

플레곤은 글루타티온 고갈에 의해 독작용이 나타나기 때문에 그 전구물질인 *N*-아세틸 시스테인을 투여하는 것은 이론적으로 유효하다.

20세의 두 아이의 엄마가 월경 촉진을 목적으로 차스푼 1개의 페니로열민트 잎을 물 한 컵에 섞어서 하루 3회 일주일 동안 복용했는데, 월경이 없었기 때문에 잎 캡슐 1개를 복용했다. 약간의 출혈만 있었기 때문에 캡슐 2개를 더 복용했는데 효과가 없어서 페니로열 15 mL를 복용했다. 2시간 후에 토하며 의식을 잃었고, 4~5회 더 토하고, 응급실로 옮겨졌다. 위를 세정하고 활성탄과 설사제 투여 후에 집중 치료실에서 아세틸 시스테인을 4시간 간격으로 17회 투여받았다. 전신 상태는 개선되었고, 의식이 돌아와 질문에 대답할 수 있게 되었다. 그 후 12시간 동안 안정된 상태가 계속되고, 96시간 후에 퇴원하였다. 임신 반응은 음성이었다. 2주 후의 모든 검사 소견은 정상이었다(Buechel 1983).

생후 22개월 된 남자아이가 페니로열을 복용하고(20 mL 이하) 입원하였다. 증상은 빈맥(150/min)뿐이었고, 복용한 지 30분 뒤에 위를 세정하였고 활성탄과 설사제를 투여하였고 *N*-아세틸 시스테인을 경구 투여하여 무사히 퇴원하였다. 복용한 지 10시간 후의 혈중 멘토푸란 농도는 40 ng/mL이었다(Anderson 1996).

페니로열민트의 영어의 다른 명칭은 pudding grass라고 하며 스코틀랜드의 유명한 음식인 '하기스'라고 하는 푸딩의 맛을 내는 재료로 쓰인다.

애완동물의 벼룩을 없애는 데도 사용되어서 애완동물의 중독 현상도 발생한다. 페니로열민트나 아메리카 페니로열민트의 학명 *M. pulegium*, *H. pulegioides*는 '벼룩'의 라틴어인 'pulex'에서 유래되었다.

체중이 30 kg인 애완견의 벼룩을 없애기 위해 자연 식품에서 구입한 100% 페니로열 오일 60 mL를 피부에 도포하자 1시간도 지나지 않아 개가 몸이 안 좋아 보여서 개 주인은 샴푸하여 페니로열 오일을 씻어냈다. 그러나 도포한 지 2시간 후부터 토하기 시작했고, 30분 후에는 설사, 토혈 및 코피를 흘렸기 때문에 입원했지만, 경련을 일으키며 죽었다. 혈액에서 플레곤이 검출되었다. 부검에서 흉강 내에 혈액이 있었고, 폐에는 울혈과 수종이 횡격막과 심외막에 출혈과 울혈이 식도와 위와 소장에도 혈액이 있었다. 간에는 광범위한 간세포 괴사가 관찰되었다(Sudekum 1992). 이 예는 페니로열 오일이 피부로도 빠른 속도로 흡수되며 중독에 이른다는 사실을 보여주고 있는데, 민트류는 접촉성 피부염도 일으킨다.

박하의 원료인 식물은 스피어민트, 페퍼민트 및 쿨민트이다. 중국제 연고 만금유(타이거밤), 청량유, 헹하오(很好)유 등에는 박하오일이 포함되어 있어서 접촉성 피부염을 일으키며 페퍼민트 오일, 스피어민트 오일 및 플레곤이 양성반응을 보이는 예도 있다(구보 1992, 사토 1984, Tsunoda 1997).

아드피드®(플루비 프로펜 함유 외용 소염진통제)를 붙이면, 접촉성 피부염에서 시작해 피부 궤양을 일으켰으며 패치테스트에서 아드피드®나 그러한 성분을 갖는 박하오일에 양성반응을 나타냈다(츠지 2005).

만금유나 청량유에 공통적으로 들어 있는 성분인 플레곤에 의한 백반 흑피증이 보고되었다(오카 1999).

70대의 남성이 난치성 습진으로 진찰을 받았다. 이마, 머리, 목덜미, 몸체 및 팔다리에 계란 크기에서 팥 크기의 적갈색 침윤성 홍반, 소구진 및 융기성 홍반이 여기저기 생겼다. 10년 동안 매일 박하가 들어간 사탕을 1~2개 먹었다. 박하오일을 머리에 발라서 화상을 입은 것처럼 된 적이 있다. 패치테스트에서 플레곤과 피페리톤(두 개 모두 스피어민트, 페퍼민트 성분의 하나)에 양성이었고, 박하에 의한 알레르기라는 것이 밝혀졌다. 박하가 들어간 사탕을 먹지 않고 박하가 들어간 식품을 섭취하지 않도록 한 지 4개월 만에 몸체와 팔다리의 홍반은 없어졌으며 난치성 습진도 호전되었다(츠노다 2000). 이 환자의 양모밀(어성초)에 의한 피부염에 대해서는 '어성초(양모밀)' 참조.

문헌

Allen WT. Note on a case of supposed poisoning by pennyroyal. Lancet 1897 ; 150(3868) : 1022-3

Anderson IB et al. Pennyroyal toxicity : Measurement of toxic metabolite levels in two cases and review of the literature. Ann Intern Med 1996 ; 124 : 726-34

Bakerink JA et al. Multiple organ failure after ingestion of pennyroyal oil from herbal tea in two infants. Pediatrics 1996 ; 98 : 944-7

Buechel DW et al. Pennyroyal oil ingestion : Report of a case. J Am Osteopath Assoc 1983 ; 82 : 793-4

久保容二郎. 萬金油および清涼油によるアレルギー性接触皮膚炎の2例. 皮膚 1992 ; 34(増刊第14号) : 295-300

岡 恵子ほか. タイガーバーム, 清涼油による白斑黒皮症の1例. Environ Dermatol 1999 ; 6(Suppl 1) : 67

斎藤文雄ほか. Peppermint oil 接触アレルギー. 皮膚 1984 ; 26 : 636-43

Sudekum M et al. Pennyroyal oil toxicosis in a dog. J Am Vet Med Assoc 1992 ; 200 : 817-8

Sullivan JB et al. Pennyroyal oil poisoning and hepatotoxicity. JAMA 1979 ; 242 : 2873-4

辻井直樹. ハッカ油による接触皮膚炎から皮膚潰瘍に至った1例. 日皮会誌 2005 ; 115 : 1360

Tsunoda T et al. Six cases of contact dermatitis from menthol and peppermint oil. Environ Dermatol 1997 ; 4 : 283-90

角田孝彦ほか. ハッカ入りあめの中止で軽快した難治性湿疹. 皮膚臨床 2000 ; 42 : 341-4

Vallance WB. Pennyroyal poisoning. Lancet 1955 ; 269(6895) : 850-1

34 | 스타프루트(카람볼라)

카람볼라는 괭이밥과 오렴자속 *Averrhoa carambola* 열매로 열대 과일의 일종이며 일본에서의 명칭은 오렴자, 양도(羊桃) 및 양도(陽桃)라고 한다. 실론섬 서말레이시아가 원산이고 말레이시아에서는 두통이나 구토, 기침, 정서불안 등에 민간약으로서 사용되어 왔다. 현재는 동남아시아 전역과 중남미 등 넓은 지역에 확산되어 방글라데시와 니카라과에서는 우표의 도안이 되기도 했다. 단면이 예쁜 별모양이므로 star fruit라는 이름이 있다. 중독은 최근까지 알려지지 않았지만, 과일로서 생식하거나 주스로서 마시는 것으로 알려진 탓인지 브라질이나 동남아시아에서 중독 사고가 발생하고 특유한 증상을 나타내며 사망률이 높다. 주로 피클로 만들거나 설탕에 절여서 사용한다.

1998년 Nephrology, dialysis, transplantion지에 브라질 상파울루 대학 부속 병원의 보고에서는 편집 주임의 “상세한 검토가 필요하지만, 임상적으로 중요하므로 독물 해석 결과를 기다리는 것은 마땅치 않다고 생각했다”고 하는 코멘트와 함께 게재되었다.

만성 혈액투석 중이며 안정된 상태에 있었던 6명의 환자가 카람볼라 열매를 두세 개 먹거나, 150~200 mL의 주스를 마신 후에 딸꾹질, 불면증, 정서불안, 착란 등의 증상을 보였고, 그 중 한 명이 사망했다(Neto 1998)는 보고가 있다. 신부전 환자에게 발생하며 딸꾹질과 경련과 같은 증상이 특징이다. 아래는 그 중 사망한 예이다.

당뇨병에 의한 신부전으로 자기관리 복막투석을 계속하며 안정된 상태였던 57세의 남성이 9시에 카람볼라 2개를 먹고 1시간 후에 딸꾹질이 시작되었고, 3시간 후에 토하기 시작하여 신기능은 악화되었다. 15시에 섬망상태(환각과 경도의 의식 혼탁)에서 정서불안 상태가 되었다. 디아제팜 등으로 일단은 안정되었으나, 20시 30분 정신 증상은 악화되고, 혼미상태에서 맥박수가 낮아져서 다음날 아침 6시 30분에 심정지를 일으켰으며 한 번은 눈을 떴으나 경련을 일으켜서 다음날 아침에 사망했다.

1993년 브라질 의학 잡지에 투석치료를 받고 있던 환자 8명이 카람볼라를 먹은 뒤에 딸꾹질 증상이 개선되지 않았으나, 혈액투석에 의해 진정이 되었다고 하는 논문이 게재되었다. 포르투갈어였기 때문에 주목받지 못했지만, 카람볼라는 대만에서는 익숙한 과일이다. Neto 등의 논문을 접한 대만의 신장병 학자들은 과거의 입원 기록을 샅샅이 뒤졌다.

다카오 의과대학 병원에서는 1989년 8월부터 1998년 7월까지 10년간 투석치료를 받고 있던 17명이 카람볼라를 먹고 3명이 카람볼라주스를 마시고 급성 정신 장애 증상이 나타나서 그 중의 8명이 사망했다(치사율 47%). 중독증상은 팔다리의 마비가 15명, 좀처럼 멎지 않는 딸꾹질 증상이 12명, 의식 장애가 10명, 근력 저하가 7명 등이었다. 사망자에게 공통된 증상은 의식장애였으며 의식장애가 있던 환자 10명 중의 8명은 사망했고, 의식 장애가 없이 사망한 환자는 없다(Chang 2000).

타오위안 장강대학기념병원에서는 입원하고 있던 64세의 당뇨병에 의한 만성 신 장애, 고혈압 및 통풍을 가지고 있던 남성이 카람볼라 2개를 먹고 다음날 딸꾹질과 구토가 시작되어 의식 장애와 정서불안 증상이 나타났지만, 뇌의 CT를 포함해 모든 검사에 이상은 없었다. 8일 후에 신기능이 악화되었고, 2시간의 혈액투석으로 의식은 점차적으로 회복되었고, 2일 후에 정신착란 증세는 완전히 안정되었다.

투석치료를 1년간 받아왔던 67세의 남성이 카람볼라 두 조각을 먹은 후에 구토 증세와 좀처럼 멎지 않는 딸꾹질 증상, 정서불안 그리고 불면증이 이틀간 계속되고, 3일째에 혈액투석을 4시간 동안 시행했다. 증상은 지속되었지만, 악화되지도 않고, 신경 증상의 합병증도 없이 2일 후에 퇴원했다.

만성 신부전의 64세의 여성이 카람볼라를 두 조각을 먹고 정서불안 상태, 좀처럼 멎지 않는 딸꾹질 증세 및 구토 증세가 있어서 입원하고 의식이 없어졌으며 경련 지속상태가 되었다. 뇌 CT에 이상은 보이지 않았다. 신기능이 저하되어 긴급 혈액투석을 했지만, 의식은 돌아오지 않고 경련 지속상태도 개선이 되지 않아 혈장 교환을 하여 경련 지속상태는 호전되었으나 의식상태는 개선되지 않고 다장기 부전으로 26일째에 사망했다(Yap 2002).

만성 신부전의 84세 여성이 카람볼라를 3일 동안에 3개를 먹고 구토, 혼란한 언어, 반향언어, 기교한 언동 등의 증세를 보이며 다카오 병원에 입원했다. 신기능이 저하되었고, 다음 날은 의식 장애에서 급속하게 혼미상태에 빠졌으며 간질 발작 증상을 일으켜 간대성 경련에서 간대성 강직성 경련으로 진행되고 경련 지속상태가 되었다. 혈액투석을 했지만, 23일째에 사망했다.

만성 신부전인 74세의 남성이 카람볼라를 2개 먹고 딸꾹질과 구토가 계속되어 다카오 병원에 입원하였다. 3일째에 혼미, 지남력 장애 및 정서불안 상태가 되었다. 경도의 신기능 저하가 보였다. 의식상태는 급속하게 악화되었고, 딸꾹질과 구토가 계속되었으며 간대성 경련과 안면 경련이 발생하여 경련 지속상태가 되어 혈액투석을 했지만, 7일째에 사망했다(Tsai 2005).

홍콩에 있는 두 개의 대학 병원에서 2001년 7월부터 2002년 5월 사이에 카람볼라를 먹고 7명의 요독증 환자가 발생했다. 그 중의 5명은 복막투석 혹은 혈액투석을 받고 있는 환자였다. 증상은 딸꾹질이 4명, 구토가 2명 등으로 증상 발현까지의 시간은 4~12시간이었고, 사망자는 없었다(Tsw 2003).

상파울로대학부속병원에서는 1996년 8월부터 2001년 6월 사이에 카람볼라를 먹고 요독증에 걸린 환자 32명을 치료하였는데 그 중의 7명은 사망했다(치사율 22%). 이 중의 20명은 혈액투석 환자, 8명은 복막투석 환자 그리고 4명은 투석에 들어가기 전의 환자로 본래의 질환은 당뇨병성 신증, 사구체신염, 요세관 간질성 신염 등이었다. 증상이 나타날 때까지의 시간은 30분에서 6시간이었는데, 중독증상의 특징은 딸꾹질이고(30명, 93.7%), 다음으로 구토, 의식 장애, 근력 저하, 팔다리의 마비, 부전마비로 경련이 7명(21.8%)에게 나타났다. 치료는 혈액투석이 주가 되었고, 일단은 진정되었던 딸꾹질이나 의식 장애가 투석 종료 후에 다시 악화되는 일이 많았지만, 대부분은 1주일 이내에 완치되었다. 딸꾹질에 일반적인 치료약 클로르프로마진과 메토클로프라미드는 효과가 없었고 투석만 효과가 있었다. 사망한 7명은 식후 13시간에서 10일 만에 증상이 나타났고, 치료는 보존적 치료 또는 복막투석으로, 전원에게 정신착란 증세가 보였고, 6명에게 경련증상이 나타났다. 혈액투석을 매일 시행하면, 목숨을 구할 수 있으나, 복막투석은 효과가 없었다(Neto 2003). 이하는 그 중 두 가지 예이다.

6년간 혈액투석을 받아왔던 25세의 여성이 8시에 카람볼라를 1개 먹었는데, 2시간 후에 딸꾹질이 나오기 시작했다. 14시에 4개를 더 먹었더니 30분 후에 딸꾹질이 멎지 않게 되고 16시 30분에 토했다. 투석을 시작한 지 1시간 후에 딸꾹질과 구토가 멎었다. 집에 돌아가서 2시간 후부터 또 딸꾹질이 시작되어 다음날까지 계속되어 재차 혈액투석을 4시간 받고 딸꾹질은 멎었다. 집에 돌아가서 또 딸꾹질이 시작되고 밤새 잠을 못 잤다. 다음날 아침 딸꾹질은 중증화되어 4시간의 투석을 받고 집으로 돌아갔다. 딸꾹질은 계속되었지만, 무증상의 시간이 조금씩 길어지고 다음날 4시간 투석을 받고 모두 합쳐서 14시간의 투석 후에 딸꾹질은 완전히 멎었다.

자기관리 복막투석을 27개월간 계속해 온 55세의 여성이 카람볼라 주스를 마시고 3시간 후에 딸꾹질이 나오기 시작하였으며 구토, 무기력 상태 및 가벼운 불안 증세가 나타났으며 클로르프로마진과 메토클로프라미드를 투여받고 집으로 돌아가서 카람볼라 주스를 마시고 7시간 반 후에 정신착란 상태로 입원하였다. 주스를 마신 지 12시간 후에 경련을 일으켜 항경련약을 투여받았지만, 경련 지속상태가 되고 마신 지 22시간 후에 혈압이 내려갔고 혈액투석을 시작했지만, 2시간 후에 사망했다.

카람볼라에 의한 경련 지속상태에 정맥 마취약 프로포폴이 효과가 있었다(Wang 2006).

2005년 상파울로대학부속병원에서 카람볼라에 포함된 신경 독소를 확인했다고 하는 논문이 발표되었다(Carolino 2005). 상파울로대학 캠퍼스에서 무농약으로 재배한 카람볼라에서 추출된 *Averrhoa carambola*가 유래가 되어 붙여진 AcTx라는 독소는 아미노산을 포함하지 않은 분자량 500 이하이고, 실험용 흰 쥐의 뇌에서 GABA와 수용체의 결합을 농도 의존적으로 저해한다. AcTx를 뇌 안에 투여받은 실험용 흰 쥐는 간대성 강직성 경련에서 경련 지속상태가 되었다. 고속 액체 크로마토그래피에서 AcTx와 이하에 서술하는 수산염과는 별개로 확인되었다.

카람볼라의 어린 열매는 수산의 산미가 강하여 익으면 달아지지만, 종류는 산미(酸味) 타이프와 감미(甘味) 타이프가 있다고 한다. 산미 타이프의 카람볼라 주스를 마시고 수산염에 의한 급성 신부전을 일으켰다고 하는 보고가 있다(Chen 2001). 한 명은 77세의 남성이고 산미 타이프의 주스 1,600 mL를 마시고 몇 시간 후에 갑자기 핍뇨가 되어 급성 신부전이라고 진단받았다. 신부전은 진행이 되고 핍뇨와 폐수종이 있었기 때문에 혈액투석을 2회 실시하여 신기능은 정상화되었다. 다른 한 명은 38세의 남성으로 땀을 많이 흘린 후에 산미 타이프 주스를 3 L 마셨고, 4시간 후에 갑자기 복통과 요통을 호소하였으며 신기능이 저하되었고, 핍뇨와 폐수종이 있어서 혈액투석을 6일째부터 5회 실시하였다. 두 사람에게 공통된 점은 신기능 장애가 없는 사람에게 발생하였고, 신장 생검에서 편광현미경에 의해 복굴절 모양을 그리는 수산염 결정과 투과전자현미경으로 바늘 모양의 결정이 관찰된 점이다. 요세관의 확대와 부분적인 상피 세포의 괴사와 간질(間質)의 부종이 관찰되었지만, 사구체와 혈관은 정상이었다.

두 사람이 마신 주스에서 수산염이 각각 308 mg/dL와 820 mg/dL이 검출되었다. 추정 섭취량은 각각 13.1 g과 9.2 g이었다. 수용성 수산염인 경우 성인의 반수 치사량은 15~30 g, 최소 치사량은 5 g이다. 한편 감미 타이프 카람볼라의 수산염 농도는 202 mg/dL이었다.

비타민 C는 체내에서 대사되어 수산염이 되므로 대량으로 섭취하면, 수산염 신증을 일으키지만, 카람볼라의 비타민 C 함유량은 26.0~53.1 mg/100g이므로 위에서 말한 증례의 경우 비타민 C에 의한 영향은 적은 것 같다.

카람볼라와 같은 괭이밥과의 괭이밥속 괭이밥(초장초) *Oxalis corniculata*, 애기괭이밥 여귀과 참소리쟁이속 참소리쟁이(양제) Rumex crispus, *O. acetosella*, 수영 *R. acetosa*, 애기수영 *R. acetosella*, 같은 여귀과의 대황속 대황 *Rheum officinale*, 포도과 담쟁이덩굴속 담쟁이덩굴(Boston ivy) *Parthenocissus tricuspidata*, 미국담쟁이덩굴(버지니아 크리퍼, Virginia creeper) *P. quinquefolia* 등에는 수산이 수용성 나트륨 또는 칼륨염의 형태로 포함되어 있기 때문에 다량 먹으면 수산염 신증을 일으켜 사망하는 일이 있다.

장군풀(식용 대황) *Rheum rhaponticum*의 잎은 제1차 세계대전 중 식량난으로 고민하던 영국에서 시금치 대신 식품으로 연구를 한 적이 있으나, 수산염 중독에 의한 사망자가 발생하여 식품으로서는 채택하지 않았다. 잎에는 수산염이 1.5 g/kg 정도 포함되어 있어서 데친 잎을 다량 먹으면 사망한다(Robb 1919). 잎자루에는 많이 들어 있지 않아서 구미에서는 생식하며 잼이나 파이의 재료로도 자주 사용이 된다. 데칠 때 산도를 중화시키고, 설탕 양을 줄이기 위해 중조(탄산수소나트륨)를 사용하라는 사람들도 있지만, 중조를 사용하면 수용성 수산염이 증가한다고 한다.

핀란드의 어린이들은 수영이나 애기수영과 애기괭이밥을 씹으며 놀지만, 잎이 작아서 중독될 정도로 먹는 일은 없다. 그러나 장군풀은 푸른색 식물이 적은 5월에 처음으로 싹을 틔워 어느 정원에나 있기 때문에 어린이가 줄기와 함께 잎을 먹고 중독을 일으켜(Kalliala 1964) 사망하는 일도 있다(Tallqvist 1960). 증상은 심한 구토와 전해질 이상과 단백질뇨이며 경련이 나타나는 일도 있다. 사인은 신부전이다.

스페인 바르셀로나에서 53세의 남성이 500 g의 참소리쟁이로 만든 야채수프를 먹고 구토, 설사 및 의식 장애를 초래하여 명백한 대사성 아시도시스와 저칼슘혈증과 간신부전에서 깊은 혼수상태가 되고 심실세동을 일으켜 사망하였다. 부검에서 간의 소엽 중심성 괴사, 신사구체의 종창 외에도 신피질(腎皮質)이나 간의 모세혈관 및 폐와 심장에 수산칼슘 결정이 확인되었다. 이 남성의 수산염 섭취량은 6~8 g으로 추정되었다(Farre 1989).

바르셀로나에서 당뇨병에 걸인 53세의 남성이 가족과 함께 참소리쟁이를 1 kg 먹고 몇 시간 뒤에 구토와 설사로 입원하였다. 탈수와 가벼운 대사성 알칼로시스, 간기능 장애 및 저칼슘혈증이 있었고, 의식상태는 악화되었다. 혈액투석을 시작한 지 2시간 후에 상실성 빈맥에서 심실성 기외수축 심실세동을 일으켜 식후 72시간째에 사망하였다. 부검에서 간에는 괴사와 소엽 중심성 혈액 울체, 신장에는 근위 및 원위 곡요세관의 괴사 및 폐에는 중증의 부종과 울혈이 보였다. 편광현미경과 주사형전자현미경으로 관찰한 결과, 간과 신장에 다수의 복굴절 모양의 수산화 결정이 보였다(Reig 1990).

문헌

Carolino ROG et al. Convulsant activity and neurochemical alterations induced by a fraction obtained from fruit *Averrhoa carambola* (Oxalidaceae : Geraniales). Neurochem Int 2005 ; 46 : 523-31

Chang JM et al. Fatal outcome after ingestion of star fruit (*Averrhoa carambola*) in uremic patients. Am J Kidney Dis 2000 ; 35 : 189-93

Chen CL Acute oxalate nephropathy after ingestion of star fruit. Am J Kidney Dis 2001 ; 37 : 418-22

Farre M et al. Fatal oxalic acid poisoning from sorrel soup. Lancet 1989 ; 2 : 1524

Kalliala H et al. Ingestion of rhubarb leaves as cause of oxalic acid poisoning. Ann Paediatr Fenn 1964 ; 10 : 228-31

Neto MM et al. Intoxication by star fruit (*Averrhoa carambola*) in six dialysis patients? (Preliminary report). Nephrol Dial Transplant 1998 ; 13 : 570-2

Neto MM et al. Intoxication by star fruit (*Averrhoa carambola*) in 32 uraemic patients : treatment and outcome. Nephrol Dial Transplant 2003 ; 18 : 120-5

Reig R et al. Fatal poisoning by *Rumex crispus* (curled dock) : Pathological findings and application of scanning electron microscopy. Vet Hum Toxicol 1990 ; 32 : 468-70

Robb HF. Death from rhubarb leaves due to oxalic acid poisoning. JAMA 1919 ; 73 : 627-8

Tallqvist H et al. Death of a child from oxalic acid poisoning due to eating rhubarb leaves. Ann Paediatr Fenn 1960 ; 6 : 144-7

Tsai MH et al. Status epilepticus induced by star fruit intoxication in patients with chronic renal disease. Seizure 2005 ; 14 : 521-5

Tse KC et al. Star fruit intoxication in uraemic patients : case series and review of the literature. Inter Med J 2003 ; 33 : 314-6

Wang YC et al. Management of star fruit-induced neurotoxicity and seizures in a patient with chronic renal failure. Pharmacotherapy 2006 ; 26 : 143-6

Yap HJ et al. Star fruit : A neglected but serious fruit intoxicant in chronic renal failure. Dial Transplant 2002 ; 31 : 564-7, 597

35 | 노니 주스

꼭두서니과 모린다시트리폴리아속의 노니(모린다 시트리폴리아) *Morinda citrifolia*는 오키나와 이남의 인도에서 태평양 제도까지에 분포하는 상록 저목으로 폴리네시아에서는 중요한 전통적 민간약의 하나였다. 하와이, 사모아, 로투마 및 피지에서는 치료사가 잎이나 어린 열매를 체표의 상처 치료에 때로는 구강 내의 상처에 사용해 왔다. 나무껍질이 피부의 감염증이나 염증에 사용되는 일도 있었다. 익은 열매를 치료사가 사용하는 일은 별로 없었고 가정에서는 으깨어 팔다리의 화농에 사용했다(McClatchey 2002).

최근에 이 열매로 만든 주스를 건강음료로 마시는 경우가 있다. 제품에는 자몽주스나 블루베리주스 등이 첨가되어 있는 것도 있고 제조 회사마다 내용물은 다른 것 같다. 어느 노니 주스 기업은 미국에서도 가장 급성장을 이룬 기업의 하나인데 과거 6년간의 성장 양상은 세계에서도 10위 안에 들 정도라고 말할 만큼 소비가 급증하였다. 전통적 민간약이라고는 해도 주로 외용약으로서 사용되어 온 것이 주스로 등장한 것이다.

만성 신부전으로 전부터 칼륨제한식을 하도록 지시받고 있던 남성에게 고칼륨혈증이 발견되었다. 칼륨제한식을 실행하고는 있었지만, 건강에 좋다는 말을 듣고 노니 주스를 매 식사 전에 한 컵 마셨다. 시판되고 있는 노니 주스의 칼륨 농도는 56.3 mEq/L으로 오렌지 주스나 토마토 주스와 같은 양이었지만, 칼륨을 제한해야 하는 환자에게는 노니 주스도 제한 대상 식품이 된다(Mueller 2000).

41세의 여성이 10세 때 류마티스성 열 때문에 인공 밸브(인공 판막)에 의한 승모판 치환술을 받고 혈전 방지를 위하여 쿠마딘을 복용하여 INR이 일정하게 유지되었지만, 2003년 5월부터 INR이 저하되고 심잡음이 들렸으며 심방성 기외수축이 보였다. 환자는 쿠마딘을 규칙적으로 복용하고 있었지만, 남편의 권유로 노니 주스를 5월부터 마시기 시작하였다. 환자가 마시고 있던 Noni Juice 4 Everything® 표시에는 비타민 K를 포함하는 몇 종류의 식물이 표시되어 있었을 뿐만 아니라, 그 밖에 비타민 K가 성분의 하나로 표시되어 있었다(Carr 2004). 비타민 K는 와파린이나 쿠마딘의 항응고 작용에 대한 길항 작용을 하기 때문에 혈전이 형성되기 쉬워진다. 논문 저자들의 결론은 '와파린이나 쿠마딘을 복용하고 있었다면, No Noni Juice for you!'였다.

이 논문에 대하여 노니 주스 업체 연구자들은 잡지에 다음과 같은 설명을 실었다. '우리

회사의 Tahitian Noni® juice에 비타민 K는 포함되어 있지 않다. 노니 주스를 다 같은 것으로 보지 말아 달라'고(Palu 2005)하는 내용이었다.

오스트리아 인스브르크에서 45세의 남성이 구토, 식욕부진 및 평소와 다른 피로감이 있어서 진찰을 받았다. 트랜스아미나아제와 같은 간효소가 현저하게 상승한 것 외에 이상 소견은 없어서 급성 바이러스성 간염으로 생각했지만, 각종 바이러스 검사, 대사성 질환 및 자가면역 간염 검사는 모두 음성이었고, 환자에게 자세하게 물어본 결과, 2~3주 전부터 매일 한 컵의 노니 주스를 마시고 있었다. 간 생검에서 문맥계와 문맥 소엽에 다수의 호산구를 동반하는 염증성 침윤이 보였고, 급성 간염으로 판정되었다. 바로 마시는 것을 중지하였고, 그로부터 10일 후에 트랜스아미나아제류의 값은 눈에 띄게 저하되었고, 한 달 후에는 정상화되었다. 원인으로서 각종 간염을 제외하고 증상이 심해지고 완화되는 것과 시간의 경과 관계를 생각해 보면, 간염의 원인은 노니 주스 특히 차풀과 카스카라 사그라다 등에도 함유된 안트라퀴논류가 아닐까 하고 여겨진다(Milloning 2005). 이 보고에 대해서, 노니 주스 업체 연구자들은 2006년 5월 "노니 주스는 간을 보호한다"는 반론을 잡지에 실었다(Jensen 2006). 그 내용은 간염의 원인은 많이 있으며 특이한 조직 소견이 있는 것도 아니어서 인과관계가 있다고 간주할 수 없다. 실험은 'Tahitian Noni® Juice에는 간 보호 작용이 있다. 뿐만 아니라, 안트라퀴논류가 포함되어 있지 않은 것은 실험으로 몇 번씩 확인을 마쳤으며 EU(유럽 연합)가 노니 주스를 신규 식품으로 승인할 때의 조건이기도 하다'라는 점이다. 그러나 이 반론이 발표되기 전 해에 이미 노니의 열매에서 안트라퀴논류가 분류되었다고 하는 2편의 논문이 발표 되었다.

노니 열매에서 이미 알려진 바와 같이, 안트라퀴논류 5종 이외에 새로운 안트라퀴논, 5,15-dimethylmorindol이 분류되었다. 또한 새로운 이리도이드 morindacin도 분류되었다(Kamiya 2005).

노니 열매에서 5종류의 안트라퀴논류가 분류되었지만, 그 중 하나인 2-메톡시-1,3,6-3수산기 안토라퀴논은 극히 강력한 키논 환원 효소의 유도 작용을 갖는다(Pawlus 2005).

29세의 남성이 2003년 3월 감기로 아세토아미노펜을 복용하여 중증 간 장애가 생겼으나, 3개월 지나서 조금씩 좋아졌다. 그 후 민간약에 의한 자가치료를 했으나, 다음해인 2004년 6월에 급성 간부전으로 재입원하게 되었다. 입원 3주 전부터 1.5 L의 Tahitian Noni® Juice를 마시고 9일 전부터 황금, 감초, 작약 등으로 이루어진 한방약을 하루 7 g 복용하고 있었다. 바이러스성 간염 등의 가능성은 제외되었다. 제1도의 간성뇌증으로 고암모니아혈증이 있으며 간 장애는 점점 악화되었고, 간성뇌증은 제3도로 진행되었고, 4일째에는 긴급 간이식 후보에 오르고 6일째에 간이식을 하여 간동맥혈전증 때문에 11일째에 재이식하고 30일째에 퇴원하였다.

62세 여성이 2003년 9월 구토와 설사로 입원하여 고도의 간기능 장애가 나타났다. 환자는 그 해 4월부터 7월에 걸쳐서 Tahitian Noni® Juice를 2 L 마셨다. 간기능 이상은 한 달 뒤에 피크에 달했지만, 9개월 후에는 정상화되었다. 두 가지 예 모두 간세포괴사가 나타났다(Stadlbauer 2005). 이 논문의 저자들은 간 장애의 원인이 안트라퀴논이 아닐까 라고 말한다.

이 보고에 대해서, Noni Juice 업체의 연구자들은 2006년 6월 또 다시 잡지에 반론을 실었다(West 2006). 내용은 '임상실험과 동물실험으로 간 독성은 나타나지 않았고, 간 장애를 일으킨 환자가 마시고 있던 양은 사람의 체중으로 환산하여 생각하면 동물 실험에서 보았던 1/80로 소량이었다. 극히 최근까지 Noni Juice에서 안트라퀴논의 분리는 불가능하였지만, 분리된 안트라퀴논류는 미량이다. 더구나 센나와 카스카라 사그라다에 포함되어 있는 1,8-디히드록시 안트라퀴논은 생체 내에서 안트론을 생성하여 독성을 나타내지만, Noni Juice에 포함되어 있는 안트라퀴논은 이것과 구조가 다르기 때문에 안트론을 생성하지 않는다'라고 하는 내용이다. 불과 한 달 전에 같은 연구자들은 다른 잡지라고는 해도 "안트라퀴논류가 포함되어 있지 않은 것은 실험으로 몇 번 씩 확인을 마쳤으며 EU가 Noni Juice를 신규 식품으로서 승인할 때의 조건이다"라고 표명했던 것이다. '입에 침도 마르기 전에 뻔뻔스럽게'라는 느낌이 든다.

독일의 뮌헨에서 24세의 여성이 병원에 왔는데, 가벼운 간기능 저하가 관찰되었다. 혈청학적 검사에서 바이러스 간염은 부정되었고, 약물성 간염을 의심하여 다발성 경화증 때문에 6주 전부터 투여해 오던 인터페론을 중지했지만, 1주일 후 중증 황달로 입원하였다. 간효소와 빌리루빈치와 프로트롬빈 시간은 평소와 다르게 높게 나타났으며 전격성 간염으로 급성 간부전의 초기 상태였다. 알코올성 간염과 각종 대사성 질환이 원인에서 제외되었고, 간 생검에서 자가면역성 간염은 제외되었으나, 문맥 주위와 소엽내 간세포 괴사의 융합이 보이며 약물성 간 장애의 양상을 보였다. 환자가 약물을 섭취한 이력이나 식사의 변경 등을 재조사하여 노니 주스를 4주간 마시고 있었던 것을 알고 바로 마시는 것을 중지시켰더니 간 효소는 급속하게 저하하고 1개월 후에는 정상화되어 노니 주스에 대한 특이 체질에 의한 약물성 간염이라는 진단이 내려졌다(Yuce 2006). 저자들은 원인 물질이 안트라퀴논류나 쿠마린류의 하나인 스코폴리틴(scopoletin)이 아닌가 라고 한다.

대황, 하수오 등의 여뀌과 식물과 카스카라 사그라다 등의 갈매나무과 식물, 센나 등 콩과 식물에 포함되어 있는 안트라퀴논류는 간 장애의 원인이 된다.

문헌

Carr ME et al. Coumadin resistance and the vitamin supplement "Noni" Am J Hematol 2004 ; 77 : 103-4

Jensen CJ et al. Noni juice protects the liver. Eur J Gastroenterol Hepatol 2006 ; 18 : 575-7

Kamiya K et al. New anthraquinone and iridoid from the fruits of *Morinda citrifolia*. Chem Pharm Bull 2005 ; 53 : 1597-9

McClatchey W. From Polynesian healers to health food stores : Changing perspectives of *Morinda citrifolia*(Rubiaceae). Integr Cancer Ther 2002 ; 1 : 110-20

Millonig G et al. Herbal hepatotoxicity : acute hepatitis caused by a Noni preparation (*Morinda citrifolia*). Eur J Gastroenterol Hepatol 2005 ; 17 : 445-7

Mueller BA et al. Noni juice (*Morinda citrifolia*) : Hidden potential for hyperkalemia? Am J Kidney Dis 2000 ; 35 : 310-2

Palu AK et al. Not all noni liquid dietary supplements are created equal. Am J Hematol 2005 ; 79 : 81

Pawlus AD et al. An anthraquinone with potent quinone reductase-inducing activity and other constituents of the fruits of *Morinda citrifolia* (Noni). J Nat Prod 2005 ; 68 : 1720-2

Stadlbauer V et al. Hepatotoxicity of NONI juice : Report of two cases. World J Gastroenterol 2005 ; 11 : 4758-60

West BJ et al. Noni juice is not hepatotoxic. World J Gastroenterol 2006 ; 12 : 3616-9

Yuce B et al. Hepatitis induced by noni juice from *Morinda citrifolia* : A rare cause of hepatotoxicity or the tip of the iceberg? Digestion 2006 ; 73 : 167-70

36 | 태반 추출물, 장기 추출물

태반엑스나 태반 추출물이 미백, 미용, 피로회복, 숙취 및 독소 제거에 유익하고, 환상의 호흡으로 힘차고 깨끗하게 등으로 선전하며 내복약, 점적주사, 피하주사 및 경혈주사로 사용되고 있다.

일본에서는 의약품으로서 태반 추출물인 메르스몬®과 태반 가수 분해물인 라엔넥®이 있다. 외국에서 태반 추출물을 의약품으로서 시판하고 있는 나라는 인도와 이탈리아 정도이다.

40대의 여성이 38°C대의 발열과 전신 권태감이 생겨서 시판 중인 감기약을 복용하고 있었는데 식욕부진 전신 권태감이 계속되었고, 황달이라는 지적이 있어서 진찰을 받았다. 4개월 전부터 태반 주사를 두 번 맞았다. 간기능 검사에서 간담도계 효소가 평소와 다르게 높은 수치를 나타냈고, 각종 항바이러스 항체 등은 모두 음성이었으며 복용하고 있던 2종류의 약물과 태반에 대한 림프구 자극 시험에서 태반에만 양성반응을 나타냈으며, 사람태반엑스에 의한 약제유발성(약인성) 간염으로 진단을 받았다(마츠나가 2004).

사람의 태반 추출물을 쥐의 복강 내에 15일간 투여하면, 각종 간 효소와 빌리루빈의 상승과 간의 시트크롬 P-450, 글리코겐 및 단백질의 감소가 농도 의존성으로 보이며 명확한 간기능 장애를 나타낸다(Banerjee 1994).

20대의 남성이 어렸을 때 아토피성 피부염으로 진단을 받고 20살 정도부터 소양성피진이 전신으로 퍼져서 진찰을 받았다. 치료 중에 환자 자신의 판단으로 SNOVA 프리미엄 태반엑스®를 먹기 시작하면서부터 피진이 점점 악화되었다. 스크래치 패치테스트에서 양성이 나왔고 먹고 있던 제품으로 복용 유발검사를 실시하였더니, 이틀째에 안면, 경부 및 전흉부에 비만성 홍반성 구진이 발생하여 3일째에는 가려움도 동반되어 태반엑스가 아토피성 피부염의 악화되는 인자로서 작용했다고 사려되었다(다카미 2001).

40대 여성이 회사 모니터로서 태반엑스 20 mg을 2회 먹고, 10일 후에 눈꺼풀에 홍반이 나타났지만, 40 mg을 2회에 양을 늘렸고, 또한 태반엑스 미용액을 외용한 후에 전신으로 홍반이 확대되었고, 종아리에 부종이 나타났다. 미용액의 성분별 패치테스트에서 태반엑스에 강양성으로 나타났고, 태반엑스에 의한 접촉성 피부염 가능성이 있는 것으로 보였다(야마자키 1999).

20대 여성이 2년 전부터 안면에 피진이 발생하게 되어 봄쯤부터 무향료 보습 크림과 스킨로션을 사용하기 시작하였다. 12월경부터 안면, 경부 및 겨드랑이에 부스럼딱지와 침출액을 동반한 홍반성 피진이 보였으며 패치테스트로 각각 화장품 중에서 태반엑스와 판토테닐 에틸에테르에 양성반응을 나타냈다(Mita 1999).

40대 여성이 8년 전부터 피로회복과 미용을 위해 한 달 전에 1회 복부에 태반엑스를 주입했다. 1년 전 정도부터 왼쪽 아래 복부에 계란 크기의 움직이는 피하 종기를 확인하고, 적출 수술을 받았다. 내용물은 빨간색 액체 성분과 고형 성분으로 태반엑스 주입에 의한 위성 농포라는 진단을 받았다(고코 2000).

1996년 3월부터 4월에 걸쳐서 미국 콜로라도주 덴버의 의사가 체중 감량을 목적으로 부신피질 추출물을 69명에게 근육주사를 주어 8월 7일 현재 47명(68%)이 주사 부위에 직경 0.5~0.4 cm의 농양이 생겨서 17명은 절개와 절제를 필요로 했다. 부신피질 추출물을 개봉하지 않은 병에서 비정형 항산균의 신속 발육균이 검출되었다. 주사 후 증상이 나타날 때까지 잠복 기간은 10~114일이었다. 그 외에도 몇 건의 환자가 발생된 예가 보고되었다. 이 제제는 식품의약국 미승인으로 건강식품 회사에서 공급된 것으로 흔히 사람면역결핍바이러스 감염자에게 효과가 있다고 말하며 사용되고 있다(CDC 1996).

태반 제제는 수혈이나 장기 이식과 같이 사람의 장기 제제로 크로이츠펠트 야코프병(광우병) 전파의 위험이 있으므로 2006년 8월 24일 일본의 후생노동성은 사람의 태반엑스 주사를 맞은 사람은 헌혈을 제한하도록 지시를 내렸다.

유럽연합의 화장품 지침에서는 사람 유래의 장기, 태반엑스, 제대엑스 등은 크로이츠펠트 야코프병이나 후천성면역부전증후군(에이즈) 등 바이러스 감염 위험이 있기 때문에 사용을 금지하고 있다(Cosmetic Ingredient Review Expert Panel 2002).

문헌

Banerjee KK et al. Hepatotoxicity of human placental extract in rats : A biochemical evaluation. Nihon Univ J Med 1994 ; 36 : 197-206

CDC. Infection with mycobacterium abscessus associated with intramuscular injection of adrenal cortex extract-Colorado and Wyoming, 1995-1996. MMWR 1996 ; 45 : 713-5

Cosmetic Ingredient Review Expert Panel. Final report on the safety assessment of human placental protein, hydrolyzed human placental protein, human placental enzymes, human placental lipids, human umbilical extract, placental protein, hydrolyzed placental protein, pla-

cental enzymes, placental lipids, and umbilical extract. Int J Toxicol 2002 ; 21(Suppl. 1) : 81-91
後藤智子ほか. 胎盤エキスによる pseudocyst の1例. 日本皮膚科学会雑誌 2000 ; 110 ; 1473-4
松永　力ほか. ヒト胎盤エキス(プラセンタ)が原因と考えられた薬剤性肝機能障害の1例. 肝臓 2004 ; 45 (Suppl 3) : A 605
Mita T et al. A case of allergic contact dermatitis due to pantothenyl ethylether and placenta extract. Environ Dermatol 1999 ; 6 : 180-4
鷲見浩史ほか. プラセンタエキスを含む健康食品の経口摂取により増悪をみた成人型アトピー性皮膚炎の1例. 皮膚 2001 ; 43 増刊 23号 : 53-7
山崎　綾ほか. パッチテストで再燃したプラセンタエキスによる接触皮膚炎. 日本皮膚科学会雑誌 1999 ; 109(2) : 197-8

37 | 아토피성 피부염

건강식품, 민간요법 및 한방약에 의해 아토피성 피부염이 점점 악화되는 예는 수없이 많다. 피부 증상이 악화될 뿐만 아니라, 아프리카 등지의 개발도상국에서나 찾아볼 수 있는 저단백 영양실조증에 걸려서 발달지연 등 심각한 전신 증상을 나타내는 예도 많다. 간기능 장애, 사구체신염, 급성 요세관 괴사, 횡문근융해증, 패혈증 및 카포시수두양발진증을 합병시키는 예도 드물지 않고, 구급차로 입원하는 중증 예도 있다. 피부염이 악화되기 때문에 집안에 은둔하며, 휴학, 퇴학, 이직 및 휴직에 이르는 예도 있다. 건강식품, 민간요법 및 한방약뿐만 아니라 특수요법을 내세우며 매스컴에 등장하는 의사 등에 의한 치료나 무진료 투약도 있어서 여러 가지 형태의 아토피 비즈니스가 횡행하고 있다(다케하라 2000).

업자들이 스테로이드에 대해서 근거가 없는 협박에 가까운 공포감을 주입시키는 일이 많다.

9개월 된 남자아이가 생후 1개월경부터 안면에 발진이 생겨서 전신에 펴졌다. 피부과에서 외용약을 처방받아서 개선이 되고 있었지만, 스테로이드 연고인 점을 알고 모친이 중지시키고, 그 후에 시판되고 있는 약석을 생수로 녹인 것을 바르거나 마유를 바르고 기계를 구입하여 강산성수를 집에서 만들어서 계속해서 발랐지만, 변화가 없었고, 또한 들풀로 만든 차로 목욕을 하거나, 그것을 음용하고 천연 수목 성분이 배합된 화장수로 변경했지만, 안면의 발적은 더욱 심해지고 자소크림과 알로에크림도 함께 사용했으나, 습진은 더욱 나빠져서 입원하였다. 스킨케어, 스테로이드와 항생제 도포 등으로 입원 다음날 발진은 개선되어 갔으며 10일 후에는 안면 발적도 거의 없어지고 경과는 좋았다. 모친은 어느 민간 의약 설명회에서 스테로이드는 '색소 침착을 일으켜서 보기 싫은 피부를 만든다' '전신에 부작용이 생긴다' '눈 주위에 사용하면, 실명하는 일이 있다' 등의 설명을 충격적인 사진과 함께 보여주며, 그러한 약을 사용하는 의사를 믿을 수 없게 되었고, 그 결과 민간요법에 의지하여 스킨케어를 하지도 않고, 여러 가지 정보에 휩쓸려 여러 가지 약을 사용했지만, 피부염은 악화되고 더 이상 어찌할 수도 없어서 노이로제 상태로 입원하였다(단노 1996).

7세의 여자아이가 생후 1년 정도부터 아토피성 피부염을 발병하였고, 모친이 매스컴을 통해 스테로이드제에 불안을 가지게 되어 통신 판매에서 한방약을 구입하여 먹기 시작하였다. 피진은 점점 악화되었고, 전신에 물집과 부스럼딱지를 동반한 피진이 확대되었기 때문에 판매원인 한방 약국에 물어보니 '과거에 사용하고 있던 스테로이드 외용약의 리바운드로 좋아지기 전의 호전 현상입니다'라는 설명과 '몸 안에서 독소가 나오기 때문에 그대로 계속해야 한다'는 지시를 받았다고 한다. 그 후 39도를 넘는 고열이 계속되었기 때문에 피부과에서 진찰을 받았는데, 오한과 전율이 있었으며 혈액 배양에서 황색포도균이 검출되어 패혈증을 동반한 전염성 농가진으로 진단이 나왔다. 생명에 위험을 미치는 상태였기 때문에 항생제 수액과 스테로이드 외용으로 습진성 병변도 개선되고, 9일 후에 퇴원했고, 그 후 4년간은 치료도 하지 않고 피진도 나타나지 않았다(다케하라 1998, 다케하라 2002).

3세의 남자아이가 아토피성 피부염으로 소아과에서 치료 중에 모친이 신문 광고물에서 본 세나 알라타를 믿고 따라 하였는데, 증상이 악화되었지만, 판매회사의 전화 상담사가 '지금은 몸의 독이 나오는 중이니까 그대로 계속해야 하고, 의료기관에서 진찰을 받아 스테로이드 외용약을 사용하면, 지금까지의 고생이 헛수고가 되고 앞으로 스테로이드 부작용에 괴로워하게 될테니까 절대로 가지마라'고 지도를 해 주었다. 그 후에 증상은 더욱 악화되었고, 전신의 피부염은 홍피증화 및 짓무름까지 함께 나타났기 때문에 피부과에 긴급 입원하게 되었다. 스테로이드 외용을 중심으로 하는 2주 동안의 치료로 피진은 거의 좋아졌다(다케하라 2002). 세나 알라타는 인도네시아 원산의 콩과 차풀속 차풀(며느리감나물)이 원료이고 티백 형태로 되어 있다.

6개월 된 남자아이가 생후 3개월부터 안면에 습진이 생겼다. 할머니의 말을 듣고 모친은 5개월 만에 모유를 중지하고, 건강식품 회사의 프로테인 제제, 아보카도에서 추출한 기름, 종합 비타민제 등을 먹였으며 피진에는 같은 회사의 연고나 프룬잼을 발랐다. 피진은 점차적으로 악화되었지만, 그 회사에서는 '지금은 나쁜 것을 전부 배출하고 있는 시기이기 때문에 그만두어서는 안 된다. 그리고 스테로이드를 바르면 훨씬 심해져서 몸에 안 좋은 것이 쌓인다'와 같은 말을 들었다. 투여를 계속했지만, 점점 받아들이지 못해 야위어 갔으므로 모친이 입원시켰다. 피진은 두경부, 안면, 전흉부 및 음고부에서 중증이었고, 동체에서는 중간 정도에서 경도였고, 두피에서는 발적이나 짓무름 탈모와 확연한 삼출액이 확인되었다. 치료 3일째에 짓물렀던 부위의 발적은 모두 없어지고, 19일째에 이유식을 개시하고, 그 후에 체중은 증가하고, 피진이 더 이상 진전되지 않은 것을 확인하였고, 24일째에 퇴원하였다. 생후 9개월째에 체중은 평균으로 돌아왔고, 발육은 순조로웠다(스즈키 2004).

저단백 영양실조증, 저알부민혈증, 빈혈, 발육지연 등 심각한 전신증상을 동반한 영유아의 예가 많다.

8개월 된 남자아이가 생후 2개월부터 안면에 습진이 나타나고, 몸뚱이로 번지고, 삼출액을 동반하여 5개월 때 진찰을 받고 난 후 이후에는 침뜸마사지사의 지도로 이유식을 시작하지 않고 정체원에 다니고 있었다. 7개월 때부터 빈번하게 물 같은 설사가 있었고, 8개월 때 안면의 단순 헤르페스를 동반한 발열로 입원하였다. 체중은 8.5 kg에서 7 kg으로 감소하고 뒤집기를 못하고 일어나 앉는 것을 못하였으며, 저단백혈증(3.3 g/dL, 기준치 6.3)과 저알부민혈증(1.7 g/dL, 기준치 4.0)이 있었다. 이유식을 시작하고 설사와 저단백혈증은 좋아졌고, 체중은 증가하였다. 입원 6주째에 피진은 좋아졌고, 조금씩 뒤집기, 일어나 앉기, 걷기 및 발어도 가능하게 되어 1세 6개월에 영양 상태는 양호하였다(오쿠라 2003).

1년 5개월 된 남자아이가 생후 3개월 때 아토피성 피부염을 발병하고, 피부과에서 치료를 받고 있었다. 그 후 근처의 병원에서 스테로이드 외용약을 그만두고, 초산성수에 의한 치료를 실시하여 가족들의 판단으로 피나 조를 주로 하는 극단적인 식사 제한을 했다. 발열이 있어서 진찰을 받았는데, 활동성이 저하되고, 안색이 좋지 않았으며 고도의 빈혈(헤모글로빈 4.3 g/dL, 기준치 13~17)과 신체 발육의 지연이 확인되었다. 스테로이드제의 병용에 의한 치료로 퇴원할 때는 피부 상태도 전신 상태도 개선되었고 신장과 체중도 증가하였으며 양호한 발달 상태를 보였다.

5개월 된 여자아이가 1개월경부터 습진이 생겼고, 점점 상태가 나빠져 3개월경부터 초산성수에 의한 민간요법을 실시했다. 안면에 다량의 삼출액과 전신의 피부에 습윤화와 짓무름과 부종이 나타났고, 탈수와 전해질 이상과 현저한 저단백혈증과 저알부민혈증이 확인되었다. 스테로이드 외용약과 항히스타민제 투여로 퇴원 후에도 악화되지는 않은 것으로 확인이 되었다(데라모토 1998).

7개월 된 남자아이가 아토피성 피부염으로 진단을 받고 4개월째부터 민간요법에 의한 콩과 쌀을 주성분으로 한 이유식과 모친도 똑같은 음식물 제한을 시작하였다. 그러나 습진은 점점 나빠지고 6개월경부터 체중 감소가 현저하게 나타났으며 목도 가누지 못하게 되어 영양 불량으로 입원하였다. 저체중, 발열, 전신 부스럼딱지, 짓무름, 홍반, 근력저하, 정신발달 지체 및 사지냉감 증상이 있었고, 저단백혈증, 저알부민혈증, 저 γ글루부린혈증, 철결핍성 빈혈 및 담석이 확인되었다. 입원 10일째에 목을 가누기 시작했으며 웃기도 했으며 습진도 개선되었다. 아주 심한 저영양과 피진에서 생기는 **단백질 누출**에 의해 저단백 영양실조증(Kwashiorkor)과 담석이 생겼다고 생각한다. 입원 중 모유 과잉 섭취에 의해 울혈성 심부전을 앓았다. 저영양이 원인이 된 심장의 발달 장애와 심근 장애에 의한 가능성이 있다(곤도 1996). 기아 상태의 심장은 급격한 부하를 견디지 못한다.

8개월 된 남자아이가 1개월경부터 영아 습진으로 진단을 받고, 스테로이드 연고를 처방받았지만, 부작용이 두려워서 거의 사용을 하지 않았다. 4개월경부터 사이타마현 의료기관에서 파파야를 원료로 한 독자적인 외용약과 복용약에 의한 치료가 시작되어 피진은 점점 나빠졌으나, '지금까지 한 치료 때문에 독이 배출되고 있다'는 설명을 듣고 부모는 좋아지는 과정이라고 믿고 있었다. 설사를 시작하고 체중은 6.7 kg에서 5.3 kg으로 감소했으나, 약의 부작용이 아니라고 하며 치료를 하지 않았다. 8개월 때 소아 알레르기과에서 진찰받은 결과, 습진과 더불어 심하게 살이 빠지고 수척해진 것이 확인되어 입원을 권유받았으나, 부모는 병에 대해 잘 몰랐으며 일단은 입원을 거부하였고, 이틀 후에야 입원하였다. 현저한 성장의 지연이 있었으며 온몸의 상태가 좋지 않았다. 안면에 홍반이 있고 일부에 황색 부스럼 딱지가 붙어 있었으며 팔다리에는 고리 모양의 홍반이 확인되었고 복부의 함몰이 눈에 띄게 드러났다. 저단백혈증, 저알부민혈증, 저나트륨혈증 및 고칼륨혈증이 있었으며 면역글로불린은 낮은 수치를 나타냈다. 3개월 반 후에 퇴원하였고, 발달은 순조로우며 신경학적 후유증은 없다(교다 2000).

5개월 된 남자아이가 생후 1개월부터 습진이 나타나 4개월부터 포비돈 요오드소독약과 한방 입욕제를 사용했고, 5개월 검진에서 저영양이라는 지적이 있어서 진찰을 받았다. 7 kg까지 증가하고 있던 체중이 5 kg까지 감소하고 전신에 습진이 확인되었으며 습윤과 짓무름이 눈에 띄게 나타났다. 저단백혈증, 저알부민혈증 외에 저나트륨혈증과 고칼륨혈증이 있었다. 스테로이드 연고를 사용하여 습윤이나 짓무름에 의한 삼출액의 상실이 개선되었으며 전해질 이상도 개선되었다(마에야마 1999).

생후 6개월 된 남자아이가 1개월 검진 때, 안면에 습진이 있어서 스테로이드 외용제를 처방받았으나, 부모가 친구나 주간지의 정보를 보고 스테로이드제의 부작용에 대해서 공포심을 갖게 되고서는 몇 번만 사용하고 사용을 중지했다. 3개월 검진에서 안면의 습진에 대한 지적이 있어서 부모는 통신판매에서 건강식품을 구입하여 먹이기 시작했다. 며칠 후, 안면의 피진은 악화되어 놀란 부친이 판매처에 문의했더니 '악화된 것은 부작용이 아니고, 몸 안의 좋지 않은 것을 배출시켜서 낫기 위한 첫걸음이니 참고 계속해야 한다'고 했으나, 6개월 검진에서 온몸의 상태가 매우 좋지 않다는 말을 듣고 입원시켰다. 신장도 체중도 평균을 크게 밑돌았고, 신경 발달은 4~5개월 정도였고, 앉는 자세로 있기가 곤란했고 팔다리는 차갑고 아노제가 있었으며 피진은 두경부, 안면 및 전흉부에서 중증으로, 두피는 발적과 짓무름이 강하고 탈모와 심한 체액 누출과 저단백혈증이 있었다. 안면의 피부는 딱딱해지고, 눈을 감고 입을 여는 것도 곤란했다. 스테로이드 연고의 외용 등으로 피부 증상은 극적으로 개선되고, 머리의 체액 누출도 멈추었고, 총 단백질 양도 회복되었으며 신장이나 체중도 평균치까지 회복되었다. 건강식품은 제조 회사에 의하면, 콩을 주원료로 유산균 등의 미생물을 공존시켜 배양하여 얻어진 대사산물을 정제한 것으로 핵산 성분이 많다고 한다(오노 1996).

2년 1개월 된 남자아이가 아토피 피부염을 진단받아 생후 9개월경부터 스테로이드제 등으로 치료를 받아 악화와 호전을 반복하고 있었다. 약국의 권유로 스테로이드제 사용을 모두 중지하고, 한방약이나 녹즙 및 외용약에 의한 치료를 시작하였다. 그 후 피진은 악화되고 안면에 종창과 삼출액이 확인되어 가려움이나 심한 야간 불면증에 시달리게 되어 피부과 진찰을 받았다. 온몸에 아토피성 피부염과 머리에 황색 참출액을 확인하고, 저단백혈증과 저알부민혈증이 심하게 나타났다. 치료를 시작한 뒤에 피진의 발적과 삼출액은 빠르게 개선되었고, 총 단백질과 알부민도 개선되었다. 다량의 삼출액이 저단백혈증의 원인으로 사료되었다(가와다 1996).

아토피성 피부염에 단순 헤르페스 바이러스 감염을 일으켜 카포시수두양발진증에 걸리는 일도 흔하며 횡문근융해증 또한 급성요세관 괴사 및 간기능 장애와 함께 걸리는 일도 있다.

20대 여성이 시즈오카현 도장에서 이온수를 마시거나 바르는 치료를 중심으로 하는 민간요법을 받고 있었는데, 39도의 발열과 함께 피진이 악화되어 진찰을 받았다. 안면은 일부를 제외하고 경부까지 굴껍질 같은 두꺼운 부스럼딱지가 빈틈없이 부착되어 일부에서는 짓무름과 균열이 보였으며, 동통을 동반하고, 입을 여는 것이 곤란했다. 양쪽 팔오금과 다리오금 그리고 손목에는 안면과 똑같은 짓무름이 나타났고, 작은 물집도 함께 섞여 있었다. 농태에서는 화농성연쇄구균과 황색포도구균이 검출되었고, 아토피성 피부염의 합병증으로 중증 농가진이라는 진단을 받아 입원하였다. 굴 껍질 모양의 두꺼운 딱지는 하루 만에 떨어졌지만, 그 아래에 작은 물집이 여기저기 흩어져 생겼고, 카포시수두양발진증이 함께 나타났다. 입원 8일 후에 저단백혈증과 저알부민혈증, 사구체 여과양의 저하, 단백뇨 및 혈뇨 증상이 나타났고, 용련균 감염 후, 사구체신염도 함께 걸렸으나, 항생제를 먹음으로써 약 5일 만에 부종은 경감되었고, 검사 소견도 정상화되었다(간다 1994).

10세 정도부터 아토피성 피부염으로 치료를 받고 있던 20대의 남성이 1년 전부터 스테로이드의 외용을 중지하고 온천 요법을 시작했으나, 피진은 조금씩 악화되고 3일 전부터 40도의 고열과 온몸에 작은 물집이 생겼다. 카포시수두양발진증에 횡문근융해증, 급성 요세관 괴사 및 간기능 장애와 같은 합병증이 생겼다. 10일째에는 해열과 피진은 모두 부스럼딱지가 되고 신장 기능도 신속히 개선되었고, 근육 장애도 간기능 장애도 20일째에는 모두 정상화되었다(다케하라 1998).

20대의 남성이 아토피성 피부염이었는데, 자신의 판단으로 스테로이드의 외용을 중지하고 의료 기관에서 진찰을 받지 않고 한방약이나 차조기 추출액, 보조식품, 온천 요법 등의 민간요법을 실시하고 있었다. 그 후 피진이 악화되고 또한 안면에 작은 물집이 생겨 피진이 확대되고 열이 나고 의식불명이 되어 응급실로 옮겨져 왔다. 온몸에 작은 물집, 농포 및 출혈성 짓무름과 부스럼딱지가 있었고, 체온이 40도 이상이었고 경부 경직과 구음 장애가 나타났으며 혈액 검사에서 크레아틴 키나아제의 상당한 상승을 확인하였다. 부스럼딱지에서는 헤르페스 바이러스 DNA가 검출되었고, 카포시수두양발진증이 생겼으며 바이러스성 근육염에서 횡문근융해증에 이른 것이라고 생각한다. 입원 7일째에는 증상은 심했지만, 안면과 전흉부에도 부스럼딱지가 생기고, 10일째에는 모든 부스럼딱지가 떨어졌다(가토 2003).

에스테 살롱이나 순환 욕조가 카포시수두양발진증이나 전염성 농가진의 감염원이 되는 일도 있다.

20대의 여성이 스테로이드 외용으로 피진은 거의 좋아졌으나, 안면에 사용하는 것을 두려워하여 21세 때 에스테티크 살롱에서 민간요법을 시작했다. 매일 안면과 경부에 로션을 바르고 마사지를 받았는데, 4월 말부터 홍반성 삼출성 변화가 나타났고, 5월 중순부터 39도대의 발열과 미만성 홍반과 짓무름이 함께 생기게 되었다. 그 후에도 에스테티크 살롱에서 요법을 계속했지만, 안면과 상반신에 좁쌀 크기의 홍반성 농포와 짓무름이 여기저기에 나타났고, 5월 말에는 식욕저하, 핍뇨 및 보행이 곤란하게 되어 의식이 혼탁해져서 다음날 구급차로 입원하였다. 안면에는 거의 전면에 흑갈색 부스럼딱지 혹은 농태가 붙어 있었고, 눈이나 입 주위에는 짓무른 곳과 균열이 있었으며 통증 때문에 입을 열기가 곤란했다. 경부, 상흉부 등의 윗부분에는 짓무른 곳에 홍반성 농포가 혼재했으며, 양팔과 종아리에는 좁쌀 크기의 홍반성 농포와 부스럼딱지가 산재해 있었다. 의식이 혼탁했으며 수축기 혈압은 80 mmHg였고, 팔다리에 근 수축과 간기능의 저하가 확인되었다. 안면의 농태에서 황색포도구균, β 연쇄구균 및 녹농균이 검출되었다. 탈수와 저영양, 아토피성 홍피증, 카포시수두양발진증 및 2차 감염 및 급성 신부전으로 진단받았는데, 횡문근융해증의 우려도 있었다. 각종 치료로 5일째에는 의식도 거의 정상으로 회복되었고 식사도 스스로 할 수 있게 되었고, 20일째에는 자력 보행을 할 수 있게 되기까지 회복되었다. 3주 후에는 안면과 상반신의 짓무름은 거의 호전되었으므로 스테로이드 복용을 중지했다. 그러나 매일 피부 마사지를 받았던 안면, 상흉부 등의 피부는 약해져서 발적을 일으킬 가능성과 가려운 곳을 긁어서 가벼운 짓무름이나 농가진을 일으킬 가능성은 남아 있었다. 마사지 부위에 동일하게 몹시 심한 피진이 보였으나, 환자에 의하면, 종업원의 팔꿈치 아래쪽에서 손가락에 걸쳐서 홍반성 습진이 있었고, 마사지나 로션에 의한 피진의 유발이나 감염이 의심되었다. 에스테티크 살롱의 종업원 및 몇 명의 손님이 같은 시기에 카포시수두양발진증으로 몇 개의 병원에서 진찰을 받은 것이 확인되었다. 퇴원 후에도 동체에는 반흔이 남아 있어서 정신적인 피해도 커서 직장 복귀는 불가능하게 되어 자택에서 요양 중이다(시노다 1997).

9세와 7세의 누나와 남동생이 소양성 피진이 있어서 온천수 업자와 관련된 의원에서 순환 욕조를 사용한 온천수 요법을 받고 피진의 악화를 초래했으나, 전화에 의한 재검진으로 계속 동 요법을 받을 것을 권유받았으나, 발열과 피진 상태가 점점 나빠지는 등 온몸의 상태가 악화되어 피부과를 소개받았다. 온몸에 황색 부스럼딱지와 삼출액을 동반한 홍반과 서혜부와 음부에는 궤양이 확인되었고, 표재 림프절의 종창과 발열이 있었다. 아토피성 피부염과 전염성 농가진이었으며 카포시수두양발진증의 합병도 의심되었다. 수액과 항생제 등으로 해열하여 전신 상태는 개선되었으며 혈청 단백도 정상화되었지만, 부모가 스테로이드 외용을 거부하여 퇴원했다. 순환 욕조를 통해서 감염이 자매들 사이에 확산될 가능성도 있었고, 환자의 생명에 위험이 미칠 상태였음에도 불구하고 업자인 관련 병원은 어떠한 책임도 지지 않았고, 친권자의 동의를 얻지 못하여 치료를 할 수가 없었다. 아동학대에 해당한다고 생각했지만, 부모로부터 온천수 요법의 일시중지에 대한 동의를 구할 수 있었으므로 아동상담소에 상담은 하지 않았다(西口 2000).

한방약 중 생약 등의 성분에도 문제가 있다.

생후 10일째부터 안면에 습진이 나타나 1개월 때에는 온몸으로 퍼지고 점차 나빠져 3개월 때, 소아과 진찰을 받았다. 그때까지 스테로이드 연고는 거부하며 바르지 않고 있었다. 피진은 상반신에 두드러지게 나타났고, 특히 얼굴에는 홍색장액성구진으로 뒤덮였으며 삼출액도 확인이 되었다. 치두창일방(治頭瘡一方)을 처방하여 피진은 나아갔지만, 3주 후에 구토와 설사가 시작되고, 물 같은 변이 20회나 나왔으며 습진은 점점 악화되고, 홍피증 양상이 되어 저단백혈증과 호산구 증가가 나타났다. 피진부에서 나온 삼출액이 많아 부종과 팔다리의 순환 부전이 나타나고, 간기능의 악화가 확인되었다. 식품 알레르기가 강하고, 한방약에 의한 약제유발성 간기능 장애로 사료되어 중지시키자, 빠르게 해열되고 간기능은 개선되었다. 식품 알레르기가 강한 유아는 감작되기 쉬우므로 한방약이라고 하더라도 사용하지 않는 것이 좋다고 여겨진다(다케야 2000).

치두창일방(방풍, 형개, 개나리, 창축, 천궁, 홍화, 인동, 대황, 감초)에는 대황이 포함되어 있으므로 설사를 일으킬 수 있다. 치주창일방과 방풍, 형개, 개나리, 천궁 및 감초를 공통 성분으로 하는 형개연교탕에 의한 간기능 장애가 보고되어 있다. 또한 홍화, 감초 및 대황이 포함되어 있으므로 설사를 일으키는 일이 있다. 또한 홍화, 감초 및 대황을 공통 성분으로 하는 통도산에 의한 홍피증형 약진이 보고되어 있다.

10대의 여성이 아토피성 피부염으로 진단을 받고, 스테로이드 외용을 거부하고 태을고를 발라서 접촉성 피부염을 일으켜서 진찰을 받았다. 안면, 경부, 양 어깨에서 견갑부, 양팔과 다리의 오금 부분, 상복부, 사타구니 및 양하퇴부에 색소 침착을 동반한 건조성 홍반 그리고 왼쪽 전완에 홍반과 궤양이 있었으며 한방약에 의한 알레르기성 피부염으로 진단을 받았다. 아토피성 피부염 환자는 피부 장벽 기능이 충분하지 않기 때문에 경피 흡수되기 쉽고 감작이 성립되기 쉬우므로 주의가 필요하다(미타니 1999).

태을고(당귀, 계피, 대황, 작약, 지황, 백지, 현삼, 참기름, 밀랍) 성분의 하나인 계피의 성분 신남알데히드는 접촉성 피부염의 원인으로서 빈도가 높은 물질이다. 작약도 약진의 원인이 된다. 지황도 홍반이나 물집 등의 피진을 일으킨다. 참기름이나 밀랍도 접촉성 피부염의 원인이 된다. 당귀는 아토피성 피부염을 악화시키는 인자가 되며(모토하시 1999), 접촉성 피부염의 원인이 된다(Tsunoda 2004). 대을고와 작약 지황 당귀를 공통 성분으로 하는 당귀음자는 피진을 일으킨다.

6개월 된 남자아이가 생후 2개월부터 피진이 온몸에 퍼져 올리브오일을 바르고 한방약을 먹기 시작했다. 6개월 검진 때에는 체중 증가 지연과 발달 지연을 지적받아 입원했다. 난백, 우유, 밀 및 콩에 강한 알레르기를 나타냈다. 한방약을 중지하고, 항알레르기제를 복용하고, 스테로이드제의 외용 및 계란과 우유를 제거한 이유식을 시작하여 체중은 증가하고, 목을 가누게 되었고, 앉기도 가능하게 되었다. 한방약 제제 5가지 중에서 4가지에 유당 함유량은 많을 경우 60%(하루 6 g)가 포함되어 있으며, 강한 우유 알레르기가 있는 환자에게는 항원이 되었을 가능성이 있다(오카마츠 2004).

아토피성 피부염 치료를 위하여 중국에서 개인적으로 수입한 용담사간환 등 한방약을 복용하여 '한방약 신증'이라 불리는 섬유성 간질성 신염을 일으킨 예는 적지 않다. 이 한방약에 포함된 아리스토로크산은 섬유성 간질성 신염을 일으킬 뿐만 아니라 강력한 발암 물질이며 이들 증례 중에도 요관에 다발성 이행상피암이 발견되었다.

아토피성 소인의 신체에 자세히 알려지지 않은 주입하는 것 자체가 미지의 위험을 동반한다. 그 물질이 많다면, 더욱더 그렇고 어떤 원인에 의해 어떤 증상이 생겼는가를 확인하는 일도 곤란하며 예방도 곤란하다.

60대의 남성이 구진홍반증으로 치료를 받아 상태는 안정되었다. 친구에게 권유를 받아 E사의 다이어트 식품 A, B 및 C를 경구로 섭취하고 오일을 바르기 시작하였으며, 동시에 그 동안 받아왔던 피부과 치료는 그만두었다. 다음날부터 38도의 발열과 온몸에 가려움증을 동반한 피진이 나타나고, 부종과 핍뇨를 초래하여 경구 섭취가 곤란하게 되어 진찰을 받았다. 온몸은 조홍과 부종과 침윤을 동반한 미만성 홍반으로 확인되었으며 몸의 여기저기에 구진과 안면, 특히 눈꺼풀은 부종상으로 앞이마에서 전두부에 걸쳐서 다량의 표피와 각질이 벗겨져 떨어진 것이 확인되었다. 다이어트 식품과 외용 오일 패치테스트는 모두 음성이었고, 알레르기성 접촉성 피부염이 아닌 구진홍피증이 점점 악화된 것으로 판단했다. 이 환자와 건강한 사람 2명으로 실시한 DLST 검사에서는 다이어트 식품 A, B 및 C 모두 음성에서 강양성 반응을 나타냈다. 건강식품은 병에 걸린 상태에서 사용한다는 것은 염두에 두지 않지만, 염증성 피부질환을 가진 환자는 면역학적 기서가 비특이적으로 증강되며 원질환의 급성 악화를 초래할 가능성이 있다(시마 2004). 이 다이어트 식품에는 합계 50종의 성분이 포함되어 있으나, 그 중에는 자세하게 파악할 수 없는 성분도 다수 있다.

2세 2개월 된 여자아이가 아토피성 피부염에 대해 스테로이드제 외용에 의한 치료를 받고 있었지만, 2개월 전부터 중지하고 줄풀의 복용 치료를 시작했고, 2, 3일 후에 안면과 하지에 종창이 생겨서 복용을 중지했다. 그 후 줄풀의 입욕제와 연고 그리고 린스의 외용을 계속하였지만, 피진은 더욱 나빠져서 피부과 진찰을 받았다. 거의 온몸의 표피와 각질이 벗겨져 떨어진 것이 두드러졌고, 태선을 동반한 홍반이 확인되었으며 홍피증 상태를 보이고 있었다. 스테로이드제 외용을 주로 하는 치료로 3주일 동안에 거의 치유되었다. 줄풀(真菰) *Zizania latifolia*는 호수와 늪 등의 물가에 군생하는 벼과의 대형 다년초로 건조시켜서 잘게 끊어 가공(쇄단가공)한 것을 복용 또는 외용, 입욕제로써 사용하지만, 일차 자극성이 극히 강해서 아토피성 피부염에 사용하는 것은 의문이다. 복용함으로써 피진이 점점 악화되기 때문에 중독진의 가능성도 있다(다케하라 1998).

치료 행위 자체가 악화의 원인은 아니고 효과가 없는 치료 행위를 장기간 계속해서 그동안 적절한 치료를 받을 수 없었기 때문에 결과적으로 악화를 초래하게 된 예도 있다.

20대 여성으로 어렸을 때부터 아토피성 피부염이 있었고, 소량의 스테로이드제 외용으로 컨트롤되고 있었다. 약국 지도로 한방약을 복용하기 시작하고 스테로이드의 외용을 중지했다. 피부염은 1년여 사이에 서서히 악화되고 약국 지도로 엄격하게 식사를 제한했지만, 피부염은 전혀 개선되지 않았고, 심한 권태감이 나타났으므로 내과에서 빈혈과 영양실조로 진단을 받았다. 약국에서는 ① 스테로이드는 유해하다, ② 한방치료법은 뿌리부터 치료를 하는 방법이다, ③ 한방치료에 의해 피부염은 일시 악화되지만, 시간이 지나면 반드시 호전되게 된다, ④ 치료되기까지 시간이 걸린다, ⑤ 도중에 그만두면 지금까지 노력이 헛수고가 된다는 설명을 듣고 환자도 가족도 이 설명을 믿고 한방 요법을 약 2년간 계속했지만, 피부염은 악화의 일로를 걷게 되자 피부과 진찰을 받았다. 안면은 습윤성 홍반으로 덮여 있었고, 팔다리와 몸통은 인설을 동반 한 홍반으로 덮여 홍피증 상태였다. 스테로이드의 단기 복용에 항알레르기제를 병용하여 1주일 만에 피진은 급속히 개선되었다. 화장품 및 복용하고 있던 한방약 생검은 모두 음성이었다. 3주일 만에 퇴원하고 항알레르기제 복용과 소량의 스테로이드제 외용으로 6개월 후에도 피부염은 좋은 경과를 이어가고 있다.

10대 여성이 어렸을 때부터 아토피성 피부염이 있어서 소량의 스테로이드제 외용으로 컨트롤 되고 있었다. 프룬 · 프로테인 · 비타민제와 아보카도유로 만들어진 건강식품을 복용하기 시작하면서 동시에 스테로이드를 중지했다. 반 년 정도 사이에 피부염은 점점 악화되고 마유를 외용으로 사용하고 있었지만, 효과는 없었다. 건강식품 회사의 ① 스테로이드를 중지하고 뿌리부터 치료를 하는 방법으로 치료한다, ② 피부염은 한때 악화되지만, 시간이 지나면 반드시 호전되게 된다는 설명을 본인도 가족도 믿고 치료를 계속하고 있었다. 그러나 피부염은 점점 악화되고, 등교를 못하게 되어 방에 틀어박혀 지내는 날들이 2개월 동안 계속되었다. 안면 경부를 비롯해 온몸이 인설을 동반한 홍반으로 뒤덮여서 홍피증 상태였다. 스테로이드제의 단기 복용과 외용 등으로 약 1주일 만에 온몸의 피진은 현저하게 개선되었고, 1개월 만에 퇴원하여 6개월 후에도 좋은 경과를 이어가고 있다.

20대 남성이 21세 때 아토피성 피부염을 발병하여 소량의 스테로이드 외용으로 컨트롤되고 있었다. 시즈오카현의 민간요법 도장에서 이온수 음용과 외용 및 온천 요법을 3일간 하자 피진은 급격하게 악화되어 중증화되었지만, 피부과 입원 치료에 의해 개선이 되었다. 그러나 퇴원 후 본인의 판단으로 스테로이드제 외용을 중지하고 각종 민간요법만 실시했다. 피부염은 1년 반 정도 사이에 점점 악화되고 중증화되어 입원했다. 온몸이 습윤성 홍반과 인설로 뒤덮여 홍피증 상태였다. 스테로이드제와 항알레르기제의 병용으로 피진은 1주일 만에 눈에 띄게 개선되었고, 3주일 만에 퇴원하여 5개월 후에도 좋은 경과를 이어가고 있다(데구치 1994).

의사에 의한 부적절한 치료 행위도 있다.

어느 외과의사가 실시하고 있는 침 치료는 주사침을 경부나 손가락과 발가락에 꽂아 주물러서 소량의 출혈을 시켜 집에서 제제한 황련해독탕 친수바세린 연고를 바르는 것이다. 이 의사는 지방지에 등장하여 모인 환자에게 민간요법이 상투적인 수단이다. 기존의 치료 특히 스테로이드 외용제를 '악'으로 부정함으로 환자나 가족을 마인드 컨트롤하고, 접촉성 피부염이나 2차 감염에 의한 피부염의 악화에 관해서 이것도 민간요법의 책임 회피의 상투구인 '명현'이라고 표현하며 대책을 마련하려고 하지 않는다(다카하시 1999).

이하 3례는 이렇게 해서 악화된 아토피성 피부염 예이다. 아울러 황련해독탕 성분의 하나인 산치자는 접촉성 피부염의 원인이 된다.

10대의 여성이 아토피성 피부염 치료를 받고 있었다. 모친이 지방지에 실린 이 의사의 기사를 읽고 여기에 다니게 했지만, 온몸에 발적 종창이 나타났고, 동통과 열감을 동반하였다. 동 의원에서 부신피질 호르몬 수액을 2회 맞고, 발적 종창부에 아크리놀수를 발랐지만, 증상은 더 악화되고, 팔을 들어 올리는 것도 걷는 것도 곤란해져서 피부과에서 진찰을 받았다. 온몸의 피부에 조홍이 있고, 특히 안면, 경부에서 양팔, 전완, 흉부 및 배부에서 발적 종창이 심했고 삼출액을 동반하였다. 동통 때문에 팔다리를 움직이지 못하고 극도의 우울증 상태였다. 침을 주입한 부분에서 감염이 되었고, 자극이 강한 알코올 제제를 발라서 피부염이 악화되었고, 가정에서 제제한 연고 때문에 생긴 접촉성 피부염과 2차 감염이라고 생각할 수 있었다. 항생제, 스테로이드제의 외용 등으로 피진은 입원 다음날부터 눈에 띄게 개선되었고, 동통과 종창도 줄어들고 정신 상태도 안정되어 14일 후에 퇴원했다.

4세 여자아이가 지방지를 읽은 할머니의 권유로 침 치료를 받고 있었다. 감염병소가 나타나서 어느 피부과에서 항생제를 처방받았지만, 항생제를 먹이면 침이 효과가 없어진다는 말을 듣고 자주 온천욕을 시켰다. 짓무름과 홍반이 악화되었고, 온몸으로 확대되었기 때문에 피부과에서 진찰을 받았다. 전신에 아주 심한 가피성 홍반과 출혈을 동반한 짓무른 곳이 수없이 발생하였고, 다량의 삼출액과 발열 및 저단백혈증이 있었으며, 2차 감염에 의한 포도구균성 열상증후군으로 진단받았다. 입원 4일째부터 열이 내렸고 짓무름이 건조되었고, 얼마 지나지 않아 피부염도 호전되어서 퇴원했다.

10대 후반의 남성이 아토피성 피부염을 진단받아 피부과에서 치료를 받고 있었으나, 지방지의 기사를 읽은 아버지의 권유로 피부과 치료를 중단하고 침 치료를 위해 입원했다. 그 후 체간부를 중심으로 카포시수두양발진증 합병증이 유발되어 피부과를 찾았고, 항바이러스제의 투여로 치유되었다. 그러나 그 후에는 진찰을 받지 않아서 안면에 단순 헤르페스 감염증 합병증을 유발시켜서 피부과에서 진찰을 받았다. 침 치료로 입원 중에 열이 나서 피부과 진찰을 받았고, 온몸에 농포와 부스럼딱지가 많이 번져 있었지만, 치료되지 않은 상태였다. 전신에 발적 종창과 부종성 홍반이 퍼져 있었고, 안면과 경부에 농포와 짓무름, 부스럼딱지가 퍼져 있었으며 팔다리와 동체에도 아주 많은 농포를 확인할 수 있었고, 팔다리가 접히는 부분에 부스럼딱지가 엉겨 붙은 짓무른 부분이 있었고, 동통이 격심했다. 악화된 아토피성 피부염의 홍반증에 2차 감염에 의한 감염성 농가진이 발생했다는 진단을 받았다. 농포에서 A군 용혈성 연쇄구균과 황색포도구균이 검출되었다. 항생제 스테로이드 외용제 등으로 피진은 눈에 띄게 개선되어 퇴원했다. 얼마 동안은 심한 불안이 계속되었지만, 학교생활도 순조롭게 적응해 가게 되고 점차 자신감을 되찾게 되었다.

문헌

出口英樹ほか. 漢方・民間療法により紅皮症化したアトピー性皮膚炎の3例. アレルギーの臨床 1994 ; 14 : 625-8

神田弘貴ほか. 重症痂皮性膿痂疹, 膿痂疹腎炎を合併したアトピー性皮膚炎の1例. 皮膚臨床 1994 ; 36 : 645-8

加藤保信ほか. アトピー性皮膚炎にカポジー水痘様発疹症を合併しさらに横紋筋融解症に至った1例. アレルギー 2003 ; 52 : 336

河田泰定ほか. 低タンパク血症をきたした重症アトピー性皮膚炎の1例. 日小皮会誌 1996 ; 15 : 35-9

近藤宏樹ほか. 民間療法による不適切な食物制限のため Kwashiorkorを来したアトピー性皮膚炎の乳児. 日小児会誌 1996 ; 100 : 375

京田学是ほか. 民間療法中にるいそうを呈したアトピー性皮膚炎の1例. こども医療センター医学誌 2000 ; 29 : 109-13

前山昌隆ほか. 低ナトリウム, 高カリウム血症を来した重症アトピー性皮膚炎の1乳児例. 小児科臨床 1999 ; 52 : 1831-5

三谷てるみほか. 太乙膏でアレルギー性皮膚炎を生じたアトピー性皮膚炎の1例. 香粧会誌 1999 ; 23 : 232

本橋尚子ほか. 紫雲膏外用が増悪因子の一つと考えられたアトピー性皮膚炎. 日皮会誌 1999 ; 109 : 1486

西口 健ほか. 民間療法でアトピー性皮膚炎の増悪を来した姉弟例. 日小皮会誌 2000 ; 19 : 25-8

小倉由紀子ほか. 民間療法(整体)で栄養失調症をきたした乳児重症アトピー性皮膚炎の1例. アレルギー 2003 ; 52 : 335

岡松千都子ほか. 漢方薬に依存し体重増加不良, 発達遅延, 低ナトリウム血症を呈したアトピー性皮膚炎の乳児例. 日本小児アレルギー学会誌 2004 ; 18(4) : 527

小野正恵ほか. 健康食品でアトピー性皮膚炎が悪化した1乳児例. アレルギーの臨床 1996 ; 16 : 834-7

嶋 聡子ほか. ダイエット食品と化粧品により増悪をきたしたと考えられるアトピー性皮膚炎および丘疹紅皮症. 皮膚病診療 2004 ; 26 : 979-82

篠田　勧ほか．エステティックによる民間療法施行中に重症感染症を合併したアトピー性皮膚炎の1例．皮膚臨床 1997；39：615-8

鈴木保志朗ほか．健康食品による民間療法で低栄養となり，発育障害を伴ったアトピー性皮膚炎の1乳児例．小児科臨床 2004；57：1149-52

高橋美千代．重症アトピー性皮膚炎例の検討—民間療法，不適切治療により合併症を併発したり悪化を来した症例．新発田病院誌 1999；5：24-31

竹原和彦ほか．民間療法をどう考えるか? 皮膚臨床 1998；40(6) 特：38；988-92

竹原和彦ほか．アトピー性皮膚炎における不適切治療による健康被害の実態調査(最終報告)．日皮会誌 2000；110：1095-8

竹原和彦．アトピービジネスと皮膚科医との戦い．Visual Dermatology 2002；1：186-95

竹谷徳雄．治頭瘡一方にて薬剤性肝機能障害をきたした乳児アトピー性皮膚炎の一例．日本東洋医学雑誌 2000；50：131

丹野　仁ほか．民間療法の落とし穴—頼り過ぎてアトピー性皮膚炎悪化の症例—．アレルギーの領域 1996；3：905-7

寺元貴英ほか．乳幼児期の重症アトピー性皮膚炎の2症例．小児科診療 1998；61：841-4

Tsunoda T et al. A case of contact dermatitis due to shiun-ko. J Environ Dermatol 2004；11：16-20

제 III 부

한방약, 생약

38 | 황금(黃芩)

간기능 장애-외국의 예

영국에서 57세의 여성이 스트레스 해소에 효과가 있다는 말을 듣고 한방약인 Neurelax®을 3주 동안 약 30정 복용하여 황달 증상이 나타났다. 증상은 악화되어 복수가 차고 뇌증이 나타났으나, 간기능은 서서히 개선되었고, 3개월 후의 간 생검에서는 만성화된 간염과 진행된 섬유화가 발견되었다. 48세의 여성은 Kalms®을 하루 2정 2개월간 복용하여 황달 증상이 나타났다. 복용을 중단하고 3개월 후에 간기능은 정상화되었다. 41세의 여성은 Kalms®를 매일 4정씩 3주간 복용하여 황달 증상이 나타났다. 간 생검에서 활동성 급성 간염 모양이 발견되었다. 복용을 중단하고 2개월 후에 간기능은 정상화되었다. 42세의 여성은 2주일 전에 Kalms®를 3일간 복용하여 황달 증상이 나타났다. 복용을 중단하고 황달은 몇 주일 만에 사라졌지만, 간기능이 정상화되는 데에 19개월이나 걸렸다(MacGregor 1989).

그 즈음에, 웨일즈의 약물 정보 센터에는 Kalms®, Neurelax® 및 Box's nerve®을 복용하여 황달 증상이 나타났다고 하는 보고가 몇 건이나 보고되었다. 이들 제제에 공통되는 성분은 skullcap과 valerian이다. Skullcap 정제를 복용하여 간염 증상이 나타났다고 하는 보고도 들어와 있었다.

이외에도, skullcap을 포함하는 한방약을 복용하여 종종 간기능 장애 증상이 나타났다고 하는 보고가 있다(Weeks 1989, Whiting 2002, Miskelly 1992). 겨우살이가 들어간 한방약에 의해서 간염 증상이 나타났다고 하는 보고도 있지만(Harvey 1981), 이것은 겨우살이가 아니라 한방약 안에 들어 있는 skullcap에 의한 것이라고 되어 있다.

제제와 생리활성

Skullcap이란 *Scutellaria lateriflora*를 비롯한 차조기과 황금속 *Scutellaria* 식물로 동일한 황금속 황금화 *Scutellaria baicalensis*(Baikal skullcap)의 황금 뿌리의 주피를 제거하여 건조시킨 것이 한방 생약, 황금이다.

황금의 주요한 생리활성 물질은 플라보노이드의 바이칼레인과 그 배당체 바이칼린 및 워고닌과 그 배당체 워고노사이드이다.

한방 제제로서는 황금탕, 황금해독탕, 소시호탕, 대시호탕, 시호가용골모려탕, 시호계지탕, 시호청간탕, 시박탕, 시령탕, 방풍통성산, 을자탕, 온청탕, 신이청폐탕, 반하사심탕, 형계연교탕, 청폐탕, 청심연자탕, 삼물황금탕 등 29종이며 의료용 한방약 전체의 20%에 포함되어 있다. 일반용 약 안에도 황금을 포함하는 것은 다수가 있다.

황금은 제품에 따라, 성분 농도에 극단적인 차이가 있다. 19종의 시판 중인 황금을 분석한 결과에 의하면, 바이칼레인은 21배이며 바이칼린의 경우는 적은 것은 0.1%로 거의 포함되어 있지 않는 것에서 많은 것에는 18.9%로 200배 가까운 격차가 있었다. 자금, 첨금(尖芩), 숙금, 편금 등 황금의 종류에 따른 차이는 없었다(도미노모리 1985). 바이칼린은 뿌리의 피층, 목부 및 사부에 많이 포함되어 있는 한편, 바이칼레인은 주피에 많이 포함된다(Tani 1985). 따라서 주피의 제거법이 생리 활성 물질 농도에 격차가 생기는 하나의 원인일 것이다.

10종류의 시판 중인 황금 추출물에 대해서 6종의 플라보노이드 농도를 분석한 결과에 따르면, 예를 들면 바이칼린에서는 0~229.2 μg/mg, 바이칼레인에서는 0~52.3 μg/mg으로 제품과 제제에 따라 차이가 컸다. 추출물의 생리 활성을 편평상피암 세포에 대한 세포 독성과 프로스타글란딘E2 합성 억제 작용으로 본 결과, 제품과 제제마다 전자에는 6.3배, 후자에는 1.5배의 격차가 보였다. 바이칼린 농도가 높을수록 암세포에 대한 세포 독성은 높은 경향이 있었지만, 그 작용과 프로스타글란딘E2 합성 억제 작용과는 상관관계가 없었다. 따라서 황금의 품질 관리는 성분 농도뿐만 아니라, 추출물의 생물 활성을 조사할 필요가 있다(Ye 2004).

실험용 쥐에게 경구로 투여한 경우, 바이칼레인에 비해 바이칼린은 훨씬 흡수가 느리고 혈중 농도는 낮다. 양쪽 모두 혈중에 나타나는 것은 바이칼레인 글루쿠론산 포합체나 젖산 포합체이다. 따라서 생체에 대한 효과는 이들 대사산물에 의한다고 생각할 수 있다(Lai 2003).

황금의 물 추출물을 20마리씩 4군으로 나눈 임신 7~17일째인 실험용 쥐에게 경구 투여하여 최기성을 조사한 결과, 모체에는 전혀 영향이 없는 투여량이지만, 태아에게는 용량 의존성으로 뼈의 기형과 요로 이상이 관찰되었다(Kim 1993).

장기 장애

영국에서 skullcap에 의한 간기능 장애가 보고되었을 무렵에 일본에서도 skullcap(황금)을 포함하는 한방약에서 장기 장애가 발생했다. 침식받는 장기는 간, 폐장, 신장, 방광 및 조혈기이고 단독인 경우가 많으나, 두 개 이상의 장기가 동시에 손상받는 일도 있다.

1) 간기능 장애

60대의 남성이 고혈압 수반 증상에 대해서 '쓰무라 방풍통성산' 복용을 시작했다. 약 1개월 후 소변의 농염을 깨닫고 황달과 발열 증세가 있어서 입원하였고, 간기능 장애로 진단받았지만, 1개월 만에 정상화되었다. 방풍통성산의 소량 재투여로 양성 소견을 나타내어 알레르기성 간기능 장애라고 진단을 받았다(가토 1983). 이 보고는 결과적으로, 황금에 의한 장기 장애의 세계 최초의 보고였다. 이 증례보다 앞서, 1978년에 '금치옥'에 의한 약제유발성 간기능 장애 보고는 있다(다카하타 1978). '금치옥'은 후술하는 '금치환'과 같다고 생각하는데 황금을 포함하는지, 포함하지 않는지는 뚜렷하지 않다.

50대 여성이 결핵의 의심이 있어서 입원하여 이소니아지드와 에리트로마이신 투여에 의해 가벼운 간기능 저하가 나타났다. 두 약제를 중지하고, 간 보호 목적으로 소시호탕 투여를 시작한 결과, 14일 후부터 급격적인 간기능의 악화와 황달이 나타나 복약을 중지하고, 50일 만에 정상으로 돌아왔다. 이소니아지드와 에리트로마이신 및 소시호탕에 의한 DLST 검사에서 소시호탕에 대한 양성반응을 나타냈고, 이 약제에 의한 약제유발성 간기능 장애라고 진단을 받았다(구보 1986).

60세의 남성이 황달 증세가 나타나서 비A와 비B형 급성 간염 중증형이라고 진단을 받았다. 전신 상태는 개선되었으나, 간기능이 개선되지 않아 소시호탕을 투여받았다. 투여 시작한 지 2개월 후부터 간기능이 악화되고, 피부의 소양감도 점점 악화되어 재입원했다. DLST 검사(약제의 의한 림프구 자극시험) 결과, 소시호탕에 의한 약제유발성 간기능 장애라고 진단이 나왔다(나카오 1986).

50대 여성이 스스로 전신 권태감을 느껴 소시호탕을 먹었고, 간기능이 악화되고 황달증세가 나타나 입원했다. 소시호탕을 일단 중지한 후에 간기능이 개선되었기 때문에 투여를 재개한 결과, 2주 후에 간기능은 악화되었고, 황달은 더욱 심해졌다. 투여 중지에 의해 간기능은 정상화되었다(마루야 1989).

60대 남성이 만성 C형 간염 치료를 위해 2년 동안 4회에 걸쳐 소시호탕을 투여받았고 그때그때마다 간기능이 더욱 악화되었다. 2회째 이후에 증상이 더욱 악화될 때까지 복용량은 7.5 g씩 46일간, 5.0 g씩 20일간 및 2.5 g씩 1일간으로 각각 횟수를 거듭함에 따라 양은 적어지고 기간은 단축되어 3회째 이후에는 급성 간부전 증상도 수반되었다(사카이 1995).

이 증례와 이하의 증례는 간염 환자에게 장기간 혹은 반복적으로 소시호탕을 투여하게 되면, 여러 개의 장기에 장애 증상이 나타나고, 경우에 따라서는 죽음에 다다르게 될 가능성이 있다는 점을 시사하고 있다.

60대 여성이 만성 간염이라는 진단을 받고 소시호탕을 5년 동안에 걸쳐 복용하고 있으나, 기침이 나오고 열이 있어서 입원하였고, 간기능 장애와 혈소판 감소를 확인하고, 소시호탕에 의한 간질성 폐렴이라는 진단을 받고 약제 중지에 의해 자각 증상은 개선되었다. 퇴원 후 복수가 증가되고, 호흡 곤란 상태가 악화되어서 재입원하였으나, 간기능은 악화되고 혈소판은 더욱 감소하였고, 호흡 상태가 약간 개선되었지만, 간기능 장애는 계속해서 진행되어 황달이 더욱 심해졌고, 재입원한 지 3주 후에 사망했다(도미오카 1999).

소시호탕(오보 1992, 마키노 1995), 대시호탕(마쓰다 1997), 반하사심탕과 소시호탕(오카다 1999) 및 방풍통성산(하타나카 2006)에 의해 간기능 장애에 폐장염이나 간질성 폐렴의 합병증을 일으켰다는 보고는 적지 않다. 간 장애가 있는 환자에게 소시호탕을 투여하고, 간질성 폐렴과 폐장염 증세를 보였다고 하는 보고는 일일이 들 수가 없을 정도다(2)간질성 폐렴 폐장염 참조).

비A와 비B형 급성 간염으로 입원 치료 중이던 환자의 증상이 다시 나타나 경과가 느려졌기 때문에 자세히 물어보니, 가족의 강한 권유로 의사에게는 비밀로 환자가 소시호탕과 치흉정, 십전대보탕 및 십전순혈정을 복용했었다(가와시마 1990). 앞의 두 가지에는 황금이 포함되어 있다.

40대 남성이 만성 간염에 대해서 소시호탕을 처방받았다. 입원 후 간기능은 더욱 악화되었으나, 2개월 후에 퇴원했다. 그 후, 만성 간염이라는 진단으로 재차 소시호탕 투여를 받은 결과, 간기능의 급격한 악화를 보여 입원했다. 모든 약제를 중지하고, 약 2주 후에 간기능은 개선되었다. 소시호탕에 의한 약재성 간기능 장애의 의심이 있었기 때문에 소량 재투여 시험을 실시한 결과, 12~24시간 후에 전신 권태감과 간기능의 악화가 관찰되었으며, 소시호탕에 의한 약제유발성 간기능 장애라는 진단을 받았다(가도타 1993).

40대의 여성이 변비 때문에 방풍통성산을 복용했는데, 간기능 장애의 지적을 받아 입원했다. 간효소와 빌리루빈은 비정상적으로 높은 수치를 보였지만, 간기능이 정상화되었기 때문에 바이러스 간염이라고 여겨져 간 보호를 목적으로 소시호탕 투여를 시작하고 퇴원했다. 그런데 12일 후 고열이 나고 간효소가 상승하여 입원했다. 복강경으로 보니 간 우엽은 탈락과 위축 증상이 심했고, 간기능은 더욱 악화되었으며 그 후, 또 복강경으로 확인하여 보니 간 우엽 위축은 더욱 심해졌다. DLST 검사에서 방풍통성산과 소시호탕 양쪽에 대해 양성반응을 나타냈다(고지마 1993).

40대의 여성이 만성 C형 간염에 대해 소시호탕 투여 치료를 받고 있었는데, 간효소가 상승하여 입원했다. 소시호탕을 중지했으나 인터페론에 의한 치료가 효과가 없어서 소시호탕 투여를 재개한 결과, 간효소는 급상승하였고 간기능은 악화하여 소시호탕에 의한 간기능 장애가 의심되어 투여를 중지하였더니 그 후 간효소는 서서히 저하했다. 소시호탕 투여에 의한 간기능 및 재투여에 의한 급성 악화는 알레르기성 간기능 장애에 의한다고 진단했다. 1회째 투여에서는 4개월 그리고 2회째 투여에서는 25일 만에 간효소의 상승이 나타났다(다카모리 1997).

B형 간염 항원과 항체가 양성이었으나, 간기능은 정상이었던 30대 남성이 소시호탕을 투여 받고 황달 증세를 보여 입원했다. 간기능 효소와 빌리루빈이 비정상적으로 높은 수치를 나타냈으므로, 급성 간염 중증형이라고 진단을 받았고, 12일째에 급성 간부전으로 사망했다(오가와 1993).

60대 여성이 입원하여 만성 간염의 활동형이라고 진단을 받아 소시호탕을 투여받으면서 일단 퇴원하였지만, 간기능이 더욱 나빠져서 재입원했다. 입원 2주일 후에 간기능은 개선되어 퇴원하였고, 다시 소시호탕을 투여했다. 재개 4개월 후 전신 권태감과 황달이 나타나서 3번째 입원을 하였고, 혈장 교환요법을 포함한 치료를 하였음에도 불구하고 1개월 만에 사망했다(나가노 1993).

1990년에 이미 소시호탕은 그 자체로 간기능 장애를 일으킨다고 하는 부작용 정보가 나와 있었지만, 어째서인지 간기능에 효과가 있다고 말하여 처방하는 의사들이 있었다. 그리하여 간기능 장애의 악화를 초래하고 혹은 사망한다고 하는 보고가 잇따른다. 아주 심한 간기능 장애를 가진 환자에게 투여가 안 되게 된 것은 2000년 1월이 되어서부터이다.

50대 여성으로 대시호탕에 의해 자기면역성 간염 증세를 보이거나 혹은 자가면역성 간염이 드러난 예가 보고되어 있다(Kamiyama 1997).

리팜피신 등 결핵 치료약에 의한 간기능 장애에 대해서 소시호탕보다도 안전하게 사용할 수 있다고 말해지는 것이 시호계지탕(소시호탕에 계피와 작약)의 간기능에 대한 영향을 조사한 긍정적인 임상 연구가 있다. 통상적인 결핵 치료약을 투여받은 대상군 18명과 통상적인 치료와 함께 시호계지탕 투여를 받은 대상군 15명에 대해서 투여 2주, 4주 및 8주 후의 간효소(AST와 ALT)의 비정상 수치의 출현율을 비교한 결과, 어떠한 경우에 있어서도 시호계지탕 투여군 쪽이 비정상 수치의 출현율이 높았다(미즈타니 1994).

60대 남성이 당뇨병성 신증에 의한 단백뇨에 대해서 시령탕 복용을 시작한 결과, 10일 후에 전신 권태감, 소양감 및 발열 증상과 간기능 이상이 있다고 생각하여 입원했다. 시령탕 복용을 중지하여 간기능의 개선이 되었다. DLST 검사에서 시령탕에 강양성 반응을 나타냈다. 시령탕은 소시호탕과 오령산(복령, 계피, 백출 등)을 혼합한 약제이며 환자는 두 약제에 대해서도 양성반응을 나타냈다(니시오지 1994).

50대 여성이 황달과 간기능 저하 소견이 있어서 정밀 검사를 하기 위해 입원했다. 간기능은 약간 저하되어 있었지만, 18일째에는 정상화되었다. 병력을 자세히 다시 조사한 결과, 만성 삼출성 중이염에 대해 시령탕을 입원 전날까지 복용하고 있었다. DLST 검사는 의양성이었으나, 시령탕에 의한 약제유발성 간기능 장애일 가능성이 높았으므로 이후 복용하지 않도록 설명을 듣고 퇴원하였다. 그 후 2회에 걸쳐 시령탕을 복용하고, 그때마다 간기능이 악화되었지만, 복용 중지로 개선되었고, 시령탕에 의한 약제유발성 간기능 장애로 진단받았다(나카타 1996).

20대 여성이 간기능 장애 소견이 있어서 급성 간염 진단으로 입원했다. 입원 전 아토피성 피부염에 대해 황련해독탕, 방풍통성산 및 온청음을 복용했다. 입원 중에는 약을 복용하는 것을 중지하여 간기능이 개선되어 일단 퇴원했지만, 퇴원 후 자기 판단으로 황련해독탕과 약방풍통성산을 복용을 재개한 결과, 간기능이 또다시 악화되어 입원하게 되었다. DLST 검사에서 3종의 한방약에 양성반응을 나타냈다(야노 1999). 공통된 성분은 황령과 산치자이다.

방풍통성산에 의해 간기능 장애 증세를 보여 황령을 제외한 처방으로 바꾸고 나서 간기능 장애는 회복되었다고 하는 2증례가 보고되어 있다(나카사키 2006).

20대 여성의 아토피성 피부염에 황련해독탕과 시호가용골모려탕을 처방한 결과, 자각증상은 개선되어 유효하였지만, 2개월 반 후에 구토, 황달이 나타났고, 약물 림프구 자극 시험 결과, 한방약에 의한 급성 간 장애라고 진단받았다(야마구치 1999).

20대 여성이 20세 때부터 아토피성 피부염과 여드름 치료에 한방약을 복용하여 21세 때 원인 불명의 간기능 장애로 10개월간 입원한 일이 있다. 형개연교탕 복용을 시작하여 10일 후에 복부 불쾌감과 구역질이 나타났고, 간기능 장애의 지적이 있어서 입원했다. 간효소와 빌리루빈 수치의 상승이 있었고, 각종 바이러스 항체는 음성 복부 CT와 초음파에서 이상이 나타나지 않았고, 약제 림프구 시험에서 형개연교탕에 대해 양성반응을 나타냈다. 복약을 중지하고 25일째에 간기능은 정상화되었다(야마카와 1994).

40대 여성이 간기능 저하와 가벼운 황달로 입원했다. 원인불명인 채로 간기능은 개선되어 1개월 후에 퇴원했다. 복약력을 자세히 물어본 결과, 두통 등 갱년기 장애에 시호계지건강탕을 입원 전 4주간 喜谷實母散을 퇴원 후 9일간 그 후 여신산을 1포 복용하고, 그때마다 간기능이 악화되어 게다가 복용에서 증상까지 기간이 짧아지게 된 것을 알 수 있었다. 공통되는 성분을 가진 3종류의 한방약 복용에 의해 반복 간기능 장애가 나타난 점에서 이들 한방약에 의한 약제유발성 간기능 장애라고 진단받았다(호소누마 2003). 3종에 공통되는 성부은 황령, 계피 및 감초이다.

50대 여성이 내치질핵이었기 때문에 통신 판매에서 구입한 금치환을 복용했다. 복용 기간은 1회째가 약 9개월간, 2회째가 25일간 및 3회째가 5일간이었고, 그때마다 전신 권태감과 간기능 저하가 확인되었다. 재투여 시험에서 간기능 저하를 확인하였다. 하루 상용량이 30알인 금치환에는 황령이 0.6 g 포함되어 있는 것으로 표시되었다(사토 1984).

금치환에는 17종류의 생약이 포함되어 있으며 그 중에서 황령, 감초, 계피, 산치자, 작약, 대황 및 인산에 대해서는 그 어느 것이나 장기 장애 혹은 그 가능성이 보고되어 있다.

50대 여성이 내치질핵 때문에 금치환을 1회째는 3개월간, 2회째는 1개월간 및 3회째는 14일간 복용하고, 그때마다 간기능 장애가 나타나 입원과 퇴원을 반복했다. 간기능이 정상화된 다음에도 상용량 금치환을 3회 복용하고, 유발검사를 시행한 결과, 다음날 아침 전신 권태감을 하소연하여 복용을 중지했지만, 3일째에 간효소 수치의 상승이 확인되었다. 간생검에 의한 조직 소견에서 소엽 중심성에 출혈을 동반한 대상 괴사가 확인되었다(다자와 1985).

20대 여성이 변비 때문에 금치환을 하루 30알씩 복용하기 시작했다. 약 1개월 반 후에 전신 권태감과 황달이 나타나 입원하여, 약 1개월 만에 간기능은 정상화되었다. 퇴원 후 재차 금치환 복용을 시작한 결과, 2주일 후에 황달이 나타나 다시 입원했다(미조구치 1986).

40대 여성이 금치환 복용을 시작하고 2개월 후부터 간기능 이상이 나타나 복용 시기와 일치하여 트랜스아미나아제 및 빌리루빈 상승을 확인했다. 복용을 일단 중지하자 간기능은 개선 경향에 있었지만, 복용을 재개한 결과, 간기능이 더욱 악화되었고, 황달이 나타나 입원했다. 복용을 중지하고 간기능은 급속히 개선되었다(다사키 2000).

금치환에 의한 약제유발성 간기능 장애는 발열이나 발진을 수반하지 않는 일이 많다. 또한 통신판매로 구입하여 자신의 판단으로 복용하고, 상술한 네 가지 예와 같이 간기능 장애라고 느껴지는 증상이 나타나 중지하고, 증상이 개선된 후에 복용을 재개한다고 하는 예가 많고, 그때마다 병상발현까지 기간이 짧고 또한 중증화된다. 이하의 증례처럼, 죽음에 이르는 예도 있다.

60대 남성이 치핵 치료를 위해 금치환을 통신 판매로 구입하여 복용하기 시작한 결과, 1개월 반 후에 전신 권태감이 나타나 소변에 농염이 있다는 사실을 깨닫게 되었다. 금치환 복용에 의한다고 판단하여 복용을 중단한 결과, 증상은 없어졌다. 소량이면 괜찮을 것이라고 양을 반으로 줄여서 복용을 재개했으나, 1개월 후에 전신 권태감과 소변의 농염이 재차 나타나서 급성 간염으로 입원했다. 간기능 저하와 강한 황달이 있었고, 혈액 응고능의 현저한 저하를 확인했다. 프레드니솔론 투여와 혈장 교환 요법을 실시했지만, 간성 홍수가 나타나 입원 2개월 후에 가장기 부전으로 사망했다(야마자키 1991).

이외에도 온청음(구로다 1994, 가미오카 1999), 시호가용골모려탕(아오키 2000), 방풍통성산(오자와 2001, 니시무카이 2005), 을자탕(Nagai 1999, 구라이 2000), 반하사심탕(시오타 1997) 등 황령을 포함하는 한방약에 의한 황달과 간기능 장애의 보고는 많다.

48세 여성이 어깨 결림에 한방약을 처방받아 먹고 있었는데, 1996년 3월부터 간기능 장애와 손발에 발진이 나타나 입원했다. 주치의는 복용하고 있던 한방약으로 복용 테스트를 실시한 결과, 간기능 검사의 수치가 악화되었음에도 불구하고, 3일에 걸쳐서 테스트를 계속하여 환자는 전격성 간염으로 사망했다. 환자의 유족은 의사에게 과실이 있었다고 하여 손해배상 소송을 제기하였는데, 나고야 지방 재판소의 재판장은 2001년 1월 12일에 '위험성이 높은 복용 테스트를 실시하여 간기능 수치의 이상도 전혀 깨닫지 못하고 복용량을 늘려서 테스트를 받은 여성을 죽음에 이르게 했다'라고 하여 국가에 6천만 엔의 배상을 명했다.

2006년 8월 29일 사가현은 미국제 건강식품 ViaViante를 섭취하고 있던 여성 2명이 간기능 장애로 입원하였는데, 그 음료에서 황령이 검출되었다고 발표했다.

2) 간질성 폐렴, 폐장염

70대 여성이 마른기침이 나오기 시작하며 발열과 호흡 곤란이 더해져 입원했다. 증상이 악화되었기 때문에 약제 복용을 일체 중지하고 프레드니솔론 경구 투여를 시작한 결과, 증상과 흉부 엑스레이 소견이 눈에 띄게 개선되어 퇴원했다. 퇴원 8일째 정도부터 재차 같은 증상이 나타나 재입원하게 되었다. 약제 복용을 일체 중지하고 스테로이드제 투여로 증상은 개선되었다. 6개월 전부터 복용하고 있던 4종의 약제에 대해서 DLST 검사를 실시한 결과, 소시호탕에만 양성으로 나타났다. 재투여 시험으로서 소시호탕 1포씩을 아침과 점심에 투여한 결과, 저녁 때에 고열이 그리고 다음날 아침에 호흡 곤란이 나타났다. 소시호탕 성분 7종에 의한 DLST 검사에서 황령에서만 강양성반응이 나타나서 황령에 의한 약제 유발성 폐렴으로 진단받았다(츠키야마 1989).

이 보고는 소시호탕에 의한 약제 유발성 폐렴으로서는 세계 최초의 보고이며 원인이 황령인 것을 밝힌 것으로서 의의가 있다(전술한 바와 같이 이 이전에도 황령을 포함하는 소시호탕이나 방풍통성산 및 금치환에 의한 간기능 장애에 관한 보고는 있다). 그러나 이 보고의 의의는 교훈이 되지 못하고 황령을 포함하는 한방약에 의한 약제유발성 폐 장애 발생은 이어졌으며 1992년 C형 만성 활동성 간염에 대한 인터페론 적응이 인정된 이래 인터페론 병용 요법에 의한 약제유발성 폐장염은 급증했다.

1993년 1월 후생성 보고에서는 인터페론에 의한 약제유발성 폐장염이 31례 발생했다고 하는데, 그 중에서 대부분은 사실 동시에 투여하고 있던 소시호탕 등의 한방제제에 의한 것이었다. 인터페론과 소시호탕의 병용은 약제유발성 폐장염 증세를 일으키기 쉽게 한다고 하여 1994년 1월부터 병용금기가 되었다.

일본 한방 생약 제제 협회 조사에 의하면, 1995년도까지 소시호탕에 의해 135명이 간질성 폐렴을 발병하여 19명이 사망했다.

전술한 바와 같이, 1990년 당시 이미 소시호탕 그 자체가 간기능 장애를 일으키는 일이 있다는 경고가 내려졌는데, 1995년 3월에 중앙 약사 심의회는 만성 간염 치료약으로 소시호탕을 인정하고, 간에서 분해 해독되는 약이 간기능이 저하된 환자에게 투여되어 간질성 폐렴과 폐장염 발생은 계속 증가하고 있고, 사망자의 발생도 계속되고 있다.

후생성 조사로는 1994년 1월 이후부터 2000년 1월까지 소시호탕으로 인하여 188명이 간질성 폐렴을 일으켰고, 그 중에서 22명이 사망했다. 간질성 폐렴에 걸리면, 치사율이 다른 것과 비교가 안될 만큼 높은(11.7%) 것이 특징이다. 사토 등의 보고에서도 72명 중에서 8명(11.1%)이 사망했다(사토 1997).

50대 남성이 간경변 진단으로 소시호탕의 투여를 받고 있었는데, 25일째 정도부터 발열과 호흡 곤란이 나타나 입원했다. 두드러진 저산소증과 말초 티아노제와 혈소판 감소가 확인되어 급성 간질성 폐렴으로 진단받았다. 소시호탕 투여를 중지하고 프레드니솔론 투여를 개시했으나, 호흡 곤란과 티아노제는 개선되지 않았고, 9일째에 사망했다. 부검에서 간에는 활동성이 높은 만성 염증 증상이 보였고, 폐에는 증식 초기의 미만성 폐포 장애 증상이 보였다(아사즈마 1994).

만성 간염인 50대 여성이 간기능이 악화되어 진찰을 받고 소시호탕의 복용을 시작하였으나, 1주일 후에 숨이 차는 증상이 있음을 자각하고, 그 이후, 발열이 나타나고 기침과 호흡 곤란이 나타나 입원했다. 흉부 엑스레이 사진은 간질성 폐렴 상이었고, 간기능의 이상이 확인되었다. 소시호탕 복용을 중지하고 다음날부터 증상은 가벼워졌고, 흉부 엑스레이 사진 소견도 빠르게 개선되었다. DLST 검사에서는 소시호탕에 의양성이었지만, 앞으로의 치료에 필요하기 때문에 입원하여 25일째 아침과 점심 2회에 걸쳐, 소시호탕을 계 2포를 복용한 결과, 40도에 가까운 발열과 혈액 산소 분압 저하 및 흉부 엑스레이 사진 음영 악화가 확인되었다(와타나베 1995).

간경변이라고 진단받아 소시호탕을 복용한 적이 있는 40대 남성이 소시호탕 복용을 재개한 결과, 20일 후부터 인두통과 발열이 있었고, 호흡 곤란이 더해져 병원으로 향하는 차 안에서 의식을 잃었다가 의식을 되찾긴 했지만, 6시간 뒤에 사망했다(사토 1997).

자가면역 간염에 대해서 소시호탕을 투여하여 2시간 후에 약제유발성 폐렴을 앓게 된 70대 여성의 예가 보고되어 있다(가토 1999).

10대 남성이 감기 증상으로 종합 감기약 「하이세이프S」를 먹기 시작했다. 다음날 증상이 더욱 나빠졌고, 발열과 호흡 곤란이 있었고, 근처의 의사에게서 미노마이신과 인산 코데인을 처방받아 상태를 보고 있었는데, 폐렴 의심으로 입원하여, 급성 호산구성 폐렴이라고 진단받았다. 미노마이신, 인산코데인 및 하이세이프S에 의한 DLST 검사에서 하이세이프S에 대해서만 양성이고 또한 하이세이프S 성분, 소시호탕, dl-메틸에페드린염산염 및 PL 과립으로 재차 시험을 한 결과, 소시호탕에만 양성이어서 이것이 원인 물질이라는 판정이 나왔다(고하시 1997).

60대의 여성이 발열, 마른기침 및 호흡 곤란이 나타나고 급격하게 진행이 되어 입원한 결과, 급성 간질성 간염으로 진단이 나왔다. 1개월 후 퇴원하여 경과를 지켜보던 중에 피부 가려움증에 대해서 시박탕을 처방 받아 1포를 복용한 결과, 2주일 후에 오한과 마른기침 및 호흡 곤란이 나타나고 점차적으로 심해져서 입원했다. DLST 검사에서 시박탕에서만 양성반응을 나타냈기 때문에 약에 주의하도록 설명을 듣고 퇴원했다. 집에 돌아간 후 근처에 사는 사람에게 달인 약을 권유받아 냄새를 맡아봤을 때, 기침이 나왔지만 참고 3일간 복용한 결과, 발열에 호흡 곤란이 더해져 병원을 찾았다. 흉부 엑스레이 사진으로 간질성 폐렴 소견을 띠고 있었지만, 스테로이드 투여로 개선되었다. 시박탕 및 성분의 생약에 의한 피부생검에서 시박탕과 황령에서만 양성반응을 나타냈다(데마르 1994).

60대 남성이 뇌저동맥 순환 부전에 대해서 황련해독탕을 복용하기 시작했다. 2개월 후 발열과 마른기침 증상이 나타나 근처 병원에서 항생제와 기침약 및 시호계지탕을 처방받았으나, 증상은 개선되지 않았고 더욱이 기관지 확장제와 소시호탕을 처방받았지만, 기침은 심해져서 호흡 곤란이 나타나 입원했다. 환자가 퇴원 후에도 황련해독탕 복용을 계속하고 싶다고 강하게 희망했기 때문에 진단 확정을 위해 약제 부하 시험을 해야 해서 아침과 점심에 소시호탕을 1포를 복용한 결과, 저녁 때에 39.4도의 발열과 흉부 엑스레이 사진상 음영이 심해진 것이 확인되었다. 그 후, 황련해독탕을 아침·점심·저녁에 각 1포씩 복용한 결과, 발열이 있었고 흉부 엑스레이 사진상 음영이 심해짐을 확인하고, 소시호탕과 황련해독탕에 공통된 황령에 의한 약재성 폐렴이라고 진단받았다(니시모리 1999).

50대 남성이 치질핵 치료를 위해 을자탕을 복용하기 시작하여 2개월 후에 발열과 마른기침 및 호흡 곤란이 나타나 입원했다. 흉부 엑스레이 사진과 그 외에서 간질성 폐렴이라고 진단받았고, 가벼운 간기능 저하도 보였지만, 증상은 개선되어 10일 후에 퇴원했다. 퇴원 10시간 후, 발열과 호흡 곤란이 나타나 재입원했고, 흉부 엑스레이 사진에서 간질성 폐렴의 재발상이 보였다. 환자는 퇴원 후, 치질핵 치료를 위해 을자탕 복용을 희망했기 때문에 을자탕 6성분에 의한 재투여 시험을 실시하였다. 을자탕 1회 복용분에 포함되는 황령 1.5 g을 최초로 복용한 결과, 7시간 후에 발열을 시작해 흉부 엑스레이 사진 등으로 간진성 폐렴의 재발이 보였다. 기타의 5종의 성분은 음성이었고, 황령에 의한 간질성 폐렴으로 진단받았다(Takeshita 2001).

40대 남성이 이명과 난청 때문에 스테로이드제와 시령탕 등을 처방받아 복용하고, 42일 후에 시령탕 이외의 약을 중지하였는데, 2일 후에 발열과 기침이 나왔기 때문에 시령탕을 스스로 중지하고, 조금 좋아졌다. 1주일 후에 복용을 재개하여 재차 발열이 있었기 때문에 또다시 스스로 중지하고, 해열되었기 때문에 1주일 후에 또 복용을 재개한 결과, 3일 후에 39도의 발열과 호흡 곤란이 생겨서 구급차로 입원했다. 흉부 CT에서 불투명 유리 모양의 음영과 양쪽에 미량의 흉수를 확인했다. 시령탕에 대한 DLST 검사에서 양성이었다(다나카 2005).

50대 여성이 비만으로 방풍통성산을 먹기 시작하고 1개월 후에 감기 증상이 있고 1주일이 더 지난 후에 마른기침이 나오기 시작했다. 프레드니솔론을 처방받아 방풍통성산은 스스로 중지했다. 다음날 또다시 미열이 나고 시호계지탕 등을 처방받았지만, 증상이 지속되었기 때문에 6일 후 입원했다. 흉부 CT에서 폐야의 농도는 전체적으로 상승하여 불투명한 유리모양의 음영을 나타내고 기종성 변화를 수반하고 간질성 폐렴 상을 보였다. 간기능 장애도 확인되었다. 약제유발성 폐렴과 간기능 장애를 의심하여 한방약 복용을 중지하였는데,

그 후 증상이 다시 나타나는 일은 없었고 간기능도 거의 정상화되었다(다나카 2005).

70대 남성이 기관지 확장증에 청폐탕 투여를 받아 약 2주일 만에 자각 증상은 눈에 띄게 개선되었으나, 2개월 후 발열과 숨이 차는 등의 증상이 나타나며 간질성 폐렴을 발병했다(야마구치 1999).

1998년 정리된 것에 의하면, 한방약에 의한 간질성 폐렴 221례 중 86%는 소시호탕 내지는 시령탕, 시박탕 등 소시호탕을 포함하는 제제에 의한 것이고 전체의 98%는 소시호탕, 시령탕, 시박탕, 대시호탕, 청폐탕, 반하사심탕, 신이청폐탕, 시호계지건강탕, 황련해독탕, 황령탕, 을자탕, 청심연자음, 방풍통성산, 삼물황령탕 등 황령을 성분의 하나로 하는 제제에 의한 것이다.

황령에 의해 고열이 난 11명 중에서 대시호탕 합계지 복령환료에 의한 것이 9례, 시호계지 건강탕 2례, 반하사심탕 1례(중복)로 발열은 38도 이상 및 5례는 40도 이상이었다. 어느 것이나 다 재복용에 의해 발열이 반복되고 반복될 때마다 발열까지의 기간이 단축되었다. 복용 개시부터 발열까지 기간은 8~18일로 다른 병원에서 시령탕을 복용하고 10일째에 발열이 있었던 환자는 시호계지 건강탕을 복용 후 반일 만에 발열이 있었다. 대시호탕 합계지 복령 환료로 발열 해열 후에 반하사심탕을 복용한 환자는 반일 만에 발열이 있었다. 대시호탕 합계지 복령 환료를 처방할 때, 황령을 빼고 처방하게 되고 나서는 발열의 증례는 없다(데라시 2005).

황령에 의한 발열은 간염이나 폐렴 또한 이하에 서술하는 방광염 초기 증상으로서 자주 보이지만, 소시호탕 복용에 의해 장기 장애가 없이 발열과 호산구 증가만 보인 증례도 보고되어 있다(마나베 2000). 또한 소시호탕 복용에 의해 발열과 건성 기침이 나타나 불명열로서 원인 불명인 채로 경과하고 있었으나, 2개월 후에 폐에 간질성 음영이 나타나 날이 갈수록 심해지고 증상이 더욱 악화된 예도 있기(우에하라 2004) 때문에 발열이 간질성 폐렴의 아주 초기 증상일 수도 있다.

3) 방광염

11세 남자아이는 아토피성 피부염이 악화되었을 때에 투여한 한방약이 원인임을 알게 될 때까지 8세 때부터 9회에 걸쳐 출혈성 방광염 재발을 반복하고 있었다. 매번 복용을 시작한 지 10일째에 빈뇨, 육안적 혈뇨, 배뇨 시 통증 등의 증상이 나타났다. 이러한 증상이 나타났을 때 복용하고 있던 한방약은 소시호탕이나 시호청간탕이며 계지가용골모려탕이나 오령산을 복용했을 때는 이러한 증상이 나타나지 않았다(Motoyama 2002). 앞의 두 개에는 황령이 포함되어 있으나, 뒤의 두 개에는 포함되어 있지 않다. 모친은 방광염 증상이 나타나기 전에 아토피성 피부염이 더욱 나빠지는 것을 알고 있었으나, 한방약과의 관계라고는 생각하지 않았던 것으로 보인다.

C형 간염으로 소시호탕을 복용하고 있던 40대 여성이 빈뇨와 배뇨 시 통증을 자각하고, 방광염으로 진단받아 항생제 투여를 받고 있었으나, 좋아지지 않고 배뇨 횟수는 30분에서 1시간에 1회로 많아졌다. 방광경 소견은 알레르기성 방광염이었지만, 한방약이 원인이라고는 알지 못하고, 소시호탕 복용을 계속한 채로 항생제, 항염증제 및 스테로이드제 투여를 받고 있었다. 알레르기 원인 검사를 실시했지만, 특정할 수가 없었고 소시호탕 복용을 중지한 결과, 자각 증상은 날이 갈수록 개선되어갔고, 2주 후에는 배뇨 시 통증은 없어지고, 요 소견은 정상화되었고, 방광경으로 점막 발적이 없어진 것을 확인하였다(와타나베 1994).

60대 남성이 C형 만성 간염으로 소시호탕 투여를 받고 있었다. 빈뇨와 배뇨 시 통증을 자각하고 항균제를 투여받았지만, 증상이 더욱 나빠지고 급성 방광염이란 진단으로 항생제를 투여받았지만, 증상 개선은 없고 방광 생검 병리 소견은 알레르기성 방광염이었다, 소시호탕 부작용이란 것을 모르고 소시호탕과 항생제 투여를 계속하였지만, 환자 자신이 소시호탕 복용을 중지한 결과, 1주일 만에 증상은 개선되고 요 중의 백혈구도 없어졌다(우메모토 1999).

중이염으로 시령탕 투여를 받고 있던 6세 여자아이가 혈뇨와 빈뇨로 진료를 받았다. 항생제 투여로 증상이 없어졌지만 재발하여 입원하여, 난치성 방광염으로서 일단 퇴원했다. 모친에게 복용 상황을 재차 질문한 결과, 항생제 투여가 개시되었을 때 모친의 재치로 약제의 중복을 피하기 위해 시령탕을 중지하여 방광염 증상이 없어졌기 때문에 항생제를 중지하고 시령탕 복용을 재개한 결과, 방광염 증상이 재발하였다는 사실을 알았다. 시령탕 복용을 중지하고 2개월 동안 계속되었던 '난치성 방광염'은 치유되었다(가와시타 1995). 4개월 동안 계속되었던 '난치성 방광염'도 시박탕 복약 중지에 의해 1주일 만에 증상 요 소견 모두 개선되었다(스게타니 1997).

방광염은 소시호탕, 시령탕, 시박탕, 시호가용골모려탕(엔도 2003) 등 시호제에 의한 것이 대부분 모두이지만, 온청음(이와타 1994)에 의한 방광염 보고가 있다. 어느 것이나 모두 황령은 포함되어 있다.

4) 골수 억제, 혈소판 감소

50대 남성이 간기능 이상과 고도의 혈소판 감소(4,000/mm^3)를 지적받아 입원했다. 소시호탕을 복용하고 있던 것을 담당의는 모르고 알코올성 간염과 특발성 혈소판 감소성 자반병이라고 진단을 받고 일단 퇴원했다. 권태감, 식욕부진 및 발열이 계속되어 외래 진찰을 받고 소시호탕 투여를 받았으나, 10일째 아침 호흡 곤란이 급하게 나타나 긴급하게 입원하게 되었다. 흉부 엑스레이 사진과 CT는 간질성 폐렴의 상을 나타냈고 간기능 이상을 확인했다. 소시호탕 투여를 중지하고, 액체 림프구 자극 시험에서 소시호탕에서 양성반응을 확인했다. 유발검사로서 2.5 g의 소시호탕을 투여한 결과, 다음날 오한과 발열 및 폐기능과 간기능의 저하가 보였기 때문에 소시호탕에 의한 폐장염과 간기능 장애라고 진단받았다(오보 1992).

40대 여성이 현기증에 대해서 시호계지 건강탕을 계속적으로 복용하고 있었는데, 권태감이 두드러졌고 황달과 간기능 저하로 입원하였고, 고도의 간세포 장애와 골수 억제에 의한 혈소판 감소증이 보였다. DLST 검사에서 계지복령환에 대하여 양성이었고, 퇴원 후, 성분별 림프구 자극 시험에서는 황령과 계피에 대하여 두드러진 양성반응을 나타냈고, 혈소판 감소증을 동반한 약제유발성 간기능 장애라고 진단받았다(고바야시 1997).

60대 남성이 만성 C형 간염과 폐결핵 치료 중에 간기능 장애가 더욱 악화된 것을 확인하고 소시호탕 복용을 시작했다. 1개월 반 후부터 혈담, 구강내 혈종 및 왼쪽 눈의 충혈이 확인되었고, 혈소판 수는 5,000/mm^{3}로 현저한 감소를 나타냈고, 골수 소견에서 특발성 혈소판 감소성 자반병이라고 진단받았다. 소시호탕 림프구 유약화 시험은 양성이고 성분별에서는 대조에 양성반응을 나타냈다(기구치 1998).

문헌

青木理恵ほか. 柴胡加龍骨牡蠣湯による薬剤性肝機能障害の1例. 広島医学 2000 ; 53 : 890-2

浅妻直樹ほか. C型肝硬変に対する小柴胡湯開始後に急性発症した間質性肺炎の1剖検例. 川崎医師会医学会誌 1994 ; 11 : 41-8

大坊　中ほか. 小柴胡湯により肺臓炎と肝機能障害を惹起した1例. 日胸疾会誌 1992 ; 30 : 1583-8

遠藤文康ほか. 柴胡加龍骨牡蠣湯服用により発症した薬剤性膀胱炎の1例. 泌尿器外科 2003 ; 16 : 726

Harvey J et al. Mistletoe hepatitis. Br Med J 1981 ; 282 : 186-7

畑中延介ほか. 防風通聖散による薬剤性肺炎・肝障害の1例. 日呼吸会誌 2006 ; 44 : 335-9

細沼賢一ほか. 3種類の漢方薬により繰り返された薬物性肝機能障害の1例. 肝臓 2003 ; 44 : 32-6

岩田　力. 漢方製剤によると思われる膀胱炎の1例. J Jpn Soc Hosp Pharmac 1994 ; 30 : 55-7

門田洋一ほか. 小柴胡湯による薬剤性肝機能障害の1例. 肝臓 1993 ; 34 : 36-41

Kamiyama T et al. Autoimmune hepatitis triggered by administration of an herbal medicine. Am J Gastroenterol 1997 ; 92 : 703-4
上岡留未ほか. 温清飲による薬剤性肝機能障害の1例. 消化器科 1999 ; 29 : 231-6
加藤健一ほか. 小柴胡湯による薬剤性肺炎を発症した自己免疫性肝炎の1例. 日呼吸会誌 1999 ; 37 : 641-6
加藤誠一ほか. 漢方薬による薬剤性肝機能障害の1例. 日消誌 1983 ; 80 : 274
川下英三ほか. 柴苓湯が原因と思われる無菌性膀胱炎. 臨泌 1995 ; 49 : 427-9
木口　亨ほか. 慢性C型肝炎の治療中, 小柴胡湯に関連して発症した特発性血小板減少性紫斑病の一例. Int J Hematol 1998 ; 67(suppl 1) : 269
Kim SH et al. Teratogenicity study of *Scutellariae* radix in rats. Reprod Toxicol 1993 ; 7 : 73-9
小橋吉博ほか. 小柴胡湯による急性好酸球性肺炎の1例. 日胸疾会誌 1997 ; 35 : 1372-7
小林文徳ほか. 血小板減少症を伴った柴胡桂枝乾姜湯による薬剤性肝機能障害の1例. 日消誌 1997 ; 94 : 681-6
小島裕治ほか. 漢方薬により著明な肝右葉萎縮を来した重症薬剤性肝機能障害の一例. 肝臓 1993 ; 34 suppl. (2) : 132
久保精志ほか. 肝庇護目的で投与された漢方薬(小柴胡湯)による薬剤性肝機能障害の1例. 医療 1986 ; 40 : 257-60
倉井　修ほか. 乙字湯により著明な肝内胆汁うっ滞を呈した薬剤性肝機能障害の1例. 消化器科 2000 ; 31 : 468-73
黒田留未ほか. 温清飲による薬剤性肝機能障害の一例. 肝臓 1994 ; 35 suppl.(3) : 102
Lai MY et al. Comparison of metabolic pharmacokinetics of baicalin and baicalein in rats. J Pharm Pharmacol 2003 ; 55 : 205-9
MacGregor FB et al. Hepatotoxicity of herbal remedies. Br Med J 1989 ; 299 : 1156-7
牧野真人ほか. 薬剤中止のみで改善した小柴胡湯による薬剤性肺炎の一例. 新潟市民病院医誌 1995 ; 16 : 63-7
真鍋雄一ほか. 小柴胡湯による発熱および好酸球増加の一例. 臨床と研究 2000 ; 77 : 186-8
丸谷和洋ほか. 小柴胡湯投与後に高度の胆汁うっ滞性肝炎と瘢痕肝を認めた2例. 肝臓 1989 ; 30(Suppl 2) : 105
松田玲圭ほか. 大柴胡湯により肝機能障害と肝質性肺炎を来した1例. 日消誌 1997 ; 94 : 787-91
Miskelly FG et al. Hepatic and pulmonary complications of herbal medicines. Postgrad Med J 1992 ; 68 : 935
溝口靖紘ほか. 市販漢方製剤(金鵄丸)により重篤な薬物アレルギー性肝機能障害を呈した1症例. 日内会誌 1986 ; 75 : 1453-6
水谷保幸ほか. 肺結核治療における柴胡桂枝湯の使用一肝機能障害の検討一. 道南医学会誌 1994 ; No. 29 : 247-9
Motoyama O et al. A boy with recurrent hemorrhagic cystitis during treatment with Chinese herbal medicine. Clin Exp Nephrol 2002 ; 6 : 121-4

Nagai K et al. A case report : Acute hepatic injury induced by Formula secundarius-haemorrhoica. J Med Soc Toho 1999 ; 46 : 311-7
長野政則ほか. 小柴胡湯による亜急性肝不全の一例. 日消誌 1993 ; 90(臨時増刊) : 2504
中尾春寿ほか. 小柴胡湯による薬剤性肝機能障害の1例. 日消誌 1986 ; 83 : 888
中田哲也ほか. 柴苓湯による薬物性肝機能障害の1例. 肝臓 1996 ; 37 : 233-8
中崎允人ほか. (煎)防風通聖散中の黄芩によると思われる肝機能障害を呈した2症例. 日本東洋医学雑誌 2006 ; 57(別冊) : 272
西森文美ほか. 黄芩によると思われる薬剤性肺炎の1例. 日呼吸会誌 1999 ; 37 : 496-9
西向栄治ほか. 防風通聖散が原因と考えられた薬物性肝機能障害の1例. 島根医学 2005 ; 25 : 127
西大路賢一ほか. 柴苓湯による薬物アレルギー性肝炎の1例. 日消誌 1994 ; 91 : 2016-20
小川吉明ほか. 小柴胡湯によると思われる劇症肝炎の1例. 日消誌 1993 ; 90(臨増) : 1151
岡田裕美ほか. 半夏瀉心湯, 小柴胡湯により薬剤性肝機能障害ならびに間質性肺炎を来した 一例. 日本東洋医学雑誌 1999 ; 50 : 57-65
小沢俊文ほか. 防風通聖散により黄疸をきたした薬剤性肝機能障害の1例. 日消誌 2001 ; 98 : 416-20
阪井貴久ほか. 小柴胡湯により肝および腎障害を来した慢性C型肝炎の1例. 肝臓 1995 ; 36 : 712-7
佐藤篤彦ほか. 小柴胡湯による薬剤性肺炎の臨床的検討―副作用報告書からの全国調査―. 日胸疾会誌 1997 ; 35 : 391-5
佐藤英司ほか. 市販漢方製剤による薬剤性肝機能障害の2例. 肝臓 1984 ; 25 : 674-81
佐藤芳之ほか. 小柴胡湯の副作用と思われる間質性肺炎にて死亡した肝硬変症の1例. Prog Med 1997 ; 17 : 2474-6
汐田剛史ほか. 半夏瀉心湯による薬物性肝障害の1例. 現代医療 1997 ; 29(増IV) : 3041-3
菅谷泰宏ほか. 柴朴湯が原因と思われた難治性膀胱炎. 臨泌 1997 ; 51 : 645-8
高畑賢司ほか. 漢方薬により過敏性肝機能障害を呈した2症例. 日消誌 1978 ; 75 : 1883-4
高森成之ほか. C型慢性活動性肝炎に小柴胡湯による薬剤性肝機能障害を併発した1例. 松仁会医学誌 1997 ; 36 : 43-9
Tani T et al. Histochemistry. VII. Flavones in Scutellariae Radix. Chem Pharm Bull 1985 ; 33 : 4894-900
Takeshita K et al. Pneumonitis induced by ou-gon (scullcap). Intern Med 2001 ; 40 : 764-8(注 : scullcapはskullcapの間違い)
田中徳子ほか. 漢方薬が原因と推定された薬剤性肺炎の2例. 広島医学 2005 ; 58 : 438-41
田崎真也ほか. 漢方薬(金鶏丸)によると思われる慢性肝機能障害の1例. 大分県立病院医学雑誌 2000 ; 29 : 104-7
田沢潤一ほか. 2回の腹腔鏡・肝生検を施行しえた市販漢方薬による薬剤性肝機能障害の1例. 肝臓 1985 ; 26 : 1669-74
寺師碩甫. 当院において黄芩により発熱したと思われる症例. 漢方の臨床 2005 ; 52 : 387-94
手丸理恵ほか. 柴朴湯による薬剤性肺臓炎の1症例. 日胸疾会誌 1994 ; 32 : 485-90

富森　毅ほか. *Scutellaria* 属植物の成分研究(第6報)黄芩のフラボノイド成分について, その5 高速液体クロマトグラフィーによる定量. 薬学雑誌 1985 ; 105 : 148-55

冨岡洋海ほか. 小柴胡湯服用中に発症した間質性肺炎の1剖検例. 日呼吸会誌 1999 ; 37 : 1013-8

築山邦規ほか. 小柴胡湯による薬剤誘起性肺炎の1例. 日胸疾会誌 1989 ; 27 : 1556-61

上原亜希子ほか. 不明熱とされた小柴胡湯による間質性肺炎の1例. 沖縄医学会雑誌 2004 ; 43 : 66

上島康洋ほか. 漢方薬の服用によって経過が遷延した非A非B型急性肝炎の1症例. 肝胆膵 1990 ; 21 : 581-7

梅本幸裕ほか. 漢方薬によると思われるアレルギー性膀胱炎の2例. 臨泌 1999 ; 53 : 513-5

渡辺昌文ほか. チャレンジテストにより診断できた小柴胡湯による薬剤性間質性肺炎の1例. 日胸 1995 ; 54 : 915-20

渡辺竜助ほか. 漢方製剤小柴胡湯による好酸球性膀胱炎. 臨泌 1994 ; 48 : 958-60

Weeks GR et al. Herbal medicines-Gaps in our knowledge. Aust J Hosp Pharm 1989 ; 19 : 155-7

Whiting PW et al. Black cohosh and other herbal remedies associated with acute hepatitis. Med J Aust 2002 ; 177 : 440-3

山口哲生ほか. 漢方薬が十分有効でありながら, 間質性肺炎, 肝障害の副作用をきたした2症例. 交通医学 1999 ; 53 : 34

山川陽平ほか. 漢方薬による急性薬剤性肝機能障害の一例. 神奈川医学会雑誌 1994 ; 21 : 134-5

山崎　潔ほか. 漢方薬が原因と考えられた劇症肝炎の1症例. 肝臓 1991 ; 32 : 724-9

矢野良嗣ほか. 漢方薬による薬剤性肝機能障害の一例. 佐世保紀要 1999 ; 25 : 95-8

Ye F el al. Quality evaluation of commercial extracts of *Scutellaria baicalensis*. Nutr Cancer 2004 ; 49 : 217-22

39 | 감초

제제, 제품

감초는 콩과 감초속 감초 *Glycyrrhiza uralensis*, 스페인 감초 *G. glabra* 또는 그 동속 식물 및 포복경이고 작약감초탕, 소시호탕, 맥문동탕, 인삼탕, 갈근탕, 백출부자탕, 감초사심탕, 계지가출부탕, 가미소요산, 월비가출탕, 당귀음자, 방기황기탕, 시령탕, 소청룡탕, 당귀수산 등 의료용 한방약 70%을 넘는 109종에 포함되어 있는 가장 일반적인 생약이다.

감초가루, 감초 추출물 및 감초 엑스는 의료용 의약품 완하제(복방감초산 등), 건위소화제(건위산 등), 진해거담제(Opisezol 코데인® 등), 소화성 궤양 치료제(NEOUMOR® 등) 등 30종 이상에도 포함되어 있다.

주성분인 글리시리진은 의료용 의약품으로서 글리시리진, 글리시리진산, 글리시레틴산 등의 제품이 있다. 적응은 알레르기, 간 질환, 염증 등 다양하다.

감초 엑스 혹은 글리시리진은 종합 감기약, 붕인용약, 건위제 및 설사제를 비롯한 1,000종류 이상의 일반용 의약품에 포함되어 있을 뿐 아니라, 은단 등 의약부외품이나 식품 첨가물의 감미료로서도 많은 보존 식품에도 사용되고 있다.

작용

글리시리진산은 장 내에서 가수분해되어 알도스테론과 구조가 닮은 글리시레틴산이 되어서 작용을 나타낸다.

알도스테론은 신장의 미네랄코르티코이드 수용체와 결합하여 칼륨을 소변으로 배설하고 나트륨을 재흡수하는 것에 의해 체액 중의 물과 전해질의 양과 농도를 조절한다. 코르티졸도 이와 같이, 이 수용체에 결합하지만, 일반적으로는 11β-수산기 스테로이드 탈수소효소에 의해 코르티졸로 대사되기 때문에 미네랄코르티코이드 수용체에 대한 작용은 없다.

그러나 글리시레틴산은 이 효소의 활성을 저해하기 때문에, 이 경우에 코르티졸이 수용체에 축적되어 수용체는 과잉으로 자극되어 마치 알도스테론이 상승하는 것처럼 혈청 나트륨은 증가하여 고혈압이나 부종을 초래하며 혈청 칼륨은 감소하여 심실성 부정맥이나 근마비를 초래한다. 그러나 실제로는 알도스테론치도 레닌 활성도 낮다. 이것을 가성 알도스테론증이라 부른다.

식욕 부진과 편식과 같은 칼륨 섭취 제한, 또는 설사, 설사 및 강압이뇨제의 복용과 같은 칼륨 배설 촉진, 한방약을 포함해 다른 의약품인 민간약이나 식품, 기호품 등에서 글리시리진 섭취의 기회는 많고 그들이 모두 증세를 나타내는 데 관여한다.

저칼륨혈증이 있으면, 세포 내의 양이온인 칼륨이 혈액 속으로 이동하고, 그것과 교대로 혈액 중의 양이온인 H^+와 Na^+가 세포 안으로 이동하기 때문에 혈액 중의 수소이온 농도가 내려가고 대사성 알칼로시스를 일으킨다. 대사성 알칼로시스는 혈액의 pH가 상승하고 HCO^-_3이 증가한 상태이지만, HCO^-_3의 증가는 필연적으로 Cl^-의 감소를 동반하므로 저염소혈증을 동반하는 것이 일반적이다.

저칼륨혈증은 골격근 혈류 장애로부터 세포 괴사와 횡문근 융해를 일으키고 미오글로빈뇨에서 신부전으로 이행한다. 아주 빠르게 팔다리 마비가 되는 일이 있다.

가성 알도스테론증

1) 심실성 부정맥과 의식 소실 발작

혈청 칼륨 저하는 심전도상 QT파 시간을 연장하여 다형성 심실성 부정맥이나 도착형 심실성 부정맥(torsades de pointes) 등을 일으켜 심장성 돌연사의 원인이 된다. 또한 이들 위독한 부정맥은 심박출량 감소에서 뇌혈류 감소를 초래하고 의식소실 발작을 일으킨다.

70대 여성이 요통과 하지의 통증에 대해 작약감초탕(감초 반을 포함)을 복용하고 있었는데 1개월 후에 자택에서 쓰러져 있는 것을 발견하여 깊은 혼수상태에서 구급차로 입원했다. 심실성 부정맥, 근탈력, 저칼륨혈증(2.0 mEq/L), 근원성 효소 상승이 있었고, 레닌과 알도스테론 수치가 낮았고, 흉수 저류 등 심부전 증상도 있어서 가성 알도스테론증이라고 진단을 받았다. 작약감초탕을 바로 중지하고 칼륨 투여를 하여 팔다리의 탈력과 심부전은 개선되었고 혈청 칼륨 수치는 7일째에 정상화되었다. 심실성 부정맥 개선과 함께 의식상태는 개선되었지만, QT파 시간의 연장이 눈에 띄었다(도우에 2002).

간염 치료를 위해 글리시리진 수액을 맞고 있던 60대 여성이 화장실에서 노래를 부르고 있다가 갑자기 숨쉬기가 힘들어져 의식소실에서 경련을 일으켜 심실성 기외수축이 다발하고, 심실조세동이 되었다(호시아이 1980)는 예도 있다.

한방약을 복용하고 있었는데, '실신 발작을 일으킨 특발성 QT파 연장 증후군'이란 것은 감초 제제에 의한 '의원성 QT파 연장 증후군'이라고 생각해도 무방할 것 같다.

2) 작약감초탕

작약감초탕은 감초를 포함해서 100종류 이상의 의료용 한약 중에서도 감초의 하루 복용량이 6 g으로 다른 것에 비해 2~6배로 특별하게 많고, 단독 복용에서 가성 알도스테론증을 발병시켜 위에서 서술한 증례와 같이 중증화되고 또한 이하의 증례와 같이 횡문근 융해증을 별병시키는 등 중증화되는 일이 많다.

작약감초탕 또는 근육의 통증이나 저림이나 쥐가 났을 때, 처방을 하는 경우가 있는 한편 저칼륨혈증에 의해 근육 마비나 근육통을 일으킨다. 바꿔 말하면, 근육통이나 근육 마비를 발병시키는 일이 있는 약을 근육통이나 신경통 그리고 저리는 증상에 처방을 하고 있는 것이고 복용 동기가 된 증상과 부작용으로 나타나는 증상이 분별하기 어렵고 원인 발견이 늦어지기 쉬워진다.

60대 여성이 5월부터 쥐가 나면, 작약감초탕 7.5 g/일을 처방받아 복용하고 있었다. 6월경부터 혈압이 상승하고 8월 상순부터 상반신과 얼굴 그리고 양손에 저림과 통증이 생겨 점차 악화되고 실내보행도 곤란하게 되어 8월 21일에 입원했다. 크레아틴 키나아제 소변 중 미오글로빈의 수치가 높고, 혈청 칼륨은 1.5 mEq/L로 낮고, 심실성 기외수축이 빈번하게 발생하고 대사성 알칼로시스와 레닌 알도스테론이 비정상적으로 낮은 수치를 나타내어서 감초 제제에 의한 가성 알도스테론증, 저칼륨혈증성 근질환 및 횡문근융해증이라고 진단이 내려졌다. 작약감초탕 복약을 중지하고 칼륨을 보급한 결과, 검사치는 개선되었고 심전도 소견과 팔다리 탈력은 서서히 회복되었다(와타베 2005).

70대 남성이 1년 전부터 쥐가 나서 작약감초탕을 처방받아 복용하고 있었다. 설사가 계속되고 팔다리의 무력감과 근력 저하가 나타나 입원했다. 혈청 칼륨은 1.8 mEq/L로 저하되었고, 크레아틴 키나아제는 눈에 띄게 상승하고, 아주 심한 횡문근융해증을 나타내고 있었다. 신기능은 조금 떨어졌지만, 작약감초탕 복용을 중지하고 칼륨을 보충한 결과, 신부전이 되지 않고 전신 상태는 개선되었다(가와노 2004).

이 증례처럼, 설사가 있고 혹은 설사제를 복용하고 있으면, 칼륨 배설이 증가하기 때문에 가성 알도스테론증을 발병하기 쉽다(Scali 1990). 의료용 의약품의 설사제인 복방 감초산에는 감초말이 포함되어 있고, 일반용 약의 설사제에도 감초를 포함하는 것이 다수 있기 때문에 주의가 필요하다.

요통이나 관절통이 있어서 작약감초탕을 처방받아서 3개월 이상에 걸쳐서 복용하고 있었는데, 가성 알도스테론증을 발병하여 전신 권태감과 근육통으로 입원한 70대 여성은 크레아틴 키나아제(14,780 U/L)와 혈중 미오글로빈(2,600 ng/mL)이 두드러지게 높고, 횡문근융해증을 나타냈으며, 혈청 칼륨은 1.3 mEq/L로 낮고, 혈압은 178/80 mmHg로 높았다. 혈청 중에서 글리시레틴산 농도는 257 ng/mL이었고, 글리시레틴산의 활성을 반영하는 코르티손/코르티솔 농도의 비는 0.09(보통은 0.2~0.3)로 낮았다(혼마 2005).

70대 여성이 당뇨병성 신경 장애가 있어서 10월부터 작약감초탕 엑스 세립탕 복용을 시작했다. 10월 하순부터 고혈압이 나타나고, 그 후, 양쪽 다리에 부종이 나타나고 흉부 엑스레이 사진에서 심확대 소견이 있고, 심장 초음파 검사에서 심낭액 저류가 발견되어 입원했다. 저칼륨혈증과 혈중 레닌과 알도스테론 저하, 저염소성 대사성 알칼로시스가 있었다. 입원 4일째에 작약감초탕을 중지했다. 그 후 다리의 부종은 소실되어 강압제를 중지했지만, 혈압은 재상승하는 일 없이 11일째부터 2주일 이상에 걸쳐서 모든 검사 수치도 정상화되었다. 3주째에는 심확대도 개선되었고, 심낭액 저류도 거의 소실되어 27일째에 퇴원이 가능하게 되었다(나카시마 2004).

작약감초탕은 복용을 시작하고 2일째부터 2주라고 하는 단기간 동안에 사지마비에서 횡문근융해에 이르는 경우가 있다.

70대 여성이 변형성무릎관절증을 진단받고 3월 상순부터 작약감초탕을 먹기 시작했다. 13일부터 하지의 탈력을 자각하고 점차로 사지의 이완성 마비와 대퇴부 근육통으로 14일 입원했다. 혈청 나트륨은 1.9 mEq/L로 낮고, 미오글로빈 수치는 상승하고, 레닌과 알도스테론 수치는 낮아지고 있어서 감초에 의한 가성 알도스테론증과 횡문근융해증이라고 진단받았다. 작약감초탕을 중지하고 칼륨 보충을 한 결과, 4일째에 하지 전체의 근력 회복이 확인되었고 보행 가능하게 되었으며, 13일째에는 대사성 알칼로시스도 개선되었고, 23일째에 퇴원하게 되었다(모리시타 2001).

50대 남성이 손가락 저리는 느낌 때문에 작약감초탕을 복용하기 시작한 결과, 3일째 오전부터 사지의 무력감이 수 회 나타나고 뇌혈관 장애가 의심되어 입원했다. 혈청 검사에서 칼륨이 1.2 mEq/L로 현저하게 낮고, 미오글로빈은 3,000 ng/mL로 높고, 횡문근융해증을 나타내고, 레닌이나 알도스테론은 낮았다. 동맥혈의 pH는 7.58로 대사성 알칼로시스를 나타내었고, 신기능 장애와 심전도상 QT파 시간이 연장되어 있었다(오카모토 1997).

3) 글리시리진 제제와의 병용

감초를 포함하는 한방약을 의약품 글리시리진 제제와 병용하면, 당연히 가성 알도스테론증을 발병하기 쉽다.

40대 여성이 간기능 장애로 통원 치료하며, 글리치론정®(1정 중 글리시리진 25 mg)과 소시호탕을 복용하고 있었는데, 의식 소실을 일으킨 것을 가족이 발견하고 심폐정지 상태에서 구급차로 입원했다. 심전도는 심실성 빈맥을 나타냈고 바로 심폐소생을 시작했지만, 혈청 칼륨 수치가 2.3 mEq/L로 떨어졌고, 심실세동과 심실성 빈맥을 반복하며 심박동은 재개했지만, 의식이 돌아오지 않아 다음날 사망했다(시오히라 1992). 소시호탕에는 감초가 2 g 포함되어 있고 글리치론정 중에서 글리시리진 작용과 중복되어 중증화한 것으로 생각된다. 이하의 예도 중증화한 예이다.

40세의 남성이 간기능 장애를 지적받아, 3년 전부터 소시호탕 6 g을 매일 복용하고 그 후 글리시리진 6정/일(150 mg)을 복용하기 시작했다. 사지의 무력감과 근육통이 1주일 만에 조금 좋아졌지만, 그 1주일 후에 양쪽 하지의 탈력 때문에 일어서지 못하게 되고, 2시간 후에 사지 마비가 되어 돌아눕지도 못하게 되었다. 입원 당시의 혈압은 190/120 mmHg였고, 경도의 연하 장애도 보였다. 크레아틴키나아제는 13,850 U/L로 현저하게 높고, 혈청 칼륨은 1.6 mEq/L로 낮고, 소변은 짙은 빨간색이고, 미오글로빈은 소변(310,000 ng/mL)과 혈액(1,000 ng/mL) 모두 현저하게 상승해 있었다. 심전도에서 T파의 평저화와 U파를 발견했다. 근생검에서 소수포(vesicle), 세포 침윤, 근융해 등 소견이 보였다(나카노 1990).

70대 여성이 만성 간염 때문에 소시호탕을 하루에 7.5 g을 그리고 글리치론정®을 하루에 3정을 4년 동안에 걸쳐 복용하고 있었다. 전신 권태감과 식욕부진으로 걸어서 입원하여 강력 NEO-MINOp HAGEN®(2 mL 중 글리시리진 4 mg 함유)을 점적주사 중에 심실세동을 일으켜 의식소실을 초래했지만, 리도카인 정맥 주사와 칼륨 보정으로 심전도는 정상화되었다(아라키 1996).

소시호탕은 예전에 만성 간염에 사용되었고, 한편 강력 NEO-MINOp HAGEN®도 만성 간질환에 사용되었기 때문에 감초 제제의 중복이 발생한다. 더구나, 강력 NEO-MINOp HAGEN®은 정맥 주사에서 사용되기 때문에 점적주사 중에 심실세동에서 의식 소실 발작을 일으키고 혹은 가성 알도스테론증 악화를 자주 일으킨다(만성 간염에 사용한 소시호탕에 의한 간염의 아과 간질성 폐렴에 대해서는 「황금」 참조).

60대 남성이 C형 만성간염 진단을 받아 글리치론정(150 mg/일)을 복용하고 있었는데, 감기 증상에 맥문동탕(감초 2 g을 포함한다)을 투여받아 복용하고 있었다. 1개월 후에 근력 저하나 근육통이 나타나 진찰을 받았고 크레아틴 키나아제 수치가 높아서 저칼륨혈증이라는 지적이 있었다. 레닌 알도스테론계의 억제와 현저한 대사성 알칼로시스가 보였다(요시카와 2003). 글리시리진 제제를 장기간 복용하고 있었고, 맥문동탕 복용했기 때문에 증상이 나타난 것이라고 생각한다.

궤양 치료약 시보네이트®(1일분에 글리시리진 300 mg을 포함)를 복용하고 있던 60대 여성이 방광염으로 입원하여 쓰무라인삼탕®(감초추출물 1.0 g/일)을 복용하기 시작한 결과, 약 10일 후에 갑자기 기립을 할 수 없게 되어서 복용을 중지했다. 그 후 병상이 좋아졌지만, 식욕부진이 계속되었으므로 재차 복용을 시작한 결과, 약 1주일 후 근육의 탈력 발작과 전신의 이상 지각이 나타났다. 마비는 자연히 나았지만, 근육 탈력 발작과 동통이 3번 나타났고, 붉은색 소변에 대한 자각과 돌아눕기도 못하게 되어 입원했다. 하악근 경련과 안면의 지각 이상과 함께 사지에 침으로 찌르는 듯한 통증을 호소하고 양쪽 하지는 완전히 마비되었다. 심전도상 U파가 확연했고, 혈청 칼륨은 1.7 mEq/L로 낮았고, 미오글로빈은 혈액과 소변 양쪽 다 높았다. 입원 후 칼륨은 1.5 mEq/L까지 내려갔지만, 약제 복용 중지와 칼륨 보충으로 증상이 개선되었다(요코야마 1982).

60대 여성이 만성 간염으로 글리치론정을 하루에 6정씩 복용하고 있었는데, 팔다리의 근육통과 근력 저하, 구역질 및 구토의 증상이 있어서 입원했다. 혈청 칼륨은 1.3 mEq/L로 낮았고 크레아틴 키나아제는 15,195 U/L로 현저하게 상승해 있었지만, 약제의 중지와 칼륨 보급으로 자각 증상과 검사 수치 모두 정상화되어서 퇴원했다. 그 후 소시호탕을 7.5 g/일(감초로 해서 2 g씩) 복용하기 시작한 결과, 대퇴부의 근육통이 나타나 재입원하게 되었다. 크레아틴 키나아제와 혈청 미오글로빈 수치는 모두 상승하였고 혈청 칼륨 수치는 1.9 mEq/L로 낮았고 심전도에도 이상이 보였다. 소시호탕을 중지한 결과, 정상으로 돌아와 혈청 칼륨은 상승하고 크레아틴 키나아제는 낮아지고 대퇴부 근육통은 없어졌다(다모리 1990).

4) 감초 제제의 중복 투여

소시호탕을 1년간 그리고 갈근탕을 5개월간 복용하면, 근질환(이마타키 1998)이나 가성 알도스테론증(다나카 1993)을 발병하지만, 감초를 포함한 2종류의 한방약을 병용하면, 가성 알도스테론증을 발병하기 쉽다. 서두에서 서술한 바와 같이, 70%를 넘는 의료용 한방약에 감초가 배합되어 있기 때문에 감초 제제의 중복 투여가 빈번히 발생한다.

5개월 전부터 백출부자탕(감초, 황금, 인삼 등)과 감초사심탕(감초, 부자 등)을 처방받고 있던 70대 여성은 의식 장애에서 심실세동을 일으켰다. 혈청 칼륨 수치는 1.7 mEq/L로 낮았다(나카시마 2005).

70대 남성이 요통으로 작약감초탕과 계지가출부탕을 복용하고 있었다. 농사일을 하다가 심장 박동이 빨라지는 두근거림을 자각한 직후에 의식 소실을 일으켰다. 심전도상 QT파의 시간 연장과 의식 소실 시에 도착형 심실 빈맥이 있었고, 저칼륨혈증, 대사성 알칼로시스, 레닌 활성과 알도스테론의 수치가 낮은 것을 발견했다(오이카와 1998).

80대 여성이 요통에 대해 계지가출부탕 엑스 과립을, 하퇴의 유통성 경련에 대해 작약감초탕 엑스 과립을 처방받았다. 2개월 후부터 양쪽 하지의 무력감을 느꼈고, 기립이 곤란하게 되었다. 혈청 칼륨은 2.2 mEq/L로 낮았지만, 두 약제를 중지했더니 양쪽 하지의 무력감은 서서히 회복되었고, 1개월 후에는 독립 보행도 가능해졌고, 칼륨 수치도 정상화되었다(히오키 1998).

이상의 증례에서, 복용하고 있던 계지가출부탕에는 2 g의 감초가 포함되어 있었고, 작약감초탕과 중복적으로 복용하여, 전자는 치사적 부정맥을, 후자는 양쪽 하지 마비를 일으킨 것이다.

10대 여성이 아토피성 피부염을 앓아 가미소요산을 투여하고 있었는데 피진이 더 늘어났기 때문에 월비가출탕을 추가한 결과, 하퇴와 안면에 부종이 나타났고, 혈압이 상승했다. 검사 소견에서 감초에 의한 가성 알도스테론증이라고 진단받았다(이모토 1998). 가미소요산에는 하루 양에 1.5 g 그리고 월비가출탕에는 2 g의 감초가 포함되어 있다.

60대 여성이 구역질과 어지러움 때문에 진찰을 받았다. 혈압이 184/94 mmHg로 높았고, 또한 혈청 칼륨 수치는 낮아 전형적인 가성 알도스테론증을 나타내고 있었다. 5개월 전부터 상용하고 있던 당귀음자와 갈근탕을 중지한 결과, 7일째에는 혈압이 137/65 mmHg로 내려가고, 혈청 칼륨은 4.2 mEq/L로 상승했다(야마모토 1990). 당귀음자에는 하루 양에 1 g 그리고 갈근탕에는 2 g의 감초가 포함되어 있다.

5) 칼륨 섭취 저하

식욕부진이 있으면, 칼륨 섭취가 적어지기 때문에 저칼륨혈증을 일으키기 쉽지만, 가성 알도스테론증이 식욕부진을 초래하는 악순환을 가져온다.

70대 남성이 등 부분의 통증 때문에 감초 제제(상세불명 글리시리진 280 mg 함유)를 복용하고 있었는데, 2개월 후에 혈압이 상승하고 열이 나고 식욕저하가 있어서 입원했다. 고혈압과 저칼륨혈증이 있었고 레닌과 알도스테론은 낮은 수치였다. 복약 중지와 칼륨 보급으로 이러한 증상이 개선되어 퇴원했다. 퇴원 후 복약을 재개한 결과, 하지와 이어서 상지의 근력 저하를 확인할 수 있게 되고 양쪽 하지와 안면에 부종이 나타나 심부전이라고 진단받아 재입원했다. 입원 시 혈압이 200/110 mmHg, 혈청 칼륨이 1.8 mEq/L이었지만, 4일째에 갑자기 혈압이 내려갔고 핍뇨와 의식 장애가 나타났고 근력 저하도 더욱 악화되었다. 크레아틴 키나아제는 8,310 U/L로 상승했고 미오글로빈 수치는 혈청과 소변 모두 높았고 횡문근 융해를 나타냈으며 신기능과 간기능은 떨어졌다. pH 7.60이라는 현저한 대사성 알칼로시스가 있었고 레닌 알도스테론 수치는 떨어지고 있었다. 흉부 엑스레이에서 폐수종의 소견이 보였다. 복약 중지와 칼륨 보충으로 검사 수치는 개선되었지만, 신기능 부전과 파종성 혈관 내응고증후군과 합병하여 67일째에 호흡 부전으로 사망했다. 부검에서 대퇴 근섬유의 위축이 고도로 나타나 일부 섬유화를 동반하고 있었다. 심근에는 석회화소가 발견되었는데 양심실근의 전층, 심방중격 및 심근섬유는 반 이상이 석회화되어 있었다(사이토 1995).

80대의 여성이 2개월 전부터 양쪽 하지에 부종이 나타나 3일 전부터 식욕이 저하되고 2일 전부터 의식소실 발작을 초래하게 되었다. 심전도상 QT파 시간의 연장과 도착형 심실빈맥이 보였고, 2.0 mEq/L의 저칼륨혈증이 있었다. 류마티스 관절 때문에 복용하고 있던 방기황기탕(1.5 g 감초를 포함)에 의한 가성 알도스테론증 및 QT파 연장 증후군이라고 진단받았다(후지마키 2004).

6) 이뇨제와 병용

티아지드계 이뇨제나 루프 이뇨제처럼 저칼륨혈증을 일으키는 이뇨제를 감초와 병행하면, 가성 알도스테론증을 유발시키기 쉬운데, 가성 알도스테론증은 부종과 고혈압을 초래한다. 부종과 고혈압이 있으면, 의사는 티아지드계의 강한 이뇨제를 사용하는 경향이 있지만, 이것은 혈청 칼륨 수치를 저하시키기 때문에 증상은 확실하게 악화된다.

60대 남성이 만성 간염으로 소시호탕을 3년간 복용하고 있었는데, 부종이 나타나 티아지드계 이뇨제를 추가로 투여받았다. 20일 후 갑자기 팔다리의 탈력 발작을 일으켜 구급차로 입원했다. 혈압은 190/70 mmHg, 혈청 칼륨은 1.0 mEq/L로 현저한 대사성 알칼로시스가 있었으며 심전도에서 T파의 평저화와 U파 및 2단맥을 확인하여 가성 알도스테론증이라고 진단되었다(후쿠다 1996).

만성 기관지염 때문에 용각산(글리시리진 함유)을 10년 가까이 복용하고 있던 70대 남성이 고혈압이 있어서 티아지드계 이뇨제를 투여받고, 만성 위염에 「KM산」(1.3 g 중 감말초 118 mg 함유) 또는 「츠쿠시A · M산」(1.3 g 중, 감말초 100 mg 함유)을 복용하기 시작했다. 고혈압 때문에 티아지드계 이뇨제가 증량되었지만, 고혈압(180/120 mmHg)이 계속되었기 때문에 더욱 증량되었다. 2주일 동안 적갈색뇨를 확인하였고 하퇴의 저림이나 동통을 동반한 탈력 때문에 보행이 불가능해지고 연하 곤란이 나타나 검사 결과, 가성 알도스테론증이라고 진단되었다(안도 1985). 이 증례는 하루 글리시리진 섭취량이 32~37 mg으로 이례적으로 적은 양으로 발병하였지만, 그 이유는 감초 제제를 장기에 걸쳐 섭취하였고, 티아지드계 이뇨제가 증량 반복 투여되었기 때문일 것이다.

7) 그 외

70대 여성이 맥문동탕 엑스 과립 복용을 시작한 지 3개월 정도부터 고혈압(170/80 mmHg)과 저칼륨혈증을 확인했고, 안면과 하지에 부종이 나타났다. 맥문동탕을 중지하고, 2개월이 경과되어도 증상도 검사 소견도 개선되지 않고, 레닌 알도스테론의 수치의 저하와 대사성 알칼로시스가 있었으며 스피로노락톤이 무효였고 트리암테렌에서 증상의 현저한 개선이 보였다. 가성 알도스테론증 고령 고발례가 감초 제제의 섭취에 의해 증상이 현재화한 것이라고 생각된다(고야나기 1997).

만성 C형 간염이 있어서 소시호탕을 몇 년간에 걸쳐서 복용하고 있던 60대 남성이 야간 빈뇨에 대해 하룬케어® 복용을 시작해 5일째에 호흡곤란을 자각하고 고혈압(212/120 mmHg), 심확대, 흉수저류, 심낭액저류, 저칼륨혈증(2.9 mEq/L)과 울혈성 심부전을 동반한 가성 알도스테론증 증세를 나타냈다(마에다 2006). 하룬케어®는 팔미지황환의 생약 제제이고 성분에 감초는 포함되지 않았다. 하룬케어®가 그 어떠한 메커니즘으로 병을 유발하는 원인이 되었다고 생각하지만, 소시호탕을 몇 년간 계속 먹다 보면 아주 작은 계기에 의해서도 가성 알도스테론증을 일으키게 된다.

40대 남성이 비배부를 중심으로 하는 호산구성 농포성 모포염이 있어서 시령탕(감초 2 g을 포함)의 상용량으로 하루에 8.1 g을 복용하고 있었다. 복용 후 5개월에는 거의 치유상태가 되었으나, 두통과 어깨 결림이 나타났고, 이상이 없었던 혈압이 190/98 mmHg로까지 상승하였고, 혈청 칼륨은 3.1 mEq/L였으며 가성 알도스테론증 증상을 보였다. 복용을 중지하고, 1개월 후의 검사 수치는 모두 정상화되었다. 피진이 다시 생겼기 때문에 당초 복용량의 1/3 양을 투여한 결과, 이상은 보이지 않았고 피진은 좋아졌다(후지타 1995).

가성 바터 증후군

감초에서는 가성 알도스테론증 보고가 압도적으로 많지만, 위성(가성) 바터 증후군을 일으키는 일도 있다. 두 가지 다 공통된 점은 저칼륨혈증과 그것에 수반되는 심전도 변화와 근탈력, 대사성 알칼로시스이고 후자가 전자와 다른 점은 알도스테론 분비 항진이 있는 점, 레닌과 안지오텐신의 증가가 있는 점, 혈압이 정상인 점 등이다.

40대 여성이 감기 증상이 있어서 갈근탕(감초 2 g, 마황 3 g 등)을 이틀간 복용했는데, 증상이 개선되지 않아서 소청룡탕 9 g/일로 변경했다. 복약 8일째에 팔다리 근위부의 저림과 탈력감이 나타났다. 혈압은 100/50 mmHg이고, 전신 부종 및 경부와 팔다리 근력 저하가 보였다. 혈청 칼륨이 낮고 심전도상 U파가 보였다. 대사성 알칼로시스 및 레닌과 안지오텐신의 증가가 있었으며 알도스테론은 정상 범위에서 가성 바터 증후군으로 진단받았다. 칼륨 보충에 의해 부종과 팔다리의 무력감은 천천히 개선되었고, 칼륨의 수치는 이들보다 천천히 개선되었다(나토리 1994).

아나필락시스, 알레르기, 약진

30대 남성이 감기에 걸려 뉴카이테키Z®(2포 안에 감초말 0.3 g 포함)를 복용한 결과, 10분 후에 팽진과 눈꺼풀에 부종이 나타나 전신 열감과 호흡 곤란과 가려움증을 자각하고 의식 혼탁이 나타나 아나필락시스라는 진단을 받은 적이 있다. 그 후 감기 때문에 갈근탕(감초를 포함)을 복용한 결과, 30분 후에 전신에 팽진이 나타났다. 스크래치 테스트에서 뉴카이테키Z®와 그 성분인 감초에 양성이었으며 감초에 의한 아나필락시라고 진단받았다(사토 2003).

40대의 남성이 약제 알레르기성 간염을 발병하여 DLST 검사에서 복용하고 있던 당귀수산(감초, 계피, 작약, 당귀 등)의 감초에 대해서 강양성 반응을 나타냈다(사카미 1995).

20대 여성이 화장품을 바꾸고 나서 안면과 경부에 가려움증을 동반한 홍반이 나타났다. 피부생검 결과, 13종의 화장품 중 로션에 양성이고 그 성분별 시험에서 감초추출물에만 강양성 반응을 나타냈다. 감초추출물 성분별 시험에서는 원인 물질은 확인할 수 없었다(Sugiura 2003).

40대 여성이 안면에 가려움증을 동반한 홍반 피진이 생겨 피부생검 결과, 본인이 사용하는 3종 화장품이 양성이고 공통된 상분인 감초 플라보노이드에 양성 반응을 나타냈다(니시오카 2003).

70대 남성은 「백용선(白竜仙)」을 약 1년간 복용하였는데, 3개월 전부터 등과 팔다리에 가려움을 동반한 피진이 생겨 점점 전신으로 번졌다. 피부생검과 DLST 검사에서 백용선에 양성이었고, 성분 생검에서 감초와 백강잠에 양성이었다. 피부 증상은 복용 중지 후 1개월 만에 없어지고, 감초와 백강잠에 의한 화폐상 습진형 약진으로 진단받았다(이시하라 2004).

백강잠이라고 하는 것은 곰팡이의 일종으로 백강균이 기생하여 경화병으로 사망하여 흰 균사로 몸 표면이 덮여 있는 누에의 요충이다. 체표가 흰 가루로 약리 작용이 있다고 하여 사체를 건조시킨 것을 생약으로서 사용한다.

시령탕으로 심마진이 생긴 30대 여성이 C형 만성 간염에 대해서 소시호탕 복용을 시작한 결과, 전신에 소양감을 자각하고 급속히 악화되었다. 전신에 팽진이 다발하고 융합해 있었다. 생검에서 음성이었지만, 복용 유발검사를 위해 소시호탕 엑스 1/10포의 분량을 복용한 결과, 90분 후를 피크로 하는 구간의 소양감과 발적 팽진 형성 항진이 보여 소시호탕(감초를 포함)에 의한 심마진형 약진으로 진단받았다(사이코 2001).

간염 치료를 위해 소시호탕을 복용하고 있던 50대 여성이 아랫입술에 통증을 동반한 궤양이 생겨서 진찰을 받았다. 아랫입술 전체가 자홍색 염증으로 부어올라 있었고 일부에 가피가 부착되어 있었다. 점막 태선으로 진단하고 프레드니솔론 투여로 치유되었다. 소시호탕 복용 테스트에서 아랫입술이 자홍색으로 부어올라 주변에도 홍반이 나타났고 복용 테스트 양성이라고 판단된다(다카하타 1997).

최소중독량

글리시리진산은 자당의 250배 단맛을 가지고 있기 때문에 감초는 식품 첨가물로서 시판 된장이나 장 드레싱, 소바용 맛간 등의 조미료, 절인 야채, 밥에 뿌리서 먹는 양념, 자반처럼 조린 식품, 젓갈, 건조 조미 어패류, 잘게 썬 다시마에서 냉동 볶음밥, 스낵과자에 이르기까지 널리 사용되고 있다. 이들 식품 중 글리시리진 양을 특정하고 추정 섭취량을 산출한 결과(오키야 2001), 절인 야채 종류에는 하루 섭취량 8.5 mg 이하, 돈가스 소스 등의 조미료는 1끼분에 1.3 mg 이하, 조미 오징어에 하루 2.0 mg 이하였다.

의료용 의약품 글리치론® 1정 중 글리시린 양은 25 mg, 하루 양은 200 mg까지로 되어 있다. 또한 작약 감초탕의 하루 분량 6~7.5 g 중에는 글리시리진이 300 mg 정도 포함되어 있다. 이러한 양에서 보면, 식품 중의 글리시리진이 가성 알도스테론증 발생에 상관성이 있다고 생각하기는 어렵다.

그러나 글리시리진 하루 허용량이 200~300 mg이라고 하는 것은 큰 문제가 있다. 이하에서 보는 것처럼 하루 허용 섭취량은 10~12 mg이라고 되어 있으며 또한 하루 섭취량 50 mg 이하에서 가성 알도스테론증이 발생하고 있기 때문이다.

1993년 Stormer는 종래의 가성 알도스테론증 발생량에서 계산해서 글리시리진산의 사람 최소유해작용량을 100 mg, 하루 허용 섭취량을 10 mg으로 했다(Strmer 1993).

2000년 van Gelderen은 39명의 자발적 지원자를 4군으로 나누어 0,1,2,4 mg/kg 글리시리진산을 8주간 투여하여 체중, 혈압, 부종, 혈청 칼륨, 혈장 레닌 활성, 혈장 알도스테론 수치를 특정했다. 그 결과에서 무작용량을 2 mg/kg, 하루 허용 섭취량을 0.2 mg/kg(60 kg의 성인에서 12 mg/일)로 산출했다(van Gelderen 2000).

감초를 포함한 한방약을 복용해도 가성 알도스테론증이 반드시 걸린다고는 할 수 없으므로 발병은 특이 체질에 의한 것이라는 의견이 있다. 그러나 위에 서술한 피험자의 생리적 반응을 보면, 개인차는 적고 발병이 특이 체질에 의한 것이라고는 생각할 수 없다.

70대 여성이 쓰러진 채 일어나지 못하고 입원했다. 팔다리는 완전한 이완성 마비로 머리를 들어 올리지 못하고 기침 반사는 없고 연하 반사는 극히 약했다. 혈압은 182/92 mmHg, 혈청 칼륨은 1.2 mEq/L이었다. 심전도상 T파의 평저하와 확연한 U파가 보였으며 미오글로빈뇨가 있었으며 근생검에서 근괴사를 볼 수 있었다. 칼륨 보충으로 4일째 이후부터 정상화되었다. 환자는 감초추출물과 카스카라와 유동 파라핀을 같은 양 포함하는 설사제를 최근 2~3년간, 1주일에 10~15 mL, 글리시리진산으로 해서 86~129 mg 복용하고 있었다. 하루 양으로 계산하면 12~18 mg이다. 이 정도의 양으로 과연 가성 알도스테론증을 일으키는 것인가를 확인하기 위하여 환자를 피검자로서 이하의 재현 실험을 실시하였다. 1주일 동안 일정한 식사를 한 후 환자가 복용하고 있던 약을 하루 10 mL(글리시리진산으로 해서 86 mg)씩, 11일간 복용하게 한 결과, 7일째에 혈청 칼륨은 3 mEq/L 이하로 저하했다(Cumming 1980).

하루 12~18 mg으로 가성 알도스테론증을 발병하게 되었는데, 재현 실험에서는 하루 86 mg으로 증상이 나타난 것은 전자에서는 2~3년, 후자에서는 11일이라는 복용 기간의 차에 의한 것일 것이다. 감초의 경우 복용 기간이 발병에 관계가 있다고 하는 하나의 예이다.

또한 이 증례의 12~18 mg/일에는 발병 양으로서는 이하에 보는 바와 같이 가장 적은 양에 속하지만, 병용하고 있던 약이 설사제이었던 것과 관계가 있을 것이다.

은단 30~50알을 거의 매일 40년 가까이 먹고 있어서 고혈압(206/90 mmHg)과 저칼륨혈증으로 입원한 69세의 여성은 은단 복용을 중지한 지 4개월이 되어 혈압도 칼륨도 정상화되었다(Kageyama 1997). 은단 1알은 5.10 mg의 감초를 포함하며(글리시리진산으로 해서 0.20 mg) 증상이 발생할 때까지 글리시리진 하루 섭취량은 6~10 mg으로 지금까지 보고 중에서도 가장 적다.

70대 남성이 왼쪽 손가락의 탈력과 촉각과 통각 소실을 자각하고, 서서히 범위가 확대되고 6일 후에는 기립이 불가능하고, 세면이나 옷을 입는 것도 불가능해져서 입원했다. 혈청 칼륨은 1.7 mEq/L로 낮았다. 심전도상 ST-T파의 저하와 U파의 증가를 확인했다. 환자는 5

년 정도 전부터 은단을 하루 100~130알 먹었는데 하루 글리시리진 섭취량은 20 mg 정도였다고 생각한다(스기모토 1984).

글리시리진산 하루 20 mg을 5년간(상술), 6~10 mg을 40년 동안(앞에서 게재)이라고 하는 양은 앞에 서술한 12~18 mg을 2~3년간 또한 후술하는 추잉껌으로 하루 50 mg이라고 하는 양과 비슷하며 가성 알도스테론증을 발생시킨 글리시리진 양으로서는 가장 적다. 은단이나 추잉껌과 같은 기호품은 오랫동안 계속 섭취하기 때문에 발병 양도 적어지는 것일 것이다.

시판되는 절인 야채류로부터 하루에 섭취할 글리시리진 양은 최대 8.5 mg으로 추정되기 때문에 글리시리진 함유량이 많은 시판 무, 누룩, 오이 된장 절임 및 술지게미 절임(오기야 2001)을 40년간 계속 먹으면 근마비와 근육통을 앓게 되었다는 말이 될 수도 있다.

기호품

50대 남성이 근육통과 고혈압으로 입원했다. 혈압은 202/120 mmHg, 혈청 칼륨은 2.5 mEq/L로 pH 7.48 알칼로이스가 있으며 심전도상 T파의 평저하와 U파를 볼 수 있었다. 환자는 18세 때부터 은단을 먹기 시작하여 그즈음 고혈압을 진단받았다. 최근 10년간은 매일 750~1,100알을 먹었다. 은단 복용을 중지하고 5일 후에는 수축기 혈압이 220에서 120 mmHg로, 확장기 혈압이 120~80 mmHg로 저하, 혈청 칼륨은 2.5에서 4.3 mEq/L로 상승했다. 환자는 하루 150~220 mg의 글리시리진산을 섭취하고 있었던 것이 된다(Kamei 1982).

40대 여성이 두통과 구역질로 입원하여, 고혈압과 저칼륨혈증을 진단받았지만, 특별히 치료하지 않고 정상화되어 퇴원했다. 그 후 정밀 검사를 위해 입원했고 고혈압(182/100 mmHg)과 저칼륨혈증(2.8 mEq/L)이 있었고 원발성 알도스테론증의 의심이 있었으나 혈중 알도스테론과 레닌은 낮은 수치를 나타냈다. 다시 자세한 문진한 결과, 은단 300알이 든 특가 상품을 하루에 3~6봉지씩 거의 매일 섭취하고 있는 것을 알게 되었다. 300알의 은잔에는 약 90 mg의 글리시리진이 포함되어 있어서 환자는 하루에 270~540 mg을 4개월 동안 그 후 또 8개월 동안 계속하여 먹었다. 섭취를 중지하고 칼륨 수치는 8일째에 혈압은 2주일 후에 정상화되었다(마미야 1982).

은단을 매일 2~3봉지씩 복용해서 양쪽 하지의 근력 저하에서 기립 불능 및 팔다리 마비가 된 예도 있다(시오히라 1992).

글리시리진과는 관계없지만, 68세의 여성이 5년 전부터 안면의 색소 침착을 진단받았다. 초진 때에 입 주위와 손등과 손톱기저부에 청동색 색소 침착을 확인하였다. 유소년기부터 약 60년간 은단을 매일 과잉되게 섭취하고 있었다. 전자현미경으로 진피상층부에 소원형 과립상 물질 침착을 확인하였다. 엑스레이 미소영역분석법에서 과립 중에 은이나 셀렌이 검출되어 은단에 의한 은피증이라고 진단이 내려졌다(요시다 2003).

구미에서는 감초를 사용해 만든 캔디가 널리 확산되어 있다. 감초를 포함하는 것을 기호품으로서 섭취하는 경우에 양에 제한이 없고 장기간 섭취를 계속하기 때문에 칼륨 수치는 극히 낮아지는 경향이 있으며 그것으로 인해 사망하는 일조차 있다.

런던에서 58세의 여성이 바닥에 쓰러진 채로 일어나지 못하고 입원했다. 팔다리는 이완되고 안검하수가 있었고 발성은 약했고 호흡은 희미했다. 저칼륨혈증(1.3 mEq/L)이 발견됨과 동시에 심실세동이 발생하여 경련이 1분간 계속되었다. 칼륨 보충으로 근마비는 회복되었다. 환자는 1주일간 감초 캔디를 1.8 kg 먹었다(Bannister 1997).

캘리포니아주에서 70세 남성이 고혈압과 저칼륨혈증으로 입원했다. 9개월 전, 환자는 고혈압에 티아지드계 이뇨제를 처방받아 그때 저칼륨혈증(1.9 mEq/L)과 횡문근융해증을 일으킨 적이 있다. 자세하게 들어본 결과, 감초 캔디를 매일 60~100 g씩, 과거 4~5년에 걸쳐 먹고 있었다. 캔디에는 0.3% 글리시리진산이 포함되어 있었다(Farese 1991).

28세 여성이 이틀 전부터 근육통과 무력감에 이어 팔다리의 이완성 마비가 급속히 시작되어 입원했다. 혈청 칼륨은 2.07 mEq/L이었다. 감초 캔디를 하루에 40~60g 외에 살을 뺄 목적으로 티아지드계 항압 이뇨제 프로세미드 25~50 mg을 주 3회 복용하고 있었다. 칼륨을 경구 투여함과 동시에 5%의 포도당액에 녹여서 1시간당 20 mmol/L의 속도로 정맥주사를 한 결과, 2시간 후에 완전한 이완성 마비가 전신에 미치고 혈청 칼륨은 1.3 mEq/L로 저하했다. 생리 식염수에 녹인 칼륨 정맥주사를 계속해 24시간 후 혈청 칼륨은 2.1 mEq/L까지 회복되어 3일 후 근력과 심전도는 정상으로 돌아왔다(Famularo 1999).

이 증례가 교훈을 주는 것은 두 가지 있다. 첫째로 프로세미드라고 하는 이뇨제가 살 빼는 약으로서 남용되고(「이뇨제」 참조) 칼륨 배설을 촉진하는 것에 의해 가성 알도스테론증을 유발하는 원인이 된다. 둘째로 포도당 정맥주사는 인슐린 분비를 촉진시키고 인슐린은 세포로 칼륨이 들어가는 것을 촉진시켜서 혈청 칼륨을 저하시키기 때문에 저칼륨혈증이 있을 때는 위험하다는 점이다.

스웨덴 우메오에서 44세의 여성이 부정맥으로 실신하여 입원했다. 10초간 지속되는 도착형 심실성 빈맥 발작이 반복적으로 일어나고 그때마다 의식소실 발작과 현저한 혈압 저하가 함께 있었다. 저칼륨혈증(2.3 mEq/L)과 부정맥 원인 규명에 의사들은 칼륨을 보급하는 한편, 온갖 검사에 쫓겨 환자가 감초 캔디 40~70 g을 4개월에 걸쳐 먹고 있었던 것이 원인이라고 안 것은 얼마가 지난 후였다(Eriksson 1999).

미국 덴버에서 53세의 남성이 기좌 호흡, 하지 부종, 체중 증가, 근력 저하 및 두통 때문에 입원했다. 경정맥 노장, 흉부 엑스레이 사진에서 폐 울혈과 흉수 저류가 보였으며, 울혈성 심부전 징후를 나타냈다. 혈압은 160/80 mmHg였다. 환자는 입원 9일 전부터 감초 캔디를 매일 700 g씩 먹고 있었다. 캔디를 안 먹고 감염식과 안정만으로 4일 동안에 체중이 5.4 kg 감소했고, 흉부 엑스레이 소견과 심전도 소견이 정상화되었고, 혈압은 128/80 mmHg로 내려갔다(Chamberlain 1970).

위에서 서술한 증례와 같이, 과자를 대량으로 먹는 사람은 편식 경향이 있으며 칼륨 섭취가 제한되는 경향이 있어서 가성 알도스테론증에 걸리기 쉽다(Nightongale 1981).

덴마크에서 20세 여성이 두통과 보행 장애로 신경 내과에서 진찰을 받았다. 신경학적으로 이상은 없었으나, 히스테리성 신경증 우려가 있어서 정신과에서 진료를 받은 결과, 검사 수치에 이상이 발견되어 내과에 입원했다. 하반신은 마비되고 팔의 근력은 감퇴되어 있었다. 심전도에서는 심실성 부정맥 다발이 보였고, 혈청 칼륨 수치는 0.8 mEq/L였는데 가성 알도스테론증으로서도 이례적으로 낮은 수치였을 뿐만 아니라, 생존례로서도 기록적인 낮은 수치라고 여겨진다. 환자는 고혈압에 티아지드계 이뇨제를 처방 받아 복용하고 있기 때문에 칼륨 배설이 항진된 것일 것이다.

네덜란드 위트레흐트에서 21세 여성이 두통을 하소연하며 진찰을 받았다. 이전에는 110/70 mmHg였던 혈압이 190/120 mmHg로 높았다. 하루에 100 g씩 먹고 있던 감초 캔디를 먹지 않고, 티아지드계 항압 이뇨제 복용 등의 치료에도 불구하고, 2주일 뒤에도 혈압은 내려가지 않았고, 혈청 칼륨은 2.6 mEq/L로 낮았다. 다시 자세하게 섭취 식품이나 기호품에 대해서 물어본 결과, 감초 캔디 대신에 무설탕 추잉껌을 하루에 2봉지씩 씹고 있었다. 이 추잉껌 한 봉지(15 g)에는 감초추출물이 585 mg이나 포함되어 있었는데 그것의 8~12%를 섭취하고 있었던 셈이 된다. 추잉껌을 안 씹게 되고 3주일이 지난 후 혈압은 110/80 mmHg, 칼륨 수치는 5.3 mEq/L로 되돌아왔다(de Klerk 1997).

35세의 여성이 저칼륨혈증(2.2 mEq/L) 때문에 진찰을 받았는데, 감초 섭취는 부정했다. 하퇴의 부종이 있었고, 혈압이 140/80 mmHg로 티아지드계 이뇨제를 처방받았다. 칼륨을 보충했는데도 불구하고, 혈청 칼륨은 2.0 mEq/L로 낮았고, 2주일 후 1.5 mEq/L로 더 낮아졌다. 외인성 미네랄 코르티코이드 섭취 가능성을 자세히 조사한 결과, 무설탕 추잉껌을 하루 3봉지 씹고 있던 것을 알았다. 이 추잉껌 1봉지(16 g)에는 감초추출물 160 mg이 포함되어 있으며 그의 10%가 글리시리진산이고, 환자는 하루 50 mg의 글리시리진산을 섭취하고 있었던 추잉껌을 안 씹게 된 지 3주일 후에 부종은 완전히 없어지고, 혈압은 110/80 mmHg 칼륨 수치는 4.2 mEq/L로 모두 정상화되었다(de Klerk 1997).

프랑스에서는 금주를 지향하는 사람을 위하여 아니스로 풍미를 낸 리큐어파스티스 대신에 감초로 풍미를 밴 알코올을 포함하지 않은 음료가 Pacific®, Blancart® 등의 이름으로 나돌고 있다. 글리시리진산 농도는 0.5~1.35 g/L이라고 전해진다.

프랑스 클레르몽페랑에서 32세 남성이 금주하기 위해 Pacific®(글리시리진산 0.6 g/L)을 먹기 시작해 점차로 양이 늘어나 글리시리진산으로 계산해서 하루 300 mg까지 늘었다. 11월 26일 혈압은 180/110 mg으로 전신의 근육통과 무력감이 나타나 팔다리의 부전 마비가 되었다. 12월 10일 자택에서 심정지를 일으켜 입원하여, 횡문근융해에 의한 심부전을 일으켜 심장 페이스메이커, 칼륨 보충, 복막투석 등 치료를 받았지만, 7일째에 사망했다(Haberer 1984).

프랑스 릴에서 46세 여성이 2개월에 걸쳐 진행되는 근력 저하로 인하여 수화기도 들어올리지 못하게 되었다. 6개월 전부터 금주를 하고 그 대신 Pacific®를 하루에 컵으로 20잔을 먹고 있다. 혈청 칼륨은 0.9 mEq/L로 낮았고, 크레아틴키나아제의 수치는 높았다. 칼륨 보충에서 4일 후에는 혈압과 크레아틴 키나아제는 정상화되었다(Bauchart 1995).

미국 댈러스에서 85세의 남성이 진행되는 근육 저하로 최근 10일 동안 일어설 수도 없게 되었다. 팔다리의 근력 저하가 두드려지고, 앉은 채로 일어날 수 없었고, 팔은 수평 위치보다 위로 올릴 수가 없었다. 심전도에서 심실성 부정맥이 있었고, U파가 명백하였고, 저칼륨혈증이 있었다. 입원 후 영양사의 물음에 환자는 이가 나빠서 캔에 들어 있는 수프와 부드러운 야채밖에 안 먹는다고 했으며 하루 칼륨 섭취량은 20~40 mmol로 낮았다. 또한 씹는담배를 50년간 하루에 8~12봉지(1봉지 85 g)를 소비하고 씹은 다음 타액을 삼켰던 것도 알았다. 씹는담배를 끊고 3일 동안에 500 mmol의 칼륨을 보급하여 칼륨은 4.2 mEq/L로 되돌아오고, 10일째에는 혈압은 160/110 mmHg에서 140/80 mmHg로, 체중은 48.6 kg에서 47.3 kg으로 저하하고, 근력 저하는 회복되었고 하퇴의 부종도 소실되었다. 환자는 퇴원 후 씹는담배를 다시 재개하고 2년간 같은 증상으로 2회 입원했지만, 그때마다 증상은 개선되어 2회째 퇴원 후에는 딸이 동거하였고, 씹는담배 습관은 끊고 그 후 1년 동안에 2회 진찰을 받았으나, 혈압도 칼륨도 정상이고 부종도 없었다. 이 씹는담배는 향기를 내기 위해 감초추출물을

8.3 w/w% 포함하고 있으며, 글리시리진산 농도는 0.15%였다. 환자는 하루에 씹는담배 680 ~1,020 g, 글리시리진산으로 계산하면, 880~1,330 mg을 50년간 계속 먹어온 것이 된다. 씹는담배는 씹은 뒤에 타액은 뱉어 내는 것이 일반적이지만, 이 환자는 삼키는 것이 습관이 되어 뱉어 내는 것은 일뿐이었다(Blachley 1980).

이 논문이 잡지에 게재된 후에 다음의 투서가 잡지에 기고되었다. 씹는담배를 씹는 야구 선수나 코치가 그라운드에서 침을 뱉어대는 것은 비위생적이지만, 선수의 건강을 위해서는 좋은 점이며 선수가 침을 삼켜서 팀의 성적이 내려가는 것을 생각하면, 나쁜 매너도 참고 보고 있을 수 있다는 것이다.

코담배의 감초추출물 함유량은 0.3~1.1 w/w%로 씹는담배의 1/6 정도인데, 글리시리진산에 의한 증상이 나오려면 하루에 3.2~11.9 kg의 코담배가 필요하다.

문헌

安藤和子ほか. Glycyrrhizine による偽性アルドステロン症の2例―サイアザイド剤併用による低カリウム血性筋症の顕性化―. 内科 1985 ; 55 : 190-4

荒木恒敏. 小柴胡湯, 強力ネオミノファーゲンシー併用中に低カリウム血症による心室細動をきたした1例. 診断と治療 1996 ; 84(臨增) : 877

Bannister B et al. Cardiac arrest due to liquorice-induced hypokalaemia. Br Med J 1977 ; 2 : 738-9

Bauchart JJ et al. Alcohol-free pastis and hypokalaemia. Lancet 1995 ; 346 : 1701

Blachley JD et al. Tobacco chewer's hypokalemia : Licorice revisited. N Engl J Med 1980 ; 302 : 784-5

Chamberlain TJ. Licorice poisoning, pseudoaldosteronism, and heart failure. JAMA 1970 ; 213 : 1343

Cumming AMM et al. Severe hypokalaemia with paralysis induced by small doses of liquorice. Postgrad Med J 1980 ; 56 : 526-9

de Klerk GJ et al. Hypokalaemia and hypertension associated with use of liquorice flavoured chewing gum. Br Med J 1997 ; 314 : 731-2

堂上友紀ほか. 芍薬甘草湯により意識消失発作を来した1例. 呼吸と循環 2002 ; 50 : 431-5

Eriksson JW et al. Life-threatening ventricular tachycardia due to liquorice-induced hypokalaemia. J Intern Med 1999 ; 245 : 307-10

Famularo G et al. Iatrogenic worsening of hypokalemia and neuromuscular paralysis associated with the use of glucose solutions for potassium replacement in a young woman with licorice intoxication and furosemide abuse. Acad Emerg Med 1999 ; 6 : 960-3

Farese RV et al. Licorice-induced hypermineralocorticoidism. N Engl J Med 1991 ; 325 : 1223-7

藤巻信也ほか. 漢方薬が悪影響を及ぼしたと考えられる Torsades de Pointesの1例. 山梨医学 2004 ; 32 :

41-4
藤田　弘ほか．柴苓湯による偽アルドステロン症を来したと思われる好酸球性膿疱性毛包炎の1例．皮膚 1995；37：756-60
福田充宏ほか．小柴胡湯により低カリウム血症をきたした1例．診断と治療 1996；84(臨増)：860
Haberer JP et al. Severe hypokalaemia secondary to overindulgence in alcohol-free "pastis" Lancet 1984；1：575-6
日沖甚生ほか．芍薬甘草湯による副作用を呈した4例．日本東洋医学雑誌 1998；48：609-13
本間真人ほか．芍薬甘草湯による横紋筋融解症の一例．医療薬学 2005；31：77-80
星合充基ほか．グリチルリチンによる偽アルドステロン症に合併した心室粗細動の1例．呼吸と循環 1980；28：169-72
今滝　修ほか．小柴胡湯の常用により発症した低カリウム性ミオパチーの1症例．愛媛医学 1998；17：107-10
井本恭子ほか．甘草により偽アルドステロン症を来したアトピー性皮膚炎の1例．皮膚 1998；40：531-2
石原亜希子ほか．甘草および白彊蚕による湿疹型薬疹の1例．臨皮 2004；58：132-4
Kageyama K et al. A case of Pseudoaldosteronism induced by a mouth refresher containing licorice. Endocr J 1997；44：631-2
Kamei H et al. A case of pseudoaldosteronism due to addiction of Jintan, a mouth refresher popular among Japanese. Jpn Heart J 1982；23：651-9
川野貴久ほか．重篤な横紋筋融解症をきたした偽性アルドステロン症の2症例．臨床体液 2004；31：43-7
小柳由紀子ほか．漢方薬服用後に発見された Liddle 症候群の一例．日本農村医学会雑誌 1997；46(1)：57
前田真紀子ほか．小柴胡湯®とハルンケア®により高血圧の増悪と心不全を来した1例．ホルモンと臨床 2006；54：65-70
間宮　聰ほか．甘草を含む市販の口中清涼剤の大量摂取による偽アルドステロン症の一例．杏林医会誌 1982；13：363-8
森下義幸ほか．甘草内服に続発した横紋筋融解症，偽性アルドステロン症の一例．月刊地域医学 2001；15：652-4
中嶋千賀ほか．心嚢液貯留を呈した甘草による偽性アルドステロン症の1例．ホルモンと臨床 2004；52：385-90
中島　研ほか．甘草含有漢方薬の長期服用により意識障害と心室細動を来した症例．蘇生 2005；24：234
中野義澄．glycyrrhizin によるミオパチー．神経内科治療 1990；7：29-31
名取徳彦ほか．小青竜湯により仮性バーター症候群を呈した1例．新薬と臨床 1994；43：1435-8
Nielsen I et al. Life-threatening hypokalaemia caused by liquorice ingestion. Lancet 1984；1：1305
Nightingale S et al. Anorexia nervosa, liquorice and hypokalaemic myopathy. Postgrad Med J 1981；57：577-9
西岡和恵ほか．化粧品中の甘草フラボノイドによる接触皮膚炎．日本皮膚科学会雑誌 2003；113：478
及川治平ほか．甘草による Torsades de pointes の一例．Jpn Circ J 1998；61(Suppl. III)：791

岡本昭夫ほか. 短期間の甘草内服により低カリウム血症, non-traumatic rhabdomyolysis を発症した一例. 最新医学 1997 ; 52 : 1978-80

扇谷陽子ほか. 甘草使用食品におけるグリチルリチン酸量. 札幌市衛研年報 2001 ; 28 : 58-63

斎藤 京ほか. 小柴胡湯による蕁麻疹型薬疹の1例. 臨皮 2001 ; 55 : 127-9

齋藤孝子ほか. 甘草による低K血性横紋筋融解症に合併した急性腎不全の1剖検例. 臨体液 1995 ; 22 : 39-46

酒見小百合ほか. 漢方方剤によるアレルギー性肝機能障害の一例. 九州薬学会会報 1995 ; 第49号 : 69-74

里 博文ほか. カンゾウ(甘草)によりアナフィラキシーを生じた1例. 日本皮膚科学会雑誌 2003 ; 113 : 805

Scali M et al. Pseudohyperaldosteronism from liquorice-containing laxatives. J Endocrinol Invest 1990 ; 13 : 847-8

Størmer FC et al. Glycyrrhizic acid in liquorice-Evaluation of health hazard. Fd Chem Toxic 1993 ; 31 : 303-12

杉本孝一ほか. 仁丹大量摂取により生じた低カリウム血性筋症の1例. 日内会誌 1984 ; 73 : 67-70

Sugiura M et al. A case of contact dermatitis due to water-soluble licorice extract. Environ Dermatol 2003 ; 10 : 9-13

高旗博昭ほか. 漢方薬により生じた粘膜苔癬型薬疹の3例. 西日皮膚 1997 ; 59 : 601-4

田守義和ほか. グリチルリチン製剤および甘草製剤による低カリウム血性筋症の一例. 臨床と研究 1990 ; 67 : 3127-30

田中 善ほか. 葛根湯による偽性アルドステロン症の1例. 腎と透析 1993 ; 34 : 796-9

潮平芳樹ほか. 甘草(グリチルリチン)によって重症低カリウム血症をきたした2例. 沖縄医学会雑誌 1992 ; 9 : 363-6

van Gelderen CEM et al. Glycyrrhizic acid : the assessment of a no effect level. Hum Exp Toxicol 2000 ; 19 : 434-9

渡部朋幸ほか. 芍薬甘草湯により代謝性ミオパチーをきたした1例. 内科 2005 ; 95 : 183-5

山本義尚ほか. 甘草を含む漢方製剤による高血圧症. 第131回 日本内科学会近畿地方会抄録集 1990 ; 81

横山富美子ほか. 甘草による低カリウム血性ミオグロビン尿症の1例. 臨床神経 1982 ; 22 : 552-6

吉田理恵ほか. 仁丹による銀皮症の1例. 日皮会誌 2003 ; 113 : 1023

吉川 賢ほか. 著しい低K血症と代謝性アルカローシスを伴った偽性アルドステロンの1症例. 臨体液 2003 ; 30 : 21-5

40 | 마황, 에페드린(Ephedrine)

마황은 마황과의 초마황 *Ephedra sinica*, 중마황 *E. intermedia* 및 목적마황 *E. equisetina* 의 땅 위로 나온 뿌리를 건조시킨 것의 추출물로, 에페드린, 슈도에페드린, *Ephedroxane*, 노르에페드린, 메틸에페드린 등의 에페드린형 알칼로이드를 포함한다.

의료용 한방약인 갈근탕, 소청룡탕, 의이인탕, 마황탕, 마행감석탕, 방풍통성산, 월비가출탕, 마황부자세신탕 등 16종에 배합되어 있다.

에페드린 자체가 임상에서 사용되는 기회는 극히 제한되어 있지만, 한방약 중 마황이라는 형태로 에페드린은 친근한 약물이 되었다.

마황은 기초대사량을 항진시키고, 체지방을 연소시킨다고 해서 살 빼는 약으로서 바디시너지·패트버닝, 엔리치알티메이트, 에너지부스타, Xenadrine 등의 이름으로 사용되었다.

에페드린은 노르에페드린(페닐프로판올아민)보다 중추 자극 작용이 강하여 마황을 포함한 건강식품은 흥분제로서도 남용된다.

1984년 로스앤젤레스 올림픽에서 일본 배구 선수 2명의 소변에서 마황이 검출되어 실격당했다. 마사지사가 잘 모르고 갈근탕을 먹였던 것이다.

1994년 월드컵 축구 미국 대회에서 아르헨티나의 마라도나는 소변에서 에페드린이 검출되어 실격당했다.

2000년 시드니 올림픽에서 루마니아 여자 체조 선수인 라두칸은 소변에서 슈도에페드린이 검출되어 실격당했다.

볼티모어 오리올즈의 23세의 투수가 2003년 2월 훈련 후에 42도의 고열을 동반하면서 횡문근융해증을 앓고 다장기부전으로 갑자기 사망했다. 매일 건강식품으로 XenadrineRFA®를 3캡슐씩 먹었다. 1캡슐에는 에페드린이 20 mg 포함되어 있어서 혈액에서 에페드린이 검출되었다.

가가와현 내에서 판매되고 있던 불법 마약 마황엑스 제제인 블랙슈가(1포 1.5 g)에서 9% 내외(약 135 g) 총 에페드린(에페드린, 슈도에페드린, 메틸에페드린)이 검출되었다. 생약인 마황의 총 에페드린 양은 0.7% 정도이기 때문에 각성제 원료의 단속 대상이 되는 10% 가깝게 의도적으로 에페드린을 첨가한 것이라고 여겨진다(지다 2005). 135 mg은 에페드린의 1회분(12.5~25 mg) 복용량의 5~10배의 양이다.

1995년부터 1997년까지 미국 식품의약국 부작용 모니터에 보고된 마황 함유 건강식품에 관한 부작용 926건 중에서 심각한 건강 피해는 37명이었는데, 이중에서 뇌졸중은 16명, 심근경색은 10명 및 돌연사는 11명이었다. 37명 중 36명은 라벨에 표시된 대로 마황을 복용했다(Samenuk 2002).

1997년 6월부터 1999년 3월 31일까지 미국 식품의약국에 보고된 마황을 함유하는 건강식품에 의한 주요한 건강 피해는 인과관계가 있다고 여겨지는 87명 중에서 심정지가 8명, 경련이 7명 및 혈압 상승이 17명이었고, 사망은 신생아와 태아를 포함하여 10명이었으며, 13명에게는 영구적인 장애가 남았다(Haller 2000).

마황과 에페드린의 체중 감소 효과와 운동 능력 증강 효과를 조사한 52건의 비교 대조 시험과 65건의 증례 보고를 검토한 메타 분석 결과에 의하면, 마황과의 인과 관계가 확실하다고 여겨지는 건강 피해는 사망 2명, 심근경색 3명, 뇌졸중 등 9명, 경련 3명 및 정신 증상 5명이었고, 에페드린의 인과 관계가 확실하다고 여겨지는 건강 피해는 사망 3명, 심근경색 2명, 뇌졸중 등 2명, 경련 1명 및 정신 증상 3명이었다. 마황이나 에페드린군의 상대적 위험도는 정신 증상, 혈압 상승, 자율신경 항진 증상이고, 수치는 2.19~3.64로 높았다(Shekelle 2003).

미국 중독 센터 협회에서는 2001년에 기고된 건강식품에 의한 건강 피해에 대해서 건강식품 종류별로 사용량당 건수로 상대 위험도를 산출했다. 그것에 의하면, 마황 혹은 마황을 포함한 것은 상대 위험도가 건강식품 전체의 220배 카바의 100배였고, 은행잎 엑스의 720배였다(Bent 2003).

마황과 카페인을 조합한 건강식품은 살 빼는 약으로서 미국에서 인기가 있었다. 그 중에서 매상고가 가장 높은(2001년에 13억 달러) 상품인 Merabolife 356® 또는 유사 약품을 건강한 사람에게 1회만 투여한 무작위 이중 맹검 비교 대조 시험 결과는 Merabolife 356®을 먹었을 경우에 심전도상 QT파의 시간과 p파의 시간 연장을 볼 수 있었다. 각각 심실성 부정맥과 심방성 부정맥의 원인이 되므로 더욱 자세한 것을 알 수 있을 때까지 Merabolife 356® 및 유사 건강식품은 섭취하지 말아야 한다(McBride 2004). 동물 실험에서 에페드린과 카페인은 상호 독성을 증강한다(Young 1998).

2003년까지 미국에서 마황에 의한 사망자 155명이 확인되었고, 2004년 4월에 마황을 함유하는 건강식품은 판매금지가 되었다.

마황은 옛날부터 중국에서 사용되어 온 한방 생약이다. 그것이 왜 현재 심각한 건강 피해의 원인이 되고 있는 것인가가 하나의 의문이다. 그것에 대한 하나의 답이 이하의 보고이다.

중국에서는 마황을 추출할 때, 전초인 채로 1회 추출해서 2회는 추출하지 않았다. 그러나 현재는 전초의 분말을 사용해서 2회 추출하고, 2회분의 추출물을 혼합하고 농축하여 엑스로서 수출하고 있다. 전초를 사용할 경우와 그 분말을 사용할 경우 또한 추출 방법이나 시간으로 추출물의 독성이 달라질 가능성이 있다. 그래서 원초와 그 분말 추출 시간의 차이, 1회 추출과 2회 추출로 나눠 추출액 안의 에페드린형 알칼로이드의 양과 추출액의 세포 독성을 조사했다.

그 결과, 분말에서의 추출물의 세포 독성은 전초에서의 추출물보다 월등하게 높아서 분말을 사용하는 것에 의해 독성이 높은 물질이 추출된다고 생각할 수 있다. 추출물의 세포 독성은 에페드린의 독성보다 훨씬 높고, 에페드린 이외의 독성 물질이 함유되어 있다고 생각할 수 있다. 성분 농도가 높아지면, 세포 독성도 높아진다. 가장 적당한 농도는 전초를 2시간 추출했을 때의 것이었다(Lee 2000).

미국에서는 마황의 위험성이 매스컴 등을 통하여 알려져서 '마황을 포함하지 않는다'는 것이 살 빼는 약의 선전 문구가 되었다. 일본에서 비만증에 사용되고 있는 방풍통성산에는 마황이 포함되어 있다. 그러나 마황을 포함하지 않기 때문에 안전한 것은 아니다(Marcus 2003, Wolfe 2003).

38세의 버스 기사가 현기증과 집중력 결여, 건망증, 보행 장애, 버스 운행 경로가 생각이 안 난다 등을 호소하며 진찰을 받았다. 머리 CT로 왼쪽 시상과 소뇌에 다발성 아급성 뇌경색이, MRI로 전두엽에 뇌경색이 발견되었다. 1주일 전부터 하루에 1~2캡슐을 먹기 시작한 살 빼는 약인 Stacker 2 Ephedra Free®(1캡슐에 시네프린 6 mg, 카페인알칼로이드 200 mg) 중의 시네프린이 뇌경색의 원인이라고 생각할 수 있었다(Bouchard 2005).

시네프린은 등자 *Citrus aurantium*에 포함되는 교감신경 자극 물질로 구조도 작용도 에페드린이나 노르에페드린과 유사하다. 한방에서는 덜 익은 등자 열매를 그대로 혹은 가로로 반으로 자른 것을 기실, 거의 익은 등자 열매를 기곡, 다 익은 등자 열매의 껍질이 등피이다. 기실은 의료용 한방약 통도산, 형개연교탕, 부령음합반하후박탕, 대시호탕 등 15종류의 의료용 한방약에 포함된다.

마황과 에페드린의 위험은 1) 심근 장애 2) 뇌졸중 3) 정신병 및 4) 장기 장애이다.

심근 장애

자택의 소파에서 사망한 23세의 남성이 발견되었다. 그는 프로테인 드링크제인 Ripped Fuel®을 매일 1~2회씩, 6개월간 마셨다. 이 드링크제는 한 스푼에 에페드린 25 mg 상당의 마황과 15 mg의 카페인을 포함하고 있었다. 부검에서 다발성 심근세포의 괴사와 섬유화가 발견되었다. 소변에서 검출된 에페드린 16 μg/dL은 혈중 농도로 환산하면, 3 mg/L에 상당하며 치사 농도의 하한이다(Theoharides 1997). 에페드린은 소량 장기 반복 섭취로 심근증을 일으키는 것이 알려져 있다.

38세의 남성은 건강식품으로서 Ripped Fuel®을 매일 아침에 2캡슐을, 1년간 먹었다. 20분간의 조깅 후 집에 돌아와 갑자기 경련을 일으키며 쓰러져 심정지 상태로 다시 일어나지 못했다. 부검에서 심비대와 관상 동맥의 경화가 나타났으며 사인은 동맥경화성 심질환에 의한 치사성 부정맥으로 진단내려졌다. 혈액에서 에페드린이 110 ng/mL(치료역은 20~80) 검출되었다(Haller 2000).

2002년 9월 24세의 보디빌더가 좌흉부통으로 진찰을 받았다. 관상 동맥 조영으로 왼쪽 관상 동맥 전하행지의 기시부가 혈전에 의해서 완전히 폐색되어서, 혈전은 흡인 제거되었다. 관상 동맥에 죽상경화는 보이지 않았고 응고능의 항진도 없었다. 환자가 과거 1년간에 걸쳐 먹고 있던 XenadrineRFA-1®에 포함되는 마황과 카페인이 관상 동맥으로 연축을 일으켜 그것이 혈전 형성의 원인이 되었다고 생각된다. 환자는 횡문근융해증도 병발하였다(Sachdeva 2005).

뇌졸중

60대의 남성은 38세 정도부터 천식 때문에 에페드린 복용을 시작했고 복용하면 기분이 상쾌해지기 때문에 양을 점차로 늘려서 하루에 250 mg 정도를 복용하고 있었는데 기립보행 곤란을 초래하여 입원하여 CT 검사 결과, 뇌출혈로 진단이 내려졌다. 그 후 경련, 불안정 및 흥분 상태가 계속되었지만, 정신 증상은 서서히 좋아져서 약 1개월 후에 퇴원했다(고와 1991).

30대 남성이 시판되는 진해거담제(1병 120 mL 중 *dl*-염산 메틸에페드린 150 mg 함유)를 1병 복용하고 4시간 뒤에 TV를 보고 있다가 갑자기 오른쪽 상하지에 힘이 들어가지 않게 되고 몸이 기울어졌다. 탈력은 몇 분 만에 개선되었지만, 오른쪽 상하지가 저리는 증상이 남고, 다음날 진찰을 받고 뇌경색이라고 진단을 받았다. 심방세동 등 뇌경색의 원인으로서 명백한 소견이 없었고 메틸에페드린에 의한 청년성 뇌경색이라고 판단되었다. 환자는 20여 년 전부터 진해거담제를 하루에 1~2병씩 계속 복용하였고, 약물 중독 치료를 위하여 정신 병원에 입원한 일이 있지만, 약 복용을 그칠 수가 없었다(구니에다 2006).

35세 여성이 마황이 들어 있는 살 빼는 약 Shape-Fast Plus®를 하루에 3회씩 1캡슐을 1주일 동안 먹고 에어로빅 중에 지주막하 출혈로 쓰러졌다. 심전도상 작은 심근경색 소견이 있었다. 1캡슐당 12 mg의 에페드린이 검출되었고 소변에서도 에페드린이 검출되어 에페드린에 의한 지주막하 출혈로 진단되었다(Haller 2000).

39세 남성은 Ultimate Orange®(마황 415 mg과 과라나를 함유)를 먹고 5분간 달리기를 한 뒤 오른쪽 손발에 저림 증상을 느껴 뇌 CT상에서 시상에 출혈이 보였다. Ultimate Orange®에서 에페드린, 슈도에페드린 및 노르에페드린이 검출되었다(Haller 2000).

매일 2시간 동안 보디빌딩 트레이닝을 열심히 하던 33세의 건강한 남성이 아침에 일어나서 실어증 증상을 깨닫고, CT 검사를 시행한 결과, 중대뇌동맥 영역에 광범위한 경색이 보였다. 6주 전부터 운동 기능을 높이려고 마황추출물(20 mg의 에페드린 함유)과 카페인 등을 함유한 건강식품과 크레아틴 6 g 등을 함유한 건강식품을 먹었다. 하루 섭취량은 에페드린은 40~60 mg이었고, 카페인은 400~600 mg이었고, 크레아틴은 6 g이었다(Vahedi 2000).

정신병

에페드린 남용에 의해서 생기는 정신병에 대해서는 하치야에 의한 6가지 예에 대한 선구적이고 꼼꼼한 보고가 있다(하치야 1958). 모두 유아기 때부터 11세에 걸쳐서 발병한 천식 치료에 사용한 에페드린 제제가 계기가 된 것으로 정신병 발병 연령은 18세부터 29세까지였고, 진단명은 전간 한 예를 제외하고는 통합실조증이었다. 두 예를 제외하면, 정신병의 마이너스 요인은 없었다.

그 후 미케는 정신병의 마이너스 요인이 없는 3가지 예(미케 1978), 이노우에는 2가지 예(이노우에 1989)의 에페드린 정신병을 보고했는데, 모두 천식 치료를 위해 사용한 것이 발단이었다.

미국에서 1990년대 마황을 함유한 건강식품은 살 빼는 약과 흥분제로서 사용되었으며 식품의약국에는 2001년 9월까지 1820건의 건강 피해 보고가 보고되었다. 그 중에는 57건의 정신병, 중증 우울증, 조병 또는 격한 흥분, 환각, 망상, 자살충동, 폭력 행동 등 심각한 정신 증상을 나타내는 증례를 포함하고 있으며 2/3는 정신병의 마이너스 요인 혹은 남용 기왕력이 있고 26명은 입원을 필요로 하며 10명은 범죄와 연관되는 상해 사건에 관계되었다(Maglione 2005).

뇌경색 기왕력이 있는 60대 여성이 감기 증상이 있어서 마황탕을 2포 복용한 결과, 다음날부터 불면증과 자율신경증상 및 피해관계망상이 갑자기 나타나 3일 만에 갑자기 사라졌다. 1주일 후 마황탕을 2포 복용한 결과, 다음날부터 전과 같은 증상이 나타났고, 3일 만에 없어졌고, 2주 후에 3포를 복용한 결과, 다음날부터 배회, 환상, 흥분 등 섬모 상태를 나타내서 입원했다. 입원 후 항정신병약에 의한 치료를 시작했으나, 증상이 개선되기까지 1개월이 걸렸다(나카시마 2000).

마황을 함유한 건강식품을 먹고 있다가 조병성 정신 장애(Capwell 1995, Boerth 2003), 쌍극성 우울증(Emmanuel 1998), 자살기획(Traboulsi 2002) 등 정신병을 발병시켰다고 하는 예는 적지 않다.

기타 장기 장애

1) 간기능 장애

40대 남성이 황달이 생겨서 입원했다. 입원할 때까지 3개월 동안 마행감석탕(마황, 감초 등)을 복용하고 있었다. 간기능 장애가 나타났지만, 복용 중지로 급속히 회복되었다. 그 후 환자의 의지로 재복용한 결과, 간기능에 현저한 악화가 확인되었고 복용 중지에 의해 정상화되었다(스다 1993).

33세의 여성이 마황을 함유한 한방약을 먹기 시작하여 며칠 후부터 구역질과 구토가 나타났지만, 그대로 3주간 계속 복용하여 황달이 나타나 진찰을 받았다. 간기능 장애가 있었으며 바이러스성 간염 진단으로 경과를 보기 위하여 일단 퇴원했다. 퇴원 후 같은 한방약을 1회 마신 결과, 증상은 악화되었고 황달의 증세가 더욱 강하게 나타났다. 마황 복용을 중지하자 증상은 서서히 개선되었고 4주 후 간기능은 정상화되었다(Nadir 19996).

58세의 여성이 전격성 간염을 발병하여 검사 소견은 자가면역 간염상이었다. 감량 목적으로 4개월 반 동안 복용했던 마황에 의해 발병했거나 무증후성 자가면역 간염이 마황에 의해 유발되어 심해진 것이라고 생각된다(Borum 2001). 대시호탕에 의한 같은 증례가 보고되어 있다.

전격성 간염 혹은 그것에 의한 간이식이나 사망도 보고되어 있다(Eates 2003, Skoulidis 2005).

2) 약진

60대 여성은 갈근탕을 2일 동안 복용한 결과, 이틀 후부터 구간을 중심으로 홍반과 구진이 파종상으로 나타났다. 갈근탕 복용에 의한 유발검사에서 피진이 재현되었고, 성분별 유발검사에서 마황과 마황의 성분 메틸에페도인로 피진이 재현되었다(구보타 2004).

시판되는 감기약이나 비염약의 복용으로 전신에 홍반이 생긴 20대의 여성에게 사모나 비염 캡슐을 사용하고 패치테스트를 실시한 결과, 붙인 부분에서 모두 구진을 동반한 침윤성 홍반을 확인했으며 성분인 염산 메틸인페드린과 염산디페닐피랄린 패치테스트 결과, 염산 메틸에페드린에 의한 홍반을 발견하였다(오타 1985).

20대 남성은 감기 때문에 갈근탕을 하루에 10정씩 3일간 복용한 결과, 대퇴부 바깥쪽과 복부와 위팔을 중심으로 출혈성구진이 다발하여 삼출 경향이 강한 홍반이 광범위하게 융합되어 지도 모양으로 만들어졌다. 마황의 상용양의 1/20을 복용한 지 5시간 후에 똑같은 홍반이 생겨 마황에 의한 약진이라고 진단하였다(오타 1985).

임신 36주인 여성이 갈근탕을 복용하고 파종상의 홍반 구진형 약진이 생겼지만, 10일 만에 피진은 모두 없어졌다. 생검이 양성이어서 갈근탕에 의한 약진이라고 진단을 받았다(아키타 2002).

60대 여성이 감기 때문에 소청룡탕(마황, 감초, 계피, 작약, 반하 등)을 복용한 결과, 전신에 발진이 생겨 마황 생검을 해서 강양성 반응을 나타내, 마황에 의한 약진이라고 진단을 받았다. 환자는 1년 전에 방풍통성산을 복용하던 중에 홍피증을 앓은 기왕력이 있고, 여기에 함유된 마황에 의해 감작되었을 가능성이 있다(구니사다 2001).

50대 남성이 소청룡탕 복용 후에 둔부와 대퇴부에 홍반이 나타나서 복용을 중지한 후에도 낫지 않았기 때문에 병원을 찾았다. 둔부에서 대퇴에 걸쳐서 심한 가려움을 동반한 경계선이 명료한 홍반이 확인되었으나, 프레드니솔론으로 피진은 모두 없어졌다. 환자는 5년 전에 감기약, 루루K세립®으로 인해 중독진을 경험한 적이 있고, 이번 피진은 5년 전의 중독진과 형태나 분포가 거의 비슷했다. 2주 후에 피부생검에서 소청룡탕과 마황엑스에 양성 그리고 감초에 의양성이었다. 루루K세립®과 청룡탕에 함께 들어 있는 성분은 마황, 감초 및 계피이다(모리 1992).

5년 전에 방풍통성산으로 4년 전에는 청룡탕으로 파종상의 홍반 구진형 약진 증세가 나타나 마황이 원인이라고 진단받은 적이 있는 60대의 여성이 종합 감기약 벤자브로크L®을 2정 복용한 결과, 10시간 후부터 전신 홍반과 고열 증상이 생겼다. 벤자브로크L®에는 그 이전의 벤자브로크성분 페니프로판올아민 대신에 슈도에페드린이 포함되어 있다. 마황 성분인

에페드린, 슈도에페드린, 메틸에페드린과 벤자브로크L®에 의한 피부생검에서 슈도에페드린에 강양성 반응을 벤자브로크L®에 양성반응을 나타냈으며 슈도에페드린에 의한 급성 범발성 발진성 농포증이라고 진단받았다. 약제 림프구 유약화 시험에서 시행할 수 없었던 슈도에페드린 외에 벤자브로크L®에만 강양성 반응을 나타냈다. 벤자브로크L®에 함유된 슈도에페드린 이외의 성분에 의한 생검과 약물유발시험은 모두 음성이었다(시미즈 2005).

이 보고는 마황에 의한 건강 피해가 적어도 그 일부는 슈도에페드린에 의한 것을 나타낸 것으로서 의의가 있다. 슈도에페드린은 허혈성 대장염을 일으키는 것으로 알려져 있다. 또한 각성제 메탐페타민 밀조의 원료가 되기 때문에 미국에서는 슈도에페드린을 함유하는 감기약이나 기침약 관리에 엄격한 규제가 만들어져 있다.

3) 폐렴

갈근탕에 의한다고 여겨지는 약제유발성 폐렴(모리타 1998)과 급성 호산구성 폐렴(가사이 2005)이 보고되어 있다.

60대 남성이 2주 전에 소청룡탕을 함유하는 감기약을 6일간 복용하고, 3일 후부터 심한 기침을 하게 되고, 호흡 곤란이 심해져서 입원했다. 흉부 CT에서 특발성 기질화 폐렴 모양이 보였다. 복용약을 중지하고 항균약을 사용하기 시작했지만, 흉부 CT 화상에서 더욱 심해진 모양이 보여서 스테로이드제로 변경하자 이틀째부터 흉부 이상 음영과 증상은 나아가기 시작했다. DLST 검사 결과, 소청룡탕에 의한 약제유발성 폐렴이라는 진단이 내려졌다(하타케 2005).

20대 여성이 상기도 염증상으로 소청룡탕을 복용하고 있었는데, 기침, 발열 및 호흡 곤란 증상이 나타나 저산소 상태로 입원했다. 백혈구 수는 40,800/mm^3 그리고 호산구는 56.5%로 현저하게 높았고 약제유발성 호산구성 폐렴과 세균성 폐렴이 의심되어 소청룡탕을 투여를 중지하고 항균약을 투여했으나 이틀째에 호흡 곤란은 악화되었다. DLST 검사에서 소청룡탕에 대해 양성반응을 나타냈다. 그 후 호산구는 1.9%로 저하되었다(스즈키 2005).

4) 배뇨 장애

전립선 비대로 치료중인 환자에게 소청룡탕, 마황탕, 마행감석탕 및 마황부자세신탕을 투여하고 배뇨 장애와 요폐라고 여겨지는 증상을 초래한 3가지 예가 보고되어 있다(오야마 1996). 에페드린은 교감신경 α_1 수용체를 자극하여 방광벽의 평활근을 수축하게 하기 때문에 배뇨 곤란을 초래하고 특히 전립선 비대인 환자는 요폐를 생기게 하는 것이 알려져 있다.

일상의 임상에서 에페드린 그 자체가 요폐의 원인이 되는 기회는 적다고 생각하지만, 마황은 가장 친근한 에페드린이기 때문에 보고로서는 한정적이기는 하나 마황 제제에 의해 배뇨곤란이나 요폐가 생긴 예는 많을 것이라고 여긴다.

5) 출혈

8세의 남자아이가 마황탕(마황, 계피, 감초 등)을 증량하여 코에서 다량의 출혈이 있었고 13세의 남자아이가 마황탕에 이어서 마행감석탕 투여로 비출혈을 발생시켰다(오리베 2005). 어느 쪽이나 마황에 포함된 에페드린에 의한 것일 것이다.

6) 시력 장애와 난청

포도막염으로 일시적인 안압 상승을 동반한 포스너-슐로스만 증후군(Posner-Schlossman syndrome)인 30대 남성이 감기 때문에 갈근탕 엑스제 1일분을 복용한 결과, 물건이 희미하게 보이게 되었다. 마황 안의 에페드린의 교감신경 자극에 의해 안압이 상승한 것이라고 여겨진다(야쿠보 2001).

30세 남성이 양측성, 진행성 및 무통성 시력 상실을 초래하여 가족성 시신경 위축이라고 진단받았으나, 그 증상이 나타난 것은 마황과 카페인이 함유된 건강식품이 관여하고 있다는 생각이 든다(Warner 2002).

38세의 여성이 마황이 함유된 건강식품 Ripped Fuel®을 처음으로 복용하고, 4~6시간 후에 갑자기 오른쪽 귀의 난청과 현기증이 생겼다. 마황에 의한 내이의 달팽이관의 허혈 때문에 생긴 것으로 생각된다(Schweinfurth 2003).

문헌

秋田浩孝ほか. 葛根湯による播種状紅斑丘疹型薬疹. Visual Dermatol 2002 ; 1 : 272-3

Bent S et al. The relative safety of ephedra compared with other herbal products. Ann Intern Med 2003 ; 138 : 468-71

Boerth JM et al. Possible case of mania associated with ma-huang. Pharmacotherapy 2003 ; 23 : 380-3

Borum ML. Fulminant exacerbation of autoimmune hepatitis after the use of ma huang. Am J Gastroenterol 2001 ; 96 : 1654-5

Bouchard NC et al. Ischemic stroke associated with use of an ephedra-free dietary supplement containing synephrine. Mayo Clin Proc 2005 ; 80 : 541-5

Capwell RR. Ephedrine-induced mania from an herbal diet supplement. Am J Psychiatry 1995 ; 152 : 647

Emmanuel NP et al. Use of herbal products and symptoms of bipolar disorder. Am J Psychiatry 1998 ; 155 : 1627

Estes JD et al. High prevalence of potentially hepatotoxic herbal supplement use in patients with fulminant hepatic failure. Arch Surg 2003 ; 138 : 852-8

蜂矢英彦. エフェドリンの長期濫用と精神障害. 精神経誌 1958 ; 60 : 1158-63

Haller CA et al. Adverse cardiovascular and central nervous system events associated with dietary supplements containing ephedra alkaloids. N Engl J Med 2000 ; 343 : 1833-8

畑 芳夫ほか. 経過中 reversed halo sign がみられた小青竜湯による薬剤性肺炎の1例. 日呼吸会誌 2005 ; 43 : 23-31

井上泰弘ほか. エフェドリン精神病と思われる2症例. 社会精神医学 1989 ; 12 : 257

笠井昭吾ほか. 葛根湯が原因と考えられ, 急性好酸球性肺炎様の病像を呈した薬剤性肺炎の1例. 日呼吸会誌 2005 ; 43 : 471-5

小山誠次. 麻黄製剤の抑尿作用. 日本東洋医学雑誌 1996 ; 46(6) : 151

久保田智樹ほか. 葛根湯中のマオウによる播種状紅斑丘疹型薬疹の1例. 日皮アレルギー 2004 ; 12 : 9-13

國枝武伸ほか. 塩酸メチルエフェドリンの長期大量服薬中に発症した若年性脳梗塞の1例. 臨床神経 2006 ; 46 : 274-7

国定 充ほか. 小青竜湯中の麻黄による薬疹の1例. 皮膚臨床 2001 ; 43 : 1195-9

古和久典ほか. エフェドリン長期大量内服中に脳出血を発症した1例. 島根県中病医誌 1991 ; 19(1) : 77-80

Lee MK et al. Cytotoxicity assessment of ma-huang (ephedra) under different conditions of preparation. Toxicol Sci 2000 ; 56 : 424-30

Marcus DM et al. Ephedra-free is not danger-free. Science 2003 ; 301 : 1669-70

McBride BF et al. Electrocardiographic and hemodynamic effects of a multicomponent dietary supplement containing ephedra and caffeine. JAMA 2004 ; 291 : 216-221

Maglione M et al. Psychiatric effects of ephedra use : An analysis of Food and Drug Administration reports of adverse events. Am J Psychiatry 2005 ; 162 : 189-91

三家英明. Ephedrine を主体とする喘息薬による中毒精神病. 精神経誌 1978 ; 80 : 155-68

宮田明子ほか. 塩酸メチルエフェドリンによる薬疹の1例. 皮膚の科学 2005 ; 4 : 453-6

森 健一ほか. 小青竜湯による薬疹. 西日皮膚 1992 ; 54 : 695-7

森田克彦ほか. 葛根湯が原因と考えられた薬剤性肺炎の1例. 日胸 1998 ; 57 : 801-5

Nadir A et al. Acute hepatitis associated with the use of a Chinese herbal product, Ma-huang. Am J Gastroenterol 1996 ; 91 : 1436-8

中島ユリカほか. 「麻黄湯」を内服後にせん妄状態を呈した1例. 東京精医会誌 2000 ; 18 : 26

太田みどりほか. 漢方薬中の麻黄による薬疹. 皮膚病診療 1985 ; 7 : 25-8

織部和宏ほか. 紅汗を来した3症例. 漢方療法 2005 ; 9 : 364-8

Sachdeva R et al. Coronary thrombosis related to use of Xenadrine RFA. Tex Heart Inst J 2005 ; 32 : 74-7

Samenuk D et al. Adverse cardiovascular events temporally associated with ma huang, an herbal source of ephedrine. Mayo Clin Proc. 2002 ; 77 : 12-6

Schweinfurth J et al. Sudden hearing loss associated with ephedra use. Am J Health-Syst Pharm 2003 ; 60 : 375-7

千田有美ほか. 香川県における健康食品中の医薬品成分について(第2報). 香川県環境保健研究センター所報 2005 ; (4) : 105-10

Shekelle PG et al. Efficacy and safety of ephedra and ephedrine for weight loss and athletic performance. JAMA 2003 ; 289 : 1537-45

清水秀樹ほか. 総合感冒薬および麻黄の成分である塩酸プソイドエフェドリンによる急性汎発性発疹性膿胞症. 日皮会誌 2005 ; 115 : 2245-9

Skoulidis F et al. Ma huang associated acute liver failure requiring liver transplantation. Eur J Gastroenterol 2005 ; 17 : 581-4

須田　淳ほか. 麻杏甘石湯によると考えられた薬剤性肝機能障害の一例. 日消誌 1993 ; 90 : 2504

鈴木　拓ほか. 小青龍湯が原因と考えられ, 好酸球が著明に上昇した薬剤性肺炎. 第526回 日本内科学会関東地方会 講演要旨 2005 ; p 34

Theoharides TC. Sudden death of a healthy college student related to ephedrine toxicity from a Ma Huang-containing drink. J Clin Psychopharmacol 1997 ; 17 : 437-9

Traboulsi AS et al. Suicide attempt after use of herbal diet pill. Am J Psychiatry 2002 ; 159 : 318-9

Vahedi K et al. Ischaemic stroke in a sportsman who consumed MaHuang extract and creatine monohydrate for body building. J Neurol Neurosurg Psychiatry 2000 ; 68 : 100-26

Warner RB et al. Leber hereditary optic neuropathy associated with use of ephedra alkaloids. Am J Ophthalmol 2002 ; 134 : 918-20

Wolfe SM. Response to “Ephedra-free is not danger-free” Science 2003 ; 301 : 1670-71

矢久保修嗣ほか. 葛根湯により Posner-Schlossman 症候群の増悪がみられた1例. 日大医誌 2001 ; 60 : 342-3

Young R et al. (−) Ephedrine and caffeine mutually potentiate one another’s amphetamine-like stimulus effects. Pharmacol Biochem Behav 1998 ; 61 : 169-73

41 | 부자(附子), 오두(烏頭)

미나리아재비과바곳(ハナトリカブト) *Aconitum carmichaeli* 또는 *A. japonicum*의 줄기에 이어지는 괴근(모근)을 오두라고 하고, 그 옆구리에 새로운 괴근(塊根)(자근)(子根)을 부자, 자근이 붙지 않은 가는 뿌리를 천웅(天雄)이라 하지만, 일반적으로는 이들을 모두 부자라고 부른다. 주성분 아코니틴은 가수분해되면, 독성이 약해져서 2기압 105~120°C로 가열 처리한 것이 수치(修治)부자, 소금에 절여서 건조시킨 것이 염(塩)부자, 간수액에 며칠 동안 담근 후에 가열 처리한 것이 포부자(炮附子), 품질이나 역가(力價)를 일정하게 하기 위해 독성을 약화시키는 처리를 한 것을 분말로 가공한 것이 가공부자이다. 생약은 '부자(附子)'로 한자로 쓰고 독성을 약화시킨 것을 '부시(음을 가타카나로 씀)'라 하여 구별하는 일도 있다.

중국에서는 *Aconitum carmichaeli*와 북오두 *Aconitum kusnezoffii*의 수치한 오두를 각각 川烏, 초오라고 부르며(Chan 1993), 류마티스 통증, 뇌졸증 후의 마비, 피부의 화농증인 옹(癰)이나 절(癤)에 사용되지만, 독성이 극히 높아 안전 한계가 좁다(Dicken 1994).

일본 의료용 의약품으로서는 수치 부자가 계지가출부탕, 우차신기환, 진무탕, 대방풍탕, 팔미지황환 및 마황부자세신탕에, 가공부자가 부자인삼탕, 당귀작약가부자탕, 작약감초부자탕, 계작지모탕, 계지가영출부탕, 갈근가출부탕, アコニンサン, ストロバール(Strobal) 등에, 포부자(炮附子)가 기노쿠니야(紀伊国屋) 포부자, 고타로칸포(小太郎漢方) 포부자 및 도치모토(トチモト) 포부자에 배합되어 있다.

바곳(トリカブト) 중독은 일본에서는 산나물인 쌍둥이바람꽃 등으로 착각해서 먹었다는 일이 많으나, 최근은 자살 목적이라는 이유가 늘고 있다. 타살 목적은 예외이다.

중국의 예

한방약인 부자가 중독 원인으로서 일본에서 문제가 된 것은 1990년대에 들어와서부터이다. 그러나 홍콩, 대만 그리고 중국에서는 한방약 중독의 가장 일반적인 중독이 팔각연, 조선 나팔꽃, 한방약 중의 의약품, 한방약 중의 중금속과 같은 선상에 있는 것이 부자 중독이다(Chan 1996).

홍콩의 5개의 공립 병원에서 1989년부터 1991년에 걸쳐서 한방에서 달인 약을 먹고 부자 중독을 일으킨 17명이 입원했다. 사용된 부자는 *Aconitum carmichaeli*(오두) 외에 *A. kusne-*

zoffii(초오)였다. 현기증, 구역질, 구토, 저림, 두근거림(심계항진) 등의 중독증상이 섭취 후 3분~2시간 사이에 나타났다. 17명 중에서 15명에게서 혈압 저하가 있었고, 그 중에서 6명은 측정이 불가능했다. 대부분의 환자가 빈맥성 부정맥 치료로 고생했다. 2명은 입원 시에 심실세동, 13명은 심실성 빈맥, 2명은 다원성 심실성 기외수축을 빈발했다. 9명에서 혈청 크레아틴키나아제의 상승이 나타났다. 7명은 심폐소생을 필요로 했고, 10명은 전기적 제세동의 효과는 없고, 2명은 항부정맥약의 효과도 없이 심실세동으로 사망했다(Tai 1992).

위와 같은 기간에 홍콩의 어느 병원에서는 적어도 8명의 부자중독 환자를 진찰하고 있었으므로 실제로 중독 환자수는 상기의 수치보다 훨씬 많다(Tomlinson 1993). 중국에서는 30년간에 600명 이상의 부자중독 환자가 발생하고 있다(Tai 1993).

홍콩에서 35세의 남성이 근육통에 대해서 중국 본토의 한방의가 처방하여 홍콩의 약초가게가 조합해서 달인 약을 먹고 30분 후에 가슴쓰림과 호흡 곤란으로 입원하고 심실성 빈맥이 있어서 집중 치료에도 불구하고 심실세동으로 바뀌어 입원 4시간 후에 사망했다. 부검에서 주요 장기의 울혈과 소량의 흉수가 있을 뿐이고 심장에는 육안으로도 현미경으로도 이상은 보이지 않았다. 달인 약은 천오(川烏)와 초오이고 처방에 의하면 양쪽으로 18~24 g으로 중국약국방기 정하는 최대 용량의 6배였다. 더구나 달이는 시간이 2시간이어야 하는데 40분이 되었다.

59세 여성이 오른팔 통증으로 홍콩의 한방의가 처방한 달인 약을 4일간 복용하고 마지막 1봉지를 먹고 1시간 뒤에 가슴의 통증을 호소하며 입원하여 심실성 빈맥이라고 진단을 받아 심실세동으로 바뀌어 먹은 지 6시간 후에 사망했다. 부검에서 특별히 사인이 될 만한 소견은 없었고 심장에는 육안으로도 현미경으로도 이상은 보이지 않았다. 중국과 대만에서는 오두의 판매와 처방에 법적 규제가 있지만 홍콩에는 없다(Dickens 1994).

타이베이에 있는 대만 중독 센터 기록에 의하면, 1990년 1월부터 1999년 12월까지의 10년 동안에 한방약 부자에 의한 중독 환자가 17명 발생했다. 11명은 류마티스로, 1명은 탈모로, 1명은 손가락 저림에 사용했고, 2명은 잘못해서, 2명은 부자 임상 시험에 참가하고 있었던 것이다. 10명은 부자 혹은 오두를 달여서 마셨지만 어느 것이나 달이는 시간이 짧고 독을 경감시키는 것이 불완전하여 고농도의 아코니틴 알칼로이드를 섭취했다고 여겨졌다. 4명은 독을 경감시키는 처리를 하지 않은 것을 사용한 오두 술을 마셨다. 아코니틴은 알코올에 녹기 쉽다. 심실성 빈맥이 4명, 다형성 심실성 기외수축이 2명, 혈압 저하가 7명으로 확인되었다. 사망자는 없었다(Lin 2004).

일본의 예

일본에서 메이지(1868년~) 이후 가장 오래된 보고라고 생각되는 것은 1932년(쇼와 7년) 8월 12일 사지의 냉증에 대해서 바곳 뿌리를 달여서 마시고 중독된 23세의 남성의 예이다. 오전 6시에 바곳 뿌리 약 20 g을 달여서 150 mL 정도의 액을 만들어 20 mL를 몇 배로 희석하여 복용하고, 7시경에 손끝이 찌릿찌릿 저리며 점차적으로 발까지 저리게 되고, 8시경에는 흉부의 압박감이 있고 숨이 차기 시작했으며 온몸이 식은땀으로 뒤덮이고 사지에 힘이 빠지는 증상이 생겨서 친구에게 업혀서 입원했다. 의식은 명료하고 촉각이나 통각에 이상은 없었다. 그러나 심장 박동소리는 완전히 불규칙하고 부정맥으로 맥박수는 36/분이었다. 오후 4시에는 맥박은 고르지 않았지만, 긴장도는 좋고 맥박수는 60/분으로 늘어나서 3일 후인 15일에 손가락 끝부분에 가벼운 저리는 증상이 남아 있었으나 퇴원했다(오카다 1932).

1935년에는 48세의 남성이 괴저(壞疽)성 불감(不疳)에 대하여 달여 놓은 아교부자탕을 처방받아서 2회분을 복용하고 2시간 후부터 사지마비를 일으키고 맥박은 거의 없고 20 몇 시간에 걸쳐서 계속 토했다. 중독증상이 나타났을 때를 위해 미리 준비시켜 둔 검은 콩 달인 물을 마시게 했으나 토해버렸다(소메야 1935).

50대의 남성이 뇌혈전 후유증에 잘 듣는다는 말을 듣고 민간요법(素人療法)으로 바곳을 달여서 복용하고 있었는데, 보통 때의 2배의 양을 복용한 결과, 3분 후에 하복부에 마비된 듯한 이상 감각을 느끼고, 구역질, 구토, 입과 혀의 마비, 사지의 저림, 울렁증, 안면 홍조 및 타액 분비 항진을 호소하며 부정맥이 있어서 긴급 입원했다. 의식은 명료하여 허리 부분에 힘이 빠지는 증상과 가벼운 호흡 곤란 증상을 호소했다. 증상은 생긴 지 6시간 만에 거의 없어졌으나, 부정맥만은 12시간 후까지 계속되었다(다나카 1971).

60대의 여성은 만성 류마티스 관절염으로 5년 전부터 타이머가 딸린 약탕기를 사용해 부자를 달여서 먹고 있었는데, 가족이 잘못하여 그 콘센트를 뽑아서 달이는 시간이 보통 때보다 짧았다는 사실을 모른 체 복용하고 10분 후부터 구역질과 양쪽 발이 저리는 느낌이 나타나 진찰을 받았고, 심전도상 다발성 및 다원성 심실성 기외수축을 확인했다. 구역질과 구토는 4시간 후에, 심전도 이상은 5시간 후에, 손발의 저림 증상은 7시간 후에 완전히 나았지만(노노우에 1991), 가습 시간이 짧으면 독이 경감되는 것이 불완전하고 중독을 일으키기 쉽다고 하는 예이다.

대상포진 후 신경통 환자 5명에게 가공 부자말을 2~6 g/일, 하루 3회 투여한 경우 3명이 머리가 몽롱하다, 어질어질하다, 방향전환이나 한 발로 서기가 안 된다, 혀의 마비, 사지 말단의 저림 등의 부작용을 호소했다(아즈마 1991).

만성 관절 류마티스로 귀기건중 가부자(오두 5.5 g)를 달여서 복용하고 있던 60대 여성은 달이기 시작한 지 30분 후에 놀러 온 손주가 냄새가 난다고 하자 달이는 것을 중지하고, 그대로 11시 30분에 복용하고, 11시 55분경에 입술 주위가 저리는 증상을 자각하고, 17시에 재차 달인 약을 복용하고, 30분 후에 전흉부에서 심와부에 걸쳐 '개운치 않은 느낌'이 있어서 토했다. 그 후 전신 권태감이 나타났고, 온몸이 뜨거워져서 눈이 흐려지고, 현기증이 났다. 저림 증상은 입술 주위에서 전신으로 확대되었다. 구역질과 구토는 21시 30분까지 계속되었다(나가사카 1999).

40대 여성은 요추 헤르니아 수술 후 통증에 복령사역탕(오두 3 g)과 적환료(赤丸料 오두 3 g)를 질주전자로 달여서 복약하고 있었지만, 2종류를 달이는 것이 귀찮아서 적환료를 시판 약탕기로 달인 결과, 혀의 마비 증세가 나타났다. 시판 약탕기가 질주전자보다 끓을 때까지의 시간이 길고, 독을 경감하는 시간이 짧아서 아코니틴 양이 많아진다(나가사카 1999).

부자를 달여서 복용하고 중독을 일으킨 46례의 증상은 많은 순으로 입술 주위의 마비, 심장 두근거림, 흉부 불쾌감, 두통, 혈압 상승, 신체 동요감, 구역질이나 구토, 불면증 등이었다. 중독량은 부자로 해서 0.5~6.0 g으로 폭이 넓고 양과 발생 빈도 사이에 상관 관계는 없었다. 입술 주위의 마비는 오두의 경우 많이 나타나며 포부자 쪽이 적다(나가사카 2002).

80세의 여성이 요통 때문에 복령사역탕에서 팔미환합인삼탕(八味丸合人參湯)으로 변경한 후에 오두 양에 변함이 없음에도 불구하고, 입술과 혀의 경직과 부정맥 및 혈압 저하 증세가 나타났다. 두 개의 달인 액의 아코니틴계 알칼로이드를 분석한 결과, 후자의 농도가 전자보다 5배나 높았고, 그것이 중독증상 발현의 원인으로 여겨졌다(Itoh 1998).

증상

바곳 섭취 후, 15~30분, 때로는 직후부터 혀, 입술 및 피부에 마비된 느낌이 나타나 점차적으로 흉부와 손발로 확대되어 기립 불능이 된다. 피부가 마비되는 느낌이나 찌르는 듯한 통증이 특징적이다. 근육이 경직되는 느낌을 동반하는 일이 있다. 달인 약으로 마셨을 때에는 몇 분 만에 증상이 나온다. 극히 초기의 가벼운 증상으로서 뜨거운 느낌이 치솟아 오르는 증상이나 얼굴이 달아오르는 증상 및 졸리는 증상이 있는 경우가 있다. 구역질이나 구토가 좀 늦게 나타난다. 타액의 분비 항진, 발한 혹은 식은 땀, 사지의 냉감이 있으며 체온이 내려가는 경우도 있다. 요실금 혹은 배뇨 장애가 있는 경우도 있으나, 설사 증상은 보통 나타나지 않는다. 이 시기에 예외 없이 의식은 청명하다. 백혈구 증가와 혈청 크레아틴키나제 상승이 나타나는 것이 일반적이다. 혈압은 처음에는 정상이지만, 얼마 지나지 않아서 내려간다. 부정맥에 의한 현상이라는 생각이 든다.

바곳 중독에 가장 특징적인 증상은 부정맥이며 섭취 후 1시간 정도 때에 나타난다. 다형성 심실성 기외 수축, 상실성 빈맥, 맥박형 심실성 고유 조율, 변행 전도를 동반하는 상실성 빈맥, 방실 블록, 각 블록 도착형 심실 빈맥과 온갖 부정맥이 나타난다. 바곳 중독 논문 제목에 "다채로운 심전도 소견을 보였다" "부정맥을 동반했다"라는 형용사구가 눈에 띄는데 부정맥을 동반하지 않은 바곳 중독은 없다. 이 정도로 다채로운 부정맥을 나타내는 중독은 달리 없고 논문 저자들은 이들 부정맥의 해석이나 정확한 기술에 종종 당혹스러워 하는 것처럼 보일 때도 있다. 부정맥은 다른 증상이 없어진 후에도 남는다(나이토 2001). 바곳 중독 증상에 심계항진, 심장 두근거림, 전흉부 불쾌감, 가슴의 압박감 및 심와부 불쾌감이라는 것이 여기저기 보이지만, 이것들은 기외수축의 자각 증상으로서 나타나는 것일 것이다.

1986년 5월 20일에 바곳 독이 들어간 캡슐을 아내에게 먹게 하여 여행지에서 사망시킨 남편의 전처는 1982년부터 1984년 연말에 걸쳐서 도쿄도 내의 병원에 위중한 부정맥으로 입원하여 입원 중에 좋아져서 퇴원하기를 5번에 걸쳐서 반복하고, 1985년 9월 30일에 심부전으로 사망했다. 5회의 입원 시의 의사들의 진찰 시에 바곳 중독이라고는 마지막까지 모른 체 부정맥의 다양함과 위중함에 휘둘린 느낌이 있다(나이토 2001).

한방 의사가 자신의 구내염에 진무탕을 사용하고, 1회에 0.3 g의 부자로 뇌빈혈처럼 시야가 암흑 상태를 초래해 바닥에 쓰러졌는데(다츠노 1943), 이것은 위중한 부정맥을 동반하는 심박출량 저하에 의한 일과성 뇌허혈 발작일 것이다.

벌꿀

벌꿀로도 바곳 중독을 일으키는 경우가 있다. 1969년 2월 3일 아키타현 기타아키타군 다카오스마치 산림에서 부근 농가 사람들 8명이 땔감 작업을 위해 나무를 벌채하는 중에 직경 30 cm 정도의 너도밤나무(山ブナ) 줄기의 지상 2 m 정도의 위치에 재래 꿀벌(Apiscerana Fabricius)의 둥지를 발견했다. 대단한 먹거리라고 생각하여 바로 나무를 베어서 벌이 드나드는 출입구를 톱으로 잘라 열어서 둥지째 꺼내서 꿀을 마셨다. 약 1시간 후에 전원이 구역질과 구토 손발의 마비, 현기증, 기운 없는 증세 및 서 있을 수 없을 정도의 증상을 보여서 6명이 입원했다. 먹었을 때 전원이 입 안에 작열하는 듯한 느낌과 쓴맛을 느꼈다고 한다(게다 1973). 꿀 속에 있는 꽃가루 입자 중에 가장 많은 것이 바곳 꽃가루였던 점으로 바곳 꽃꿀에 의한 중독이라는 것을 알 수 있었다. 부근 일대에 군생하는 바곳 꽃 꿀을 늦가을에 분봉한 야생 꿀벌들이 모은 것이라고 여겨진다.

1979년 8월 29일 아키타현 히라카군 마스다마치에서 그 지역의 양봉업자가 딴 벌꿀을 먹은 5명 중 4명이 10~30분 후, 가슴 답답함과, 현기증, 구토 등의 증상을 나타냈다. 벌꿀에 함유되어 있던 1 g 평균 452개의 꽃가루 중 21.6%가 바곳 꽃가루였던 이유로 바곳 중독이라는 사실을 알 수 있었다(스즈키 1982). 바곳은 늦여름부터 가을에 걸쳐 아름다운 보라색 꽃을 피운다. 8월 이후에 채봉한 것은 꿀벌의 월동용으로 사용하도록 지도를 받고 있다. 도호쿠 지방의 성이나 요새 터에는 옛날 독화살을 위하여 재배한 것은 아닐까 라고 여겨지는 바곳이 무성한 장소가 있다(이치노헤 1984). 이러한 장소에서는 벌꿀에 의한 바곳 중독의 우려가 있다.

1992년 4월 15일 이와테현 시모헤군 岩隻町에서 야생 꿀벌의 벌꿀로 5명이 중독되었다.

구일본군 극비 자료에 있는 하나의 사건을 건강식품과는 정반대이지만, 기록으로서 소개해 두겠다. 중일 전쟁 당시 1939년(쇼와 14년) 6월 10일 오후 8시 일본군이 점령 중인 난킨 일본 총영사관에서 시미즈 외무정무차관과 유신정부 료원장 환영 연회에서 건배용 라오주(老酒)를 마시자 쓴맛과 자극적인 느낌 등을 느낀 사람이 많았는데, 얼마 지나지 않아 혀끝의 경직, 구개와 입술의 마비로부터 구역질, 구토, 갑갑한 증상이 시작되어 일본인 2명이 사망하였고 15명이 중독되었고, 중국인 7명이 중독되었다. 조사 결과, 총영사관 상용의 중국인 형제가 제1회 건배 라오주에 독극물을 넣은 것이라고 알게 되었지만, 그들은 식사 준비가 끝남과 동시에 모습을 감추고 가족 모두가 행방불명이 되었다. 라오주에서 알칼로이드가 검출되었다(나이토 1996). 증상에서 보면 알칼로이드는 바곳의 아코니틴이었다고 여겨진다.

문헌

Chan TYK et al. Chinese herbal medicines revisited : a Hong Kong perspective. Lancet 1993 ; 342 : 1532-4

Chan TYK et al. Usage and adverse effects of Chinese herbal medicines. Hum Exp Toxicol 1996 ; 15 : 5-12

Dickens P et al. Fatal accidental aconitine poisoning following ingestion of Chinese herbal medicine : a report of two cases. Forensic Sci Int 1994 ; 67 : 55-8

東 一紀ほか. 帯状疱疹後神経痛のサンワ加工ブシ末内服療法. 漢方の臨床 1991 ; 38 : 1314-9

一戸良行. 毒草トリカブトにまつわるはなし. 化学と工業 1984 ; 37 : 752-5

Itoh T et al. A case of Aconiti Tuber (烏頭) poisoning following with change of kampo formulae ; determining the cause. J Trad Med 1998 ; 15 : 176-80

慶田雅洋. 野生はち蜜中毒. 食衛誌 1973 ; 14 : 604-5

Lin CC et al. Clinical features and management of herb-induced aconitine poisoning. Ann Emerg Med 2004 ; 43 : 574-9
長坂和彦ほか. 附子中毒33症例の検討. 和漢医薬誌 1999 ; 16 : 168-74
長坂和彦. 附子中毒46症例の検討. 漢方の臨床 2002 ; 49 : 1009-25
内藤裕史. 毒ガス戦教育関係資料, 15年戦争極秘資料集. 不二出版 1996, p 31-32
内藤裕史. 中毒百科 南江堂 2001, p 539-540
野々上忠彦ほか. アコニチン中毒の1例. 中毒研究 1991 ; 4 : 257-9
岡田　毅. 急性「とりかぶと」中毒の一例. 臨床醫学 1932 ; 21 : 1647-51
染谷奉道. 蜵燭下疳の治療. 漢方と漢薬 1935 ; 2(12) : 10
鈴木祥雄. 植物性自然毒による食中毒. 食衛誌 1982 ; 23 : 222-4
Tai YT et al. Cardiotoxicity after accidental herb induced aconite poisoning. Lancet 1992 ; 340 : 1254-6
Tai YT et al. Adverse effects from traditional Chinese medicine. Lancet 1993 ; 341 : 892
田中　武ほか. 不整脈を伴ったトリカブト中毒の1例. 心臓 1971 ; 3 : 937-41
龍野一雄. 附子に就て. 漢方と漢薬 1943 ; 10(1) : 67-73
Tomlinson B et al. Herb induced aconitine poisoning. Lancet 1993 ; 341 : 370-1

42 | 계피, 계지

계피는 녹나무과의 육계나무(*Cinnamomum cassia*)의 나무껍질로 계지는 그 잔가지이다. 일본 한방약에서는 「계지」라는 명칭으로 「계피」가 사용되나, 일부 약제에서는 「계피」가 사용된다.

계피(계지)는 의료용 한방약의 30% 이상 48종의 제제에 함유되어 있으며, 그 중에서 20종은 어떤 형태로는 장기 장애의 원인이 된다. 그 장기 장애 발생에 계피가 단독으로 과민성 반응이나 장기 장애를 발생시키고 있다는 것은 쉽게 생각할 수 있으나, 판별은 어렵다.

향신료로서 사용이 되는 시나몬은 실론 계피 *C. verum*이지만, 실제로는 계피(육계)가 "시나몬"으로서 사용되는 경우가 많다.

시나몬과 쿠마린

시나몬이 II형 당뇨병 환자의 혈당치나 콜레스테롤을 낮춘다고 하며 다이어트 건강식품으로서 팔리고 있다. 그러나 시나몬은 쿠마린을 함유하며 쿠마린에는 간독성이 있다(「멜리로트(melilot), 쿠마린」 참조). 스파이스로서 적은 양을 사용하므로 문제는 없겠지만, 건강식품의 경우 섭취량은 하루 6 g에 다다르고 쿠키 등에도 들어 있기 때문에 시나몬 섭취에 대해서 독일 연방 리스트 연구소는 2006년 10월 30일 경고를 내렸다.

계피 14시료 중에서 쿠마린 농도는 0.04~0.87 mg/g, 스파이스 또는 의약품으로서 시판되고 있는 계피 10종의 쿠마린 농도는 0.21~6.13 mg/g이었다(He 2005). 체중 50 kg인 사람이 쿠마린 농도가 6.13 mg/g인 계피를 섭취하면, 쿠마린 하루 내용(耐容) 섭취량인 0.1 mg/kg을 충분히 넘게 된다.

계피(계지)를 함유한 의료용 한방약 때문에 생긴 간기능 장애가 보고되어 있는 것은 갈근탕, 계지복령환, 시호계지탕, 시호계지건강탕, 시호가용골모려탕 및 시령탕이다.

의료용 한방약에 들어가는 계피 하루의 양은 최대 4 g으로 4 g이 들어 있는 제제로는 이하와 같은 것이 있다. 안중산, 계지가출부탕, 계지가령출부탕, 계지가용골모려탕, 마황탕, 계지가작약탕, 계지인삼탕, 황기건중탕, 소건중탕, 계지가황기탕, 계지가갈근탕, 계지가후박행인탕.

알레르기, 접촉성 피부염

육계나무 잎이나 가지를 수증기 증류로 추출한 것이 정유 계피유이고, 신남알데히드를 80~90% 함유한다. 신남알데히드 내지 계피유 성분은 과민성 반응을 일으키는 물질로서 알려져 있다.

30대 여성이 인후염 때문에 개원(改源: 가이겐)®을 이틀간 복용하고, 이틀 후에 안구가 노랗게 된 것을 발견하고 황달이 심해졌기 때문에 입원했다. 림프구 유약화 시험 결과, 개원(改源)®에 양성이고, 또한 10종 성분에 대해서 시험을 한 결과, 육계에 양성반응을 나타냈고, 육계에 의한 알레르기성 간염이라고 진단받았다(미조구치 1985).

20대 여성은 감기에 개원(改源)®을 복용하여 급성 간염 증상을 나타내 DLST 검사에서 양성 소견을 나타냈으며 복용 중지하여 신속하게 개선되어 과민성 간기능 장애로 진단받았다(다카하타 1978).

신남알데히드는 향수, 비누 및 가정용품에 많이 사용되는 25종류의 향료 중 참나무이끼, 이소유제놀 및 유제놀에 대해서 접촉성 피부염의 원인으로서 빈도가 높은 물질이다(Frosch 1995).

30세 여성이 구강 함수제(含嗽剤)로 가글을 했는데, 입술과 혀가 부어올랐다. 성분 중에서 신남알데히드에 대해서만 피부생검이 양성이었다. 건강한 사람 16명 전원이 0.2% 신남알데히드에 의한 주와(肘窩) 피부생검에 대해서 접촉심마진(蕁麻疹 : 두드러기) 반응을 나타냈다(Mathias 1980).

40대 여성이 감창약 개원®을 복용한 결과, 4시간 후에 온몸에 가려움증을 동반한 피진이 나타나 다음날 진찰을 받을 때에는 온몸에 팽진과 홍반이 관찰되었다. 피부생검에서 개원® 및 신남알데히드에 대해 양성이었다. 환자는 개원®을 복용하기 전에 카레를 먹었고, 카레가루 안의 신남알데히드가 피진 증상 발현에 관여된다고 생각한다(가나사시 1995).

60세 여성은 태전위산(太田胃散: 오타이산)®을 상용하여 두드러기가 반복해서 생겼다. 태전위산(太田胃散: 오타이산)®에는 계피가 함유되어 있어서 피부생검에서 태전위산(太田胃散: 오타이산)® 신남알데히드에 양성반응을 확인할 수 있었다(가나사시 1995).

50대 여성은 대정한방위장약(大正漢方胃腸薬: 다이쇼 칸포 이쵸야쿠)®(계피를 함유) 복용하고, 5일 후에 대차 복용한 결과, 4시간 후에 동체와 사지에 산재성 홍반형 피진이 나타났다. 복용한 대정한방위장약®과 신남알데히드에 대해서 피부생검은 양성반응을 나타냈다(가나사시 1995).

70대 남성은 직장암 수술 후에 십전대보탕(계피를 함유)을 복용하고 있었는데, 안면, 경부 및 손등에 가려움을 동반한 피진이 나타났다. 환자는 꽃집 주인으로 국화를 만지는 기회가 많으면 증상은 악화되었다. 피부생검에서 십전대보탕과 신남알데히드에 대해서 양성반응이 확인되었다(가나사시 1995).

50대 남성이 6개월 전부터 입 주변과 입 아귀에 홍반과 짓무름 증상이 발생하였고, 난치성이었다. 위염용 위산 캬시론(キャシロン)®(계피 7% 함유) 피부생검에서는 음성이었지만, 신남알코올과 캬시론(キャシロン)® 복용 유발검사는 양성이었다. 복용한 계피 중 신남알데히드가 체내에서 신남알코올로 환원된 것이라 여겨진다. 환자는 한방약을 복용하지 않도록 또한 신남알코올을 함유할 가능성이 높은 화장품 종류나 시나몬 행료를 사용한 기호품 섭취를 피하고 있었지만, 치통에 대해서 약국에서 산 금치수(今治水: 곤지스이)®를 바르자 피진이 재발했다. 금치수(今治水: 곤지스이)®에는 계피가 2.5% 함유되어 있었다(나카야마 1982).

50대 여성이 고혈압 치료를 위해 계지복령환을 복용했지만, 양쪽 볼부분 점막에 흰색 레이스 모양의 병변이 나타나 점차 상하 치육으로 확산되고, 발적, 짓무름 및 통증을 동반하게 되었다. 병리 조직상은 점막 태선으로 계지복령환 복용을 중지하고, 프레드니솔론(prednisolone)을 복용함으로써 치유되었다. 복용 테스트에서 양성반응을 나타냈고, 아마 계피에 의한 점막 태선 약진이라고 진단되었다(다카하타 1997).

청량유(清涼油)에 의한 접촉성 피부염의 원인이 페퍼민트 오일, 스피아민트 오일, 플레곤이었다는 보고가 있지만, 원인물질로서 신남알데히드, 신남알코올, 클로브 오일(Yoshida 2001), 신남알데히드, 시나몬유, 박하유(구보 2000)가 각각 양성반응을 나타냈다고 하는 보고가 있다.

계지복령환과 당귀사역 가오수유생강탕 복용 후에 생긴 홍피증 모양의 피진의 원인이 양쪽에 공통되는 계피가 아닌가라고 환자에게 지적 받을 때까지 몰랐다고 하는 예가 보고되어 있다. 40대 여성이 어깨 결림에 상기의 두 약제의 복용을 시작한 지 6주 후부터 양쪽 대퇴부 안쪽에 강한 가려움증이 있는 홍반이 생기고 환자가 인과관계를 의심하여 복용을 중지하자 피진은 점차적으로 없어졌다. 어깨 결림이 재발했기 때문에 계지복령환 복용을 재개한 결과, 며칠 만에 가려움증이 다시 재발하고 당귀사역 가오수유생강탕으로 바꿨지만, 가려움증은 변함이 없고 붉은색의 작은 구진이 모여서 홍반을 형성하자 비로소 발진의 원인이 두 개의 약제에 공통으로 들어 있던 계피인 것을 알게 되었다. 본인의 의사로 계지복령환의 양을 줄여서 복용을 계속한 결과, 5개월경부터 음고부에서 몸통에 걸쳐서 또다시 홍피증 모양의 피진이 발생했다. 가미소요산으로 변경하자 가려움증도 피진도 없다(다나카 1996). 계지

복령환과 강귀사역 가오수유생강탕에는 계피가 각각 3 g 함유되어 있다.

산업 중독

계피와 신남알데히드는 산업 중독으로서 탈모를 발생시킨다.

시나몬 원료 실론계피는 스리랑카가 세계 시장을 거의 독점하고 있어서 벗겨낸 나무껍질을 말아서 수출하기 위해 콜롬보항에 모아서 제품화되지만, 그 작업에 종사하고 있는 남녀 40명 중에서 15명(37.5%)에게 머리카락 탈모가 보였다(Uragoda 1984).

신남알데히드는 모기 유충(Cheng 2004), 흰개미(Cheng 2004) 및 바구미(park 2000)에 대해서 강한 살충작용을 가지고 있어서 살충제로서 사용된다.

40대 여성이 온실 내의 백합 재배에 2001년 11월 15일부터 신남알데히드를 농약으로서 사용하기 시작했는데, 17일에 사지와 몸체에 홍색 구진이 나타나고, 29일부터 두발 탈모가 생겨 2002년 1월 초순부터 눈썹과 속눈썹 탈모도 시작되었다. 2월부터 온실에 들어가는 것을 그만두었더니 피진은 개선되었고 두발도 재생되게 되었다. 100배로 희석한 신남알데히드에 의한 피부 생검에서 음성이었다(기토 2004).

문헌

Chang ST et al. Antitermitic activity of leaf essential oils and components from *Cinnamomum osmophleum*. J Agric Food Chem 2002 ; 50 : 1389-92

Cheng SS et al. Chemical composition and mosquito larvicidal activity of essential oils from leaves of different *Cinnamomum osmophleum*. provenances. J Agric Food Chem 2004 ; 52 : 4395-400

Frosch PJ et al. Patch testing with fragrances : results of a multicenter study of the European Environmental and Contact Dermatitis Research Group with 48 frequently used constituents of perfumes. Contact Dermatitis 1995 ; 33 : 333-42

He ZD et al. Authentication and quantitative analysis on the chemical profile of Cassia bark (*Cortex Cinnamomi*) by high-pressure liquid chromatography. J Agric Food Chem 2005 ; 53 : 2424-8

金指麦子ほか. Cinnamic Aldehyde 含有漢方薬による薬疹の4症例. 皮膚臨床 1995 ; 37 : 715-9

鬼頭由紀子ほか. シンナムアルデヒドによる中毒疹. 皮膚病診療 2004 ; 26 : 695-8

久保容二郎. 精油による接触皮膚炎. 皮膚病診療 2000 ; 22 : 1169-73

Mathias CGT et al. Contact urticaria from cinnamic aldehyde. Arch Dermatol 1980 ; 116 : 74-6

溝口靖紘ほか. 生薬成分「桂皮」によると推測される薬物アレルギー性肝炎の1症例. 肝臓 1985 ; 26 : 376-9

中山秀夫ほか. 漢方薬中の Cinnamic 系化合物による薬疹の一例. 皮膚 1982 ; 24 : 297-304

Park IK et al. Insecticidal and fumigant activities of *Cinnamomum cassia* bark-derived materials

against *Mechoris ursulus* (Coleoptera : attelabidae). J Agric Food Chem 2000 ; 48 : 2528-31
高旗博昭ほか. 漢方薬により生じた粘膜苔癬型薬疹の3例. 西日皮膚 1997 ; 59 : 601-4
高畑賢司ほか. 漢方薬により過敏性肝機能障害を呈した2症例. 日消誌 1978 ; 75 : 1833-4
田中迪夫. ケイヒによる発疹の一例. 神奈川医学会雑誌 1996 ; 23 : 400
Uragoda CG. Asthma and other symptoms in cinnamon workers. Br J Ind Med 1984 ; 41 : 224-7
Yoshida K et al. A case of allergic contact dermatitis due to essential balm. Environ Dermatol 2001 ; 8 : 167-71

43 | 인삼

두릅나무과 죽절인삼(栃葉人参)속 한국인삼(고려인삼) *panax ginseng*의 잔뿌리를 제거한 뿌리를 한방에서 인삼이라고 한다. 야채인 당근(일본어는 인삼과 당근이 같다)은 미나리과 식물이고 전혀 다른 것이다. *Panax* 속에는 한국인삼 외에 죽절인삼 *Panax japonicas*, 서양인삼(미국 인삼), 삼칠인삼(전칠팔삼) *Panax notoginseng*, *P. psuedoginseng*, *P. zingigerensis*, *P. stipuleanatus*의 8종류가 있고, 나아가 죽절 인삼에는 3종류의 변종이 있다.

품질의 지표 성분이기도 한 유효 성분은 진세노사이드이고, 진세노사이드 Rg_1, Re, Ro, Rb_1, Rc, Rb_2 및 Rd는 한국인삼과 서양인삼 양쪽에 포함되어 있지만, 진세노사이드 Rf는 한국인삼에만 포함되어 있고, 24-(*R*)-프소이드 진소노사이드 F_{11}은 서양 인삼에만 포함되어 둘을 구별할 수 있다(Chan 2000).

그 외에 같은 죽절인삼속인 시베리아인삼(만주인삼) *Eleutherococcus senticosus*, 브라질인삼 *Pfaffia paniculata*도 "인삼"이라는 이름으로 팔리고 있다. 시베리아인삼의 지표 성분은 엘로테로사이드이다.

인삼은 십전대보탕, 복령음합반하후박탕, 보중익기탕, 대건중탕 등 38종의 의료용 한방약에 배합되어 있다.

품질과 성분

인삼의 인기가 세계적으로 높아져서 소비량이 늘어남에 따라서 품질에 대한 관심이 높아지고 있다. 그 한 가지가 중금속이나 농약 오염, 다른 한 가지는 유효 성분 함유량이다.

이하 3건의 보고는 인삼 제제의 중금속이나 농약 오염을 조사한 것인데, 대부분의 제제에서 중금속 혹은 농약이 검출되었다.

제13개정 일본약국제일추보(1998년)부터 인삼과 인삼 가루의 생약 순도 시험에 총 BHC와 총 DDT 잔류 기준이 설정되었다. 1997년과 1998년에 구입한 홍삼과 인삼 9검체 중에서 5검체에서 BHC 잔류가 확인되었으며 그 중에서 4검체로부터는 일본약국방의 기준치(0.2 ppm)를 넘는 총 BHC가 검출되었다. 7검체에서 유기염소계 농약 퀸토젠(pCNB)의 잔류가 확인되었다(요시오카 2000).

발암성이라고 생각되는 유기염소계농약에 대해서는 농산물, 식품 및 사료 중에서 최대 잔류 기준치가 정해져 있었고, 각국 모두 정부가 정기적인 검사를 실시하였으나, 인삼 등 생약에 대해서는 실시하지 않았다. 그래서 2001년 6월부터 2002년 3월 사이에 유럽, 미국, 중국의 20개의 업자로부터 구입한 47종의 인삼 제제에 대해서 잔류 농약과 중금속 분석을 실시했다. 47종 중에서 36종은 한국 인삼의 분말 추출물이었고, 6종은 액체 또는 페스트형 추출물이었으며, 나머지 5종은 서양인삼이었다. 17개의 업자로부터 구입한 30종에 대해서 잔류농약을 분석한 결과, 24종(80%)으로부터 검출 한계 이상의 농약이 검출되었고, 13종(43%)로부터는 미국 최대 잔류 기준치를 넘는 총 퀸토젠, 헥사클로로벤젠(HCB), 총헥사클로로시클로헥산(HCH), 보리수, 총 헵타클로르, e-클로르피리포스, 폴펫 등 유기 염소계 농약이 검출되었다. 총 퀸토젠은 최대 잔류 기준치의 55배를, 헥사크로로벤젠은 30배를, HCH는 17배를 넘는 것이 있었다. HCH는 0.011~5.340(평균 1.434) ppm이었다(일본약국방에서는 0.2 ppm 이하). 카드뮴, 수은, 납, 비소는 대부분 모든 종류에서 검출되었지만, 최대 허용 농도 5~30%였다(Durgant 2005).

전미 자연식품 연구 센터는 미국, 유럽 및 아시아에서 구입한 21종의 인삼 제제에 대해서 잔류 농약과 중금속을 분석했다. 유기염소계 농약은 21종 전부에서 검출되었다. 퀸토젠, β-HCH, DDT, HCB, 린넨, 헵타클로르, 알드린, 디엘드린 등 7종류 이상의 유기염소계 농약이 검출되었다. 평생 계속해서 먹으면, 발암 가능성이 있는 농도이다. 카드뮴은 21종 전부에서, 납은 18종에서 검출되었다. 심각한 영향이 나타날 양은 아니었지만, 유아나 사춘기 어린이에게 영향을 미칠 가능성도 있다. 비소, 수은 및 크롬은 모두 검출 한계 이하였다(Khan 2001).

인삼은 토양 게르마늄을 농축시키며, 한국 인삼은 게르마늄 농도가 높아서 효과가 있지만, 일본산 인삼은 낮아서 효과가 없다고 진실인 것처럼 전해지지만, 의도적으로 게르마늄을 첨가한 한국 인삼 제제가 있는 것 같다. 게르마늄을 포함하는 한국 인삼 제제에 의한 신장애에 대한 보고가 있다. 게르마늄에는 신독성이 있으며 일본에서도 건강식품으로 게르마늄을 먹고 알려진 것만으로 11명이 사망했다(「게르마늄」 참조).

미국에서 생산되는 서양인삼은 중국에서 인기가 높으며, 미국보다 소비량이 많다. 서양인삼 등 엽고병 원인이 되는 토양 진균에 대해서 진균 버크홀데리아 세파시아 *Burkholderia (Pseudomonas) cepacia*가 뛰어난 항균 작용을 나타내며 사용된다. 또한 항균 작용뿐만 아니라, 베트남에서 뿌려진 고엽제에 함유된 2,4,5-T를 비롯해 난분해성 발암성 염소화 환상화합물이나 유기염소계 농약을 분해하여 자신의 영양으로 하는 특징을 가지고 있다. 임업 방면에서도 이용 가치가 높고 친환경 농약으로서 경제적 가치는 대단히 높다. 그렇지만 버크

홀데리아 세파시아는 면역력이 약해진 사람에게는 병원 내 감염에서 치사율이 높고, 호흡기 질환을 일으키며 항생제에 대해서 다제내성화를 나타내며 끈질기게 치료에 저항하는 성가신 병원균이다. 살균제로서는 병원성 없는 뿌리를 사용하려고 해도 뿌리마다 전염력의 격차가 커서 병원성이 있는 뿌리로 진화한다면, 서양인삼의 오염이 걱정스럽다.

이하의 두 가지의 보고는 인삼 제제 중의 유효 성분의 농도에 대한 것이다.

스웨덴에서는 1994년 현재 성인 5% 이상이 "인삼"을 사용할 정도로 소비량이 증가하고 있다. 인삼 제제 50종을 11개국의 약국 혹은 유명 자연식품점에서 구입하여 주성분인 진세노사이드를 분석한 결과, 50종 중 44종에서는 진세노사이드가 검출되었지만, 그 농도에는 1.9~9.0%의 격차가 있었다. 6종에서는 진세노사이드가 검출되지 않았고, 그 중 1종 Up your gas®에서는 다량의 에페드린이 검출되었다. Up your gas®는 1993년 스웨덴 선수에게서 에페드린이 검출되어 토핑 반응 양성으로 나타났을 때, 그 선수가 먹고 있던 바로 그 인삼 제제이다(Cui 1994).

이 논문에서 진세노사이드가 검출되지 않았던 4종은 시베리아 인삼이고, 1종은 브라질 인삼이고 그것들은 모두 진세노사이드를 함유한 종이 아니다. 전자의 성분은 엘루테로사이드라고 하는 지적이 있었다(Walker 1994, Vigano 1994).

미국에서 시판되는 25종류의 인삼 제제의 성분 분석이 이루어졌다. 분석 대상은 한국인삼 8종, 서양인삼 4종, 삼칠인삼 1종, 시베리아인삼 9종 및 혼합제제 3종이다. 한국인삼, 서양인삼, 삼칠인삼에서는 진세노사이드가, 시베리아인삼에서는 엘루테로사이드가, 혼합제제에서는 양자가 검출되었고, 또한 서양인삼 4종에서는 한국인삼에만 있다고 하는 진세노사이드 Rf는 검출되지 않았다. 이상과 같은 점으로 모두 표시대로의 식물 종이 사용되었다고 보인다. 그러나 제제에 의해 진세노사이드 농도에 15~36배와 엘루테로사이드에서 43~200배 이상의 농도차가 확인되었다. 25종 중 11종에는 성분 농도 표시가 있었으나, 실제의 농도는 적은 것은 표시한 것의 10.8%, 많은 것은 327.7%로 각양각색이었다.

또한 진세노사이드 농도가 1% 이하로 낮은 제품이 6종이었다. 보통은 파종 후 5년 만에 수확하지만, 최근 증가하는 수요에 따라 미숙한 것을 수확하기 때문이라고 생각할 수 있으나, 1% 이하라고 하는 것은 너무나도 낮고 아마 1년 미만에 솎아낸 것일 것이다. 그렇지만 진세노사이드 만도 30종 이상이고, 그 외에도 다른 성분이 포함되어 있으므로 진세노사아드 농도만 효과의 보증이 되는 것은 아니다. 진세노사이드 농도는 뿌리보다 꽃이나 잎 쪽이 높지만 보통 잎이나 꽃은 사용되지 않고, 죽절인삼이나 삼칠인삼 쪽이 농도는 높으나, 한국인삼이 비싸게 거래된다(Harkey 2001).

건강식품에 대해서 인증 제도를 실시하고 있는 미국 ConsumerLab은 미국에서 시판되고 있는 17종에 대해서 진세노사이드 농도가 표시대로인지 표시 이외의 물질 특히 의약품이 포함되어 있지 않은지 등에 대하여 2006년 5월에 검사를 실시했다. 그 결과, 17종 중에서 3종은 진세노사이드 함유량이 표시보다 적었고, 그 중에서 1종은 2%밖에 함유되어 있지 않았다. 결국, 17종 중에서 6종이 불합격이고, 그 이유는 납이 함유된 것이 1종, 부적절한 표시 2종, 진세노사이드 농도가 표시에 미치지 않은 것 3종이었다.

제14개정 일본약국방(2001년)은 생약 함유량을 규정하고 있으나, 진세노사이드 함유량은 규정하지 않았기 때문에 저품질 생약을 사용한 경우 약효를 기대할 수 없을 가능성이 있다. 또한 검사 대상 농약이나 중금속도 극히 일부에 한정되어 있다. 그래서 ConsumerLab은 일본에서도 외국과 같이 2005년 6월에 검사를 실시했다. 한국인삼 제제의 인기 상품 14종을 검사한 결과, 의약품으로서 인가되어 있던 2종은 인삼 엑스 함유라고 표시가 있었음에도 불구하고, 진세노사이드 함유량은 제로였다. 또한 일본 건강 영양식품협회 인정 마크가 붙은 1제품에는 표시의 60%밖에 포함되어 있지 않았다. 결국, 진세노사이드 함유량이 표시보다 적은 것이 6종 또한 유기염소계 농약 BHC, 헥사클로로벤젠 및 퀸토젠과 함께 규제치를 넘기는 일이 1종 그리고 BHC가 규제치를 넘는 것이 1종이었다. 이렇게 하여 14종 중에서 8종은 부합격되었다. 상품명은 모두 공표되었다.

남용

인삼 제제를 지속적으로 사용해서, 만성적인 불면, 신경과민, 난변 등의 중독증상(Ginseng Abuse Syndrome, 인삼 난용 증후군)을 보이는 환자가 많으므로, 캘리포니아 대학 로스엔젤레스교의 신경정신연구소가 인삼 제제를 1개월 이상 계속 사용하고 있는 133명을 대상으로 6개월 간격으로 2년간 조사 및 검사를 실시하였다. 대부분은 경구 섭취였고, 주 3~7일 사용했다. 하루 섭취량은 캡슐은 8~10 g, 뿌리는 0.5~3.0 g, 분말은 1.0~2.0 g 및 엑스는 2.5~5 mL이었다. 133명의 자각 증상은 자극 흥분 133명, 건강감 93명, 운동과 인지 능력 향상 89명, 아침 설사 47명, 피진 33명, 목의 통증 완화 26명, 불면 26명, 불안 25명, 고혈압 22명, 행복감 18명, 부종 14명, 성기능 항진 9명, 식욕부진 7명, 우울 증세 6명, 혈압 저하 5명, 무월경 4명에게 증상이 나올 때까지 대략 3주일, 고혈압에서는 약 1년 그리고 우울 증세는 2년이었다(Siegel 1979).

정신 증상

런던에서 통합 실조증으로 입원 중인 37세의 남성이 건강 증진을 위해 인삼허브담배를 피우기 시작했다. 이 담배는 피우면, 대마와 같은 냄새가 나고, 건강식품점에서 쉽게 구입할 수 있다. 다른 4명의 통합실조증 환자도 따라서 피우기 시작했다. 5명 모두 비슷한 시기에 화를 잘내고 치료 계획에 비협조적으로 변해서 흥분하여 수면 장애를 갖게 되었지만, 허브담배를 금연함과 동시에 원래의 상태로 돌아왔다(Wilkie 1994).

우울증에 리튬과 아미트린프틸린을 복용하여 안정되었던 35세의 여성이 복용을 중지하고 인삼 제제를 매일 한 알 먹기 시작했다. 4일째에 우울 증세와는 달리 건강하고 활동적으로 변해 피곤함을 모른채 성욕이 항진되고 10일 후에 다행감, 활동과다, 어루증(하염없이 말을 해 대는 증세), 정동불안이 되어 쉴새없이 필요 이상으로 노래하고 숙면하지 못하며 흥분해서 공격적이 되어 입원했다. 인삼 제제를 중지하고 할로페리돌과 리튬 투여로 48시간 후에 모든 증상은 없어졌다(Gonzalez-Seijo 1995).

80대 여성이 2년 전에 뇌경색을 일으켜 오른쪽 위 하지부의 떨림 등 파킨슨 증후군을 나타내며 고도의 인지증 상태였다. 주로 누워 생활하고 식욕이 없고 무기력한 상태여서 체력 증강을 목적으로 인삼이 든 한방약으로서 대표적인 십전대보탕 엑스 투여를 시작했다. 2개월 경부터 점차적으로 식사를 잘하게 되었으나, 머리가 아프다든가 때때로 버럭 화를 내는 등의 증상이 나타나고, 혈압은 200/100 mmHg로 상승하고, 보행 곤란, 흥분, 요통 등이 확인되었으며 자주 누워 있게 되고, 일상 생활 활동의 저하가 나타났기 때문에 십전대보탕 투여를 중지했다. 그 후 식욕은 조금씩 좋아졌고, 곧바로 화를 내는 일도 줄어들었으며 두통을 호소하는 것도 줄고, 혈압은 125/95 mmHg로 떨어졌다(다케치 1994).

항우울제인 페넬진(모노아민 산화효소 저해제)을 복용하고 있는 우울증을 가진 64세의 여성이 인삼 제제 Natrol High®를 복용하기 시작한 결과, 불면, 두통 및 떠는 증상을 경험했다. 이전에 페넬진 복용을 시작하기 전에 인삼차를 마신 일이 있었는데, 이러한 증상은 경험한 적이 없다. 3년 후 페넬진 복용 중에 기력 증진을 위해 침술원에서 처방받은 인삼강장제를 3일간 복용한 결과, 또다시 불면, 두통 및 떠는 증상을 경험하게 되었다. 복용을 중지하자 24시간 후에 증상은 없어졌다(Shader 1985, Shader 1988).

42세의 우울증인 여성이 페넬진 복용을 시작하고 동시에 인삼 제제도 복용하기 시작했다. 우울증상은 완전히 없어지고, 내향적인 성격과는 180도 변한 극히 활동적이고 낙관적이 되어 친구나 지인을 식사에 초대하기도 하고, 수면 시간은 짧아졌지만, 피곤함을 느끼는 일이 없었다. 불안함과 긴장성 두통이 있으며 가벼운 환시가 있었으므로 페넬진 복용을 중지한 결과, 완전히 우울증 상태로 되돌아왔다. 페넬진 복용을 재개했지만, 개선되지 않았다. 이때에는 인삼 제제를 복용하고 있지 않았다(Jones 1987).

이상의 2가지 예는 모노아민 산화효소 저해제와 인삼과의 상호 작용을 보여주는 것이다.

여성 호르몬 작용

런던에서 70세 여성이 인삼 분말 제제를 정기적으로 복용하기 시작하여 3주일 후에 유방에 통증과 부종 및 산재성 결절 형성을 확인하였으나, 복용 중지로 증상은 없어졌다. 환자는 그 후 2회에 걸쳐 복용에 따른 유방의 통증과 부종을 경험했다. 혈청 프로락틴 농도는 복용 중에도 중지 후에도 정상이었다(Palmer 1978). 25~40세의 여성 5명은 인삼 제제를 섭취 후, 유방의 통증과 부종을 호소했다(Koriech 1978).

72세의 여성은 오스트레일리아의 메이커가 제조한 진세노사이드 200 mg이 든 인삼 제제를 하루에 1정을 복용하기 시작하고 나서 가벼운 여성 호르몬 효과와 함께 질 출혈을 발견했다(Greenspan 1983).

폐경기에 접어들어서 난포 자극 호르몬이 105 mIU였던 여성이 부정 자궁 출혈을 발견했다. 인삼 제제를 함유한 안면 크림을 사용하였고, 그 외에 의약품은 복용하고 있지 않았다. 2회째 출혈 후에 진찰을 받았고, 난포 자극 호르몬은 36 mIU로 내려가 있었다. 안면 크림 사용을 중지하고, 1개월 후에 난포 자극 호르몬은 70 mIU로 회복되었다. 안면 크림 사용을 재개하고, 1주일 후 또 다시 자궁 출혈이 있었으며 그로부터 2주일 후에 난포 자극 호르몬은 27 mIU였고, 내막 생검에서 이상한 증식기 형상이 나타났다. 재차 안면 크림을 중지하고 2주일 후에 난포 자극 호르몬은 68 mIU로 상승하였고, 그 후 1년간 부정 출혈은 발견되지 않고 있다(Hopkins 1988).

스페인에서 48세의 여성이 자궁 출혈이 3주 동안 계속되어 입원했다. 전에는 이와 같은 월경 이상은 경험한 적은 없었다. 표준적인 인삼 엑스 G115를 함유한 종합 비타민제 Pharmaton Complex®를 2개월 전부터 복용하고 있었다. 여성 호르몬을 함유할 가능성이 있는 시판 의약품이나 화장품은 사용하지 않았다. 각종 검사에 이상은 없고, Pharmaton Complex® 복용을 중지하고, 4일 후부터 자궁 출혈은 멈추고, 그 후 6개월 동안 출혈은 없었다(Palop-Larrea 2000).

약물상호작용

47세의 남성이 대동맥 인공변 치환술 후에 1990년 이후부터 와파린에 의한 항응고 요법을 받고 있었다. 와파린의 양은 하루 5 mg(화요일 만 7.5 mg), INR(국제표준지수)는 3.0~4.0(목표치 2.5~3.5)으로 과거 9개월에 걸쳐서 안정되었고, 마지막 INR는 3.1이었다. 1995년 2월에 진세노사이드 200 mg이 든 Ginsana®를 매일 3캡슐을 복용하기 시작했다. 복용하기 시작한 지 2주 후에 INR이 혈전 형성 위험이 있는 1.5로 저하되었고 Ginsana® 복용을 중지하고 2주 후에 3.3으로 회복되었다. 이 사이에 환자가 복용하고 있던 의약품이나 식사 영양 보조제에 변경은 없었으므로 메커니즘은 명확하지 않지만, 응고 항진 상태는 인삼 제제가 유일한 원인이라고 판단이 되었다(Janetzky 1997).

대동맥 인공변 이식을 받은 환자가 입원했다. INR이 1.4로 응고 항진 상태로 폐수종이 있었으며 심장 초음파에서 대동맥변 협착이, 형광투시법으로 반쯤 열린 상태의 인공변의 판막 첨판이 확인되었다. 수술로 대동맥 인공변에 혈전이 확인되어 변을 교환했다. 3개월 전에 시판 인삼 제제를 복용하기 시작하고 나서 와파린을 증량해도 INR가 변동하고 응고 항진 상태였다. 와파린 작용에 영향을 미치는 인자가 달리 보이지 않았고 인공변의 혈전 형성은 인삼 제제에 의한 와파린 작용 감약에 의한다는 판단을 했다(Rosado 2003).

장애를 갖지 않은 남녀 20명에게 제1주에 와파린을 3일간 복용시키고, 제2주에 2그룹으로 나누어 시험 그룹에게는 서양인삼을 3주 동안, 대조 그룹에는 위약을 3주 동안 각각 복용시키고, 제4주에는 양 그룹 모두 다시 와파린을 3일 동안 복용시켰다. 양 그룹의 INR과 혈장 와파린 농도를 비교한 결과, 서양인삼 그룹에서 두 가지가 모두 저하되었고, 와파린 작용은 감약하여 혈액 응고성이 높아진 것을 알 수 있었다(Yuan 2004).

74세 남성이 심방세동에 디곡신을 복용하고 혈청 디곡신 농도는 10년 동안 0.9~2.2 nmol/L(치료역 0.6~2.6)로 안정되어 있었지만, 어느 날 외래 정기 검진에서 5.2 nmol/L로 상승되어 있는 것이 발견되었다. 구역질 등 디곡신에 의한 중독증상은 없었고, 심전도 소견도 5년 전과 변함이 없었다. 디곡신 투여량을 줄여서 10일째에는 중지했는데, 2주일 후에도 디곳신 농도는 높은 채로 있었고, 25일째에는 4.5 nmol/L에 달했다. 환자가 복용을 시작한 시베리아 인삼이 원인이 아닌가하고 복용을 중지한 결과, 33일째에는 2.2 nmol/L로 저하했다. 디곡신 투여를 재개하고, 혈청 중 농도는 0.8~1.2 nmol/L이었다. 263일째에 시베리아 인삼 복용을 재개하였고, 315일째에 혈청 중 농도는 3.2 nmol/L로 상승하였고, 디곡신 복용은 계속하고 있었고, 중독증상은 나타나지 않았지만, 인삼을 중지하고 혈청 중 농도는 1.2 nmol/L로 돌아왔다. 환자에게 중독증상이 나타나지 않은 점으로 봐서 면역 항체를 사용하는 혈청 디곡신 측정법은 시베리아 인삼 성분 엘루테로사이드 혹은 그 대사물에 의해 간섭을 받을 가능성이 있다(McRae 1996).

장기 장애

30대의 임신 중인 여성이 입덧 때문에 복령음합반하후박탕(인삼, 복령, 반하 등) 등 3종류의 약을 복용하기 시작했다. 1개월 후부터 경도의 황달에 이어서 고도의 간기능 장애가 나타나 입원했다. 모든 약의 복용을 중지한 결과, 간기능은 개선되어 DLST 검사 결과, 복령음합반하후박탕에 의한 약제유발성 간기능 장애로 진단받았다. 성분별 시험에서 인삼에 양성반응을 보였다(요시쿠보 1997).

생후 10개월이고 체중 2 kg의 저출생체중아의 복부 팽만에 대건중탕(인삼, 마른 생강, 산초)을 투여한 결과, 10일째에 간효소가 비정상적으로 높은 수치를 나타내 간기능 장애의 원인이 다른 것이라고는 생각할 수 없었기 때문에 투여를 중지하자 20일째에 간효소는 정상으로 돌아왔다(모리자와 2002).

당뇨병으로 인슐린 치료를 중지하고 있던 60대 남성이 인슐린을 다시 시작하면서 보중익기탕(인삼, 승마, 황기, 감초, 당귀, 시호. p 285) 복용을 시작했다. 17일째 검사에서 간효소 상승이 확인되어 복용을 중지한 결과, 간효소는 서서히 저하하고 1개월 후에는 정상화되었다(가사하라 2005).

20대 남성이 감기 증상에 「사카키 갓챠기 약(榊ガッチャギの薬)」을 이틀간 복용하고 증상은 없어졌다. 1년 후에 또 다시 감기 증상이 있었기 때문에 6일간 복용했다. 복용 중지 2주 후부터 식욕부진, 안구 결막의 황염(황달), 피부의 흑색화 등의 증상이 나타났고 간기능 이상을 지적받아 입원했다. 총 빌리루빈과 직접형 빌리루빈 모두 높은 수치를 나타냈다. DLST 검사에서 사카기 갓챠지 약(인삼, 황백, 후박, 창출, 오수유 등)에 양성반응을 보였다. 입원 후에도 빌리루빈 수치는 상승하고 정상화된 것은 98일 후이며 간기능이 정상화된 것은 105일째였다. 간 생검에서 간 세포의 변성 괴사와 세포 내 담즙 침착을 발견해서 아광범성 괴사후라는 소견이 있으며 한방약으로 기인하는 중증 간기능 장애라고 진단되었다(고토 1990).

70대 남성이 폐화농증에 대해서 항생제 투여를 받아 3월 초에 증상은 없어졌기 때문에 전신 권채감이 계속되어 20일경부터 숨가쁨과 천명(喘鳴)이 나타나 4월 초부터 호흡 곤란과 전신 권태감이 심해졌다. 항생제를 계속 투여하면서 대건중탕 복용을 중지했다. 이후 천천히 증상은 개선되었고, 5월 초에는 호흡 곤란도 거의 없어지고 흉부 엑스레이 사진에서도 간질성 폐렴 상이 개선되었다. DLST 검사 결과, 대건중탕에 의한 약제 유발성 간질성 폐렴이라고 진단받았다(다카다 1996).

60대 남성이 홍경천 엑스와 한국인삼의 열매 사포닌으로 만들어진 정력 회복을 자랑하는 건강식품 「Super 삼경천(参景天)」 3정을 복용한 직후부터 양쪽 대퇴부의 통증이 10일간 지속되었고, 42도의 고열로 의식 혼탁을 일으켜서 입원했다. 크레아티닌이 1.5 mg/dL, 크레아틴키나아제가 6,007 IU/L로 높았고, 인공 호흡 관리를 필요로 하여 4일째에 크레아티닌은 4.2 mg/dL로 상승하고 마이오글로빈은 혈청 5,510 ng/mL, 소변 중 8,350 ng/mL로 높고 횡문근융해증을 동반한 급성 요세관 장애로 진단내려졌다(이시오카 2005). Super 삼경천(参景天)에서 미승인 의약품타다라필이 1정에 17 mg이 검출되어 판매 중지와 회수 지시를 받았다. 한국인삼의 진세노사이드 농도는, 전술한 바와 같이, 뿌리보다 잎이나 꽃이 높기 때문에 이 환자의 증상은 한국인삼에 의한 것일 가능성이 있다. 성분의 하나인 홍경천 *Rhodiola rosea*(바위돌꽃)는 티벳인삼, 북유럽인삼 등으로 불리며 팔리고 있다.

타이완에서 28세의 여성이 피로에 인삼 뿌리를 얇게 저민 것 60편(전조 중량 약 25 g, 상용량 0.5~2.0 g)을 알코올분 22%의 술 400 mL로 달여서 200 mL를 복용했다. 5시간 후에 극심한 두통과 구역질, 구토 및 가슴을 죄는 느낌이 나타났다. 뇌혈관 조영으로 전 · 후 대뇌동맥에 다수의 분절적 협소화가 발견되었으며 동맥염일 가능성을 보이고 있었다. 두통은 10일 사이에 천천히 좋아졌다. 달였기 때문에 알코올 성분은 거의 남아 있지 않다는 생각이 들며 고용량 진세노사이드에 의한 뇌동맥의 혈관염이라고 진단받았다(Ryu 1995).

약진

27세 남성이 인삼 제제를 하루에 2정을 3일간 복용한 결과, 결막염, 마른 기침 및 안면 발진이 나타났고, 3일 후에 구강과 비뇨생식기 점막에 통증을 동반한 짓무름, 각막 궤양 및 자반성 발진이 나타나 피부 생검 결과, 전형적인 스티븐스 존슨 증후군이라고 진단받았다. 증상이 나타나기 1주일 전에는 인삼 이외의 약물을 섭취하지 않았기 때문에 제제 중에서 명확하지 않은 성분에 의한 것이라고 판단되었다(Dega 1996).

이 보고에 대해서, 인삼 엑스 「G115」 제약 회사로부터 인삼 제제에도 여러 가지가 있으며 인삼 이외의 물질이 섞여 들어와 있을 수도 있기 때문에 증상이 인삼에 의한 것인지 아닌지의 확인이 필요하다는 의견이 들어왔다(Faleni 1996).

60대 남성이 고려 인삼 엑스를 복용한 지 몇 시간 후에 양쪽 앞팔과 겨드랑이에 홍반 · 구진이 나타났고, 피진은 온몸으로 퍼져서 인후통과 38도의 발열을 동반하여 진찰을 받았다.

머리를 제외한 온몸에 가려움증을 동반한 홍반과 구진이 다발하였고, 복부와 등에서는 소농포가, 앞팔에서는 수포가, 하퇴에서는 자색반이 발견되었다. 조직학적 검사에서 호중구 주체의 세포 침윤을 확인했다. 고려인삼엑스에 의한 피부 천자 시험은 음성이며 1/10 농도의 가글 테스트에서 곧바로 혀의 따끔따끔한 자극감과 머리 안면의 열감이 나타났고, 6시간 후에 가려움을 동반한 발적이 나타났다(마츠무라 2000).

40대 여성이 만성 위염과 저혈압으로 홍삼을 하루에 3 g을 복용하고 팔다리와 겨드랑이에 소양성 홍반이 나타나 복용을 중지하고, 4주 후에 색소 침착만 남기게 되었다. 홍삼 0.5 g을 시험 투여한 결과, 3시간 후부터 발적, 발열 및 전신 권태감이 생겨서 홍삼에 의한 홍진이라고 진단했다(마츠무라 1987). 홍삼이란 인삼을 쪄서 열풍 건조시켜서 적갈색이 된 것을 말한다.

20대 여성이 볼 피부 병변에 1주일 전부터 3일 동안 고려인삼 농축엑스를 외용한 결과, 급성 피부염을 일으켜 피부 패치테스트에서 강양성을 나타냈다(사이토 1987).

60대 남성이 방광을 모두 적출하고, 회장도관조설술을 받고 퇴원했으나, 스토마(회장도관) 주위의 피부 보호제를 부착한 부분에 홍반과 작은 구진이 생겨서 진찰을 받았다. 피부 보호제에 의한 접촉성 피부염으로 판단하고, 입원 중에 사용하여 트러블이 없었던 보호제로 변경했으나, 2주일 후에는 홍반 구진이 유합되고, 일부는 농포를 형성하여 체간이나 사지에 확산되어 가려움증이 심했다. 퇴원 후에는 갑자기 피부 장애가 발생했기 때문에 자세히 문진을 실시한 결과, 퇴원 후에 대건중탕 복용을 시작한 것을 알게 되었고, 패치테스트는 양성이었으며 복용을 중지하자, 스토마 주변 피부염도 전신의 피부염도 개선되었다. 대건중탕에 의한 알레르기성 전신성 피부염 초발증상으로서 스토마 주위 피부염이 발생했던 것이라고 볼 수 있다(가와하라 2003).

30대 남성은 남성형 탈모증으로 중국제 101모발재생정®(장광비)을 하루에 2회를 사용하였는데 10일째부터 피진이 나타나 점차로 심해져서 머리 부분을 중심으로 강한 부종성 홍반과 소수포가 확산되어 있는 것을 발견했으며 가려움증이 심하고 경부 림프절 팽창도 발견되었다. 40대 남성은 남성형 탈모증에, 7일째에 홍반이, 8일째에 격심한 발열과 가려움증을 동반한 소수포가 생겼다. 40대 남성은 남성형 탈모증에 101모발재생정®을 하루 2회 사용하고, 1개월 후부터 가려움증이 생겼기 때문에 사용을 중지하였다가, 3주 후에 다시 사용하자 2일 후부터 가려움증을 동반한 홍반, 수포 및 팽창 증상이 나타났다. 이상 3례는 모두 제품의 피부 패치테스트로 10~100배 희석해서 강양성을 보였으며 101모발재생정®에 의한 접촉성 피부염이라고 진단받았다(사사베 1988). 40대 여성이 머리 정수리 부분의 머리털이 별로 없어서 101모발재생정®을 사용하고, 1개월 후에 안면에 부종과 머리에는 짓무름 증상 및 앞 이마와 귀 주변과 뒷목에 홍반과 구진 증상의 피부염이 생겼는데 제품 피부 패치테스트에서 강양성 반응을 보였다(사이토 1990).

101모발재생정®은 중국의사가 개발하였고, 원형탈모증 환자 4,844명에게 사용하여 총유효율 98.2%를 자랑하였으며, 일본 TV, 잡지 및 신문에서 거론되어 화제가 되었던 육모제이다. 성분은 개발자에 의하면, 인삼, 황기, 당귀, 천궁, 간강, 도인, 홍화 및 알코올이며, 일본에서는 이외에도 박층 크로마토그래피에서 보골지와 수치부자가 검출되었다.

문헌

Chan TWD et al. Differentiation and authentication of Panax ginseng, *Panax quinquefolius*, and Ginseng products by using HPLC/MS. Anal Chem 2000 ; 72 : 1281-7

Cui J et al. What do commercial ginseng preparations contain? Lancet 1994 ; 344 : 134

Dega H et al. Ginseng as a cause for Stevens-Johnson syndrome? Lancet 1996 ; 347 : 1344

Durgnat JM et al. Quality and safety assessment of ginseng extracts by determination of the contents of pesticides and metals. Food Addit Contam 2005 ; 22 : 1224-30

Faleni R et al. Ginseng as a cause of Stevens-Johnson syndrome? Lancet 1996 ; 348 : 267

Gonzalez-Seijo JC et al. Manic episode and ginseng : Report of a possible case. J Clin Psychopharmacol 1995 ; 15 : 447-8

後藤充男ほか. 馬鈴薯肝を呈した漢方製剤起因性重症肝機能障害の1例. Gastroenterological Endoscopy 1990 ; 32 : 2427-32

Greenspan EM. Ginseng and vaginal bleeding JAMA 1983 ; 249 : 2018

Harkey MR et al. Variability in commercial ginseng products : an analysis of 25 preparations. Am J Clin Nutr 2001 ; 73 : 1101-6

Hopkins MP et al. Ginseng face cream and unexplained vaginal bleeding. Am J Obstet Gynecol 1988 ; 159 : 1121-2

石岡春彦ほか. 経口 PDE 5阻害剤成分を含有した健康食品との関連が疑われる多臓器障害を来した1例. 第530回 日本内科学会関東地方会 演題要旨 2005 ; p 29

Janetzky K et al. Probable interaction between warfarin and ginseng. Am J Health Syst Pharm 1997 ; 54 : 692-3

Jones BD et al. Interaction of ginseng with phenelzine. J Clin Psychopharmacol 1987 ; 7 : 201-2

笠原裕司. 補中益気湯により薬剤性肝機能障害を起こした可能性が否定できない症例について. 日本東洋医学雑誌 2005 ; 56(別) : 255

川原幸江ほか. 全身性アレルギーの初発症状としてストーマ周囲皮膚障害が発生した2例. 日本創傷・オストミー・失禁ケア研究会誌 2003 ; 6(2) : 13-5

Khan IA et al. Determination of heavy metals and pesticides in ginseng products. J AOAC Int 2001 ; 84 : 936-9

Koriech OM. Ginseng and mastalgia. Br Med J 1978 ; 1(6126) : 1556

松村雅示ほか. 紅蔘による薬疹の1例. 日皮会誌 1987 ; 97 : 770

松村由美ほか. 高麗人参エキス摂取により生じた Acute generalized exanthematous pustulosis. 皮膚臨床 2000 ; 42 : 386-7

McRae S. Elevated serum digoxin levels in a patient taking digoxin and Siberian ginseng. Can Med Assoc J 1996 ; 155 : 293-5

森沢　猛ほか. 大建中湯により肝機能障害を呈した超低出生体重児の1例. 日本未熟児新生児学会雑誌 2002 ; 14 : 478

Palmer BV et al. Gin Seng and mastalgia. Br Med J 1978 ; 1(6122) : 1284

Palop-Larrea V et al. Metrorrhagia and ginseng. Ann Pharmacother 2000 ; 34 : 1347-8

Rosado MF. Thrombosis of a prosthetic aortic valve disclosing a hazardous interaction between warfarin and a commercial ginseng product. Cardiology 2003 ; 99 : 111

Ryu SJ et al. Ginseng-associated cerebral arteritis. Neurology 1995 ; 45 : 829-30

斎藤文雄. 朝鮮人参 panax Schinseng Nees エキスによる接触皮膚炎. 日皮会誌 1987 ; 97 : 1148

斎藤文雄ほか. 薬用植物によるアレルギー性接触皮膚炎の3例. 皮膚 1990 ; 32(増刊 第8号) : 155-61

佐々部真琴ほか. 101毛髪再生精による接触皮膚炎. 皮膚病診療 1988 ; 10 : 833-6

Shader RI et al. Phenelzine and the dream machine - ramblings and reflections. J Clin Psychopharmacol 1985 ; 5 : 65

Shader RI et al. Bees, ginseng and MAOIs revisited. J Clin Psychopharmacol 1988 ; 8 : 235

Siegel RK. Ginseng abuse syndrome. JAMA 1979 ; 241 : 1614-5

高田淳子ほか. 大建中湯が原因と思われる薬剤誘起性間質性肺炎の一例. 国立高知病院医学雑誌 1996 ; 5 : 49-52

武市昌士ほか. 予期せぬ反応を示した3症例. 漢方診療 1994 ; 13(4) : 45-7

Vigano C et al. What is in ginseng? Lancet 1994 ; 344 : 619

Wilkie A et al. Ginseng - a root just like a carrot. J Roy Soc Med 1994 ; 87 : 594-5

Walker AF. What is in ginseng? Lancet 1994 ; 344 : 619

吉窪誠司ほか. 茯苓飲合半夏厚朴湯による薬剤性肝機能障害の1例. 日消誌 1997 ; 94 : 564-8

吉岡直樹ほか. ニンジン・センナの残留農薬分析の見当と実態調査. 医薬品研究 2000 ; 31 : 255-31

Yuan CS et al. Brief communication : American ginseng reduces warfarin's effect in healthy patients. Ann Intern Med 2004 ; 141 : 23-7

44 | 목단피, 작약, 백선피

목단피는 작약과 작약속목단 *Paeonia suffruticosa* 근피이다.

유효 성분인 페놀 유도체 파에오놀(paeonol)과 벤조산에는 저곡·식품 해충인 긴털가루진드기나 실내 먼지에 생식하는 집먼지진드기에 대해서 진드기를 죽이는 작용이 있으며 특히 그 흡입 독성은 곤충 기피제 DEET(diethyltoluamide)나 프탈산 디부틸보다 훨씬 강력하다(Kim 2004, Tak 2006).

새로운 살충제 개발의 힌트를 찾기 위하여 중국 호북성 산지에서 그 지역의 농민과 의사들 사이에서 살충 작용이 있다고 하는 식물 62종을 모아서 집파리에 대한 살충 작용을 가지는 물질을 찾고 있다가 발견한 것이 파에오놀과 삼잎방망이(ハンゴウソウ) *Senecio palmatus*의 jacaranone(자카라논)이었다(Xu 2003).

같은 목단속 작약 *Paeonia lactiflora* 뿌리가 생약인 작약이다. 유효 성분은 페오니플로린이고, 파에오놀은 거의 함유되어 있지 않지만, 런던 시내에서 구입한 12종의 「작약」 안의 페오니플로린 농도에는 0.01~4.5%로 450배의 격차가 있었다(Harper 1994).

백선피는 운향(ミカン)과 백선 *Dictamnus dasycarpus*의 근피로 유효 성분은 운향과 알칼로이드의 안트라닐산 유도체 딕타민이다. 일본에서 백선피를 성분으로 사용하고 있는 한방약은 없다.

44-1 목단피

이하 5례는 목단피 또는 작약을 공통 성분으로 하는 한방약에 의해서 영국과 캐나다에서 발생한 간기능 장애이다.

28세 여성이 아토피성 피부염에 한방약을 복용하였는데, 그때마다 황달이 발병하였고, 7개월 동안에 2회 입원하였는데 2회째 입원할 때에 긴급 간이식이 이루어졌지만, 급성 간부전으로 사망했다. 부검에서 광범위한 간괴사를 발견했다. 환자는 한방의 달인 약을 첫 번째에는 3~5개월 복용하고 황달이 발병했고, 두 번째에는 2~3주 동안 복용하고 발병했다(Perharic-Walton 1992).

63세의 여성은 4주 전에 한방약을 1주일 동안 복용하고, 전격성 간염이 발병해서 응고 장애와 황달 및 간성 뇌증이 진행되어 간이식을 필요로 했다(Yoshida 1996).

9세의 여자아이가 중증 아토피성 피부염으로 한방약(백선피 함유)을 6개월 동안 복용하여 거의 완전히 낫게 되었지만, 구역질과 식욕부진이 2~3주 동안, 복통과 황달이 10일 동안, 흰색 변이 4일 동안 계속되어 진찰을 받았다. 자명한 간기능 장애와 황달 및 간비대 증상이 확인되었다. 한방약을 중지하자 2개월 만에 증상은 없어지고 간비대도 없어졌다. 습진이 악화되어 가족들의 요구로 간 독성의 위험을 인지한 상태로 복용을 재개한 결과, 한 달 후에 간의 비대와 간기능 장애가 나타났다(Davies 1990).

39세의 여성이 식욕 부진, 구역질, 전신 권태감 증상이 있었으며 소변의 농염 증상을 발견하고 진찰을 받았다. 혈청 빌리루빈 수치와 간효소의 상승이 보였다. 간기능은 2개월 만에 정상화되었지만, 6주 후에 또 다시 전신 권태감과 소양감, 소변의 농염 및 경도의 황달 진단을 받았고 간효소의 상승도 나타났다. 여기에서 비로소 환자는 건선에 대해 한방의 달인 약(백선피를 함유)을 첫 번째 발병하기 전 2개월 동안 매일 복용했고, 두 번째 발병하기 3일 전에도 복용하기 시작했다는 것을 알게 되었다. 2개월 후 간기능은 정상화되었다(Kane 1995).

61세의 여성이 심한 아토피성 피부염에 대해 한방약(백선피를 함유)을 11개월간 먹고 6개월째부터 눈에 띄게 좋아졌으나, 구역질, 전신 권태감, 체중 감소, 소변의 농염 및 황달 증세가 나타나 진찰을 받았다. 간효소와 혈청 빌루리빈 수치의 상승이 보였다. 한방약 중지 후 며칠 만에 증상은 없어지고 간효소는 3개월 만에 정상화되었다(Kane 1995).

이하의 3례는 백선피를 공통 성분으로 하는 한방약에 의해서 네덜란드, 뉴질랜드 및 영국에서 발생한 간기능 장애이다.

37세의 여성이 건선 때문에 한방약을 복용하기 시작해 13일 후에 상태가 나빠져서 복용을 중지하고, 이틀 후 간기능 장애를 지적받았다. 그 후 2주 동안에 걸쳐 간기능은 더욱 나빠졌고 약물에 의한 담즙 울체성 간염으로 진단받았다. 간기능이 정상화되는 데에 7주 정도가 걸렸다(Pillans 1994).

49세의 여성이 한 주 전부터 소변의 농염과 흰색 변을 발견했고, 황달을 발병하여 소양, 간비대 및 간기능 장애가 있어서 진찰을 받았다. 환자는 3주 전부터 습진에 대해서 한의사가 처방한 한방의 달인 약을 복용하기 시작했었다. 급성 간염으로 진단받았으나, 원인이 명확하지 않았고, 복용하고 있던 달인 약을 중지하고 3개월 후 모든 것은 정상화되었다(Levi 1998).

31세 여성이 관절염에 달인 약을 처방받았으나, 5주 후 구역질, 식욕부진, 황달 및 소변의 농염을 발견하고, 한방약을 중지하고 한 주 후에 진찰을 받았다. 간기능 장애가 나타나고 그로부터 3주 동안에 걸쳐서 점점 상태가 악화되고 혈청 빌리루빈 수치는 상승했다. 입원 8주 후에도 혈청 빌리루빈 수치는 높았고 간기능이 정상화된 것은 6개월 후였다(McRae 2002).

목단피를 성분으로 하는 의료용 한방약은 계지복령환, 우차신기환, 팔미지황환, 가미소요산, 온경탕, 계지복령환료가의이인(桂枝茯苓丸料加薏苡仁), 대황목단피탕, 육미환, 궁귀조혈음 및 장옹탕(腸癰湯)의 10종류이고 이 중에서 앞의 5종류에서 건강 피해가 보고되어 있다.

계지복령탕, 계지복령환료가의이인, 가미소요산 및 온경탕에는 목단피와 작약이 양쪽 모두 배합되어 있다.

40대 남성이 한방약을 복용하고 1개월 후부터 계단을 오를 때 숨이 가쁜 것을 자각하고 발열과 호흡곤란의 증세가 심해져 흉부 엑스레이 사진에서 이상 음영을 지적받아 입원했다. 간기능 장애가 있었고 호흡 기능 검사에서는 확산 장애가 있었다. 흉부 엑스레이 사진과 CT 사진에서 양쪽에 미만성 과립 모양의 음영과 그물 모양의 음영이 확인되었다. 복용하고 있던 계지복령환(목단피, 작약, 복령, 계피 등)에 대해서 DLST 검사가 양성이었으며, 동 약제에 의한 기질화 폐렴이라고 진단받았다(구보타 1991). 계지복령환은 약진을 일으킨다.

60대 여성이 류마티스 관절염 때문에 팔미환을 복용하고 있었는데, 증상이 점점 악화되어서 우차신기환(목단피, 복령, 지황, 계피 등)으로 변경되었다. 10일 후부터 갑자기 무뇨 상태(50 mL/일 이하)가 되어 부종, 전신 권태감 및 구토 증상이 나타났다. 3일째부터 혈액투석에 들어가고, 제 43병일 현재 무뇨 상태가 계속되어 투석 중이며 우차신기환에 의한 요세관 기능 장애라고 생각한다(나카가와 2005).

80대 남성이 배뇨 곤란에 대해서 우차신기환을 처방받아 정기적으로 복용하고 있었다. 기침이 나오고 다음날부터 38도의 발열이 계속되어 진찰을 받았다. 흉부 엑스레이 사진에서 양쪽 상폐야에 간유리 음영을 확인하였다. 각종 감염증 검사는 음성이었고 우차신기환은 중지하고 4일째에 퇴원했다. 우차신기환에 대한 DLST 검사가 양성이었으며 이 약제에 의한 간질성 폐렴으로 진단받았다(마츠시마 2003).

70대 여성이 운동 시에 호흡 곤란, 마른 기침 그리고 미열이 나서 진찰을 받았는데, 흉부 엑스레이 사진에서 양쪽 폐야에 미만성 침윤 음영이 확인되었기 때문에 입원했다. 환자는 오른쪽 무릎의 통증 때문에 휴약 기간을 합쳐서 3개월간 우차신기환을 복용했다. 복용을 중지하고 흉부 엑스레이 사진과 CT 소견과 운동할 때의 호흡 곤란은 개선되었고, 40일 후에 퇴원했다. 우차신기환에 대한 DLST 검사는 양성이었고, 이 약제에 의한 간질성 폐렴으로 진단받았다(가타야마 2004).

50대 남성이 항압약, 당뇨병약, 고지혈증약, 팔미지황환(복단피, 복령, 계피, 지황 등), 오령산 등 9종류의 약을 복용하고, 3시간 뒤에 식은땀과 허리와 등의 통증, 발열 및 구토 증상이 나타났다. 증상이 나타난 지 12시간 후에 소변 색이 붉은 것을 확인했고, 28시간 후에 급성 신부전으로 입원했다. 용혈이 있었고 빈혈이 진행되었다. 수혈을 하여 용혈 진행은 멈췄지만 신기능은 악화되고 혈액 추석과 또다시 수혈을 하여 11일째 이후부터 회복이 되어 갔다. 약제 감작 적혈구를 사용한 간접 쿰즈검사 결과, 팔미지황환에 의한 면역성 용혈성 빈혈로 진단받았다(기무라 1996).

80대 여성이 팔미지황환 복용을 시작하여 4일째부터 식욕부진과 심와부통이 나타나 8일째에 내시경 검사에서 십이지장천공이 발견되었다(나가시마 1996).

팔미지황환에 의한 파종성 홍반 구진형 약진이 보고되어 있다(호즈에 1995).

지루성 피부염에 대해 6일 전에 가미소요산(목단피, 작약, 복령, 당귀, 창출, 감초, 박하, 산치자 등)을 복용했던 59세의 여성이 고열, 마른 기침 및 호흡 곤란을 호소하여 입원하였다. 흉부 엑스레이 사진과 CT 사진은 성인 호흡 촉박 증후군 상을 나타냈으며 다음날에는 병세와 저산소증이 급격하게 진행되어 기관내 삽관에 의한 인공호흡을 필요로 했다. DLST 검사는 가미소요산에만 양성을 보였으며 가미소요산에 의한 성인호흡 촉박 증후군으로 진단받았다(Shiota 1996).

60대 남성이 가미소요산을 복용 중에 안면을 제외한 거의 전신에 침윤성 홍반이 나타났고 일부에는 중심 괴사가 동반되었으며 소수포 피진이 다발했다. 색소 침착과 경도의 위축성 반흔을 남기고 치유되었지만, 다음해 1월 가미소요산 복용을 재개한 결과, 피진이 재발하고 가미소요산에 의한 급성 두창상 태선양 비강진으로 진단받았다(다나카 1990).

온경탕(목단피, 작약, 당귀, 감초, 계피 등)의 투여 6일째에 안면 전체에 여드름 모양 발진이 발현되었다(시마부쿠로 1994).

44-2 작약

작약은 앞서 서술한 계지복령환, 계지복령환료가의이인, 가미소요산, 온경탕 외에 작약감초탕, 당귀작약산, 십전대보탕, 궁귀교애탕, 소건중탕 등 의료용 한방약의 약 반수 56종에 배합되어 있다.

1) 출혈, 혈소판 감소, 백혈구 감소

한방약 제제는 많은 종류의 생약을 포함하기 때문에 효과가 나타나거나, 중독증상이 나타나도 원인 물질을 특정하기 어려운 것이 일반적이다. 그렇지만 작약감초탕은 드물게 작약과 감초의 두 종류밖에 들어 있지 않다. 더구나 감초의 작용은 마황과 나란히 생약으로서는 예외적이라고 말해도 좋을 정도로 잘 알고 있다(「감초」「마황」참조). 따라서 작약감초탕의 작용에서 감초 이외의 작용이 나온다면, 그것은 작약의 작용으로 봐도 괜찮다.

70대 여성의 척추후만교정 고정술 수술 중에 근연부 조직과 뼈에서 조금씩 출혈이 계속되고 지혈이 곤란했다. 출혈 시간이 7분 30초(정상 2~5분)로 길어졌다. 수술하기 전에 3개월 동안 복용하고 있던 작약감초탕을 중지한 결과, 출혈 시간은 순조롭게 단축되었고, 50일 후에는 1분 30초로 정상화되었다(아나부키 2005). 출혈 시간 연장이 있었다고 하면 작약 성분 페오니플로린에 의한 것이라 생각할 수 있는데, 작약 안의 페오니플로린 농도에는 서두에서 서술한 바와 같이, 제품에 따라서 450배의 격차가 있다.

60대 여성이 진행성 전신성 강피증으로 치료를 받고 있었는데, 주치의에게 무단으로 당귀작약산(작약, 복령, 창출, 당귀 등)을 하루에 2.5 g을 복용하고 있었다. 백혈구 감소(3,970/mm^3)로 빈혈(헤모글로빈 10.8 g/dL)이 있었고, 한 달 뒤의 검사에서도 각각 3,480과 10.7 g이었기 때문에 본인에게 확인한 결과, 한방약 복용이 밝혀졌다. 복용을 중지하고 다른 약제는 그대로 복용을 계속하였지만, 3주 후 검사에서는 모두 정상으로 돌아왔다(모리카와 1996).

특발성 혈소판 감소성 자반병인 13세의 남자아이가 십전대보탕(작약, 복령, 감초, 계피, 인삼) 복용 1개월 후에 혈소판 수가 4,000/mm^{3}으로 감소하여 복용을 중지하고, 스테로이드 뒤에 시령탕을 투여하고, 그 후의 폐 생검에서 폐색성 기질화 폐렴으로 진단받았다. 10월에 전신 권태감에 대해서 십전대보탕을 투여한 결과, 2주 동안 혈소판 수가 31,000/mm^{3}에서 1,500/mm^{3}으로 감소하고, 결과적으로 십전대보탕에 의한 유발 시험이 양성으로 되어 이 약제에 의한 혈소판 감소로 진단받았다(와다 1998).

모유 수유를 통한 갈근탕(작약, 계피, 감초, 마황 등)에 의한 혈소판 감소성 자반병이 보고되었다. 한 살의 여자아이가 발열, 기침과 콧물이 나오고, 9일째부터 흉부와 등에 점상 출혈반이 나타나 전신으로 확대되어 입원했다. 혈소판의 현저한 감소(9,000/mm^3)가 확인되었다. 항혈소판 항체값과 바이러스 항체값은 음성이었고, 골수 소견에서 거핵구와 호산구의 증가가 보였다. 환자 아이에게 처방되었던 약제와 모친이 복용하고 있던 한방약에 대해서 DLST 검사를 실시한 결과, 아동과 모친 모두 갈근탕에만 양성을 보였다. 약제 복용과 모유를 중지하고 γ글로불린 투여를 개시하자 혈소판은 증가하기 시작했고, 그 후에는 300,000/mm^3 전후로 안정되었다. 갈근탕은 유즙 분비 촉진에 사용된다. 이 발증의 예도 갈근탕이 유즙을 통해 옮겨가서 그 어떤 면역 반응에서 혈소판 감소를 발생시킨 것으로 여겨진다(다나카 2000).

한방에서는 동일 처방을 계속하면서 치유에 다다르는 과정에서 나오는 일과성의 예기치 않았던 증상을 부작용과 구별하여 명현 증상이라고 한다. 명현 증상으로서 출혈을 일으킨 21가지 증례에서 주요한 처방 내용이 당귀작약산, 계지복령화, 궁귀교애탕, 소청룡탕 및 소시호탕이었다. 이 중에서 앞의 네 가지에는 작약이 포함되어 있으며, 출현 빈도가 높은 생약은 작약, 복령, 계피, 감초, 생강, 당귀, 인삼, 대조, 반하, 천궁 등이었다(모리 2000).

2) 간기능 장애

70대 남성이 심와부 통증과 복통 때문에 시판 한방약을 띄엄띄엄 복용하고 있었다. 중순부터 권태감이 있고, 피부가 노랗게 되고, 소양감을 자각하게 되고, 간기능 장애 진찰을 받고, 입원했다. 약제성 간염 가능성이 있었기 때문에 의사에게 처방받은 약과 시판 한방약인 안중산(감초, 계피, 연호색(延胡索) 등)과 작약감초탕(감초와 작약)에 대해서 DLST 검사를 실시한 결과, 작약감초탕에만 양성을 보였다. 감초를 함유한 안중산은 음성이었기 때문에 간기능 장애의 원인은 작약일 가능성이 높을 것 같다. 그 뒤에 간기능은 개선되었고, 39일째에 퇴원했다(나카이 1998).

60대 남성이 감기 증상 때문에 의사에게 처방받은 항균약 등을 5일간 그리고 한방약을 10일간 복용하고 감기 증상은 개선되었는데, 1개월 후에 온몸의 권태감을 느끼고, 피부는 가려움증이 생기고 노란색으로 변했으며, 간기능 장애가 확인되어 입원했다. 복용 중이던 약제를 중지하고 투여되고 있던 약제에 대한 DLST 검사에서는 갈근탕에만 양성을 나타냈고, 성분별 시험에서는 작약과 감초에 의양성을 보였다(우에가키 2001).

10대 남자아이가 황달과 간기능 장애를 지적이 있어서 입원했다. 환자인 아이는 기관지천식과 알레르기성 비염에 대해서 2개월반 전부터 갈근탕가천궁신이(갈근탕, 천궁, 신이)와 마행감석탕을 복용하고 있었다. 황달이 진행되었고, 간효소와 빌리루빈이 이상하리만큼 높은 값을 보였으나, 각종 바이러스 항체의 유의한 상승은 보이지 않았다. 갈근탕가천궁신이와 마행감석탕에 대해서 DLST 검사를 실시한 결과, 전자에 대해서만 양성을 나타냈고, 갈근탕, 천궁 및 신이에 대한 검사에서 갈근탕에 양성을 보였지만, 갈근탕의 성분별 검사에서는 모두 음성이었다. 19일째에 퇴원했고, 간기능이 정상화된 것은 3개월째였다(와카조노 1995).

3) 약진, 그 외

20대 여성이 4년 전부터 월경곤란증 때문에 당귀작약산을 복용해 온 결과, 복부와 등에 색소반이 나타나 윗팔로 확대되어 피부과 진찰을 받았다. 당귀작약산 성분의 피부 패치테스트에서 복령과 작약에 의양성이었고, DLST 검사에서 작약에만 양성이라 작약이 관련된 것으로 보였다. 7월에 당귀작약산 복용을 중지하고 나서 색소침착은 천천히 없어졌다(Hanai 2000).

20대 여성으로 2개월 전부터 온쪽 서경부에 가려움증을 동반한 홍반이 있었으며, 홍반 중앙에 수포와 짓무름 증세가 나타난 주변부는 약간 부종 상태였으며 색소침착이 있었다. 홍반이 나타나기 조금 전부터 당귀작약선을 복용하고 있던 것을 알게 되었다. 1회 복용량 1/10에 의한 복용 유발 검사에서 서경부에 홍반 재연을 확인했다(고바야시 2003).

20대 여성으로 출산 후 냉증을 동반하여 좋아졌던 아투피성 피부염이 다시 악화되었기 때문에 당귀작약산 엑스를 투여한 결과, 처음 1회분을 복용한 지 4~5시간 후 체간과 사지에 파종한 듯한 모양의 홍반과 구진이 생겼다. 문진 결과, 중장탕을 복용했을 때도 처음 1회분 복용한지 15시간 지나서 똑같은 피진이 생겼던 것을 알게 되었다. 당귀작약산과 중장탕에 같이 들어 있는 생약인 작약, 복령, 당귀, 천궁 중에서 어느 하나에 의한 파종한 듯한 홍반 구진형 약진으로 진단받았다(고바야시 2003).

30대 여성이 「네오 인삼 순혈산」을 하루 1포 복용하기 시작해 2~3포 복용했을 즈음에 다형성 홍반양 피진이 생겼으나, 복용을 계속하여 15포 복용하고 치료를 받았지만, 피진이 확대되고 더욱 악화되어 전신이 제 2도의 열상처럼 되어 긴급 입원했다. 체온은 39.4°C, 중독성 표피 괴사 융해로 진단받았다. 퇴원 7개월 후 하루 섭취량의 1/5을 복용하고, 재투여 시험을 한 결과, 30분 후에 구역질과 소양감이 나타났고, 양 하퇴에 다형성 홍반양 피진이 나타났으며 원인 약제는 네오인삼순혈산(작역, 계피, 대황, 창출 등)으로 생각할 수 있다(니시 1989).

주간 유뇨증으로 진찰을 받은 10세의 여자아이가 방광경 소견으로 점막에 무수한 부풀어 오른 출혈반이 보였다. 복용하고 있던 월비가출탕과 소건중탕에 대한 DLST 검사에서 소건중탕(작약, 계피, 감초, 대조 등)에 양성을 나타내 복용을 중지하고, 4개월 후에 방광 점막 병변이 없어진 것을 확인했다(와카바야시 2004).

위에 서술한 것 외에 작약을 포함한 한방 제제에 대해서는 「황금」「감초」「마황」「부자」「계피」 등을 참조할 것.

문헌

穴吹弘毅. 芍薬甘草湯によって出血傾向をきたした1例. 漢方の臨床 2005 ; 52 : 887-8

Davies EG et al. Chinese herbs for eczema. Lancet 1990 ; 336 : 177

Hanai H et al. Ashy dermatosis caused by a traditional Chinese medicine extract (Toki-shakuyaku-san). Environ Dermatol 2000 ; 7 : 169-72

Harper J. Traditional Chinese medicine for eczema. Br Med J 1994 ; 308 : 489-90

Kane JA et al. Hepatitis induced by traditional Chinese herbs ; possible toxic components. Gut 1995 ; 36 : 146-7

片山　均ほか. 牛車腎気丸による薬剤性肺炎の1 例. 日老医誌 2004 ; 41 : 675-8

Kim HK et al. Acaricidal activity of *Paeonia suffruticosa* root bark-derived compounds against *Dermatophagoides farinae* and *Dermatophagoides pteronyssinus* (Acari : Pyroglyphidae). J Agric Food Chem 2004 ; 52 : 7857-61

木村眞一ほか. 漢方薬が原因とみられる免疫性溶血性貧血. 臨床と薬物治療 1996 ; 15 : 664-6

小林裕美ほか. 当帰芍薬散による薬疹. 皮膚病診療 2003 ; 25 : 214-5

久保田　勝ほか. 漢方薬による薬剤誘起性肺臓炎の3症例. 呼吸 1991 ; 10 : 475-9

Levi M et al. Acute hepatitis in a patient using a Chinese herbal tea-a case report. Pharm World Sci 1998 ; 20 : 43-4

松島秀和ほか. 牛車腎気丸による薬剤性肺炎の1例. 日胸 2003 ; 62 : 363-8

McRae CA et al. Hepatitis associated with Chinese herbs. Eur J Gastroenterol Hepatol 2002 ; 14 : 559-62

森　由雄ほか. 瞑眩の研究 ― 出血をおこす方剤と生薬. 日本東洋医学雑誌 2000 ; 50 : 167

森川景子. 漢方薬当帰芍薬散内服により白血球減少, 貧血をきたしたPSSの1例. 診断と治療 1996 ; 84(臨増) : 863

長嶋起久雄. 八味地黄丸によると思われた十二指腸潰瘍穿孔の1例. 日本東洋医学雑誌 1996 ; 46 : 151

中川泰三ほか. 漢方薬(牛車腎気丸)投与後に無尿に陥った一例. 日腎会誌 2005 ; 47(6) : 640

中井隆志ほか. 芍薬甘草湯含有市販漢方胃腸薬による薬剤性肝機能障害の1例. 日消誌 1998 ; 95 : 1374-7

西　正行ほか. 漢方薬による Toxic Epidermal Necrolysis. 皮膚 1989 ; 31(増刊 6) : 58-61

Perharic-Walton L et al. Toxicity of Chinese herbal remedies. Lancet 1992 ; 340 : 674

Pillans PI et al. Herbal medicine and toxic hepatitis. NZ Med J 1994 ; 107 : 432-3

島袋　隆. 瞑眩症例の一考察. 日本東洋医学雑誌 1994 ; 45 : 435-8

Shiota Y et al. Adult respiratory distress syndrome induced by a Chinese medicine, kamishoyo-san. Intern Med 1996 ; 35 : 494-6

Tak JH et al. Acaricidal activities of paeonol and benzoic acid from *Paeonia suffruticosa* root bark and monoterpenoids against *Tyrophagus putrescentiae* (Acari : Acaridae). Pest Manag Sci 2006 ; 62 : 551-7

田中　勝ほか. 薬剤性急性痘瘡状苔癬状粃糠疹の1例. 臨皮 1990 ; 44 : 307-10

田中洋子ほか. 母乳を介した葛根湯によると考えられる血小板減少性紫斑病の1乳児例. 小児科臨床 2000; 53: 1909-12

上枝万純ほか. 八味地黄丸による播種状紅斑丘疹型薬疹の1例. 日皮アレルギー 1995; 3(1): 57

上垣正彦ほか. 葛根湯による薬物性肝障害の1例. 内科 2001; 87: 801-3

和田恵美子ほか. 漢方薬投与中に著明な血小板減少と閉塞性器質化肺炎をおこした特発性血小板減少性紫斑病. 日本東洋医学雑誌 1998; 48: 84

若林健二ほか. 小建中湯が原因と考えられた膀胱粘膜障害の一例. 日小外会誌 2004; 40: 535

若園明裕ほか. 葛根湯により薬剤性肝炎が惹起された1例. 日児誌 1995; 99: 868-70

Xu H et al. Insecticides in Chinese medicinal plants: Survey leading to jacaranone, a neurotoxicant and glutathione-reactive quinol. J Agric Food Chem 2003; 51: 2544-7

Yoshida EM et al. Chinese herbal medicine, fulminant hepatitis, and liver transplantation. Am J Gastroenterol 1996; 91: 2647-8.

45 | 울금

생강과 식물인 울금 *Curcuma longa*의 근경이 한방 울금(중국에서는 강황)으로 식품 색소의 원료 커큐민과 정유 성분 터메론을 함유한다. 커큐민은 카레 가루의 주성분이다.

봄울금 *C. aromatica* 근경을 강황이라 부르고, 아출 *C. zedoaria*의 근경을 아출이라 부르고 모두 생약으로서 가용된다.

도쿄도 건강안전 연구센터가 실시한 울금 오염 화학 물질 조사에 의하면, 2000~2001년에 걸쳐 입수한 인도, 중국 및 베트남산의 합계 13시료 중에서 인도 및 베트남산 6시료에서 일부 규제치에 가까운 아플라톡신이 검출되었다(다바타 2005).

간기능 장애

울금은 1994년~2003년에 일본에서 발생한 살 빼는 약 이외의 건강 식품 및 민간약에 의한 약제성 간기능 장애의 1/4로 원인 물질로서 가장 높은 비율을 차지하고 있다(온치 2005). 울금은 실험용 쥐에서 간 독성과 재생간 실질 세포의 응고 괴사가 확인되었다.

간경변으로 통원하고 있던 여성은 증상이 안정되고 있었으나, 분말 울금을 백화점에서 구입하여 매일 한 스푼씩 복용하기 시작하여 2주일 후 증상이 악화되어 입원했지만, 복수가 차서 약 3개월 후에 다장기 부전으로 사망했다.

30대 여성이 울금을 복용하기 시작하였으나, 구역질과 황달 증상이 나타나 입원했다. 간기능은 더욱 나빠졌고, 프레드니솔론 투여를 시작하여 간기능은 점차 개선되었다. 울금에 대한 DLST 검사는 양성이었다(아오노 2004).

30대 남성은 울금을 매일 복용하고 있었지만, 두통과 구역질 증세가 나타났고, 다다음날 중증 간기능 장애로 입원했다. 입원 후에 간기능은 더욱 나빠져 의식 혼탁과 자세 고정 못함증(asterixis, flapping tremor)이 나타나 급성형 극증간염 진단으로 매일 혈장 교환을 실시했다. 혈장 교환 7일째에 의식은 거의 청명하게 되었고, 입원 후 18일 만에 퇴원했다(가(家) 2004).

50대 여성은 건강 증진을 목적으로 울금을 복용하고 있었지만, 4개월 후부터 구역질과 구토가 나타났고, 간기능 장애로 입원했다. 입원 후 2주 동안은 황달의 악화가 보였지만, 그 후에 서서히 개선되어 44일째에 퇴원했다. 울금에 대한 DLST 검사는 강양성이었다(히라노 2004).

60대 여성은 집에서 만든 울금차를 간헐적으로 복용하고 있었으나, 권태감이 나타나 감기능 저하로 보여 입원했다. 간기능 개선은 보이지 않고, 황달이 점점 악화되어 혈소판 감소가 보였다. 솔루 메드롤 투여로 간기능은 개선 경향을 나타냈으나, 혈소판 감소는 지속되었다. 혈소판 수혈과 혈장 교환과 지속 혈액 여과를 병용하여 황달은 개선되었고, 혈소판은 점점 증가했다. 울금에 대한 DLST 검사는 양성이었다(가네코 2003).

울금에 의한 약제성 간기능 장애로 입원하고 있던 40대의 남성은 증상이 좋아져서 퇴원하여 자택에서 카레라이스를 먹고 증상이 다시 나타나 재입원하게 되었다(아오노 2004). 카레 가루 안의 커큐민에 반응한 것이라고 여겨진다.

오쿠시마 울금이라고 불리는 아출의 근경과 아출을 주성분으로 하는 혜명아신산에 의한 약제성 간기능 장애가 보고되어 있다. 65세의 여성이 혜명아신산을 건위약으로서 복용하고 있었다. 1개월 반 후에 전신 권태감 외에 양쪽 대퇴부에 반상 출혈과 황달이 나타나 입원했다. 입원 후, 담도계 효소의 상승과 고빌리루빈 혈증과 반상 출혈은 재빠르게 개선되었다. 간 조직 소견은 전형적인 담즙 울체형의 약제성 간기능 장애였다(다케우치 1986).

자가 면역 간염

울금에 의한 약물성 간기능 장애는 이것을 계기로 자가 면역 간염을 발병시키거나 혹은 자가 면역 간염을 배경으로 증세를 나타내는 일이 있다. 심해 상어 엑스®(기쿠치 2005), 아메리카 승마, 마황 및 대시호탕에서도 동일한 보고가 있다.

알코올성 간기능 장애 진장을 받은 50대의 여성이 야생 울금차를 복용하기 시작하여 구역질과 안구 황염(황달)이 더해져서 급성 간염이 의심되어 입원했다. 간염 바이러스 마커나 자가항체도 모두 음성이고, 울금차에 대한 DLST 검사가 강양성으로 울금에 의한 약물성 간기능 장애로 진단받았다. 입원 후 울금차 복용은 중지했지만, 간기능은 개선되지 않았고 프레드니솔론 투여 후 서서히 정상화되어 2개월 후에 퇴원했다. 그러나 4개월 후 간기능이 악화되어 재입원하게 되고 울금에 의한 약제성 간기능 장애가 계기가 되어 자가 면역 간염으로 이행되었다고 생각되었다(기무라 2005).

60대 여성이 자가 면역 간염으로 프레드니솔론 투여를 받고 간기능 검사 수치는 안정된 상태였다. 울금을 하루에 약 10 g을 복용하기 시작하여 3개월 후에 간기능 검사 수치는 악화되었지만, 항핵 항체 역가에 변화는 없었고, 자가 면역 간염의 악화 경과는 부정적이었다. 울금에 대한 DLST 검사는 양성이었고, 복용 중지만으로 간기능 검사 수치는 빠르게 정상화되었다(히라오카 2001).

10대 후반의 여성이 울금을 복용하기 시작하여, 그 후에 평상시의 3배로 증량하여 복용했고 3개월 후에 안구 황염(황달)을 지적받았으나, 복용을 계속했다. 1개월 후 전신 권태감과 미열로 입원했는데, 황달과 직접 빌리루빈의 증가 및 트랜스아미나아제와 담도계 효소의 상승을 확인했다. 내시경 검사 결과, 식도정맥류와 위정맥류가 있었으며 간 생검 소견에서 자가 면역 간염에서 간경변에 이르고, 게다가 울금에 의한 급성 간기능 장애가 첨가된 것이라 생각되었다(제니야 2006).

70대 여성은 울금을 1년간 복용하여 전신 권태감과 황달로 입원하여 현저한 간기능 장애가 관찰되었다. 검사 결과, 자가 면역 간염의 울금에 의한 급성 악화로 진단받았다(미야시타 2003).

아출과 자울금에 의한 약재성 간 장애가 요인이 되어 발병했다고 생각되는 자가 면역 간염의 보고가 있다(기다 2006).

약진

울금은 약진을 발생시키지만, 간기능 장애를 합병시키는 경우도 있다. 50대 여성으로 경부 이하의 체간이나 사지의 홍반이 융합되어 홍반 중앙에는 수포가 형성되었고, 혀에는 짓무름이 관찰되었다. 강한 가려움증을 동반한 38℃의 발열이 있었고, 혈액 검사에서 고도의 간기능 장애를 확인하였다. 5개월간 울금을 복용하고 있었다. 프레드니솔론 복용으로 해열되고, 피진은 없어지고, 간담도계 효소는 개선되고, 울금에 의한 다형 홍반형 약진이라고 진단받았다(와카타비 2006).

50대 남성이 가려움증이 있는 홍반, 수포 및 짓무름이 전신에 나타나서는 사라지고 없어졌다가 다시 나타나고를 반복하여 진찰을 받았다. 안면에는 짓무름을 동반한 암적색 침윤성 홍반이 산재하고, 등에는 수포, 짓무름 및 색소침착이 혼재되어 있었다. 자세히 문진한 결과, 4년 전부터 거의 매일 울금 제제를 복용했으나, 진료 전에 일단 중지한 상태였다. 프레드니솔론 복용과 스테로이드를 외용하여 1주일 정도에 거의 홍반은 나았다. 본인의 판단으로 3일간 울금 제제를 복용한 결과, 울금에 의한 다발성 고정 약진으로 진단받았다(니시오 2005).

30대 여성은 양 손등에 생긴 피진 때문에 중황고를 포함한 6종의 외용약을 사용하고 있었으나, 2주 전부터 홍반이 악화되어 진찰을 받았다. 접촉성 피부염이 의심이 되었고, 6종의 외용약의 피부 패치테스트를 실시한 결과, 중황고에만 양성이고, 그 성분별 패치테스트에서 울금에만 양성이었고, 양성 소견은 첨부 부위를 넘어서 1주일 동안 지속되었다. 커큐민과 화학 구조가 닮은 신남알데히드에도 또한 카레 가루에도 양성을 나타냈다(Ota 1996).

울금은 접촉성 피부염을 일으킨다(Goh 1987). 54세의 여성은 선크림을 바르면 습진이 생기며 피부 패치테스트에서 테트라하이드로커큐민에 대해서 양성을 나타냈다(Lamb 2003).

50대 남성이 피부과 진찰을 받았다. 안면, 경부 및 왼손에 색소 침착부에 일치된 형태로 선홍색에서 암자홍색의 침윤을 동반한 홍반이 관찰되었다. 원인 약제를 특정할 수 없었기 때문에, 건강식품 등의 섭취 경력에 대해 자세히 물어본 결과, 오키나와 여행에서 울금을 구입하여 때때로 섭취하고 있다는 사실을 알게 되었다. 또한 울금을 갈아서 넣은 카레라이스를 먹은 후에 피진이 나타나고, 혹은 재연되고 있다는 사실을 알게 되었다. 피부 패치테스트에서 울금과 카레 가루에 양성이었고, 신남알데히드는 피진부와 정상 피부 모두 양성이었다(나가세 2004).

60대 남성이 집에서 재배한 울금차를 매일 복용했는데, 체간에 가려움증을 동반한 피진이 나와 점차 팔다리와 얼굴로 확대되고 스테로이드제 외용으로도 낫지 않았기 때문에 진찰을 받았다. 전신에 가려움증을 동반한 미만성 홍반이 관찰되었고, 특히 대퇴부에는 가려움이 심하여 긁어 상처가 생겨서 문드러졌다. 37.7℃의 열과 전신 권태감이 있었고, 홍반은 정상 피부를 남기지 않고, 전신에 급속하게 확대되었다. 울금차 복용을 중지하고, 4주 정도 후에는 색소 침착을 남기고 거의 치유되었다. 피부 패치테스트에서 울금에 양성을 나타내고, 울금에 의한 홍피증으로 진단받았다. 또한 신남알데히드와 신남알코올에는 양성이었고, 바닐린(바닐라에센스)에는 음성을 나타냈고, 벤젠 고리에 접속된 아릴 측쇄(側鎖) 부분이 항원 결정에 관여하고 있다고 추측했다(야자키 2004).

문헌

青野　礼ほか. ウコンによると思われる肝機能障害の2例. 肝臓 2004 ; 45 suppl(2) : A 454

Goh CL et al. Allergic contact dermatitis to *Curcuma longa* (turmeric). Contact Dermatitis 1987 ; 17 : 186

平野敦之ほか. ウコンによる肝機能障害を呈した一例. 第100回 日本消化器病学会東海支部例会 2004 ; p 90

平岡　淳ほか. 自己免疫性肝炎治療中に発症した薬物性肝炎の1例. 愛媛医学 2001 ; 20 : 309-12

家　研ほか. ウコンによると考えられた劇症肝炎の一例. 肝臓 2004 ; 45 suppl(3) : A 604

金子光太郎ほか. 自家製ウコン茶による重症肝機能障害の1例. 第275回 日本消化器病学会関東支部例会 2003 ; p 27

菊地友子ほか. 健康食品による薬剤性肝障害として急性発症し薬剤中止後の再増悪時に自己免疫性肝炎と診断された1例. 日本消化器病学会雑誌 2005 ; 102(臨時増刊号) : A 348

木村吉秀ほか. ウコンによる薬物性肝機能障害により影響を受けた自己免疫性肝炎の1例. 肝臓 2005 ; 46 : 26-32

喜多久美子ほか. 薬剤性肝障害が誘因となり発症したと考えられる自己免疫性肝炎の1例. 第537回 日本内科学会関東地方会 2006 ; p 26

Lamb SR et al. Contact allergy to tetrahydrocurcumin. Contact Dermatitis 2003 ; 48 : 227

宮下真奈備ほか. うこん内服を契機として見出された胆管障害を伴う自己免疫性肝炎の1例. 広島医学 2003 ; 56 : 488-91

長瀬彰夫ほか. ウコンによる皮膚障害. 皮膚病診療 2004 ; 26 : 1003-6

西尾大介ほか. ウコンによる多発性固定薬疹. 皮膚病診療 2005 ; 27 : 1149-52

恩地森一ほか. 民間薬および健康食品による薬物性肝機能障害の調査. 肝臓 2005 ; 46 : 142-8

Ota M et al. A case of contact dermatitis due to *Curcuma longa* (turmeric). Environ Dermatol 1996 ; 3 : 357-61

佐竹以久子ほか. 市販和漢薬による薬剤性肝機能障害の1症例. 肝臓 1986 ; 27 : 238-41

田端節子ほか. ウコンに含まれる汚染化学物質に関する調査. 日本食品衛生学会90回学術講演会講演要旨集 2005 ; p 23

若旅功二ほか. ウコンによる多形紅斑型薬疹を疑う1例. 日皮会誌 2006 ; 116(3) : 344

矢崎暁輝ほか. ウコン茶による紅皮症. 皮膚病診療 2004 ; 26 : 999-1002

銭谷　平ほか. ウコンの内服を契機に発見された若年女性肝硬変の1症例. 肝臓 2006 ; 47 : 310-5

46 | 주목

당뇨병 전문 민간 한방약 수위에 의한 혈소판 감소증에 관한 보고가 있다. 만성 간염과 당뇨병으로 통원 치료 중인 50대 여성이 약국에서 구입한 한방약(주: 일위, 댕댕이 덩굴, 감초, 연전초를 포함해 수위라고 생각한다)을 복용하고 있었는데, 잇몸 출혈이 생기고 혈소판 수의 현저한 감소(10,000/mm^3)를 보여서 입원했다. γ-글로불린의 대량 투여로 혈소판은 빠르게 개선되어 퇴원했으나, 그 후 1년간에 걸쳐 총 7회의 비슷한 에피소드가 있으며, 모두 외래 통원 치료 중에 갑자기 발병했고, 입원하면 재빠르게 개선되었기 때문에 약물 복용을 의심하여 조사했지만, 밝혀지지 않았다. 8회째 입원했을 때 혈소판 수는 1,000/mm^{3}로 감소되어 있었지만, 프레드니솔론 투여로 혈소판은 순조롭게 회복되었다. 자택에서의 약제 복용에 대해서 재차 상세한 조사를 실시한 결과, 한방약을 복용하고 있는 것을 알게 되었다. 회복 후의 유발성 시험에서 혈소판 수는 1,000/mm^{3}로까지 감소하였고 기준치로 되돌아가기까지 6일을 필요로 했다(사이토 1996).

50대의 당뇨병 환자인 여성이 치경의 출혈과 점상 출혈로 진찰을 받았다. 혈소판 수는 16,000/mm^{3}로 감소하여 특발성 혈소판 감소증이라고 진단받았는데, 7일째에는 492,000/mm^{3}로 회복되었다. 자세히 기왕력을 알아보니, 과거 3년간 매년 검진 전에 혈당치를 내리려고 수위를 복용하고 있던 것을 알았다. 수위 티백을 달여서 실시한 재투여 시험에서 혈소판 수는 하루에 305,000/mm^{3}에서 2,000/mm^{3}로 감소하고 양쪽 하지와 앞쪽 팔에 무수한 점상 출혈이 나타났지만, 혈소판 수혈 등의 치료를 실시해 혈소판 수는 2주 만에 정상화되었다(Azuno 1999).

당뇨병과 만성 간염인 50대 남성이 코의 출혈과 하지의 자반증으로 진찰을 받았다. 혈소판 수는 10,000/mm^{3}로 감소되어 있었지만, 7일째에는 60,000~70,000/mm^{3}까지 회복되었다. 2년 반 후에 자반증과 코의 출혈로 또 진찰을 받았는데, 혈소판 수는 10,000/mm^{3}으로 감소되어 있었지만, 입원 후에 빠르게 회복되어 퇴원했다. 그러나 12시간 후에 사지의 점상 출혈로 또 다시 진찰을 받았고, 혈소판 수는 10,000/mm^{3}으로 감소되어 있었다. 퇴원해서 저녁 식사 후에 수위를 복용하고 있는 사실을 알았고, 재투여 시험에서 6시간 후에 혈소판 수는 10,000/mm^{3}으로 감소되었고, 수위에 의한 혈소판 감소증이라고 진단받았다(Ohmori 2004).

수위 한 봉지 안에는 주목 8 g, 댕댕이 덩굴 1 g, 감초 2 g, 연전초 0.5 g 등이 포함되어 있다.

주목(*Taxus cuspidata*)에는 톡소이드라고 총칭하는 120여 종류의 알칼로이드가 함유되어 있으며, 그 하나인 파클리탁셀은 태평양 주목 *T. brevifolia*의 나무 껍질과 유럽 주목 *T. baccata* 잎에서 단리된 항암제로 골수 억제에 의한 혈소판 감소를 발생시키는 것으로 알려져 있다. 파클리탁셀에는 포도필로톡신이나 콜히친과 같이 방추사 형성 저해 작용이 있기 때문에(「팔각련」 참조) 주목도 혈소판 감소 작용 외에 이들 물질에 공통적인 작용으로서 탈모, 신경근 장애, 부정맥, 간 장애, 소화기 증상 등을 발생시킬 가능성이 있다.

주목 잎에 포함된 유독 알칼로이드의 하나인 탁신B는 실험용 쥐의 치사량(복강내 투여)이 15 mg/kg(잎 1.1g에 해당)으로 탁신류 중에서도 가장 독성이 강하다.

폴란드 바르샤바 형무소에서 수감자 4명이 유럽 주목 잎을 달여서 복용하고 한 명은 자신의 방에서, 한 명은 형무소 병원에서 심정지를 일으켜 사망했다. 다른 한 명은 깊은 혼수 상태에서 시내 병원으로 옮겨져 심실성 부정맥에서 심실세동을 반복하며 일단은 의식을 회복했지만, 4일째에 사망했다. 다른 한 명은 페이스메이커가 필요할 정도의 서맥과 가벼운 심실성 부정맥이 관찰되었지만, 10일째에 퇴원했다(Feldman 1988).

주목 잎을 먹고 심실성 부정맥을 발생시킨 25세의 남성(Pilz 1999)은 주목 잎 150장을 먹고 심실성 부정맥에서 심원성 쇼크로 사망한 여성(Yersin 1987) 등의 보고가 있다.

기원전 53년 카이사르가 이끄는 원정군과의 패색이 역력한 전쟁 중에 나이들고 쇠약해진 에브로네스족의 왕 카트울크스가 주목의 독즙을 먹고 스스로 목숨을 끊었다고, 카이사르는 「갈리아존가」안에 기록하고 있다. 주목과 같은 종류인 갈리아나 게르마니아는 지금의 유럽 각지에 많이 피어 있으며 나무는 오래전부터 활의 재료로서 사용되었고 독성은 잘 알려져 있었던 것 같다.

주목 잎에 의한 소의 중독은 일본에서도 드문 일은 아닌 것 같다.

수위에 함유된 감초는 아나필락시스의 원인이 된다.

문헌

Azuno Y et al. Thrombocytopenia induced by *Jui*, a traditional Chinese herbal medicine. Lancet 1999 ; 354 : 304-55

Feldman R et al. 4 cases of poisoning with the extract of yew (Taxus baccata) needles. Pol Arch Med Wewn 1988 ; 78 : 26-9

Ohmori T et al. Acute thrombocytopenia induced by Jui, a traditional herbal medicine. J Thromb Haemost 2004 ; 2 : 1479-80

Pilz B et al. Coma in a park. Lancet 1999 ; 354 : 1090

Yersin B et al. Fatal cardiac arrhythmias and shock following yew leaves ingestion. Ann Emerg Med. 1987 ; 16 : 1396-7

斎藤清二ほか. 生薬を含む民間漢方薬により高度の血小板減少を繰り返した1例. 診断と治療 1996 ; 84(臨増) : 868

47 | 섬수(蟾酥), 섬여(蟾蜍)

섬수는 두꺼비과 아시아 두꺼비(중국 두꺼비, 한국 두꺼비) *Bufo bufo gargarizans*, 또는 흑광섬수 *Bufo melanostictus*의 이하선, 피부선에서 분비액(두꺼비 기름, ガマの油)을 건조시킨 것으로 구심(큐신), 육신환(로쿠신간) 등 100종류 정도의 민간 한방약에 배합되어 있다. 주성분은 동물성 강심 스테로이드의 부파디에놀리드, 디곡신 등 식물성 강심 스테로이드의 카데놀라이드와 화학 구조가 아주 닮았기 때문에 디기탈리스 중독과 닮은 증상을 나타낸다.

사탕수수의 해충구제를 위해 1945년 이전에 일본에 도입된 마린토드 *Bufu marinus*도 이와 같이 부파디에놀리드를 분비시켜 중독의 원인이 된다.

두꺼비, 흑광섬수를 그대로 건조시킨 것이 섬수이며, 이것을 항아리에 넣어 구워서 인삼과 감초를 섞은 것이 섬여산이다.

민간약

뉴욕시에서 90세의 남성이 보행 중에 실신해서 응급차로 실려왔다. 환자는 심장에 좋다고 친척의 권유를 받고 익심환을 매일 한 알씩 한 달간 복용했다. 심박동에 최장 13.5초의 휴지기가 있고, 거기에 따라 의식 소실 발작을 일으켰다. 36시간 후의 혈중 디곡신과 비슷한 물질의 농도는 0.87 ng/mL, 다음날 0.49 ng/mL, 이틀 후 0.2 ng/mL이었다(Kwan 1992). 익심환에는 섬수가 포함되어 있다.

면역 항체를 사용하는 혈중 디곡신 측정법은 디곡신과 구조가 아주 닮은 부파디에놀리드를 구별할 수 없기 때문에 섬수를 함유한 의약품을 복용한 환자에게서는 디곡신 혈중 농도가 겉으로 보기에는 높은 수치를 나타낸다. 정상치는 0이며 디곡신 투여를 받고 있을 경우의 치료 농도는 0.5~2.0 ng/mL이다.

한방 약국에 근무하는 40대 남성이 근무 중에 심장의 두근거림을 느꼈고, 구역질과 구토가 있었고, 다음날에는 흉부 불쾌감이 있어서 진찰을 받았다. 심전도에서 동성서맥(36/분), I도의 방실 블록 및 ST-T파 이상이 관찰되었고, 혈중 디곡신 농도가 6.22 ng/mL로 비정상적으로 높았다. 환자는 3년 전부터 전신 권태감이 있을 때에 육신환을 하루에 4~6환(보통 4환)을 입원 일주일 전부터는 하루에 8환을 매일 복용하고 있었다(야마구치 1997).

타이완에서 65세의 여성이 자살 목적으로 구심 약 50환을 복용하고 구역질과 구토, 설사,

복통으로 입원했고, 심전도상에서, 방실블록과 T파의 평저화가 관찰되었다. 디곡신과 비슷한 물질 농도는 2.35 ng/mL로 비정상적인 높은 수치를 나타냈다. 34세의 여성은 구심 약 50환을 복용하고, 2시간 후에 구역질과 구토 및 전신 권태감을 느껴 진찰을 받았다. 10시간 후의 혈중 디곡신과 비슷한 물질 농도는 1.84 ng/mL로 높았으며 다음날에는 0.67 ng/mL로 저하했다(Lin 1989).

40대 남성이 이전에 한방약으로 물려 받았던 섬수를 자살 목적으로 약 6 g 복용하고 심한 구역질과 구토를 하고, 1분에 30대의 서맥으로 고칼륨혈증(6.5 mEq/L), 심전도로 T파가 점점 올라가는 것과 1도의 방실블록을 관찰하였다. 혈중 디곡신 농도는 3.55 ng/mL이었다(이데 2006).

미국 캘리포니아주 새크라멘트에서 4개월 전에 유산한 적이 있는 25세의 여성이 유산 방지를 위해 처방받은 한방약을 달여서 먹고 바로 복통과 구토 및 설사 증상이 나타나 입원했다. 30분 후에 갑자기 서맥과 저혈압에서 심폐정지가 되고, 1시간에 미치는 소생 처치에도 불구하고 먹은 지 2시간 반 후에 사망했다. 부검에서 사인이 되는 소견은 없었고, 달인 약이 원인이라고 추정되었지만, 혈액 독물 검사에서 마약, 각성제, 수면제, 항우울증약 증세를 일으켰을 것이라고 상정할 수 있는 모든 것이 음성이었다. 20건 이상의 경험이 있는 한방의들이 소집되어 캘리포니아주 보건국과 연방농상무성 협력 하에 원인 물질 규명이 시작되었다. 병행되어 실시된 실험용 쥐에 대한 투여 실험에서 복용하다가 달인 약을 주사 맞은 쥐의 일부는 2분 반 만에 사망했다. 한방약 중에 흑갈색 환약으로 그 분말에서 부파디에놀리드가 검출되었고, 스펙트르 데이터베스에서 성분이 섬수와 일치하고, 시판 섬수 분석 결과와도 일치되었다. 혈중 디곡신과 비슷한 물질은 4.90 ng/mL로 높았다(Ko 1996).

미국에서는 섬수가 Black stone, Rock hard, Chinese love stone 등의 이름으로 국소 도포용 최음제로 나돌았다. 섬수에는 국소 마취 작용이 있다.

1995년 1월 1일 뉴욕시에서 23세의 남성이 Love stone을 복용한 지 30분 후부터 토하기 시작해 밤새 토하고 설사도 하여 다음날 응급실에서 진찰을 받았다. 맥박은 20/분으로 서맥, 진료 3시간 후 심실세동에서 심정지에 이르러 사망했다. 심정지 직전의 혈액 중 디곡신과 비슷한 물질의 농도는 0.9 ng/mL이었다(Brubacher 1996). 혈액에서 부포테닌과 함께 레디부포게닌, 부파린, 시노부파긴 등의 부파디에놀리드가 검출되었다. Love stone은 딱딱한 흑갈색, 1×1×0.5 cm의 부정형의 덩어리로 시내의 수입업자에게서 입수한 시판 섬수와 비교한 결과 양자의 성분은 일치했다(Barry 1996).

28세의 남성이 뉴욕시의 차이나타운에서 구입한 최음제를 복용하고 1시간 후부터 밤새 계속하여 토하고 다음날 아침 구토와 설사 및 복통으로 응급실에서 진찰을 받았다. 저혈압과 경련이 있었고 빈맥에서 서맥으로 이행했고, 입원 2시간 후에 심실세동으로 사망했다. 혈중 디곡신과 비슷한 물질 농도는 1.9 ng/mL이었다.

뉴욕시에서 26세의 남성이 Rock hard 한 개를 복용하고 얼마 지나지 않아 구토와 복통이 시작되고 다음날 입원하여 심방세동에서 서맥이 되어 페이스메이커를 장착했지만, 심실세동으로 이행하여, 입원 7시간 후에(복용한 지 20시간 후에) 사망했다. 혈중 디곡신과 비슷한 물질 농도는 2.79 ng/mL이었다(Brubacher 1996).

1995년 5월까지 뉴욕 중독 센터에는 Love stone 혹은 유사 물질에 의한 중독이 6건 보고되었으나, 항디곡신 항체를 사용한 2명은 회복되었다(Brubacher 1996). 디곡신 중독 특효약인 항디곡신 항체가 동물성 강심 스테로이드 중독에도 유효하다는 사실을 알게 된 것이다.

두꺼비

미국 애리조나주에서 두꺼비 컬렉션을 하고 있던 5세의 남자아이가 두꺼비를 입에 넣고 10분 후 대량의 침을 흘리며 5분 후에 전신 경련이 시작되어 응급실에서 진찰을 받았다. 심전도에서 부정맥이 관찰되었다. 모친이 지참한 것은 애리조나에 많이 사는 콜로라도강 두꺼비 *Bufo alvarius*였다(Hitt 1986). 개도 두꺼비를 삼키면 바로 엄청난 타액을 분비한다(혼다 1991).

콜로라도강 두꺼비의 경우 분비물에 환각 물질 5-메톡시 DMT가 포함되어 있으며 부파디에놀리드도 포함되어 있다.

1980년대 중반부터 1990년대 초반에 걸쳐 남북아메리카, 오스트레일리아 등에서 "세계가 자신의 것이 되다"라고 두꺼비를 핥는 것이 유행했다. 분비물을 긁어서 크래커에 얹어서 먹는 등과 같은 일도 행해졌다. 종교상 혹은 신화나 전설에 근거하여 두꺼비를 핥는 풍습은 중남미와 북아메리카의 남부 원주민에게 있었고 고대 로마 시대까지 거슬러 올라간다. 남미 콜롬비아의 원주민은 두꺼비를 대나무통에 넣어 불에 쬐서 분비되는 황색 약체를 도기 그릇에 모았다고 한다.

타이완에서 술과 함께 삶은 흑광섬수 수프를 한 그릇 먹은 31세의 남성이 30분 후부터 구역질과 구토 현기증 의식소실 발작을 일으켜 입원했고, 심정지를 일으켜서 다시 소생되었지만, 혈압은 40 mmHg이었고, 맥박수는 46/분이었고, 심전도는 고도의 방실블록을 나타냈다.

아트로핀 투여를 계속하여 복용한 지 30시간 뒤에 증상은 없어졌다. 3일째에 디곡신과 비슷한 물질의 농도는 0.7 ng/mL이었다. 타이완에서는 두꺼비 수프가 혈액을 깨끗하게 한다고 믿어 먹는 사람이 있다(Chern 1991).

타이완 중독 센터는 1993년까지 6년 동안에 섬수에 의한 중독 환자 4명의 보고를 받았다. 그 중에서 2명은 섬여를 먹었다. 그 중에서 3명이 구토, 설사 및 서맥을, 2명이 구강 점막의 마비를, 1명이 타액 분비의 항진을 나타내었고, 1명은 서맥과 방실 전도 장애에서 심실세동을 일으켜 사망했다(엽 1993).

남미 페루의 아마존강 상류의 산지에서 모자 4명이 독없는 개구리 알이라고 착각하여 마린토드 알을 데쳐 먹고 증상이 나타났다. 잘못 먹은 것을 알게 된 34세의 모친은 "모두 죽어버릴 거야"라고 말하면서 두 명의 아이를 남기고 4세의 여자아이와 함께 사망했다. 남은 알을 먹은 돼지는 토하며 괴로워했다(Licht 1967).

국소 작용

육신환이 눈에 들어가면, 각막상피 짓무름, 결막 부종 등의 각막 부종과 데스메막의 주름을 중심으로 하는 눈의 장애를 일으킨다. 병이 점안액 병과 닮아서 고령자들 사이에서 실수가 생기기 쉽다(오쿠보 2002, Kitagawa 2003).

디기탈리스 중독에서는 각막 혼탁과 황시증이 관찰되었는데, 시세포 기능 부전은 디기탈리스의 Na-K ATPase의 저해 작용에 의한 가능성이 있으며, 섬수에 의한 각막 부종도 각막 내피의 Na-K ATPase의 저해 작용에 의한 것이 아닌가 하고 추측된다(오쿠보 2002).

40대 여성이 시판되는 간심약, 여명심(黎明心)®과 그리세오풀빈을 복용하고, 2주 후에 전신에 홍반과 구진이 다발했고, 성분 패치테스트에서 섬수에 강양성을 나타냈다. 동물성 생약에 의한 약진은 드물다(모리 1993).

문헌

Barry TL et al. GC/MS comparison of the West Indian aphrodisiac "Love Stone" to the Chinese medication "Chan Su" : Bufotenine and related bufadienolides. J Forensic Sci 1996 ; 41 : 1068-73

Brubacher JR et al. Treatment of toad venom poisoning with digoxin-specific Fab fragments. Chest 1996 ; 110 : 1282-8

Chern MS et al. Biologic intoxication due to digitalis-like substance after ingestion of cooked toad soup. Am J Cardiol 1991 ; 67 : 443-4

Hitt M et al. Toad toxicity. N Engl J Med 1986 ; 314 : 1517

本田　充ほか. 犬における実験的ヒキガエル中毒による臨床試験. 日獣医師会誌 1991 ; 44 : 238

井出宗一郎ほか. 蟾酥(センソ)中毒により高カリウム血症をきたした1症例. 中毒研究 2006 ; 19 : 334

Kitagawa K et al. Corneal edema and descemet's folds caused by mistaken instillation of rokushingan. A Japanese traditional medicine, containing toad venom. Shimane J Med Sci 2003 ; 21 : 29-32

Ko RJ et al. Lethal ingestion of Chinese herbal tea containing Ch'an Su. West J Med 1996 ; 164 : 71-5

Kwan T et al. Digitalis toxicity caused by toad venom. Chest 1992 ; 102 : 949-50

Licht LE. Death following possible ingestion of toad eggs. Toxicon 1967 ; 5 : 141-2

Lin CS et al. A digoxin-like immunoreactive substance and atrioventricular block induced by a Chinese medicine "Kyushin" Jpn Circ J 1989 ; 53 : 1077-80

森　康記ほか. 漢方製剤「黎明心(れいめいしん)」による薬疹の1例. 日皮会誌 1993 ; 103 : 1369

大久保真司ほか. 六神丸を誤って眼に入れ眼障害をきたした1例. 臨眼 2002 ; 56 : 556-8

山口恵子ほか. 「六神丸」によりジギタリス中毒様の症状を呈した1例. 呼吸と循環 1997 ; 45 : 605-7

葉　啟昌ほか. 台灣地區之蟾蜍蟾酥中毒 : 4症例報告. 台灣醫誌 1993 ; Suppl 3 : S 135-9

48 | 하수오

여뀌과 덩굴성 다년초 하수오(*Polygonum multiflorum*)의 괴근을 건조시킨 것이 한방 하수오인데, 외관의 색조에 따라 적하수오와 백하수오로 구분한다. 하수오는 중국에서는 가장 일반적이며 중요한 생약의 하나이지만(Yao 2006), 옥시안트라퀴논류를 포함해 설사, 복통, 구역질, 구토 및 경련을 일으키므로 그대로 사용되는 일은 거의 없으며, 대부분은 수정한 것이 사용된다. 의료용 한방약인 당귀음자나, 시판되고 있는 양모제 카로얀 아포지카 Σ®에 배합되는 것 외에, 분말이나 잘게 썬 모양으로 이명, 새치, 강장, 콜레스테롤의 저하, 동맥경화 방지, 항바이러스 작용 등을 선전하며 인터넷에서 팔리고 있다.

일본 약국방에 의한 외생약 규격 지표 성분은 에모딘이지만, 9종류의 하수오를 분석한 결과, 함유량이 상당히 낮아서, 스틸벤 배당체를 지표 성분으로 하는 쪽이 확인이 확실했다. 그러나 스틸벤 배당체에는 개체에 따라 농도에 156배의 차이가 있고, 에모딘에는 776배의 차이가 있었다. 특히 적하수오에서는 에모딘과 스틸벤 배당체 모두의 농도가 눈에 띄게 낮았다. 그 이유가 산지, 따는 시기, 따는 부위에 따른 것인지, 또는 가공 조정 방법에 의한 것인지는 분명치 않다. 스틸벤 배당체는 같은 여뀌과 대황 5종류와 양제근(참소리쟁이, *Rumex japonicas*)에서도 검출되었다(가와사키 2005). HSCCP(high speed counter current chromatography)로 에모딘, 크리소파놀, 레인, 6-OH-에모딘, 스틸벤 배당체 등이 검출되었다(Yao 2006).

지금까지 보고된 건강피해는 피진, 소양, 홍반 및 발열과 같은 것이지만, 이하에서 보는 것처럼 간기능 장애를 일으킨다.

홍콩에서 임신 17주의 31세의 여성이 소변의 농염과 황달이 진행되어 진찰을 받았다. 간기능 이상이 있었지만, 바이러스성 간염이 아니라고 하였으나, 몇 주 전부터 시판 하수오 정제를 탈모 치료를 위해 복용하고 있었던 것을 알게 되었다. 혈청 빌리루빈 수치는 입원 4일째에 104 μmol/L까지 상승되었지만, 3주 동안에 정상화되었다. 정제 분석에서 안트라퀴논 에모딘과 피스틴이 검출되었다. 환자는 2년 전 중국에서 간기능 장애를 일으켜 비A 비B 비C형 간염으로 진단받은 적이 있지만, 발병 전에 하수오 액제를 복용하고 있었다(But 1996).

오스트레일리아에서 46세의 여성이 흰머리 방지에 하수오 제제를 복용하기 시작해 2주 동안 전신 권태감, 구역질, 구토, 가려움, 소변의 농염 및 황달 증상이 나타나 4일째에 진료를 받았고, 혈청 빌리루빈 수치는 216 μmol/L으로 상승하고 간기능 장애가 심하여 입원했다. 간 생검에서 약제성 중증 간염상을 나타냈다. 1개월 후 거의 정상으로 돌아왔다(Park 2001).

로마에서 78세의 남성이 황달, 구역질, 복통 및 소변의 농염 증상이 1주일 동안 계속되어 진찰을 받았다. 전립선 비대로 하수오 정제를 복용하기 시작해 1개월 후에 상기 증상이 나타났다. 간 종대와 중등 정도의 간기능 장애가 확인되었다. 바이러스성 간염의 가능성은 없었고, 담도계도 이상이 없었고, 한방약 복용을 중지한 후에 간기능은 정상화되었다. 복용하고 있던 정제의 분석에서 0.14w/w% 안트라퀴논류 외의 세균류와 중금속 그 외의 물질은 검출되지 않았다(Battinelli 2004).

안트라퀴논은 장내에서 대사되어 반응성 물질 안트론이 되는데, 이 물질은 간기능 장애를 일으킨다.

문헌

Battinelli L et al. New case of acute hepatitis following the consumption of Shou Wu Pian, a Chinese herbal product derived from *Polygonum multiflorum*. Ann Inter Med 2004 ; 140 : 589-90

But PPH et al. Hepatitis related to the Chinese medicine Shou-wu-pian manufactured from *Polygonum multiflorum*. Vet Human Toxicol 1996 ; 38 : 280-2

Park GJH et al. Acute hepatitis induced by Shou-Wu-Pian, a herbal product derived from *Polygonum multiflorum*. J Gastroenterol Hepatol 2001 ; 16 : 115-7

山崎勝弘ほか. カシュウ(何首烏)の確認試験と成分含量測定. 医薬品研究 2005 ; 36 : 555-63

Yao S et al. Preparative isolation and purification of chemical constituents from the root of *Polygonum multiflorum* by high-speed counter-current chromatography. J Chromatogr A 2006 ; 1115 : 64-71

49 | 뇌공등, Erycibe henryi(Prain)

뇌공등(타이완 미역줄나무, 비명산해당) *Tripterygium wilfordii*는 화살나무과 덩굴 식물로 중국 남동부 타이완에 자생하고, 2000년도 이전부터 한방약으로서 관절염 등에 또한 독성이 매우 강하기 때문에 최근까지 살충제로서도 사용되어 왔다.

*Erycibe henryi*와 정공등 *E. obtusfolia*는 모두 메꽃과 ホルトカズラ속의 덩굴 식물로 중국에서는 같은 이름으로 불리고, 한방약으로서는 동일 물질로 간주되며 관절염이나 류마티스의 치료에 사용되어 왔다.

뇌공등과 홀트카즈라와 정공등과는 식물학적 관계는 없지만, 모두 관절염에 사용되며 외관은 다르지만, 줄기의 단면이 닮았기 때문에 잘못 사용되는 경우가 있다.

49-1 뇌공등

뇌공등은 달인 약으로서 사용되지만, 특히 독성이 강한 뿌리의 껍질층(2층)을 제거하고, 목질부를 작산에틸과 클로로포름 메탄올로 추출한 것이 각각 제제화되어 시판되고 있는데, 중국에서는 널리 사용되고 있으며, 많은 임상 시험이 이루어져 왔다. 한편, 많은 성분 중에서 에폭시드 구조를 갖는 디테르페노이드와 트립톨라이드(triptolide)에 항염증 작용과 면역억제 작용이 있다는 점을 알 수 있고, 과거 30년간에 걸쳐 주로 중국에서 류마티스성 관절염, 전신성 홍반성 낭창, 다발성 관절염, 장직성 척수염, 한센병, 베체트병 등 각종 관절염이나 자가 면역 질환 환자 수천 명이 사용하였으며, 많은 논문이 발표되어 있다. 표준규격품(純品)인 트립톨라이드도 시판되고 있다.

류마티스성 관절염 환자 44명에게 「상해중약제약」제의 뇌공등 침고편(浸膏片)을 하루 4정(상용량 12정) 투여하고, 26명은 평균 투여 기간 25개월 만에 중지했는데, 부작용으로서는 설사 1명, 신우신염 1명 및 간기능의 악화가 1명이었다(마츠타 2002).

위의 추출물을 복용한 경우 여성에서는 월경불순, 무월경, 난포 자극 호르몬과 유선 자극 호르몬의 상승, 에스트라디올의 저하 등 폐경 이후의 상태와 비슷한 증상을 나타냈다. 남성에서는 정자 수의 감소와 활동성의 저하, 무정자증 등 생식 능력 저하가 나타나서 남성용 경구 피임약으로서 검토된 적도 있다. 이러한 작용은 생식선에 대한 직접 작용으로 면역 억제 작용과 관계가 있으며 항염증 작용과는 관계가 없는 것으로 여겨진다.

타이완에서 36세의 남성이 자신이 채집한 뇌공등을 달여서 복용하고, 10시간 후부터 격심한 구토와 물 같은 설사가 계속되었고, 많은 양의 이온음료를 마셨지만, 혈압이 저하되어 입원했다. 혈압은 74/44 mmHg였고, 사지에 냉감이 있었다. 백혈구 감소(1,000/mm^3), 혈소판 감소(118,000/mm^3) 및 출혈이나 응고 시간의 연장이 관찰되었으며 무뇨 증세가 있으며 심전도로 빈맥과 저진폭전위와 QRS파의 확대가 관찰되었다. 온갖 치료에도 불구하고, 심실성 빈맥을 반복하며, 입원 15시간 후에 사망했다.

중국 무한에서 25세의 여성이 류마티스성 관절염 치료에 뇌공등을 너무 많이 복용하여 구역질, 구토, 설사, 복부 팽만, 빈맥, 하혈, 백혈구 감소 및 신부전에서 쇼크 상태에 빠지고 15일째에 사망했다. 부검으로 비장과 흉선에서 림프구의 감소와 응고 괴사를 발견하였다. 신장에서는 근위곡뇨세관 상피의 응고 괴사와 신유두의 다발성 허혈성 경색, 심근과 간에서 혼탁 종창, 간세포의 지방 변성 및 소화관 점막과 폐에서 울혈과 부종을 발견했다(Zhang 1988).

이상의 증례에서 볼 수 있는 물 같은 설사, 하혈, 백혈구 감소 및 혈소판 감소는 콜히친 등 방추사 형성 저해제 중독의 증상과 매우 비슷하다(나이토 2001). 그러나 이하의 증례에서 볼 수 있는 생식선에 대한 작용은 콜히친에서는 볼 수 없는 증상이다.

영국 브라이튼에서 36세의 여성이 건선에 5개월 전부터 뇌공등 제제 복용을 시작해 4주간의 치료를 끝냈다. 무월경이 5개월간 계속되고, 질의 건조, 성욕 감퇴, 열감과 자면서 땀을 흘리는 증상을 호소하며 진찰을 받았다. 난세포 자극 호르몬과 황체 호르몬 수치의 상승과 에스트라디올 수치의 저하가 발견되었다. 복용 중지 2개월 후에 호르몬의 수치는 정상화되었고, 3개월 후에 월경은 다시 시작되었다(Edmonds 2003). 이것은 일례의 증례 보고지만, 중국에서는 이미 1989년에 류마티스성 관절염을 앓고 있는 여성 14명에게 뇌공등 제제를 투여하여 난소 기능을 조사한 임상 연구가 발표되었다. 그것에 의하면, 복용 개시 2~3개월 후부터 양의존성으로 난포 자극 호르몬과 황체 호르몬은 상승하고, 4~5개월째에는 폐경기 후의 수준까지 상승하였으며, 이 작용은 난소에 대한 세포 독성에 의한 것은 아닌가라고 추측되었다. 14명 중에서 9명은 중지 후 7개월 만에 월경이 재개되었다(곡 1989).

2명의 난치성 괴저성 농피증 환자에게 사용하여 효과를 인정받았으나, 그 중에서 1명은 간효소의 경미한 상승이 관찰되었는데, 복용량을 줄이자 증상이 다시 나타났다(Li 2000).

49-2 올리브 덩굴풀

2003년 12월 타이완 타이베이에서 3명의 남성이 뇌공등과 혼동하여 ホルトカズラ의 줄기 625 g을 3시간에 걸쳐서 9리터의 물이 반이 될 때까지 달여서 마셨다. 통풍성 관절염에 300 mL를 복용한 52세 남성은 5분 후에 발한, 오한, 눈물, 타액분비 항진으로 콧물, 구역질, 구토 및 물 같은 설사가 시작되고 호흡 곤란과 전신 권태감이 있어서 진찰을 받았다. 의식 혼탁과 축동이 관찰되었다. 저혈압(78/63 mmHg), 빈맥(48/min), 고혈당(469 mg/dL) 및 백혈구 증가(19,270/mm^3)가 관찰되었다. 심실성 빈맥에 대해서 제세동을 실시하고, 5일 후에는 퇴원할 수 있었다. ホルトカズラ 1회분 3~8 g에 대해 이 환자는 42 g을 복용한 것이 된다(Huang 2006).

타이완 타이베이에서 73세의 남성이 통풍성 관절염과 류마티스에 몸소 채취한 ホルトカズラ 줄기 30 g을 달여 마시고, 1시간 후에 현기증, 발한, 오한, 눈물 흐름 증세, 타액 분비 항진, 콧물, 구역질, 구토 등과 같은 콜린작동성 증상을 일으켜 3시간 후에 응급실에서 진찰을 받았다. 체온 저하(32.3°C), 빈맥(50/min), 저혈압(80/45 mmHg), 축동, 장의 연동 항진, 심전도로 방실블록, 백혈구 증가(18,200/mm^3), 고혈당(435 mg/dL) 및 경미한 신 장애 증상이 있었다. 아트로핀 투여로 심전도 소견, 맥박 및 혈압은 정상화되었다(Lin 2002).

이상의 2증례에서 보는 바와 같이, 홀트카즈라 중독은 뇌공등과 달리 콜린 작동성 증상이 전부이다.

문헌

Chou WC et al. Hypovolemic shock and mortality after ingestion of *Tripterygium wilfordii* hook F. : a case report. Int J Cardiol 1995 ; 49 : 173-7

Edmonds SEF et al. Reversible ovarian failure induced by a Chinese herbal medicine : lei gong teng. BJOG 2003 ; 110 : 77-8

谷　春霞ほか. 雷公藤多甙片所致閉経原因的探泬. 中国医学科学院学報 1989 ; 11(2) : 151-3

Huang HH et al. Acute *Erycibe henryi* Prain ("Ting kung teng") poisoning. J Toxicol Clin Toxicol 2006 ; 44 : 71-5

Li LF. Treatment of pyoderma gangrenosum with oral Tripterygium wilfordii multiglycoside. J Dermatol 2000 ; 27 : 478-81

Lin CC et al. Medicinal herb *Erycibe henryi* Prain ("Ting kung teng") resulting in acute cholinergic syndrome. J Toxicol Clin Toxicol 2002 ; 40 : 185-7

松多邦雄. 雷公藤. リウマチ科 2002 ; 27 : 506-10

内藤裕史. 中毒百科 南江堂 2001, p 422
Zhang YG et al. Poisoning by toxic plants in China. Am J Forensic Med Pathol 1988 ; 9 : 313-9

50 | 파두, 아주까리, 일본유동

50-1 파두

열대 아시아에서 자생하는 대극과 상록아교목 파두 *Croton tiglium*의 종자를 파두라고 한다. 한방약으로서 사용되는데 독성이 강하다. 파두를 짜서 만드는 파두유는 여러 설사제 중에서도 강력하다.

40대 여성이 갑상선 종대라는 사실을 알고, 지인에게 상의한 결과, 한방약을 추천받아서 몇 알을 구입하여 한 알을 가루로 만들어 물로 복용했다. 30분 후부터 구토와 설사 증세를 보였지만, 그럼으로 인해 효과가 나타날 것이라는 말을 들었기 때문에 참으면서 충분한 수분 섭취를 삼가고 있었다. 그러나 음식물 섭취가 불가능하게 되자, 전신 권태감이 심해졌고, 1주일 후에 입원했다. 요오드, 질소 및 크레아티닌 모두가 높은 수치를 보였으며, 급성 신부전 상태였다. 입술이 짓물렀지만, 이것은 복용 직후부터 나타난 증세였고, 내시경으로 식도 점막을 둘러싸고 있는 출혈성 미란과 위의 앞 벽 쪽의 미란을 확인했다. 탈수에 의한 급성 신부전으로 진단하고 수액과 2회의 출혈 투석에 의해 신기능은 정상화되었고 7일째에 퇴원했다. 입원 후에 알게 된 정제의 조성은 대자석, 적석지, 파두 및 행인(杏仁)이 1 : 2 : 1 : 2의 비율로 1정 안에 파두는 0.2 g으로 적은 양이다. 이 증례는 무자격자가 적합하다고 생각할 수 없는 증상에 독성이 높은 한방약을 추천해 구토와 설사로 탈수 증상이 생겼음에도 불구하고, 환자는 수분 섭취를 참아서 신부전 상태가 되고 만 것이다(시미즈 1988).

파두유는 포르볼에스테르 크로톤유 등을 함유하며, 포르볼에는 발암성 그리고 크로톤유에는 준하작용이 있다. 현재 많이 사용되는 자원(紫円) 1캡슐 중의 파두는 0.1 g이다.

자원 1캡슐을 10시 30분에 투여받은 40대의 여성은 13시경부터 구토 증세가 나타났고, 14시부터 20시경까지 물 같은 설사를 열 몇 번 했고, 전신의 권태감과 구역질 때문에 식욕부진이 생겼다. 60대 여성은 10시에 투여받고 11시경부터 4시간 동안에 9회의 설사를 했다. 70대 여성은 9시에 투여받고, 2시간 후에 구역질 증세가 나타났고, 또한 3시간에 걸쳐 설사 7회와 구토를 여러 번 했다(고토 1995)고 할 정도 심한 설사를 했다.

크로톤유는 강한 미란제로 출혈성 위염을 일으킨다. 상기의 환자에게 나타난 입술, 식도 및 위의 미란은 크로톤유에 의한 것일 것이다. 또한 복용 후의 식욕부진 또는 음식물을 섭취하지 못하는 것도 출혈성 위염 혹은 식도나 위의 미란에 의한 것일 것이다.

50-2 아주까리, 일본유동

파두와 같은 대극과인 아주까리(피마자) *Ricinus communis*의 종자를 짜서 만드는 피마자유는 의료용 의약품인 설사제로서 현재도 사용되고 있다.

60대 남성은 가족이 류마티스 치료를 목적으로 인터넷으로 구입한 아주까리를 식용으로 잘못 알고 술 안주로 저녁 때 약 30알을 먹었다. 밤이 되어 복통과 구토 및 설사를 반복하게 되었고, 입원 후에 복통과 구토는 나아졌지만, 설사는 계속했다. 수액요법으로 4일째부터 수분 섭취가 가능해졌고, 6일째에는 설사도 멈춰서 식사를 시작했고, 8일째에는 퇴원했다(니시야마 2005).

아주까리를 짜고 남은 찌꺼기에서 나오는 리신은 청산가리의 만 배의 독성을 가지고 있으며 화학 병기 금지 조약에서 규정하고 있는 독성 물질이다(나이토 2001).

대극과의 일본유동 *Aleurites cordata*(Vernicia montana)의 종자를 짜서 만드는 동유도 설사를 일으킨다. 1958년 가가와현 나오시마쵸에서 식용 기름이라고 잘못 알고 등유로 튀김을 만들어 4월 21일에 2명 그리고 5월 16일에 20명이 중독을 일으켰다. 증상은 22명 중에서 구토가 19명, 설사가 13명이었고, 식후 30분 이내에 12명에게서 증상이 나타났다(다다 1965).

1982년 4월 23일 도쿠시마현 가이난쵸 가이난 중학교에서 교정의 일본유동 나무 열매를 주워서 먹은 학생 50명 중에서 33명이 20~30분 후에 심한 구역질과 복통을 일으켜서 5명이 입원했다. 먹은 양은 최고 20개였고, 평균 3개였다.

지나기름오동나무 *Aleurites fordii* 열매를 먹은 50대 남성이 3시간 후부터 격심한 구토와 설사를 일으켜 탈수 상태가 되었고 하지의 불수 운동을 일으켰다(오쿠무라 2001). 지나기름오동나무에서도 동유가 나오지만, 일본유동나무에서 나오는 것과는 성질이 다르다.

이스라엘 아슈켈론에서 9세와 10세의 남자아이가 정원 나무의 열매를 먹고, 1시간 후에 격심한 구토, 복부선통과 물 같은 설사 증세를 보였다. 응급실에서도 구토와 물 같은 설사를 계속하고, 눈은 움푹 들어가고, 점막은 건조하여 탈수 상태였다. 나무 열매는 대극과 자트로파(*Jatrop hacurcas*, 남양유동)속의 단풍나무 바야트로파 *Jatrop hamultifidi* 열매로 10개 정도 먹은 것 같다. 대량의 수액을 실시하여 구토와 설사는 36시간 후에 나았다. 4일째 때 미미하게 간기능 악화가 보였지만, 5일째에는 건강하게 퇴원했다(Levin 2000).

아주까리에 함유된 리신, 파두에 함유된 크로틴(크로톤), 야트로파 물피피다에 함유된 Clusin, 콩과 홍두속 홍두 *Abrus precatorius*에 함유된 아브린 등은 모두 단백 합성 저해 작

용을 갖는 식물 단백 독소이다(「덩굴강낭콩」 참조)

문헌

後藤博三ほか. 紫円の使用経験. 日本東洋医学雑誌 1995 ; 45 : 927-34

Levin Y et al. Rare *Jatropha multifida* intoxication in two children. J Emerg Med 2000 ; 19 : 173-5

内藤裕史. 中毒百科. 南江堂 2001, p 13, 197, 215-7

西山　隆ほか. 誤って多量の"トウゴマ"を摂取した症例. 中毒研究 2005 ; 18 : 149-50

奥村　徹ほか. オオアブラギリの種子摂取による1中毒例. 中毒研究 2001 ; 14 : 377

志水孝久ほか. 漢方薬(巴豆)による急性腎不全の1症例. 中毒研究 1988 ; 1 : 165-8

多田御幸. 桐油による食中毒. 食衛誌 1965 ; 6 : 199-201

51 | 팔각련

매자나무과 포도필룸속(육각련) *Dysosma pleiantha*, 팔각련 *D. versipellia* 등의 근경을 한방에서 팔각련(鬼臼)이라고 한다.

이와 같이, 매자나무과 포도필룸속 히말라야팔각련 *Podophyllum hexandrim*을 한방에서 도아칠이라고 하며, 아메리카팔각련 *Podophyllum peltatum*을 영어권에서는 *mayapple*이라고 부른다. 이들 모두 포도필로톡신이라고 하는 알칼로이드가 들어 있다.

팔각련은 유럽, 오스트레일리아, 홍콩, 타이완 등 허브샵에서 팔며 달이거나 수프로 만들어서 혹은 제제가 강장제, 살 빼는 약, 설사제, 변비약, 산후 조리, 월경 곤란, 낙태약 등에 사용이 된다. 중국, 타이완, 홍콩에서는 한방약 중독 중에서 가장 흔한 중독의 하나이다.

근경에서 추출한 포도필로톡신을 함유한 수지의 10~25% 알코올 용액, 안식향팅크 및 연고는 항문 주변이나 외음부의 첨형 콘딜로마에 외용 의약품으로서 여러 외국에서 사용된다.

포도필로톡신은 통풍 발작 치료약인 콜히친, 백혈병, 악성 림프종 치료약인 빈크리스틴이나 빈블라스틴, 항암제인 파클리탁셀, 백선증 치료약인 그리세오풀빈과 같이 동식물 세포 내의 미세소관의 기능에 장애를 준다. 그 때문에 세포가 분열할 때 방추사 형성이 저해를 받아 분열은 중기 단계에서 정지하여, 세포분열에 장애를 일으킨다. 세포분열이 가장 잘 일어나는 조직일수록 증상이 나타나기 쉽다. 이들 물질은 공통적인 성질을 갖기 때문에 해를 끼치는 작용이나 중독증상은 거의 비슷하다(나이토 2001).

타이베이 병원에서는 팔각련을 달여서 복용하거나 수프로 만들어 먹고 포도필로톡신 중독증상을 보인 환자가 1년 동안 5명 입원했다. 한의사 혹은 한방약 상인이 산후 조리, 간암, 요통, 월경곤란증 및 경부종양에 효과적이라고 추천을 한 것이다. 5명 전원에게 나타난 증상은 복통, 구토, 설사, 현기증, 건반사 소실 및 간기능 이상이었고, 4명에게 나타난 증상은 의식 장애, 환각, 감각성 실조, 지각 둔마 및 혈소판 감소였다. 소화기 증상은 복용 후 1~2시간, 중추신경 이상은 5~20시간, 이상 감각은 24~48시간 후에 나타났다(Kao 1992).

신경 마비

포도필로톡신은 심각한 신경 마비를 일으킨다.

타이베이에서 48세의 여성이 두통에 팔각련을 얇게 썬 것 10편에 약 10 g을 달여서 복용하고, 1시간 후에 구토와 설사가 시작되었다. 몇 시간 후에 사지 말초의 마비와 가벼운 근력 저하가 있었다. 그 후 한 달 동안 보행은 불안정해지고, 급격하게 시작된 사지말초의 마비와 근력 저하로 입원했다. 입원할 때 건반사와 사지말초의 지각은 감쇠 혹은 소실되어 있었다. 1년 후에 운동 마비는 완전히 회복되었지만, 하지의 위치 감각이나 진동 감각의 장애와 건반사의 소실이 남았다. 신경 전도 속도 시험에서 지각 신경의 활동 전위의 저하가 관찰되었다. 또한 1년 후에 지각 신경의 활동 전위는 약간 개선된 것으로 관찰되었다. 비복신경의 생검에서 수초의 붕괴와 축색의 감소를 동반한 유수신경의 변성이 다수 관찰되었다(Chu 2000).

오스트레일리아 패스로 20대의 여성이 포도필룸 15 mg을 함유한 설사제 Traid Herbal Laxative®를 대량으로 복용하여 12시간 후에 복통과 물 같은 설사 및 구토 증세로 진찰을 받았다. 환자는 3년 전부터 날씬한 몸매를 위하여 감량 목적으로 설사제를 사용해 왔다. 입원 6개월 전에는 Traid Herbal Laxative® 3~4정을 주 2회 복용했다. 입원할 때, 혼미와 흥분 상태에서 신경학적 이상은 없었지만, 12시간 후에 혼수상태가 되었고 제피질 경직으로 사지는 연축되었고, 모든 건반사는 소실되었다. 혼수는 5일간 계속되었고, 그 후 기면이 10일간 계속되었다. 장연동음은 없었다. 입원 2주 후에 근전도에서 감각 운동과 신경 장애가 관찰되었다. 의식은 천천히 회복되었으나, 정신기능의 회복은 느리고 장기 기억과 단기 기억 모두 장애를 가지고 있었다. 근 위축은 사지말초에서 현저하고, 보조 없이 앉을 수도 설 수도 없었다. 3개월 후 퇴원 시는 발목 근력 저하가 눈에 띄게 진행되었고, 손발의 감각 장애가 남았다. 5개월 후 정신기능의 개선은 관찰되어 인격은 원래 상태로 돌아왔으나, 양쪽에 심한 하수족이 있었으며 감각 장애는 그대로 그런 상태였다. 환자가 복용하고 있던 살 빠지는 약 병의 표시에는 정기적으로 복용하도록 지시되어 있었다(Dobb 1984).

살 빠지는 약으로서 사용되는 것은 설사를 하기 때문인데, 계속 사용하면, 장관 운동 마비가 생기고, 설사제로서의 효과가 감쇠한다. 그래서 환자는 복용할 양을 늘린다. 그리고 중독이 발생한다.

25세의 여성이 유산을 목적으로 친구에게 추천받아 시판되는 포도필로톡신 수지의 농축 알코올 용액을 복용했다. 다음날 구토를 반복하며 혼미상태에서 24시간 후에는 혼수상태가 되어 긴급 입원하였는데, 건반사가 둔해져 있었다. 8일 후에는 가벼운 혼미가 있었고, 사지 전체의 근력 저하와 말초의 감각 장애와 손가락의 위치 감각 장애가 관찰되었다. 11일째에는 의식은 거의 정상화되었지만, 사지의 근력 저하와 협조 운동 장애에는 변함이 없고, 건반사는 거의 소실되어 있었다. 1개월 후에는 기립할 수는 있었지만, 보행은 곤란했다. 7개월 후 상지의 운동기능과 건반사는 정상화되었다. 16개월 후에 보행은 정상으로 돌아왔고, 하지에서 반사의 감약과 진동 감각에 약간 장애가 나타났다(Clark 1957).

18세의 임신 34주의 여성이 질출혈로 입원했다. 외음부에 콜리플라워 모양의 부스러지기 쉽고 출혈하기 쉬운 첨형 콘딜로마가 있었다. 포도필로톡신 수지의 25% 용액을 총량 7.5 mL 도포했다. 시술 후 사지의 감각 이상과 전신의 무력감을 호소했고, 사지의 근력 저하와 건반사의 감약을 관찰할 수 있었다. 다음날 여러 번 구토하고, 3일째에 복시를 호소했으며 신경장애는 진행되었고, 9일째에는 호흡 곤란 상태가 되었다. 사지의 근력 저하가 심각했고, 건반사는 소실 양쪽 손목과 발의 하수가 관찰되었으며 사지의 감각 저하와 양쪽 대퇴 안쪽 지각 탈실이 있었다. 10일째 하복부통을 호소했고, 태아 심음은 들리지 않게 되었고, 그 10일 후 사산아를 출산했다. 부검에서 선천 기형은 관찰되지 않았다. 환자의 근력 저하는 시술 후 10일째에 최대에 달해 인공 호흡을 필요로 했으나, 그 후에 지각 운동 신경 마비는 서서히 회복되어, 3개월 후에 혼자서 걸을 수 있게 되었다. 그 후 6개월 동안 연락이 끊어져 있었으나, 또다시 진찰을 받았을 때에는 임신 24주로 신경 장애는 완전히 회복되었고, 분만은 정상이었다(Chamberlain 1972). 표면적이 넓으며 터지기 쉬워 출혈하기 쉬운 피부에서 포도필로톡신이 빠르게 또한 대량으로 흡수되었던 것이라고 생각한다.

용담, 맨드레이크와의 혼동

홍콩에서 21세의 남성이 "용담"을 달여서 복용하고, 2시간 후에 구토와 설사가 시작되어 입원했다. 기면 상태에서 질문에 반응하지 않았고, 12시간 후에 깊은 혼수에 빠졌다. 2주 후에 질문에 눈을 뜨게 되었지만, 사지는 마비된 채로였고, 건반사는 관찰되지 않았다. 초기에는 백혈구 수가 늘어났으나 그 후에 혈소판 감소와 간효소의 약간의 상승이 관찰되었다. 5개월 후에, 뇌 CT에서 피질의 위축이 관찰되었다. 신경전도 속도 시험은 심각한 신경 축색장애를 나타내고 있었다. 1년 후에 부축 받으며 앉을 수 있게 되었고, 상지의 근력은 약간 회복되었다. 시신경 위축이 있었고, 하지는 위축이 심하여 무릎에서 아래쪽 감각은 없고, 굴곡구축에서 마비된 채로였다.

이 환자의 친구인 27세의 여성은 똑같이 달인 물을 복용하고, 2시간 후에 복부선통과 구토가 시작되어 응급실에서 진찰을 받았다. 기면 상태에서 질문에 반응하지 않았고, 12시간 후 혼수상태에 빠졌고, 인공호흡기에 의한 호흡 보조를 받아 혼수상태는 7일간 계속되었으나, 3주째에 인공호흡기로부터 벗어났다. 1개월 후에 거의 일어나질 못하고, 구음 장애가 관찰되었다. 양쪽 하퇴의 운동 장애와 장갑·양말형 마비가 있었다. 8개월 후에 의식은 정상이 되었고, 간단한 계산은 가능하게 되었으나, 기억 장애는 남아 있었고, 하지의 건반사는 소실되어 있었다. 초기에 백혈구 수가 늘어났고, 혈소판 수의 감소가 나타났으나, 1개월 후에 정상으로 돌아왔다. 간효소의 경미한 상승이 관찰되었다. 2개월 후의 뇌 CT에서 대뇌의 위축이 발견되었다.

상기 2명이 복용한 달인 물과 방에 남겨진 생약, 도매업자와 수입업자에게서 입수한 생약 및 환자의 위세정액에서 고농도의 포도필로톡신이 검출되었고, 생약은 형태학적 검사에서 용담이 아니라 팔각련(귀구)이었다. 용담은 팔각련과 비슷하여 도매업자와 수입업자도 구분을 못했다(Ng 1991).

팔각련은 1989년에 용담 대신에 혹은 이것에 섞어 넣을 목적으로 한방약 취급의 국제적 중심지인 홍콩에 가지고 들어온 것으로, 그 무렵 타이베이나 말레이시아 쿠알라룸푸르에서는 위영선에 혼입한 팔각련이 발견되었다. 홍콩에서는 1995년과 1996년에 위령선에 섞어 넣은 팔각련에 의한 신경 장애 환자가 12명 발생하였고, 공중위생국은 55명의 수입업자와 867명의 소매업자를 조사하여 22품목에서 포도필룸을 섞어넣은 것을 발견하였다(But 1996).

용담은 용담 *Gentiana scabra* 또는 그와 같은 속에 속한 식물의 뿌리 및 근경으로 의료용 한방약 용담사간탕, 입효산 및 소경활혈탕에 배합되어 있다.

위령선은 차이나 선인장 *Clematis chinensis* 또는 그와 같은 속에 속한 식물 뿌리로 의료용 한방약인 소경활혈탕과 이출탕에 배합되어 있다.

영어권에서 "mandrake"는 두 개의 식물을 의미하는데, 이들 모두 독초이므로 혼란을 초래한다. 하나가 아메리카팔각련(May apple)이고, 다른 하나는 가지과의 맨드레이크(マンドラゴラ) *Mandragora officinarum*이다. 맨드레이크는 똑같은 가지과의 벨라돈나 *Atropa belladonna*, 흰독말풀 *Datura metel*과 같이 벨라돈나 알칼로이드를 함유하고 있어 중독을 일으킨다.

미국 사우스캐롤라이나주 콜롬비아에서 31세의 남성이 근처의 건강식품 가게에서 뇌를 활성화시킨다고 하여 구입한 맨드레이크를 잘게 부순 것을 우유와 함께 마시고, 몇 시간 후 격심한 구토가 계속되어 응급실에서 진찰을 받았다. 벨라돈나 중독이라 여겨지는 증상은 없고, 그 건강식품 가게의 "맨드라이크"를 분석한 결과, 포도필로톡신이 검출되어 식물체는 아메리카팔각련이라고 동정했다(Frasca 1997).

선형 기형

포도필로톡신은 선천 기형의 원인이 된다.

임신 제 5~9주에 포도필로톡신이 든 정제를 살 빼는 약으로서 복용했던 여성이 해표지증(단지증) phocomelia인 여자아이를 출산했다. 오른쪽 엄지손가락과 요골의 결손, 왼쪽 엄지손가락의 중복, 오른쪽 바깥쪽 귀 기형, 오른쪽 볼에서 귀에 걸쳐서 피부가 처진 부분이 있고, 심장 중격 결손도 동반된 것으로 관찰되었다(Cullis 1962). 포도필룸 제제를 임신 중에 설사제로 복용한 여성에게서 태어난 어린이는 양쪽 요골 결손을 가진 해표지증이었다(Rosenstein 1976). 포도필로톡신도 콜히친도 동물에 대해서 최기형성을 나타낸다.

콜키쿰, 글로리오사

백합과의 콜키쿰 *Colchicum autumnale*, 글로리오사 *Gloriosa superba*에는 콜히친이 들어있기 때문에 중독증상은 포도필로톡신과 아주 비슷하다. 콜키쿰 구근을 양파와 혼동하여(다카하시 2001), 마늘과 혼동하여(히라가 1994), 줄기를 산마늘(アイヌネギ)과 혼동하여(사토 2003, 산노헤 2000, 아이노모노 2004), 대파와 혼통하여(아라가키 2003), 무늬둥굴레와 혼동하여(사코 2004), 글로리오사 구근을 마와 혼동하여(다츠미 1994, 나이토 2006), 샌더소니아 구근과 혼동하여(호지타 2002) 먹고 중독을 일으켰다. 이상의 9건에 15명 중에서 7명이 사망했다.

문헌

四十物摩呼ほか. イヌサフラン誤食により死亡した1症例. 北海道外科雑誌 2004 ; 49 : 109

But PPH et al. Adulterants of herbal products can cause poisoning. Br Med J 1996 ; 313 : 117

Chamberlain MJ et al. Toxic effect of podophyllum application in pregnancy. Br Med J 1972 ; 3 (823) : 391-2

Clark ANG et al. A case of podophyllum poisoning with involvement of the nervous system. Br Med J 1957 ; 2 : 1155-7

Chu CC et al. Sensory neuropathy due to bajiaolian (podophyllotoxin) intoxication. Eur Neurol 2000 ; 44 : 121-3

Cullis JE. Congenital deformities and herbal "slimming tablets" Lancet 1962 ; 2 : 511-2

Dobb GJ et al. Coma and neuropathy after ingestion of herbal laxative containing podophyllin. Med J Aust 1984 ; 140 : 495-6

Frasca T et al. Mandrake toxicity. Arch Intern Med 1997 ; 157 : 2007-9

藤田恭子ほか. Sandersonia aurantiaca の球根誤摂取によるコルヒチン中毒の1例. 中毒研究 2002 ; 15 : 375-80

平賀正文ほか. イヌサフラン(コルヒチン) 中毒の1例. 中毒研究 1994 ; 7 : 434

Kao WF et al. Podophyllotoxin intoxication : Toxic effect of bajiaolian in herbal therapeutics. Hum Exp Toxicol 1992 ; 11 : 480-7

内藤宏道ほか. *Gloriosa superba* 誤食によるコルヒチン中毒の2例. 高知市医誌 2006 ; 11 : 123-6

Rosenstein G et al. Podophyllum-A dangerous laxative. Pediatrics 1976 ; 57 : 419-21

内藤裕史. 中毒百科 南江堂 2001, p 422-9

Ng THK et al. Encephalopathy and neuropathy following ingestion of a Chinese herbal broth containing podophyllin. J Neurol Sci 1991 ; 101 : 107-13

佐藤正幸ほか. イヌサフラン(コルチカム)誤食による中毒事例. 道衛研所報 2003 ; 53 : 82-3

佐藤正幸ほか. イヌサフラン(コルチカム)誤食による中毒事例(第2報). 道衛研所報 2004 ; 54 : 107-8

三戸聖也ほか. イヌサフラン誤食によるコルヒチン中毒死が疑われた一剖検例. 日法医誌 2000 ; 54 : 57

新垣美郁代ほか. イヌサフラン誤食によりコルヒチン中毒症状を呈した一例. 日本内科学会関東地方会 508回演題要旨 2003 ; p 32

高橋直樹ほか. コルチカム球根誤食により著明な骨髄抑制を伴う急性コルヒチン中毒をきたした夫婦例. 臨床血液 2001 ; 42 : 125

辰巳 靖. グロリオサ中毒の1例. 中毒研究 1994 ; 7 : 434-4

52 | 백굴채

애기똥풀 *Chelidonium majus*는 양귀비과 애기똥풀속의 어디에나 있는 월년초이며 줄기를 꺾으면 주황색 유액이 나온다. 주요한 유효 성분이며 지표 물질이기도 한 켈리도닌 외에 생기나린, 베르베린, 콥티신, 켈레리스린 등의 알칼로이드가 든 유명한 독초이며 개화 때의 지상부를 따서 풍건시킨 것이 한방 백굴채이다. 유럽에서는 엑스를 제제화한 제품이 다수 나와 있고 담석증이나 소화불량에 널리 사용되는데 간기능 장애 보고가 연이어 나온다(Crijns 2002, Rifai 2006, Strahl 1998).

독일 보훔에서 28세 여성이 몇 년 동안 복통이 있어서 초음파 검사를 한 결과, 담석이 발견되었다. 애기똥풀 제제인 Panchelidon®의 복용을 시작해 2주 후에 서양고추나물 St. Jnhn's wort 제제(Jarsin®)를 첨가했지만, 구역질이 심하고 전신 권태감이 있었으며 2개월 후에 중지했다. Panchelidon®을 증량하고 4주 후에 황달과 피부의 가려움 및 전신 권태감이 나타나 입원하였는데, 간 효소의 상승이 관찰되었다. 초음파 검사에서 간과 비장의 비대가 나타났으며, 간 생검에서 간실질에 광범위한 중독성 괴사성 변화와 부분적인 섬유화가 발견되었다(Greving 1998).

독일의 에를랑겐에서 37세의 여성이 2개월 전에 구역질과 황달이 나타났고 간효소와 빌리루빈 수치가 상승했다. 환자는 발병 3개월 전부터 애기똥풀 제제 Neurochol®을 복용하기 시작했다. 11일 동안의 입원 중에 간기능은 개선되었지만, 퇴원 2주 후에 황달이 재발하고, 간기능은 더욱 악화되고, 빌리루빈은 증가했다. 입원 중에 중지하고 있던, Neurochol®의 복용을 퇴원 후에 재개했던 것이다. 복용을 바로 중지하고 다른 약제는 복용을 계속하였으나, 2개월 후 모든 간기능은 정상화되었고, 1년 후에도 재발되지 않았다. 이 병원에서 2년 동안에 애기똥풀 제제를 복용하고 간기능 장애를 발병시킨 사람은 10명이고 복용을 시작하고 나서 발병까지의 기간은 2~9개월, 복용을 중지하고 나서 간기능이 정상화될 때까지의 기간은 2~6개월이었다(Benninger 1999).

독일 에를랑겐에서 39세의 여성이 전신의 권태감, 소변의 농염 및 황달이 3일 동안 계속되어 진찰을 받았다. 간효소와 빌리루빈 수치의 상승이 있었고, 혈소판 감소가 현저했다. 바이러스학적 및 혈청학적 검사는 모두 음성이었고, 섭취 약물에 대해서 환자는 모두 반복하여 부정했다. 일단은 회복되었지만, 4주 후에 황달, 구토 및 가려움을 동반한 피진이 다시 나타나서 재차 진찰을 받았다. 이때가 되어서 처음으로 환자는 4주 전에 복용하기 시작한 lemolan®을 복용하고 있다고 인정했다. 처음 황달 증세가 나타난 4주 전에 복용하기 시작했었다. 복용을 중지하고 7주 만에 완전히 회복되었다.

69세의 남성은 2일 전에 피부 황염(황달)과 소변의 농염 사실을 알게 되어 진찰을 받았다. 간기능 장애가 있었고, 각종 검사 결과는 약제성 담즙 울체성 간염 소견이었다. 환자는 위의 상태가 좋지 않아서 애기똥풀 제제 Cholagogum F Nattermann®(1캡슐에 켈리도닌 4 mg)을 6주에 걸쳐서 복용했고, 황달 발병할 때까지 80캡슐을 복용했다(Stickel 2003).

문헌

Benninger J et al. Acute hepatitis induced by greater celandine(*Chelidonium majus*). Gastroenterology 1999 ; 117 : 1234-7

Crijns AP et al. Acute hepatitis after use of a herbal preparation with greater celandine (*Chelidonium majus*). Ned Tijdschr Geneeskd 2002 ; 146 : 124-8

Greving I et al. Chelidonium majus : A rare reason for severe hepatotoxic reaction. Pharmacoepidemiol Drug Saf 1998 ; 7 : S 66-9

Rifai K et al. Severe drug hepatitis caused by *Chelidonium*. Internist(Berl) 2006 ; Apr 28

Stickel F et al. Acute hepatitis induced by greater celandine(*Chelidonium majus*). Scand J Gastroenterol 2003 ; 38 : 565-8

Strahl S et al. Necrotizing hepatitis after taking herbal remedies. Dtsch Med Wochenschr 1998 ; 123 : 1410-4

53 가뢰(반묘, 斑蝥)

딱정벌레목 가룃과(ツチハンミョウ)의 곤충먹가뢰(マメハンミョウ) *Mylabris phalerata*를 건조시킨 전충을 한방에서 가뢰(斑蝥)라고 한다. 몸 길이 1.5~2.0 cm의 곤충으로 노랑과 검정의 줄무늬가 있다. 갈룃과의 곤충 *Cantharides*가 적으로부터 몸을 보호하기 위해 분비하는 자극성 물질 칸타리딘(cantharidin)은 강한 자극 작용을 갖는 발포제로 옛날에는 피부의 사마귀를 제거하기 위하여 사용했다. 복용 치사율은 10~60 mg(충체 4~24개)이다.

일본에서 길앞잡이(미치오시에, 道教え)라고 하는 반묘(斑猫)는 반묘과의 곤충으로 먹가뢰와는 과가 다르고 칸타리딘을 분비하지 않는다.

중독에 이르는 양의 칸타리딘은 골반의 충혈을 초래하고, 요도를 자극하여 때로는 지속 발기를 일으키기 때문에 중국에서는 통경약, 수태약 및 최음제로 사용된다.

홍콩에서는 23세의 여성이 유산을 목적으로 가뢰를 먹고 몇 시간 후에 입과 목의 통증, 구역질, 설사 및 복통을 호소하며 입원했다. 구강, 혀 및 인후 점막에 부종과 다발성 미란이 관찰되었다. 태아 심음은 들렸지만, 전신 상태는 서서히 악화하여, 핍뇨가 되고 16시간 후 태아 심음은 정지되고, 9시간 후에 사산아를 출산했다. 환자는 쇼크에서 급성 신부전 혈뇨와 출혈 경향이 나타났고, 혼수 상태가 계속되어 이틀째에 사망했다. 부검에서 식도에 미란이, 위점막에는 미란과 출혈반이 관찰되었다. 폐는 울혈과 부종이 심했고, 표면에 출혈반이 관찰되었다. 신장 조직은 급성 요세관 괴사의 소견을 나타냈다. 방에는 말린 가뢰 200마리 이상을 달인 물이 남아 있었다. 환자가 구입한 한방 약국에도 같은 것이 있었다(Cheng 1990).

남아프리카 짐바브웨에서 1999년 4월 12일에 4세와 7세의 남매가 딱정벌레를 모아 구워 먹고 토하고 있는 것을 부모가 발견해 다음날 그 지역의 병원에 데리고 갔는데, 오빠는 병원에 도착했을 때에는 이미 사망했다. 여동생의 증상은 개선되지 않았고, 4일째에 주도 궤루 종합병원으로 보내졌다. 하복부통, 혈뇨, 단백뇨 및 핍뇨 증상이 있었고, 체온은 38°C로 식욕이 없었고, 전신에 가벼운 부종이 있었으며 탈수와 신기능의 저하가 있었다. 수액을 중심으로 하는 보존적 치료로 6일째에는 식욕도 소변의 양도 정상으로 돌아왔다. 남매가 먹은 딱정벌레는 중국가뢰의 일종인 *Mylabris dicincta*라고 동정되었다. 짐바브웨에서는 진미가 되는 나무좀벌레 *Eulepida mashona*와 착각하여 먹은 것이라고 여겨진다(Tagwireyi

2000).

이탈리아의 파비아에서 38세의 남성이 최음제로서 차스푼 3의 칸타리딘 분말을 홍차에 넣어 마셨다. 그 직후, 혀와 목에 타는 듯한 통증과 연하곤란과 유연증이 나타났다. 몇 분 후에 심와부통과 구토가 시작되어 1시간 후에 입원했다. 입과 목구멍에 미란이 관찰되었다. 마실 것을 받아들이지 못하고, 2시간 동안의 활성탄과 혈액 관류도 수액도 효과가 없었고, 무뇨에서 혼수상태가 되었고, 신부전, 간기능 부전 및 출혈 경향이 나타나 복용 30분 후에 사망했다. 부검에서 괴사성 출혈성 병변이 구강, 인후 및 식도에 가장 두드러졌고, 위와 십이지장에도 관찰되었다(Polettini 1992).

영국에서 42세의 남성이 성욕 항진을 목적으로 오후 5시 반에 칸타리딘이 든 각성제를 차스푼 1을 복용했다. 1시간 후, 빈뇨와 심한 배뇨통이 나타났고, 그로부터 2시간 후에 구토를 했다. 그 후 9시부터 10시 사이에 5회에 걸쳐서 배뇨했으나, 그때마다 혈뇨가 심해져서 30분 후에는 혈액이 되어 복통과 함께 설사가 시작되었다. 혈뇨가 계속되고 지속 발기가 나타나 환자는 걱정이 되어 오전 2시 15분에 입원했다. 육안적 혈뇨, 단백뇨, 요오드 및 질소가 상승하고 다음날 볼, 혀 및 구개의 점막에 궤양과 수포 형성이 관찰되었다. 24시간의 소변량은 2 L가 되고, 지속 발기는 자연히 없어지고, 4일 후에는 소변의 소견도 정상화되었다(Rosin 1967).

뉴욕시 센트럴파크에서 20세 남성이 친구에게서 받은 캡슐을 1개 복용했다. 흥분제라고 했지만, 나중에 가뢰인 것을 알게 되었다. 2시간 후에 복부선통과 구투가 시작되었고, 토물에 혈액이 섞여 있었고, 빈뇨, 배뇨통 및 육약적 혈뇨가 나타났다. 얼마 지나지 않아 설사가 시작되고 외음부에 동통을 동반한 수포가 생겨났다. 배뇨통과 혈뇨가 계속되고, 복용한 지 18시간 후에 진찰을 받았다. 염증성 수포가 음경, 귀두, 음낭 및 외요도구에서 관찰되었다. 정맥성 요도 조영에서 방광벽에 다발성 수포 형성으로 보이는 충만 결손 소견이 발견되었으며 소변 중에 길이 4 cm의 수포막이 배설되었다. 5일째에 소변 검사 소견은 개선되었고, 6일째에 증상은 전혀 없어서 퇴원했다(Presto 1970).

문헌

Cheng KC et al. A fatality due to the use of Cantharides from Mylabris phalerata as an abortifacient. Med Sci Law 1990 ; 30 : 336-40

Polettini A et al. A fatal case of poisoning with cantharidin. Forensic Sci Int 1992 ; 56 : 37-43

Presto AJ et al. A dose of Spanish fly. JAMA 1970 ; 214 : 591-2

Rosin RD. Cantharides intoxication. Br Med J 1967 ; 4 : 33

Tagwireyi D et al. Cantharidin poisoning due to "Blister beetle" ingestion. Toxicon 2000 ; 38 : 1865-9

54 | 기타 한방약 및 생약

간기능 장애

한국 서울에서 44세의 여성이 구토와 전신 권태감이 1개월 계속되어 입원 3일 전에 공막의 황염(황달)을 지적받아 입원했다. 환자는 약초 가게에서 보골지를 사서 홍차와 함께 7주 동안 복용했다. 간효소와 총빌리루빈 모두 높은 수치를 나타냈고, 생검에서 간 세포의 융합성 괴사에 출혈과 염증 세포의 침윤 등 급성 담즙 울체형 간염의 상을 나타냈고, 보골지가 원인일 가능성이 있다고 진단받았다. 입원 후 간기능은 서서히 개선되었고, 10일째에 퇴원하여 증상 발현 후 133일째에 간기능은 정상화되었다(Nam 2005).

보골지는 파고지라고도 하며 콩과 1년초 보골지 *Psoralea corylifolia*의 익은 열매로 여성 호르몬 작용이나 골다공증에 대한 효과가 있다고 하여 해마보신환에도 배합되어 있다.

보골지의 알코올 추출물을 먹이에 섞어서 실험용 쥐에게 90일간 투여한 결과, 정소와 난소의 중량은 대조군보다 낮고, 정소에서 정세관과 간질 세포의 위축, 정낭과 전립선에서 상피 세포의 위축, 난소에서는 황체 수의 감소와 여포세포의 괴사, 자궁내막선의 감소 등 성선 독성이 관찰되었다(Takizawa 2002).

B형 만성 간염으로 황달의 기왕력이 있는 50대 남성이 편자광을 하루 1정씩 7일간 복용하고, 마지막 날은 5정을 복용하였는데, 농갈색의 소변, 권태감 및 식욕 부진이 나타나 입원했다. 빌리루빈과 간효소의 두드러진 상승이 있었고, 약제 DLST 검사 결과, 편자광에 의해 B형 만성 감염이 급성으로 악화되어 중증화된 것으로 진단이 나왔다(야마다 1996).

60대 남성이 관상 동맥 바이패스 수술 후, 지인이 중국에서 구입한 편자광을 나누어 주어 복용하기 시작했다. 다음날부터 간기능의 경미한 악화를 지적받았으나, 자각 증상이 없었기 때문에 복용을 계속하여 악화되었으므로 입원했다. 입원 후, 편자광만 복용을 중지한 결과, 간기능은 정상화되었다. 편자광 및 그 성분인 사향, 우황, 전칠 및 살무사 쓸개 중에서 사향 이외의 3종에 대해서 실시한 DLST 검사에서 편자광과 살무사 쓸개에 양성을 나타냈고 편자광에 의한 약제성 간기능 장애라는 진단이 나왔다(이시이 2001).

30대 여성이 얼굴의 기미 때문에 시판되는 한방약 MK산을 복용하고 있었는데, 구역질과 식욕부진이 있고, 갈색뇨 증상을 자각하고, 간기능 장애의 지적이 있어서 입원했다. 간 생검

소견에서 국한적 괴사상이 확인되었다. 혈청학적 이상이 없고, 의심되는 약제에 대한 림프구 유약화 시험에서 MK산과 4종의 성분 중에서 상백피에 강한 양성을 나타냈다(도즈카 1983).

좌귀환가감[하수오, 지황, 차전자, 토별갑 등] 약제성 간기능 장애를 일으켜 DLST 검사에서 토별갑이 원인이라 생각되는 증례가 보고되어 있다(기류 1996). 토별갑은 자라 또는 중국 자라 등딱지이고, 차전자는 질경이과 다년초 질경이 *Plantago asiatica*의 씨앗이다.

폐 장애

40대 여성이 만성 간질환으로 통원 치료를 받고 있었으나, 간경변으로 진단받고, 지인이 중국에서 구입해 온 편자광을 복용하기 시작했다. 그 후에 기침이 악화되었고, 흉부 엑스레이 사진에서 양쪽 하폐야에 그물 모양과 밧줄 모양의 음영이 확인되어 입원했다. 약제성 폐렴이 의심되어 편자광 복용을 중지하고, 경과를 관찰한 결과, 자각 증상, 화상 소견 및 호흡기능이 개선되었다. 림프구 유주저지시험에서 편자광에 의한 지연형 과민 반응이 확인되어 편자광에 의한 약제성 폐렴으로 진단이 나왔다(마지마 1994).

70대 남성이 인두의 위화감, 객담 및 기침 때문에 맥문동탕(맥문동, 반하, 감초, 인삼 등) 투여 치료를 받고 있었는데, 마른 기침, 발열 및 호흡 곤란이 나타나서 점차 악화되어 입원했다. 흉부엑스레이 사진은 5개월 전에는 이상이 발견되지 않았는데, 입원 시에는 양폐야에 미만성 그물 모양과 점 모양 음영이 다수 발견되어 간질성 변화를 동반하고 있었다. 기관지 폐포 세정액 림프구를 사용한 DLST 검사에서 맥문동탕에 양성을 나타내 이 약에 의한 약제성 폐장염으로 진단이 나왔다(스즈키 2004).

60대 여성이 간질성 폐렴은 악화되었으나, 모든 내복약을 끊자 급속하게 개선되어 백혈구 유주저지시험에서 목방기탕(계피, 인삼, 방기 등)과 맥문동탕에 대해 양성 그리고 시호계지건강탕에 대해 의양성을 나타냈다(스즈키 2002). 시호계지건강탕이 원인이 되어 간질성 폐렴을 일으켰다고 하는 보고가 많다(「황금」 참조).

70대 여성은 방기황기탕으로 약제성 폐렴을 발병하였고, 성분인 방기에 대해서 양성반응을 나타냈다(야스이 2001).

맥문동은 백합과 소엽맥문동 *Ophiopogon japonicas* 또는 그와 같은 속에 속한 식물 뿌리의 팽대부에서 오피오포고닌과 오피오포고논을 함유한다. 맥문동은 청폐탕, 신이청폐탕, 청심연자음, 조등산 등 11종의 한방 제제에 배합되어 있다.

신이청폐탕에 의해 간질성 폐렴을 발병시킨 50대 남성은 성분인 승마에 대해 양성반응을 나타냈다(이지마 1994).

40대 여성이 기침이 나와서 흉부 엑스레이 사진으로 이상 음영을 지적받고 발열이 계속되어 입원했다. 간기능 장애와 구속성 환기 장애가 있으며 흉부 엑스레이 사진에서 심한 미란성 알갱이 모양 음영과 심장 확대가 관찰되었다. 항생 물질 투여로 흉부 소견은 개선되지 않았고 프레드니솔론으로 개선되었다. 입원 당일까지 복용한 십전대보탕(복령, 작약, 감초, 계피, 인삼 등)과 쌍료기국지황환[双料杞菊地黄丸(복령, 지황 등)]에 대해 DLST 검사에서 양성으로 이것들에 대한 약제 유인성 폐장렴으로 진단받았다(구보타 1991).

인진오령산(복령, 계피, 백출 등)에 의한 약제성 폐렴이 보고되어 있다(니이타니 1998).

복령은 구멍장이버섯과 *Polyporaceae*의 복령 *Poria cocos*의 외층을 제거한 균핵으로 터페노이드를 함유한다. 이와 같이, 구멍장이버섯과의 영지버섯, 차가버섯 및 상황버섯은 약제성 간기능 장애를 일으킨다.

70대 여성이 감기 증상과 마른 기침이 나오며 일을 할 때 숨이 차고 권태감이 심했는데 흉부 엑스레이 사진으로 간질성 음영이 확인되어 입원했다. 외인성 간질성 폐렴이 의심되어 복용 이력을 조사한 결과, 증상이 나타나기 6개월 전부터 육군자탕(반하, 복령, 인삼, 감초 등)을, 3개월 전부터 도그마틸®을 복용하고 있었다. 두 약제에 대한 DLST 검사와 백혈구 유주저지시험 결과는 도그마치루(설피리드)®는 음성 그리고 육군자탕은 양성으로 이 약에 의한 약제성 간질성 폐렴으로 진단했다. 육군자탕의 6성분에 의한 DLST 검사 결과, 반하에 약양성을 나타내어 이 성분이 원인으로 생각했다(마루야마 1994).

고타로 한방기침약®의 생약성분인 세신에 의한 간질성 폐렴이 보고되어 있다(도미타 1999).

세신은 쥐방울덩굴과 족도리풀 *Asarum sieboldii*, 민족도리풀 *Asiasarum heterotropoides*의 뿌리 및 근경이다. 이들 쥐방울덩굴과 식물의 지상부는 아리스토로크산을 함유하고 있다(세키타 1998). 아리스토로크산은 "한방약신증"이라는 이름으로 알려진 간질성 신염을 일으키고 강력한 발암물질이기도 하다(「아리스토로크산」 참조). 일본약국방은 제13개정(1996년)까지 "지상부 10.0% 이상을 포함하지 않는다"라고 했지만, 지상부는 아리스토로크산이 들어있기 때문에 제14개정(2001년)에서 "지상부를 포함하지 않는다"로 변경되었다. 그러나 중국에서는 풀 전체가 "세신"으로 수출품은 식물종의 감별을 쉽게 하기 위해 엽병을 붙인 채로 뿌리째 말려 있어서 구별하기 어렵다.

또한 세신 등 족도리풀과 식물에 들어 있는 사프롤은 동물에 대해서 명확한 발암성이 있으며, 1960년 12월 미국식품의약국은 사프로 및 사프롤을 함유한 제품 사용은 인정하지 않는다고 하는 결정을 내놓았다. 사프롤은 1'-히드록시사프롤(1'-hydroxysafrole)로 대사되어 보다 강한 발암성을 나타낸다. 세신이 배합되어 있는 의약용 한방약은 당귀사역 가오수유생강탕, 소청룡탕, 미황부자세신탕, 입효산, 영감강미신하인탕 등이다.

사프롤은 한방의 생약인 "당귀" 등 당귀속 식물에도 포함되어 있다.

한방약 탕치탕에 입욕하러 다니던 50대의 여성이 기침이 나오고 열이 나며 운동 시 숨이 차다는 것을 자각하고 입원하여 치료를 하지 않고 자타각 증상의 개선을 봤다. 폐생검에서 거세포를 동반한 육아종을 확인하여 과민성 폐장염으로 의심되어 약탕의 흡입유발시험을 실시했다. 흡입 10분 후부터 기침이 나고, 7시간 후부터 발열, 저산소혈증, 백혈구 증가 등의 양성 소견이 나왔다. 약탕에 사용한 한방약을 배양한 결과, 아스페르길루스균이나 니게르균 등 2종류의 진균이 검출되었다(기쿠치 1984).

약진

약진 중에서도 중독성 표피 괴사 융해(toxic epidermal nexrolysis) 및 약제성 과민증 증후군(drug-induced hypersensitivity syndrome)과 함께 생사에 관계되는 최중증형 약진인 다형 삼출성 홍반 증후군(Stevens-Johnson syndrome)이 영양 드링크제에 함유되었던 맥아동탕에 관한 보고가 있다.

60대 여성이 영양 드링크제를 마신 후, 다음날 아침에 안면, 목 및 흉부에 홍반과 부종이 나타나, 1/100 양의 내복 재투여시험에서 6시간 후에 귓바퀴와 목에 홍반이 나타나서 30분 만에 없어졌으나, 15시간 후에 안면, 목 및 결막에 다시 나타났다(Mochitomi 1998). 논문의 저자는 근거는 명확하지 않으나, 맥문동탕 성분 중에서 맥문동이 원인 물질이라고 했다.

조등산(조등구, 맥문동, 복령, 감초, 인삼, 반하 등)은 다형 홍반형 약진을 발생시킨다(오카베 1992).

20대 여성이 보중익기탕을 복용하고, 다음날 안면의 발적 종창과 손가락의 종창이 나타났지만, 복용을 중지하자 증상은 개선되었다. 약 1개월 후 당귀음자를 복용하고, 다다음날부터 사지의 부종과 피진의 악화, 핍뇨 및 호산구 증가를 확인하였다. 보중익기탕 및 당귀음자와 그 공통 성분인 감초, 당귀 및 황기에 의한 피부 패치테스트로 보중익기탕, 당귀음자 및 황기에 대해서 양성을 나타내고 황기에 의한 홍피증형 약진으로 진단받았다(노다 1998).

50대 남성이 대장암 수술 후, 복막에 전이가 발견되어 달인 한방약을 복용하기 시작했는데 피진이 나와 온몸으로 확대되어 진찰을 받았다. 환자는 한방약 외에 건강식품을 복용하고 있었다. 안면을 포함한 거의 온몸에 부종성 적자색 홍반이 다발하여 융합하고, 구강 점막에 출혈과 미란이 나타나고, 음낭에는 미만성으로 조홍을 확인하였다. 한방약과 건강식품 종류를 중지하고 좋아졌으나, 한방약을 다시 사용하고 재발했다. 한방약에 포함되어 있는 생약 성분별 내복시험에서 황기에 의양성이고, 다른 생약에 모두 음성으로 황기에 의한 편평태선형 약진으로 진단받았다(모모세 2004). 황기는 통과 노랑황기 *Astragalus membranaceus* 또는 몽고황기 *Astragalus mongholicus*의 뿌리를 사용하지만, 이 환자는 후자를 사용했다.

40대의 여성이 한방외용약인 속치고(速治膏)에 의한 접촉성 피부염을 일으켜 성분별 첨부시험에서 산치자에 양성을 나타냈다. 산치자는 꼭두서니과 치자 *Gardenia jasminoides* 또는 같은 속에 속한 식물의 열매로 이것을 건조시켜 분말로 만든 것을 한방 제제로서 사용한다. 환자는 치자 열매 씨앗추출물에 양성을 나타냈고, 치자 씨앗에 의한 접촉성 피부염이라 진단받았다(구보 1991).

치자 씨앗에는 제니핀 배당체 제니포사이드가 포함되어 있어서 장내 세균으로 분해되어 제니핀이 된다. 제니핀은 흡수된 후에 아미노산과 결합하여 초록색을 나타내며 피부가 청색이 되는 일이 있다(하리가야 2004). 산치자는 청폐탕, 신이청폐탕, 황련해독탕, 방풍통성산, 온청음, 가미소요산 등에도 들어 있다.

20대 남성이 통도산과 형개연교탕을 2주 동안 복용하고 또한 소풍산을 3일 동안 복용하여 17일 후부터 홍반이 하퇴에 나타나 급격하게 온몸으로 확대되고 간기능 장애도 나타났다. 내복시험에서 통도산(대황, 감초, 당귀 등)에 의해 피진이 유발되어 통도산에 의한 홍피증형 약진이라고 진단받았다(이와모토 1994).

70대 남성이 후두암 치료 중에 인삼양영탕 복용을 시작한 지 2~3일 후 체간을 중심으로 소양을 동반한 홍반과 수포가 생겼고, 아랫입술에 미란이 생겼다. 피부 패치테스트와 DLST 검사 결과, 인삼영영탕 추출물과 그 생약 성분 추출물 중에서 지황에만 양성을 나타냈다(우에다 2001). 지황은 현삼과 지황 *Rehmannia glutinosa*의 뿌리 또는 그것을 찐 것이다.

돌외(칠엽담)에 의한 고정약진이 보고되어 있다(다카하시 1990). 돌외(甘茶蔓)는 박과의 넝쿨 식물로 건강차 붐의 선구자가 되었다. 위궤양이나 십이지장궤양, 간병, 당뇨병, 만성기관지염, 전립선 비대, 꽃가루 알레르기, 안정피로, 편두총, 신경총 등에 효과가 있다고 하여 티백이나 과립으로 팔린다. 소비레(瘦美麗) 등의 상품이 있다.

30대 남성이 청년성 편평사마귀에 시판의 요쿠플라빈정 복용을 시작했다. 1주일 후에 안면에 발적이 나타나고, 그로부터 5일 후에 전신에 부종성 홍반이 다발했다. 요쿠후라빈과 함유된 성분인 의이인과 리보플라빈에 의한 피부 패치테스트 결과, 의이인에 의한 다형 삼출성 홍반형 약진이라고 진단을 받았다(가와이 1989).

40대 여성이 심상성 건선에 한방 약국에서 구입한 생약인 방기를 달여서 복용하기 시작했다. 20일 후에 미열이 나고, 전신에 심상성 건선과 다른 소양성 부종성 홍반이 산재해 있었다. 방기의 열수추출액에 의한 피부 패치테스트는 음성이었으나, 복용 9시간 후에 초진 때와 똑같은 부종성 홍반이 나타나 방기에 의한 약진이라고 진단받았다(오쿠다 1994).

방기는 댕댕이덩굴과 청풍등(*Sinomenium acutum*)의 줄기 및 근경이다.

50대 남성이 관상 동맥 바이패스 수술 후, 7종류의 약제를 복용했다. 손가락, 손바닥, 발 및 허리에 홍반, 구진 및 인설이 생기고, 가려운 증상이 동반되어 진찰을 받았다. 약진이 의심되고 심질환에 없어서는 안 될 3종류 이외의 약제 복용을 중지하고, 스테로이드 연고 외용으로 피진은 좋아졌다. 신변의 물건 및 약제 6종의 피부 패치테스트에서 복용하고 있던 완하제인 한방약 아로젠®에 약간의 양성을 나타냈다. 퇴원 후에 환자가 자신의 판단으로 아로젠®을 복용하고 4시간 후에 초진 때와 같은 피진이 나타났다. 아로젠® 성분 중 유동파라핀을 제외한 7성분으로 내복 시험을 실시한 결과, 오노니스 뿌리 건조 엑스 복용 후 3~4시간 만에 홍반과 심한 소양이 생겼다. 다른 6종류의 성분은 모두 음성이고 오노니스 뿌리에 의한 약진으로 진단이 나왔다(시마이 1993). 오노니스 뿌리는 콩과 관목 오노니스(레스트해로우) *Ononis spinosa*의 근경과 뿌리로 오스트리아, 독일 및 스위스를 중심으로 이뇨제로서 부종, 요로감염 등에 사용된다.

20대 여성이 만성 두드러기로 2년 정도 전부터 베이징에서 처방받은 한방약을 복용하고 있었는데, 가려움증을 동반한 피진이 경부부터 시작되어 안면, 주와 및 슬와로 확대되고, 38°C대의 발열을 동반하여, 안면은 홍반증 증세를 보이고, 피진의 분포는 아토피성 피부염으로 특징적이었다. 한방약에 포함된 생약을 분석한 결과, 승마, 계피, 산치자, 감초, 복령, 지부자 등이 확인되었고, 피부 패치테스트로 지부자와 창출에 강양성이었고, 황기, 감초 및 승마에 양성을 나타냈다(Gushi 2001).

아토피성 피부염인 20대 남성이 십미패독탕을 복용한 결과, 안면과 경부의 습진이 악화되고, 십전대보탕 전제를 투여받았으나, 증상은 더욱 악화되었고, 안면은 발적 증세와 미란 증세가 나타나고, 침출액을 다량 동반한 상태였다. 환자는 예전에 한방약에 의해 아토피성 피부염이 악화된 적이 있다. 황련해독탕가석고 전제로 처방을 바꾸었지만, 개선되지 않았기 때문에 일단 한방약을 중지하고 DLST 검사를 실시했다. 십미패독탕, 십전대보탕, 황련해독탕, 황련해독탕가석고 전부에서 양성반응이 나타났으나, 특히 십미패독탕의 성분인 토골피에서 강한 양성반응이 관찰되었다(스구리 1994). 토골피는 박속이라고도 하고, 너도밤나무과 상수리나무 *Quercus acutissima* 혹은 떡갈나무 *Quercus dentata*의 나무껍질이다.

혈소판 감소

당뇨병 치료에 민간 한방약 석련화를 복용하기 시작한 70대 여성이 2일 후 전신 권태감을 자각하고, 그로부터 4일 후에 피하출혈반이 하퇴부와 체간부 안면에 또한 구강내 출혈과 혈육출혈이 나타나 긴급하게 입원했다. 혈소판 수는 2,000/mm^{3}으로 감소했다. 석련화 복용을 중지하고 혈소판 수혈로 6일 후에 혈소판 수는 180,000/mm^{3}로 개선되었고, 이후 감소는 관찰되지 않았다(하타사키 1999). 석련화는 중국 광시 치완족 자치구에서 자생하는 선인장의 일종이다.

또한 혈소판 감소, 백혈구 감소 및 출혈에 대해서는 「주목」 「황금」 「마황」 및 「목단피 · 작약 · 백선피」 각 장에 해당하는 항도 참조할 것.

여성 호르몬 작용

3세 7개월 여자아이가 성기 출혈로 진찰을 받았다. 유방 종대가 있었고, 자궁내막은 성성숙기와 같이 두툼해졌고, 에스트라디올 수치는 감도 이하임에도 불구하고, 황체화 호르몬 난포 호르몬은 억제되어 있었다. 중국의 할머니에게서 기침약으로 받은 2종류의 생약을 달여서 차 대신 매일 8개월 복용했다. 생약 안의 에스트로겐 유사 물질 영향을 생각할 수 있었기 때문에 복용을 중지한 결과, 입원 때부터 2번 관찰되었던 월경은 멈추었고, 6개월 후 유방 종대는 없어졌다. 생약은 팥꽃나무 *Daphne genkwa*와 쥐방울덩굴 *Aristolochia debilis*이고 약하지만, 에스트로겐 활성을 나타내며 장기 대량 섭취에 의한 사춘기 조발증이라고 여겨진다(Mochizuki 2005). *D. gwnkwa*에서 분리된 플라본류에는 원숭이와 생쥐에게서 유산을 하게하는 작용이 있고 *A. debilis*에서 분리된 아리스토로크산A에는 쥐에게서 착상 방해에 의한 피임 작용이 있다(Tang & Eisenbrand 1992).

팥꽃나무의 꽃봉오리가 한방의 원화(芫花), 쥐방울덩굴의 뿌리가 한방의 청목향이고, 열매가 마두령이다.

30대 여성이 후두의 위화감에 반하후박탕을 투여받았다. 복용 후, 2개월 동안 월경이 없었고, 복용을 중지한 지 5일 만에 월경이 시작되었다. 다시 복용을 시작한 결과, 월경이 2개월 동안 없었고, 기초 체온은 고온상이 계속되었고, 호르몬 검사에서 황체기였다. 복용 중지 6일째에 월경이 다시 시작되었다(다카하시 1992).

자궁근종을 가진 40대 여성이 갱년기 장애에 당귀작역산을 복용하고 있었지만, 복용 개시 전에 18×17×14 cm 크기의 근종이 급격하게 커지고 검상돌기의 아래까지 달했다. 자궁근종이 의심되어 자궁전적출술을 예정하고 있었지만, 커진 시기가 복용 시기와 일치하고 있는 것과 젖산 탈수소효소의 상승이 없다는 점에서 복용을 중지하고, 상태를 지켜보기로 한 결과, 1개월 후 제상 1횡지까지 축소되었고, 초진 시에 관찰되었던 흉수도 없어졌으며, 그 후에 크기는 12×9×8 cm까지 축소했다. 자궁 동맥 혈류 증가에 의한 것이라고 생각된다(메카리 2006).

문헌

Gushi A et al. A case of atopic dermatitis like drug eruption due to Chinese herbs. Environ Dermatol 2001 ; 8 : 94-8

針ヶ谷哲也ほか. 梔子の副作用と思われる症例について. 日本東洋医学雑誌 2004 ; 55(別冊) : 205

畑崎聖弘ほか. 糖尿病の治療中に民間漢方薬にて著明な血小板減少, 出血傾向を示した症例. 糖尿病 1999 ; 42 : 810

飯島宏治ほか. 辛夷清肺湯が誘因と考えられた間質性肺炎の一例. 日本東洋医学雑誌 1994 ; 44(5) : 171

石井禎暢ほか. 漢方薬(片仔廣)の蛇胆が原因と思われた薬剤性肝機能障害の1例. 肝臓 2001 ; 42 : 455-9

岩元　豊ほか. 通導散が原因と考えられた紅皮症型薬疹の1例. 皮膚 1994 ; 36 : 465

河合修三ほか. ヨクイニンによる薬疹が生じ青年性扁平疣贅が治癒した1例. 日皮会誌 1989 ; 99 : 399

菊池渓子ほか. 薬湯治場における過敏性肺臓炎の一例. 日胸疾会誌 1984 ; 22 : 538

桐生宏司ほか. 左帰丸加減(煎剤)によって肝機能障害をきたした1症例. 日本東洋医学雑誌 1996 ; 46 : 152

久保容二郎. クチナシの果実の種子成分による接触過敏症. 皮膚病診療 1991 ; 13 : 887-90

久保田　勝ほか. 漢方薬による薬剤誘起性肺臓炎の3症例. 呼吸 1991 ; 10 : 475-9

工藤　稔ほか. 当帰飲子内服が増悪の契機となった乾癬. 西日皮膚 1998 ; 60 : 717

丸山佳重ほか. 六君子湯による薬剤性肺炎の1例. 日胸疾会誌 1994 ; 32 : 84-9

真島一郎ほか. 中国産漢方薬「片仔廣」による薬剤性肺炎の1例. アレルギー 1994 ; 43 : 370

銘苅桂子. 当帰芍薬散により子宮筋腫の増大をきたし子宮肉腫を疑われた1例. 日本東洋医学雑誌 2006 ; 57(別冊) : 180

Mochitomi Y et al. Stevens-Johnson syndrome caused by a health drink (Eberu) containing ophiopogonis tuber. J Dermatol 1998 ; 25 : 662-5

Mochizuki T et al. A 3-year-old girl with presenting precocious puberty : Possible involvement of herbal medicine. Clin Pediatr Endocrinol 2005 ; 14(Suppl 22) : 93-7
百瀬葉子ほか. 煎剤中の黄耆による扁平苔癬型薬疹. 日皮アレルギー 2004 ; 12 : 30-4
村主明彦ほか. 漢方薬による増悪が疑われたアトピー性皮膚炎の一例. 日本東洋医学雑誌 1994 ; 44 : 97
Nam SW et al. A case of acute cholestatic hepatitis associated with the seeds of *Psoralea corylifolia* (Boh-Gol-Zhee). J Toxicol Clin Toxicol 2005 ; 43 : 589-91
二井谷研二ほか. 茵五苓散が原因の薬剤性肺炎と考えられた1例. 広島医学 1998 ; 51 : 827
野田剛弘ほか. 黄耆による薬疹の一例. 和漢医薬学雑誌 1998 ; 15 : 460-1
岡部俊一. 漢方薬釣藤散による薬疹. 日皮会誌 1992 ; 102 : 1342
奥田知規ほか. 生薬防已による薬疹の1例. Environ Dermatol 1994 ; 1(Suppl. 1) : 82
関田節子ほか. 生薬中の Aristolochic acids について. 国立医薬品食品衛生研究所報告 1998 ; (116) : 195-6
島井信子ほか. 緩下剤漢方薬(ハーブ)アローゼンによる薬疹の1例. 臨皮 1993 ; 47 : 1061-4
鈴木和夫ほか. 経過中に可逆性の薬剤性肺炎が加わったと考えられる間質性肺炎の1例. 日呼吸会誌 2002 ; 40 : 605-11
鈴木俊郎ほか. 気管支肺胞洗浄液のリンパ球刺激試験により診断された麦門冬湯による薬剤性肺臓炎の一例. 岩手県立病院医学会雑誌 2004 ; 44 : 47-51
高橋省三ほか. 薬草によると思われる固定薬疹の免疫組織学的, 電顕的研究. 皮膚 1990 ; 32(増刊 8号) : 232-6
高橋利文ほか. 半夏厚朴湯により月経異常がみられた1症例. 日本東洋医学雑誌 1992 ; 42 : 391
Takizawa T. Gonadal toxicity of an ethanol extract of *Psoralea corylifolia* in a rat 90-day repeated dose study. J Toxicol Sci 2002 ; 27 : 97-105
Tang W & Eisenbrand G. Chinese Drugs of Plant Origin. Springer-Verlag, 1992, p 154, 433
冨田佐智子ほか. 漢方剤(小太郎漢方せき止め錠)による間質性肺炎の1例. 気管支学 1999 ; 21(4) : 312-3
戸塚慎一ほか. 市販漢方薬により過敏性肝機能障害を呈した1症例. 肝臓 1983 ; 24 : 1032-5
植田代三ほか. 人参養栄湯による薬疹と考えられた1例. 日皮アレルギー 2001 ; 9 : 91-5
山田拓司ほか. 中国製漢方薬(片仔廣)によりB型慢性肝疾患の急性増悪をきたした1症例. 肝臓 1996 ; 37 (Suppl 2) : 71
安井正英ほか. 漢方薬による薬剤性肺炎の原因成分に関する検討. アレルギー 2001 ; 50(9-10) : 969

55 | 한방약 · 민간약의 합성의약품

한방약은 서양의학의 합성의약품에 비교해 효과가 온화하고 부작용이 없다고 믿어 사용하는 사람이 많다. 그러나 과거의 조사에서는 한방약에 합성의약품을 혼입한 예가 적지 않았다. 이것은 소비자에 대한 배신 행위일 뿐만 아니라, 심각한 부작용의 원인이 될 가능성이 있다고 하기 때문에 한방 · 한방약이 서양 의학과 이분되는 형태로 의료에 커다란 역할을 하고 있는 타이완에서 대학 부속 병원을 포함한 8개의 병원이 참가하여 대규모의 실태 조사가 이루어졌다(Huang 1997). 외래에서 한방약에 의한다고 여겨지는 부작용을 목격한 의사는 그 환자에게서 복용하고 있는 한방약을 제공받아 합성의약품 분석이 이루어졌다. 1992년 7월 1일부터 1년 사이에 제출된 한방약은 2,609건이었다.

모아진 한방약은 크게 두 종류로 나뉜다. ①은 제품화된 시판 한방약으로 이것은 타이완에서는 시판 전에 후생성에서 승인을 받지 않으면 안 된다. 2,609건 중에서 363건이 이것에 해당되고, 그 중에서 31건(8.5%)에 의약품의 혼입이 발견되었다. 이 중에서 18건은 중국에서 들여온 것이고, 중국에서는 시판 전에 승인을 필요로 하지 않는다. ②는 한방약품, 약종상, 행상 약장수, 척추지압요법사, 무자격의사 등으로부터 개별적으로 환자가 입수한 것으로 2,246건이 여기에 해당하고, 그 중에서 587건(26.1%)에 의약품의 혼입이 확인되었다. 의약품의 혼입은 전체의 23.7%에 618건이 관찰된 것이 된다.

사용 목적별로 봐서 혼입이 많았던 것은 류마티스 164종, 소염진통 137종, 감기 71종, 천식 40종 등이고 혼입되어 있던 의약품은 69종류로 대략적으로는 아래와 같다.

소염진통제는 아세토아미노펜 167건, 인도메타신 152건, 에톡시 밴즈아미드 66건, 페닐부타존 26건, 옥시펜부타존 14건, 디클로페낙 13건, 이부프로펜 13건, 케토프로펜 11건, 메페남산 6건 등, 부신피질 호르몬은 프레드니솔론 91건, 베타메타존 23건, 덱사메타존 20건, 프레드니손 16건, 코르티손 11건, 히드로코르티손 9건 등, 그 외 페닌 213건, 테오필린 22건, 이뇨제 히드로클로로티아지드 127건이었다.

의약품 혼입이 관찰된 것 중 항류마티스와 소염진통을 목적으로 한 한방약 반수 이상에 합성의약품이 2종류 이상 많은 것은 5종류 혼입되어 있다.

세계적으로 봐서 한방약과 민간약의 경쟁이 격심해지고 또한 서양 의학의 의약품과도 효과를 경쟁해야 하는 필요성이 높아지면서 의도적으로 합성의약품을 혼입하는 예가 적지 않으며 그것에 따른 심각한 건강 피해도 끊이지 않고 있다. 이하는 그러한 예이다.

55-1 당뇨병약

당뇨병으로 치료 중인 50대 남성이 친구에게 추천받아 중국에서 구입한 「소갈환」을 30환씩 하루 3회에 걸쳐서 병원에서 처방받은 혈당강하제 글리벤클라마이드(glibenclamide)와 함께 복용한 결과, 혼수상태에 빠져 긴급 입원하여 2~3일 후에 퇴원을 반복하고 있었다. 소갈환을 분석한 결과, 1환 중에 0.255~0.269 mg의 글리벤클라마이드가 검출되었다. 첨부 문서에는 "복강당"이라고 되어 있었다(야마모토 2005). 환자는 병원에서 처방받은 것에 더해서 집에서 하루 7.8 mg의 글리벤클라마이드를 복용하고 있었던 것이 된다. 글리벤클라마이드 상용량은 하루 1.25~2.5 mg이고, 최고 10 mg까지이므로 저혈당성 혼수를 일으킨 것은 당연한 것이다.

70대 당뇨병 남성이 공복 시에 혈당치가 74 mg/dL로 낮아서 내과로 소개받아 왔다. 환자는 혼합형 인슐린 제제 30 단위를 하루 2회 주사하도록 지시를 받았지만, 한방약 「소갈환」을 개인적으로 수입하여 30환씩 하루 3회 복용하고 있었다. 한방약 중지 후 혈당치가 상승하여 강화 인슐린요법으로 하루 48 단위를 필요로 했다. 소갈환의 첨부 문서에는 10환 중에서 글리벤클라마이드 2.5 g으로 기재되어 있었으나, 환자는 이것을 혈당강하제라고는 알지 못하였다. 개인 수입 대행업자의 홈페이지에는 순한방약이라고 거짓으로 "우항당(優降糖)"이라는 중국어가 기재되어 있었다. 분석한 결과, 10환 중에서 글리벤클라마이드의 양은 1.567±0.057 mg이라고 된 첨부 문서의 기재보다 적고 1환의 무게도 균일적이지 않아서 안정된 약효를 거두지 못하고 저혈당을 초래할 위험이 있다(시오노이리 2005). 10환 중에서 1.567 mg(하루 4.7 mg)은 글리벤클라마이드 하루 상용량(전게)을 생각하면 위험한 양이다.

70대 당뇨병 남성이 전단지를 보고 「당자원(糖滋源)」을 구입하여 하루 3회 1정씩 그 후에는 4정씩 복용하고 있었다. 열이 나고 식사 섭취가 적고 혀가 잘 돌지 않게 되고 걸음걸이가 휘청거리는 것을 가족이 발견하여 진찰을 받았는데, 탈수 지적이 있어서 집으로 돌아왔고, 다음날 일어나지를 못하여 다시 진료를 받았다. 머리 CT에 이상이 없어서 또다시 집으로 돌아왔으나, 그 다음날 발한과 안면 홍조 증상이 있어서 응급차로 입원했다. 혈당치가 측정 감도 이상으로 20%의 포도당 60 mL인 정맥 주사로 의식이 회복되었다. 당자원 복용을 중지한 결과, 혈당치가 200~300 mg/dL로 상승하고, 혈당 컨트롤로 곤란을 겪었다. 「당자원(糖滋源)」 팸플렛에는 "자연을 살려 건강을 진화시키는" "천연 성분 100%이니까 안심할 수 있는 건강식품" "위대한 대지의 은혜와 조상들의 지혜" 등이라고만 표시되어 있고, 표시되어 있는 성분에 저혈당 혼수를 일으킨다고 하는 것과 같은 글귀는 포함되어 있지 않았다. 제조 회사에

문의한 결과, "식물 발효 식품의 중국 전승적 효과"라는 말을 들었으나(마노 2005). 이시카와현 보건환경센터 분석으로 당자원 1정당 0.3 mg의 글리벤클라마이드가 검출되었다. 섭취 기준량인 하루 5~20정을 복용하면, 글리벤클라마이드 1.5~6 mg을 복용하는 것이 되고 글리벤클라마이드 하루 권장량 이상을 섭취하게 된다(야스다 2004).

70대 남성이 2형 당뇨병으로 통원하며 술포닐 요오드계 혈당강하제 글리메피라이드를 처방받고 있었다. 아내의 지인에게 권유를 받아 중국제 건강식품 「圣首牌 荞芪胶囊(Qiao Qi Jiao Nang)」을 섭취하기 시작했다. 첫날 하루 4캡슐을 3회 복용한 결과, 속이 매스꺼워서 지인의 조언으로 이틀째부터 1회 3캡슐씩 하루 2회로 감량해서 처방약과 함께 복용을 계속했다. 8일째 저녁 무렵, 입욕 중 넘어져 자력으로 침실로 돌아와 그 후 저녁을 먹고 처방약과 이 건강식품을 복용했다. 19시경 집에 돌아온 가족이 의식이 저하된 상태의 환자를 발견하고 응급차로 입원했다. 입원할 때, 혈당치는 15 mg/dL로 낮았으며, 20% 포도당 정맥주사로 의식은 회복되었고, 하루 반에 걸쳐서 포도당 링거로 혈당치는 110 mg/dL 전후로 안정되어 다음날 퇴원했다. 1캡슐당 2.57 mg의 글리벤클라마이드가 검출되었다(가미무라 2006). 표시에 따라 1회 2캡슐, 하루 3회 복용하면, 하루 15 mg을 넘는다.

글리메피라이드는 청당원(清糖元), 악당심(楽糖心), 고외(苦瓜, 여주) GOLD 등에서도 검출되었다. 모두 중국산 원료를 기본으로 일본에서 제제화한 것이다. "열 종류 이상 천연 성분 만을 배합" "체내 노폐물 등을 배설" "중성 지방을 억제"와 같은 「**비루마의 한 알 비전**」에는 한 알에 글리메피라이드가 0.15 mg씩 함유되어 있다.

70대 당뇨병 여성이 통신판매에서 건강식품을 구입하여 매일 섭취하여, 혈당치는 현저하게 개선되었으나, 5일 후에 저혈당성 혼수(혈당치 25 mg/dL)를 일으켜 긴급하게 입원했다. 건강식품 하루분에서 글리메피라이드가 3.6 mg 검출되었다(요시모토 2006).

1999년 9월 56세의 인도네시아에서 온 남성 여행객이 응급차로 오스트레일리아 퍼스의 병원에 와서 진찰을 받았다. 당뇨병 기왕력이 있었으며 응급차가 도착했을 때의 혈당치는 38 mg/dL로 낮았고, 글루카곤 근육 주사를 맞았고, 병원에 도착했을 때의 혈당치는 77 mg/dL이었으나, 50% 포도당 정맥 주사, **포도당 링거** 및 당질의 경구 투여에도 불구하고, 그 이후 52 mg/dL와 38 mg/dL로 계속 내려갔다. 온갖 검사에도 불구하고 저혈당의 원인을 알 수가 없었는데 마지막 즈음에 환자가 말레이시아에서 구입한 당뇨병 민간약 「珍芪」를 5년 전부터 복용하고 있다는 것을 확인하였다. 새 병으로 바꾸고 나서 전신 권태감, 냉감 및 떨림을 경험하게 되었다고 한다. 라벨에 적힌 성분은 인삼, 진주, 양 뿔, 기나나무 껍질 및 개구리 추출물이라고 되었으나, 캡슐 내용물에서 글리메피라이드가 검출되었다(Goudie 2001).

55-2 소염진통제

12세의 남자아이가 발진과 치육 출혈로 진찰을 받았다. 하반신을 중심으로 하는 점상 출혈과 빈혈(헤모글로빈 8 g/dL) 그리고 현저한 호중구의 감소(200/mL)와 혈소판 감소(5,000/mL)가 확인되었으며, 골수 천자 결과, 재생불량성 빈혈로 진단받았다. 아이가 몇 주 전에 상기도염을 앓았을 때, 모친이 먹인 한방약 「감모통(感冒通)」에서 페닐부타존, 클로르페니라민 및 디크로페낙이 검출되었기 때문에 재생불량성 빈혈은 페닐부타존에 의한 것이라고 판단되었다(Nelson 1995).

미국 캘리포니아주에서 남성 2명과 여성 2명(51~77세)이 관절통과 요통에 한방약을 복용하기 시작해 1주일에서 3개월 후에 고도의 백혈구 감소(400~1,800/mm^3)와 무과립구증을 발병하여 패혈증을 병발하고, 그 중에서 2명은 항문 주위의 광범위한 괴사성 봉와직염을 동반하여 1명은 사망했다. 4명이 복용하고 있던 한방약 추풍수골환(追風透骨丸), 풍습영통환(風濕寧通丸), 인삼회생재조환(人参回生再造丸), 풍습치(風濕治)와 4종의 6제품 모두에서 1정당 아미노피린 23~43 mg과 페닐부타존 17~34 mg이 검출되었다(Ries 1975).

페닐부타존도 아미노피린도 무과립구증과 재생불량성 빈혈을 일으키는 약으로서 잘 알려진 의약품으로 현재 사용하는 나라는 적다.

"추풍수골환"은 아미노피린과 페닐부타존 이외에도 페나세틴, 덱사메타손, 인도메타신, 히드로클로로티아지드, 디아제팜, 프레드니솔론 등을 함유한 제품이 있고, 각각에 무과립구증이나 쿠싱 증후군 등의 건강 피해를 일으키고 있다.

50대 여성이 구역질, 구토, 발열, 오른쪽 위쪽의 복부통으로 입원하여, 담석이 발견되었으나 혈액 검사에서 우연히 요오드 질소와 혈청 크레아티닌 수치의 상승이 발견되었다. 환자는 무릎 관절통 때문에 4주 전부터 20종류의 생약으로 만든 「통혈환(通血丸)」을 아시아 식료품점에서 구입하여 복용하고 있었다. 48시간 후에 무뇨 증상이 나타났고, 요오드 질소와 혈청 크레아티닌은 상승했으며, 생검에서 급성 간질성 신염으로 진단이 내려졌다. 요오드 질소와 혈청 크레아티닌은 각각 152 mg/dL과 15.4 mg/dL에 달했으며 2주 동안에 8회의 혈액투석을 했으며 몇 주 만에 간기능은 정상화되었다. 통혈환에서 메페남산과 디아제팜이 검출되었다(Diamond 1994).

51세의 여성이 황달로 입원했다. 간기능 장애와 신 장애가 있었는데, 신 장애는 빠르게 진행되었고, 무뇨 증상이 나타났지만, 혈액투석으로 회복되었다. 복용하고 있던 「통혈환(通血丸)」에서 메페남산과 디아제팜이 검출되었다(Abt 1995). 메페남에 신 독성이 있다는 점은 잘 알려져 있다.

71세의 여성이 2개월 전부터 흑색변을 때때로 발견하고 커피 찌꺼기와 같은 것을 토해서 진찰을 받았다. 고도의 빈혈이 있었고, 내시경으로 소화관에 4~6 cm의 거대한 궤양과 식도염을 확인하였다. 변형성 관절증에 의한 요통 때문에 몇 개월 전부터 매일 12정씩 복용하고 있던 한방약에서 메페남산과 디아제팜이 검출되었다(Certner 1995). 메페남산은 비스테로이드계 항염증제에 공통적인 부작용으로서 소화성 궤양과 그것이 원인이 된 출혈이 알려져 있다.

"Vendana Nigraha Rasa"라는 이름의 효과가 좋은 진통제가 있다. 산스크리트어로 Vendana는 통증, Nigraha는 소멸 및 Rasa는 주스라는 의미이기 때문에 마치 아유르베다 민간약으로 오해할 수도 있지만, 내용물은 아세토아미노펜 100 mg과 아스피린 530 mg으로 소화성 궤양 환자가 모르고 복용하면, 토혈을 일으킨다(Kshirsagar 1993).

55-3 부신피질 호르몬

7세의 남자아이가 아토피성 피부염과 기관지 천식으로 기관지 확장제를 처방받았지만 증상의 개선이 보이지 않았다. 할머니가 중국에 나가 호흡기 전문기관에서 처방받은 한방약 "항해천환(抗咳喘丸)"을 복용한 결과 증상은 현저하게 개선되었지만 약 4주째부터 얼굴이 동그랗게 된 것을 발견하고 진찰을 받았다. 스테로이드 성분 함유를 의심했지만 성분 표시에는 '마황, 천패모, 계피, 황금, 감초, 기타'라고밖에 기재가 안 되어 있었다. 분석 결과 1환 중 베타메타존이 평균 0.13 mg과 테오필린이 30 mg 검출되었다(나가조 2002).

싱가포르에서 60세 남성이 위장염으로 입원했다. 보름달 모양 얼굴, 중심성 비만, 복벽 신전성 피부선조 등 쿠싱 증후군 증상이 관찰되었다. 7년 전부터 엄지발가락의 팽창과 동통, 요산 수치의 상승 등이 나타나 통풍이라고 진단을 받아 1년 전부터 한방의가 처방한 한방약을 복용하기 시작하여 증상은 현저하게 개선되어 있었다. 한방약을 분석한 결과 부신피질 호르몬의 베타메타존, 덱사메타존, 비스테로이드계 소염진통제인 피록시캄 등 7종의 의약품이 검출되었다. 이러한 한방약을 막연하게 사용하는 위험성을 중국인 거주 지역 밖에서 일하는 의사는 **잘 이해하고 있지 않다**(Edwards 2002).

부신피질 호르몬이나 비스테로이드계 소염진통제가 들어 있는 한방약에 대해서는 이미 1978년 네덜란드에서 "홍콩환약 중국식 룰렛 도박"으로서 문제가 된 것이다.

아토피성 피부염으로 고생하여 한방약을 의지하는 환자들은 생약이 천연에서 유래된 것이므로 의사가 처방하는 약과 달라서 부작용이 없고 부신피질 호르몬을 포함하지 않기 때문에 안심된다고 믿는다. 그렇지만 10명의 환자가 사용하던 만성 피부질환용 한방약 연고 11종을 분석한 결과 증상이 개선되었던 7종과 더욱 악화된 1종의 전부에서 덱사메타존이 평균 456 μg/g 검출되었다. 덱사메타존이 함유되어 있지 않은 3종에서는 증상이 개선되지 않았든지 혹은 더욱 악화되었다. 모든 환자는 부신피질 호르몬은 포함되어 있지 않다고 믿어 피부가 얇은 안면이나 팔의 굴곡면에 많을 때에는 하루에 수차례 발랐다(Keane 1999).

한방약 · 민간약 · 민간요법에 의한 아토피성 피부염의 악화에 대해서는 「아토피성 피부염」을 참조할 것.

인도에서는 대다수의 사람이 민간약을 의지하지만 그러한 민간약 중에는 효과가 극적이지만 중지가 되고 증상이 다시 생기거나 부작용이 나타나 병원을 찾은 사람이 있다. 그래서 뉴델리의 전 인도 의과학연구소 국립 약물 감시 센터가 120종의 민간약에 대해서 부신피질 호르몬 검사를 실시했다. 부신피질 호르몬이 검출된 것은 아유르베다 제품 60종 중 전체의 38.8%였다. 천식 약 34종 중 16종, 관절염 약 30종 중 11종에서 부신피질 호르몬이 검출되었다(Gupta 2000).

일본에서는 어깨 결림이나 빈혈, 관절염, 냉한 체질에 좋다고 강조한 「비보백보사전체분(秘宝百歩蛇全体粉)」「백보사풍습환(百歩蛇風湿丸)」에서 또한 「건강이(健康飴) · 건강 모임(健康集い)」에서 덱사메타존과 인도메타신이 검출되었고 「육보선(六宝仙)」에서 프레드니솔론이 검출되었다.

2001년에 "스테로이드를 함유하지 않고 극적인 효과를 가져온다"라고 하는 중국제 아토피성 피부염 치료약 「피부상(皮膚霜)」이 나돌았다. 분석한 결과 크로베타졸이라는 강력한 부신피질 호르몬이 보통 약과 거의 같은 농도로 함유되어 있다.

55-4 여성 호르몬

PC-SPES®는 에스트로겐 작용에 의하지 않고 전립선암이 효과가 있다고 하여 1996년 발매 이후 미국에서 사용이 급속히 확대되었고 사용자는 수천 명에 달했다. 8종류의 생약으로 만들어진 건강식품에서 의약품이 아니기 때문에 품질 보증, 유효성, 안전성, 독성 등의 심사는 필요 없고 따라서 전립선암에 효과가 있다고는 선전하지 못하고 "건전한 전립선"이라는 표시로 팔렸다. PC는 prostate care(또는 cancer)의 약자이고 SPES는 라틴어로 희망이나 기대를 의미한다.

8종의 생약(국화, 대청, 감초, 영지, 삼칠인삼, 방아풀, 황금, 소우팔메토) 중에 소우팔메트는 미국 남부 원산인 야자과 관목이며 전립선 비대에 어느 정도 효과가 있다는 점이 알려져 있다. 또한 감초와 인삼에도 정도는 명확하지 않으나 에스트로겐 작용이 있다. PC-SPES®는 in vitro와 생쥐에게서 에스트로겐 작용을 나타내고, 사람의 전립선암에 대한 효과도 에스트로겐 작용에 의한 것이라는 것을 알게 되었다(DiPaola 1998).

PC-SPES® 투여를 받은 안드로겐 의전성 전립선암 환자 33명 전원에게 전립선 특이 항원 80% 이상의 감소와 31명에 테스토스테론 감소를 확인하였고, 안드로겐 비의존성 전립선암 환자 37명 중에서 19명에게 전립선 특이 항원 50% 이상의 감소를 확인했다(Small 2000). 또한 69명의 전림선암 환자의 88%는 전립선 특이 항원의 감소가 12개월 동안 계속되었다(de la Taille 2000). 폐색전증, 정맥염, 야상화 유방 등 에스트로겐 작용을 추측하게 하는 부작용도 관찰되었다.

PC-SPES®는 이렇게 건강식품이며 비교 대조 시험이 없다고는 하나, 전립선암에 대해서 호르몬 요법에 필적할 만한 효과를 기대하기에 이르렀고, 2002년 6월 Urology지에 효과, 부작용, 독성, 작용 기전 및 사용법을 정리한 상세한 논문이 게재되었다(Marks 2002). 그러나 이 논문에 이어서 편집위원회는 아이러니하게도 "이 상품은 이미 입수 불가능"이라고 하였다.

PC-SPES®의 에스트로겐 작용에 의심을 품은 캘리포니아주 위생부가 분석한 결과, 여성호르몬 디에틸스틸베스트롤, 에티닐 에스트라디올뿐만 아니라 그 부작용인 혈전 방지를 위한 와파린과 소염진통제인 인도메타신까지 전립선암을 위해 주도면밀하게 배합된 의약품이 검출되었고, PC-SPES®에 의한 효과가 적어도, 그 대부분은, 이러한 의약품에 의한 것이라는 것을 알게 되었다. 와파린에 의한다고 생각할 수 있는 코출혈, 혈뇨, 혈변, 광범위한 피하출혈, 후복막혈종 등 출혈 경향도 보고되어 있다(Weinrobe 2001).

혼입된 의약품 농도는 제품마다 차이가 크고, 문의에 응한 제조업체는 분석법에 의문을 드러내기는 했으나, 위생부 앞에는 검출된 각 물질의 구조식이나 분자량까지 제시했고, 한편 제조업체는 혼입 경로는 물론 생약의 입수 경로나 검사법 및 제조나 품질관리 등 일체를 명확하게 하지 않았다(Ko 2003). 2002년 2월 제품 회수를 하지 않을 수 없게 되었으며, 6월에는 회수 비용 부담에 견디기 어렵다며 영업을 중지했다.

PC-SPES®는 Chen이라는 타이완 태생의 미국 화학자와 Wang이라고 하는 중국 의사가 1987년 서양 의학과 한방과의 통합을 지향하며 시작한 사업이었으나, 두 사람의 뜻은 한방약에 대한 의약품의 첨가와 혼합이라는 형태로 끝났다. PC-SPES®는 Wang의 증조부가 어의로서 청조 마지막 황제 아이신기오로 푸이의 치료에 사용하던 한방약 처방이 기초가 되었다고 말한다.

현재는 PC-SPES®를 대신하는 경구 허브로서 PC-CALM®과 PC-PLUS®가 인터넷상에서 팔리고 있지만, 합성의약품 함유의 유무에 대해서는 명확하지 않다.

55-5 금불환(Jin bu huan)

1990년대 북미에서 진통진정 증세에 한방약 "Jin bu huan"(금불환)을 복용하고 간기능 장애를 발병했다고 하는 보고가 뒤를 이었다(Horowitz 1996).

금불환은 한방 생약으로 화천금등(華千金藤) *Stephania sinica*의 괴근이다.

Jin bu huan정을 복용하다가 간기능 장애를 발병한 환자 7명의 증상은 권태감이 전원에게 있고, 간의 비대가 5명, 발열과 구역질이 4명, 복통과 황달이 3명 그리고 구토, 호산구 증가, 소양이 2명에서 관찰되었다. 전원에게 트랜스아미나아제의 상승, 5명에게 알칼리성 포스파타아제의 상승, 3명에게 총빌리루빈 수치의 상승이 관찰되었다. 복용 개시 후 7주부터 52주(평균 20주)만에 발병하여, 6명은 복용 중지 후 평균 8주 만에 증상이 개선되었고, 전원 만성화되는 일 없이 회복되었다.

만성 간염도 보고되어 있다. 이탈리아 제노바에서 49세의 남성이 1996년 6월부터 간기능이 저하되어 진찰을 받았다. 온갖 원인이 제거되었음에도 불구하고, 간기능은 서서히 악화되고, 10월 생검에서 일부 간세포 괴사를 동반한 만성 간염 소견을 나타내고 있었다. 이러한 사태에 이르러서 환자는 1995년 11월부터 Jin bu huan정을 복용하고 있다는 것을 처음으로 밝혔고, 복용 중지 후 1개월 만에 간기능은 정상화되었다(Pissiotto 1998).

Jin bu huan정 포장에는 성분으로 화남원지 *Polygala chinensis*(주: 원지과)로 표시되어 있지만, 분석 결과 이 식물에는 들어 있어서는 안 될 *L*-테트라하이드로팔마틴이 1정 중에 28.8 mg이 검출되었고, 그 이외의 성분은 검출되지 않았다(Woolf 1994). 정제에 *L*-테트라하이드로팔마틴을 첨가한 것이라 생각한다.

홍콩에서 1997년 2월부터 1998년 6월까지 사이에 발생했지만, 9명의 Jin bu huan 중독 환자 중에서, 복용하고 있던 정제를 분석할 수 있었던 2건에서는 **순품** 테트라하이드로팔마틴이 한 알 중에 25~26 mg이나 검출되었다(Lai 1999).

금불환은 지극히 어디에나 있는 한방약이지만, 실제로는 *L*-테트라하이드로팔마틴 제제를 마치 한방약인 것처럼 이들 식물명을 포장지에 내걸고 팔리는 일이 많다(Kaptchuk 1995).

L-테트라하이드로팔마틴은 댕댕이덩굴과 함박이속 *Stephania* 양귀비과 갯괴불주머니속 *Corydalis*(왜현호색이나 현호색 등)와 석송과 석송속 *Lycopodium*에 들어 있는 알칼로이드이다.

현호색은 의료용 한방약에서는 안중산(安中散)에 배합되어 있다.

L-테트라하이드로팔마틴은 도파민 수용체 차단 작용을 가지고 있고, 페노티아진계 항정신병약과 비슷해서 진정, 혈압저하, 근긴장이상, 축동 등의 증상을 나타낸다. 소아가 다량으로 복용하면, 기면, 혼수, 호흡억제 및 서맥이 나타난다.

1993년 미국 콜로라도주에서 생후 13개월의 남자아이가 Jin bu huan정을 60정 먹고 20분 후에 기면 상태로 발견되었다. 혈압은 75/50 mmHg로 동통 자극에만 반응하고 현저한 서맥이 관찰되었지만, 10시간 후에 정상으로 돌아왔다.

2.5세의 여자아이가 Jin bu huan정 17정을 먹고 30~60분 후에 기면 상태로 발견되었다. 호흡 횟수는 1분에 24회로 억제가 심했고, 축동과 서맥(30~35/min)이 있었고, 호흡 억제가 더욱 심해졌고, 기관 삽관을 필요로 했지만, 다음날에는 회복되어 퇴원했다.

이러한 건강 피해나 사고를 당해서 북미에서는 "Jin bu huan" 유통이 금지되었으나, 중국어 식물명으로 수입되어 건강식품으로 정제와 허브티의 형태로 판매되고 있어서 간기능 장애는 그 후에도 발생되고 있다(Divinsky 2002, Haller 2002).

55-6 실데나필

발기부전 치료제로서 현재 일본에서 승인되어 있는 것은 실데나필(바이아그라®)과 발데나필(레비트®)이지만, 자양강장과 정력증강을 주창하는 민간약 중에는 이외에 유사 작용을 갖는다고 생각되는 호모실데나필, 히드록시 호모실데나필, 프소이드 발데나필, 다다라필, 아미노타다나필, 홍데나필, 히드록시 홍데나필, 잔소안트라필 등을 함유한 것이 인터넷 상에서 팔리고 있다. 원산국은 일본 외에 중국, 미국, 태국, 한국 등이다. 위법이며 건강 피해도 나오고 있다. 상품명은 수도 없이 많으나, 모두 실데나필 내지는 유사 물질을 주성분으로 하고 사용자의 대부분이 그것을 알지 못하고 구입하여 사용하고 있다는 점이 합성의약품 혼입에 의해 예측 못할 건강 피해가 생겼다고 하는 점이 앞서 서술한 예들과 다른 점이다.

55-7 의약품 원료의 혼입

이상에 서술한 예는 의도적으로 의약품을 혼입한 것이지만, 이하의 예는 생약으로 오인하여 의약품 원료를 혼입하여 중독을 발생시킨 예이다.

미국에서 1997년 5월 23일 23세의 여성이 몸을 내부로부터 깨끗하게 한다고 주창하는 「Program」이라는 살 빼는 약을 1주일 전에 복용하고, 24시간 후에 심한 구토와 전신 권태감이 나타났지만, 참으며 이틀을 더 복용하여 구토가 계속되었기 때문에, 중지하고 양을 줄여서 다시 복용하기 시작했으나, 구역질이 멈추지 않았고 맥박에 이상이 있음을 알고 응급외래 진찰을 받았다. 심전도는 고도의 방실블록으로 디기탈리스 중독 소견을 나타냈다. 혈청 디곡신 농도는 3.66 ng/mL(치료 농도 0.9~2.0)로 높았고 72시간 후에도 심전도의 이상은 계속되었으며 혈청 디곡신 농도는 3.091 ng/mL로 높은 채로 그대로였으나, 항디곡신 항체의 투여도 효과가 없었다. 콜레스티라민 투여로 증상과 혈청 디곡신 농도가 개선되었고, 6일째에 퇴원할 때는 혈청 디곡신 농도는 1.91 ng/mL이었다.

이 살 빼는 약은 생약, 액상점토, 설사제, **비피디스균** 등 4종류의 제품으로 만들어지지만, 14종의 생약 중에서 질경이에서 강심배당체가 검출되어 현미경 검사로 라나타종꽃 *Digitalis lanata* 식물 조각의 혼입이 발견되었다. 이 생약은 독일에서 2,700 kg 수입되어 150개 이상의 제조업체, 도매업자 및 소매상으로 팔려나갔던 것이고, 독일과 일본에 보관되어 있던 것에서 강심당체가 검출되었다(Slifman 1998).

55-8 와파린

41세의 여성이 혈뇨로 진찰을 받았다. 상세한 신기능 검사로 혈뇨의 원인을 알지 못하였고, 혈액 검사로 프로트롬빈 시간 연장을 발견한 것이 유일한 이상 소견이었다. 혈청에서 와파린이 검출되었다. 와파린 오염원에 대해서 온갖 가능성을 조사하였지만, 아직 모르고 있으며 환자는 프로트롬빈 시간이 정상화되어 퇴원했다. 퇴원 후에 가족 내에서 자신만 먹고 있던 허브티가 원인이 아닐까 하고 환자가 말하여 검사 결과, 자메이카라고 부르는 하이비스커스차에서 와파린이 검출되었다. 오염 원인은 명확하지 않았다(Norcross 1993).

문헌

Abt AB et al. Chinese herbal medicine induced acute renal failure. Arch Intern Med 1995 ; 155 : 211-2

de la Taille A et al. Herbal therapy PC-SPES : in vitro effects and evaluation of its efficacy in 69 patients with prostate cancer. J Urol 2000 ; 164 : 1229-34

Diamond JR et al. Acute interstitial nephritis following use of Tung Shueh pills. Am J Kidney Dis 1994 ; 24 : 219-221

DiPaola RS et al. Clinical and biologic activity of an estrogenic herbal combination (PC-SPES) in prostate cancer. N Engl J Med 1998 ; 339 : 785-91

Divinsky M. Case report : Jin bu huan-not so benign herbal medicine. Can Fam Physician 2002 ; 48 : 1640-2

Edwards CJ et al. Cushing's syndrome caused by treatment of gout with traditional Chinese medicine. Q J Med 2002 ; 95 : 705

Gertner E et al. Complications resulting from the use of Chinese herbal medications containing undeclared prescription drugs. Arthritis Rheum 1995 ; 38 : 614-7

Goudie AM et al. Contaminated medication precipitating hypoglycaemia. Med J Aust 2001 ; 175 : 256-7

Gupta SK et al. Misuse of corticosteroids in some of the drugs dispensed as preparations from alternative systems of medicine in India. Pharmacoepidemiol Drug Saf 2000 ; 9 : 599-602

Haller CA et al. Making a diagnosis of herbal-related toxic hepatitis. West J Med 2002 ; 176 : 39-44

Horowitz RS et al. The clinical spectrum of *Jin bu huan toxicity*. Arch Intern Med 1996 ; 156 : 899-903

Huang WF et al. Adulteration by synthetic therapeutic substances of traditional Chinese medicines in Taiwan. J Clin Pharmacol 1997 ; 37 : 344-50

神村英利ほか. 中国産健康食品「圣首牌荞芪胶囊(Qiao Qi Jiao Nang)」とグリメピリドの併用による低血糖. 医療薬学 2006 ; 32 : 407-13

Kaptchuk TJ. Acute hepatitis associated with Jin bu huan. Ann Intern Med 1995 ; 122 : 636

Keane FM et al. Analysis of Chinese herbal creams prescribed for dermatological conditions. BMJ 1999 ; 318 : 563-4

Ko R et al. PC-SPES. Urology 2003 ; 61 : 1292

Kshirsagar NA. Misleading herbal Ayurvedic brand name. Lancet 1993 ; 341 : 1595-6

Lai CK et al. Tetrahydropalmatine poisoning : Diagnoses of nine adult overdoses based on toxicology screens by HPLC with diode-array detection and gas chromatography-mass spectrometry. Clin Chem 1999 ; 45 : 229-36

真野泰成ほか. 行政への第一報告が販売・製造中止に至った健康食品「糖滋源」の低血糖障害症例. 日病薬誌 2005 ; 41 : 37-41

Marks LS et al. PC-SPES : Herbal formulation for prostate cancer. Urology 2002 ; 60 : 369-77
中條　綾ほか. 中国直輸入の漢方製剤により副腎機能抑制を来した7歳男児例. 小児科診療 2002 ; 55 : 1481-4
Nelson L et al. Aplastic anemia induced by an adulterated herbal medication. J Toxicol Clin Toxicol 1995 ; 33 : 467-70
Norcross WA et al. Accidental poisoning by warfarin-contaminated herbal tea. West J Med 1993 ; 159 : 80-2
Picciotto A et al. Chronic hepatitis induced by jin bu huan. J Hepatol 1998 ; 28 : 165-7
Ries CA et al. Agranulocytosis caused by Chinese herbal medicines. JAMA 1975 ; 231 : 352-5
塩之入　太ほか. 中国から個人輸入された漢方薬「消渇丸」について. 第530回 日本内科学会関東地方会 2005 ; p 33
Slifman NR et al. Contamination of botanical dietary supplements by Digitalis lanata. N Engl J Med 1998 ; 339 : 806-11
Small EJ et al. Prospective trial of the herbal supplement PC-SPES in patients with progressive prostate cancer. J Clin Oncol 2000 ; 18 : 3595-603
Weinrobe MC et al. Acquired bleeding diathesis in a patient taking PC-SPES. N Engl J Med 2001 ; 345 : 1213-4
Woolf GM et al. Acute hepatitis associated with the Chinese herbal product Jin bu huan. Ann Intern Med 1994 ; 121 : 729-35
山本好男ほか. 国内未承認薬の医薬品成分分析例. 中毒研究 2005 ; 18 : 292-3
安田和弘ほか. いわゆる健康食品からグリベンクラミドが検出された事例について. 石川保環研報 2004 ; (41) : 57-60
吉本幸子ほか.「健康食品」により低血糖昏睡をきたした1例. 糖尿病 2006 ; 49(3) : 237

56 | 한방약 · 민간약의 중금속

중금속의 흡수나 독성은 중금속의 상호 작용 이외에 그 화학 형태와 밀접하게 관계된다. 예를 들면, 금속 수은은 소화관에서 흡수되지 않기 때문에 한 컵을 마셔도 급성 중독은 일으키지 않지만, 그것이 소화관 내에 작은 알갱이로 남으면, 장내 세균에 의해서 메틸화되어서 흡수된다.

이처럼, 중금속 양 그 자체가 증상이나 조직 중의 농도에 직접 연결된다고는 할 수 없지만(Dunbabin 1992), 중금속은 체내에서 화학 형태를 바꾸어 조직이나 태아에 축적되므로 일반적으로는 그 총량으로 위험성을 평가한다.

싱가포르에서 시판되는 한방약을 분석한 결과, 42종의 제품에서 기준(비소 5 ppm, 동 150 ppm, 납 20 ppm, 수은 0.5 ppm)을 초월하는 중금속이 검출되었고, 그 중에서 수은은 28종, 납은 8종 그리고 비소는 7종에 포함되어 있었다(Koh 2000).

뉴욕, 플로리다, 뉴저지 그리고 홍콩과 베트남의 상점에서 구입한 54종류의 민간약을 분석한 결과, 용법에 따라서 복용할 경우 하루 허용 섭취량을 넘는 중금속을 함유한 것은 이하와 같았다(Garvey 2001).

납은 하루 허용 섭취량인 300 μg을 넘는 것이 32종인데, 그 중에서 3종류는 10배를 넘었고, 수은(50 μg)은 8종인데, 그 중에서 2종은 10배를 넘었고, 비소(100 μg)는 4종인데, 그 중에서 2종은 10배를 넘었다. 하루 허용 섭취량을 넘기는 중금속을 2종류 이상 포함하는 것이 8종이었다.

2003년 4월 25일부터 6개월 동안에 보스턴시 중심부에서 반경 20마일 이내에 있는 30점포에서 70종류의 인도 민간약 아유르베다를 구입하여 분석했다. 제약회사는 인도 또는 파키스탄에 있는 27사로 결과는 이하와 같다(Saper 2004).

70종 중 13종에서 5~37,000 μg의 납이 검출되었다. 용법에 따라 복용하면, 하루 허용 섭취량의 100배를 넘는 것이 있었다. 비소는 6종에서 31~8,130 μg/g 검출되었고, 하루 허용 섭취량의 400배에 달하는 것이 있었다.

게다가, 주간 허용 섭취량은 1 kg당, 납은 25 μg, 총 수은은 5 μg 및 비소는 15 μg이다.

한방약 · 민간약 중의 중금속에 의한 중독은 납, 비소 등 단독적인 금속에 의한 중독이 많지만, 이하의 예는 임신 중의 임산부가 섭취한 영양보조제에 포함되는 여러 종류의 금속에 의한 신생아의 중증독증이다.

체중 3,770 g의 만기 자연 분만으로 태어난 신생아로 출산 직후부터 고도의 담즙 울체를 동반한 간기능 장애, 파종성 혈관 응고 증후군과 혈소판 감소가 확인되었다. 선천성 감염에 의한 패혈증으로 치료했으나, 개선이 보이지 않았다. 화상 진단으로 간, 비장, 골수 및 췌장에 철 침작이 의심되었다. 신생아의 모친은 남편의 적극적인 권유로 임신 중기에 영양보조제를 과잉 섭취했다. 아동의 두발을 분석한 결과, 알루미늄, 니켈, 카드뮴, 망간 및 요오드가 모두 참고 기준치의 3배 이상 검출되었다. 모친에게서도 이들 금속이 검출되어 섭취한 금속이 태아에 축적된 것이라고 생각된다(니시우라 2005).

56-1 납

1) 당뇨병약

60대 남성이 10년 전에 고혈당이라는 지적이 있어서 경구 당뇨병약을 복용하고 있었지만, 정기적으로 통원하지 않았고, 선통발작, 잘 낫지 않는 변비 및 강도의 불면으로 진찰을 받았다. 헤모글로빈은 8.1 g/dL로 낮았고, 포르피린뇨증과 적혈구 호염기성 반점이 확인되었고, 혈중 납의 농도는 158 μg/dL(7.6 μmol/L, 정상 10 μg/dL 이하, 상한 40 μg/dL)이었고, 소변 중 납 배설량은 104 μg/dL로 높아서 납중독이라 진단받았다. 오염원 규명을 위해 직업력, 생활 환경 확인 외에 자택의 수돗물과 섭취하고 있는 각종 다이어트 약품을 분석한 결과, 중국에서 수입하여 복용하고 있던 한방 혈당강하제 「진기강당(珍芪降糖)」에서 1캡슐당 727 μg의 납이 검출되었다. 환자는 지인에게 추천받아 2개월 동안 약 800정을 복용하여, 혈당 컨트롤이 악화되었는데, 재차 같은 약을 구입하여 약 1,200정을 복용하고 있었다. 디메르카프롤에 의한 킬레이트 요법에 의해 1주일째부터 빈혈이 개선되고, 혈중 납농도는 서서히 감소되어 증상은 없어졌다(세코다 1998).

60대 남성이 복부 둔통, 아주 심한 변비 및 식용부진 증세가 나타나 점차 악화되어 입원했다. 당뇨병이라는 지적이 있어서 5년 전부터 인슐린 치료를 받고 있었지만, 약 1년 전부터 스스로 중단하고, 진기강당 등 몇 종류의 민간약을 복용하고 있었다. 혈중 납농도는 94 μg/dL이었고, 소변 중 납 배설량은 297 μg/dL로 높아서 한방약에 함유되어 있던 납에 의한 중독으로 진단받았다(야마다 1998).

진기강당은 인삼, 도롱뇽의 내장, 영양의 뿔 등이 구성 성분으로 혈당치를 억제하는 효과가 있다고 하기 때문에 전국 약 150명의 당뇨병 환자가 복용하고 있었다. 1캡슐에서 많은 것은 4 mg 전후의 납이 검출되었다. 용법에 따라서 하루 3캡슐을 먹으면, 3~4주 동안에 납 중독을 일으키는 양이다.

당뇨병으로 인하여 10년 전부터 경구 당뇨병약을 복용하고 있었던 39세의 남성이 전신 권태감과 식욕부진 및 상부 복통이 10일간 계속되어 진찰을 받았다. 빈혈과 간기능 장애가 관찰되었고, 혈중 납농도는 5.3 μmol/L(상한 0.48)이고, 24시간의 소변 중에서 델타아미노레블린산은 706 μmol/L(정상 34 이하)이고, 코프로포르피린은 11,600 nmol(정상 250 이하)로 납중독으로 진단받았다. EDTA를 5일간 투여하여 증상 검사 소견, 모두가 극적으로 개선되었다. 환자는 입원 6주 전부터 인도의 민간 당뇨약 3종을 복용하고 있었고, 그 중에서 1종의 담갈색 분말은 무게의 19%가 무기 납이었다. 동위원소의 비율이 환자의 혈액 중의 납의 농도와 일치하였고, 민간 당뇨병약 중에서 납이 중독의 원인으로 판명되었다. 아유르베다 의학에서는 납에 최음 작용이 있다고 하여, 당뇨병 자율신경 장애에 의한 발기부전에 대해 효과가 있다고 생각한다(Keen 1994).

영국에서 50세의 남성이 전신 권태감, 식욕부진, 복부 불쾌감 및 미각 이상을 호소하여 진찰을 받았고, 빈혈과 적혈구의 호염기성 반점이 확인되었다. 혈중 납농도는 96 μg/dL로 높았고, 적혈구 프로토포르피린 수치는 89 μg/dL이었고, 소변 중의 포르피린 양은 1,446 μg/L(정상 150 이하)이었고, 델타아미노레블린산은 319 μmol/L이었다. 아내의 혈중 납농도는 낮았고, 환경 오염 가능성은 없어서 자세하세 묻자, 발기부전에 대해 민간요법사에게서 처방받은 약을 남편이 5주 동안 복용했다고 했다. 그 1종은 PbO, $PbSO_4$, $Pb(NO_3)_2$ 등 중량으로 환산하면, 84%가 납 원소였다(Dolan 1991).

2) 아유르베다 민간약

크로아티아 자그레브에서 4세의 남자아이가 납중독이라고 진단받았고, 알레르기 때문에 복용하고 있던 아유르베다 민간약에서 1캡슐당 29,900 μg의 납이 검출되었다. 바로 이것이 공표되어 아유르베다 민간약을 먹었던 29명 중에서 7명이 납중독이라는 진단이 나왔다. 증상은 복부 선통, 근육통, 변비, 구역질 및 식욕부진이었다. 7명이 복용하고 있던 6종류의 아유르베다 민간약에서 납이 검출되어 그 중에서 1종은 주간 내용 섭취량으로 하면, 360배에 이르는 납을 포함하고 있었다. 납 함유량과 복용하고 있던 사람의 혈중 납농도 사이에 밀접한 상관관계가 있었다(Prpić-Majić 1996).

오스트레일리아에서 1992년 6월에 37세의 남성이 5일 전부터 계속되는 복통, 식욕부진,

변비 및 관절통으로 진찰을 받았는데, 간기능 이상과 빈혈이라는 지적이 있었다. 대증요법으로 증상과 간기능, 모두가 좋아졌고, 확실한 진단이 내리기 전에 퇴원했으나, 다음날 복부의 선통과 구역질로 다시 진찰을 받았다. 헤모글로빈은 9.9 g/dL로 낮았고, 혈중 납농도가 4.55 μmol/L이었고, 24시간의 소변 중 납 배설량은 2.3 μmol/L(정상 0.37 μmol 이하)였다. 환자는 인도에 6주간 머무르며 추천을 받아 아유르베다 민간약 2종류를 구입하여 4월 초부터 6월 중순까지 복용 6주 전에 귀국했다. 복용하고 있던 2종류의 정제에서 납이 1정당 각각 79.3 mg과 55.9 mg씩 검출되어 하루의 납 섭취량은 429 mg으로 허용 섭취량의 1,440배를 넘었다고 추정되었다. 진한 붉은 벽돌색 정제는 중량으로 치면, 1/3이 납이었다(Dunbabin 1992).

영국에서 46세의 여성이 복통과 구역질 및 체중 감소가 3개월간 계속되어 진찰을 받았다. 심한 빈혈과 소변 중에서 포르피린의 증가가 있었고, 혈중 납농도는 4.4 μmol/L로 상승되어 있었다. 관절통 때문에 6개월 전부터 복용하고 있던 인도 의사가 처방한 약을 분석한 결과, 그 1종에서 주간 내용 섭취량으로 납이 93배, 수은이 1,680배 및 비소가 25배나 검출되었다(Sheerin 1994).

캐나다의 납축전지 공장에서 일하는 27세의 남성이 직장의 정기 검진에서 혈중 납농도가 62 μg/dL로 상승되어 있는 것을 발견되었는데, 13일 후에 72 μg/dL이었고, 그 6일 뒤에 88 μg/dL로 상승했다. 3개월 전의 검진에서는 30 μg/dL이었다. 이 남성은 요통에 대해 인도 민간약을 6주 전부터 하루 2정씩 복용하고 있었다. 정제의 무게는 0.263 g으로 6.47%(17 mg)의 납이 검출되었다(Saryan 1991). 남성은 1주일 동안 238 mg(주간 내용 섭취량의 210배)의 납을 섭취한 것이 된다.

아유르베다 민간약에 의한 납 중독의 예는 다 열거할 수 없을 정도로 많지만(CDC 2004), 다른 민간약이 아유르베다 이름으로 팔리고 있는 일도 있다.

3) 소아의 예

소아의 납중독은 성인과 달리 경련으로 발병하는 일이 많다.

1984년 1월 9일 미국 플로리다주에 사는 생후 9개월 된 인도인의 남자아이가 경련을 일으켜 응급 외래로 진찰을 받았다. 요추천자를 하고 있는 사이에 무호흡 증상이 발생하여 CT 검사를 한 결과, 제3뇌실과 측뇌실의 확대가 발견되어, 뇌의 감압 수술을 받았지만, 다음날 사망했다. 사인은 납중독에 의한 뇌증으로 혈중 납농도가 214 mg/dL이었다. 이 남자아이에게 생후 2개월부터 인도의 민간약을 강장제로서 매일 먹이고 있었다. 갈색 분말을 분석한 결과, 1.6%의 납이 포함되어 있었다.

홍콩에서 생후 9주 된 남자아이가 경련을 반복적으로 일으켜 입원했다. 생후 4일째부터 주 2회에 걸쳐서 허브 분말에 벌꿀을 섞은 것을 볼의 점막에 발랐고, 1개월 후부터는 진주 분말을 주 2회에 걸쳐서 먹이고, 8.5주부터 변비에 다른 분말을 하루 4회를 먹였는데, 4일째부터 경련이 시작되었다. 남자아이의 혈중 납농도는 195 μg/dL로 높았지만, 부친과 모친과 4세의 형은 정상이었다. 디메르카프롤과 EDTA에 의한 킬레이트 요법으로 10일째에 혈중 납농도는 69.8 μg/dL까지 저하되었다. 허브 분말은 23.3%가 납으로 인공 위액에 의한 용출 시험에서 용출한 양은 15.6%이었다. 주에 62.4 mg을 섭취하고 있던 것이 된다. 진주 분말에서 용출한 양은 44.6 ppm으로 1주에 0.028 mg을 섭취했다(Yu 1987).

미국 뉴저지주의 영유아 납 건강검진에서 생후 13개월 남자아이의 혈중 납농도가 57 μg/dL로 높은 것이 발견되었다. 연락을 받고 보건소에서 조사했지만, 오염원을 확인할 수 없었다. 남자아이는 대부분 모유로 영양을 섭취하고 있었고, 부모의 혈액에서도 납이 각각 85 μg/dL와 95 μg/dL가 검출되었다. 보건소의 납 검사관과 뉴저지주 중독정보센터의 면역학 전문가가 방문하여 남아시아계 15종류 이상의 식품, 스파이스 등, 그 밖의 것을 가지고 돌아갔고, 다음날 휴대형 X선 형광 검지기를 지참하여 완구 및 조리기구 그 밖의 물건을 조사한 결과, 프라이팬의 바깥쪽과 "인도제 Sindoor"라고 적힌 작은 병이 양성반응을 나타냈다. Sindoor에서 중량으로 치면, 58%인 산에서 용출하는 납이 검출되었다. 프라이팬에서는 총량 37.8 μg의 납이, 스파이스 터메릭에서 1.46 μg/g의 납이 검출되었다. 가족은 뉴저지주의 남아시아계 식료품점에서 구입한 Sindoor로 착색한 식품을 45일에 걸쳐 먹고 있었다. Sindoor는 오렌지 내지 빨간색 분말로 원래는 힌두교도의 여성이 이마에 그리는 bibdi라는 표시에 사용하는 화장품이다. 힌두교도라면, 이 화장품의 바른 사용법을 알고 있었을지도 모르지만, 이 가족은 이슬람교도였다(Vassilev 2005).

로스엔젤레스에서 선천성 발달 지체가 있는 5세의 인도인 남자아이가 빈혈이 계속되었고 혈중 납농도가 86 μg/dL로 입원했다. EDTA와 BAL에 따른 킬레이트 요법에 의해 소변 중 납 배설량은 4,480 μg/dL로, 혈중 납농도는 25.6 μg/dL로 저하되었다. 모친은 당초에 민간약 사용을 부정했지만, 민간요법사가 티벳 전통 처방에 따라 인도에서 약초로 만들었다고 하는 비타민제 Tibetan Herbal Vitamin®을 하루 3회 먹였던 것을 인정했다. 정제에서 납과 수은이 검출되어 농도로 계산하면, 남자아이는 4년 동안에 63 g의 납을 섭취했다. 7개월 후에 혈중 납농도는 76 μg/dL로 다시 상승하여, 킬레이트 요법을 실시하자 41.3 μg/dL로 저하되었고, 그 후 4년에 걸쳐 합계 6회의 킬레이트 요법으로 소변으로 배출되는 납의 양은 아무리 많이 잡아도 0.1 g이 체내에는 63 g이나 축적되어 있었으니까, 몇 번의 킬레이트 요법으로 치료가 완결되는 것은 아니다.

선천성 장애를 가진 아이의 부모는 건강식품에 의지하기 쉽지만, 건강식품이 무해하다고는 결코 할 수 없으며 유해 작용이 나타났을 때, 그 증상이 원래의 증상에 숨겨져서 발견이 늦어진다. 또한 납의 경우 소아기에 노출되면, 지능 지수의 저하를 초래하게 되고, 그 영향은 성장해서도 남지만, 그 영향과 원래의 증상과 구별하기도 어렵다.

멕시코계나 스페인계 미국인 중에는 속쓰림과 복통에 돌팔이 의사나 산파가 처방하는 아자르콘 azarcon[스페인어로 연단(鉛丹)이란 뜻]을 상용하는 사람이 있어, 어린이에게 먹이는 일이 많다. 그러나 선명한 오렌지색인 이 분말은 사산화삼연(연단)을 86~93.5% 함유하고 있어서, 소아의 납 중독이 일어난다(Bose 1983).

일본에서도 메이지나 다이쇼 시대에는 분이 잘 발라진다는 이유로, 히드록시탄산납(연백)이 분으로 사용되어, 모친이나 유모에게서 직접 혹은 모유를 통해서 입으로 들어가서, 영유아의 납중독을 일으키는 일이 많았다. 화장품에 의한 납중독은 배우의 직업병이기도 했다. 메이지 33년 내무성령으로 화장품 제조 또는 착색에 납을 사용하는 것은 금해졌지만, 제외령으로서 히드록시탄산납은 일정 기간 동안 사용을 허가한다고 되어 있어서 화장품에 의한 납 중독은 후세에까지 영향을 끼쳤다.

4) 동충하초 등

타이완에서 10년 동안 도장업에 종사했던 52세 여성의 혈중 납농도가 정기 건강검진에서 30 μg/dL로 조치 기준치에 달했고, 3개월 후에 36 μg/dL로, 6개월 후에 46 μg/dL로 상승했다. 원인 규명이 계속되었고, 6개월간 복용하고 있던 몇 종류의 한방약 중 "동충하초"의 분말에서 414 μg/g의 납이 검출되었다. 복용을 중지한 지 4개월 후에 혈중 납농도는 16.5 μg/dL로 저하되었다.

72세의 여성이 한 달 동안 계속되는 식욕부진과 전신 권태감으로 입원했는데, 심한 빈혈과 적혈구의 호염기성 반점이 확인되었고, 혈중 납농도는 130 μg/dL로 상승되어 있었다. 환자는 고혈압과 당뇨병에 중국에서 구입한 동충하초를 1년 이상에 걸쳐서 복용했다. 동충하초의 분말 1 g에서 20 mg의 납이 검출되었다. 킬레이트 요법을 3개월간 계속해서 혈중납 농도는 5월에 77 μg/dL로, 7월에 40 μg/dL로 저하되었다(Wu 1996).

동충하초는 박쥐나방과 나방의 유충에 생기는 자실체(버섯)의 일종이다. 맥각균의 일종인 동충하초균 *Cordyceps sinensis*는 나방에 기생하면서 그 양분을 섭취하여 성장하고, 나방의 몸을 찢고 막대 모양의 버섯을 형성한다. 중국에서 희소가치가 있어서 고가인데, 무게로 매매되기 때문에 납 막대를 삽입하여, 분말로 만들어 매매되기 때문에 납이 혼입한다. 일본에서 시판되는 "동충하초"는 동충하초균이 아니라 매미나 벌에 기생하는 별종의 곤충 기생균을 사용하는 것이 많다. 매미의 유충과 매미 유충에 기생하는 자낭균류로 한방 매미동충하초(금선화)이다.

45세의 남성이 만성 폐색성 폐질환 때문에, 1992년 4월에 한방약을 구입하여 달여서 복용하고 있었다. 5월에 격심한 복부 산통과 체중 감소 및 식욕부진으로 진찰을 받았는데, 경도의 간기능 장애를 지적받아서 6월 20일에 입원했다. 빈혈과 적혈구 호염기성 반점이 확인되었고, 소변 중에서 델타아미노레블린산은 378 μmol/L였고, 혈중 납농도는 76 μg/dL이었다(Markowitz 1994). 처방에 따라서, 달인 액체에서 301 mg/L의 납이 검출되었고, 성분의 하나인 "해합분(海蛤粉; 대합 껍데기의 분말)"에서 22.5%의 납과 600 ppm의 비소가 검출되었다. 5주 동안 4.7 g의 납을 먹은 것이 된다.

30세 여성이 하복부의 선통과 빈혈, 식욕부진 및 불면으로 입원했다. 혈중 납농도가 64 mg/dL이었고, 한방약을 약탕기로 달여서 복용하고 있었던 사실을 알게 되었다. 재현 시험에서 달인 액 150 mL에서 2,041.3 mg의 납이 검출되었다. 한방약과 약탕기 양쪽에서 용출된 것으로 보인다(Hasegawa 1997).

영국 버밍엄에서 27세의 여성이 3주 동안 계속되는 식욕부진과 구역질, 변비 및 증세가 심해지는 하복부의 산통과 빈혈로 입원했다. 환자는 한방의가 처방한 불임치료약 "Deshi Dewa"라고 하는 흰색의 분말을 복용하고 있었다. 복부 단순 X선 촬영으로 장내용물에서 점상의 반점을 확인했다. 혈중 납농도는 70 μg/dL로 높았고, 흰색 분말의 12%는 납이었다. 납은 치료에 사용되는 것으로서는 금과 비스무트(창연)에 이어서 방사선 밀도가 높아서 복부의 단순 X선 사진에 조영된다(Kulshrestha 1996).

56-2 비소

1) 아유르베다, 동종요법의 민간약

런던에서 35세의 남성이 인도 민간약을 6주 동안 복용하였는데, 3개월 전부터 사지말초의 감각 장애가 진행되어 진찰을 받았다. 사지에 대칭성 근력 저하와 건반사 소실이 있었고, 피부 감각은 장갑 양말형 장애가 나타났다. 좌위에서 일어설 수가 없었고, 지탱해주는 사람이 없이는 걷는 것도 할 수 없었다. 무기 비소는 소변 중에 63 μg/L(정상 2 μg/L 이하)로,

모발 농도는 20 μg/L(정상 1 μg/L 이하)로 비소중독이라고 진단받았다. 민간약 1봉지 안에 산화비소(III)가 평균 105 mg과 최고 187 mg이 검출되었다. 환자는 하루 2봉지 복용하도록 지시를 받았는데, 산화비소(III)는 200~300 mg이 치사량이다. 환자는 2년 후에도 직장에 복귀하지 못하고 있다(Kew 1993).

아유르베다 민간약 10종류, 8사 31제제 중에서 비소 농도는 0.0027~1,675.09 ppm으로 커다란 차이가 있었고, "Shwaskuthar Ras"라고 하는 아유르베다 약의 경우는 5사의 제제에 비하여 8.31~1,395.0 ppm의 차이가 있었다(Itankar 2001). 하루에 2정을 복용한다고 가정하면, 비소의 하루 허용 섭취량(체중 50 kg)인 100 μg을 넘는 제제가 31종 중 24종, 10배를 넘는 제제가 8종이 있다.

미국에서 팔리고 있는 동종요법의 민간약을 분석한 결과, 용법에 따라서 복용했을 경우 산화비소(III)의 하루 허용 섭취량인 100 μg을 넘는 제제가 6종류 중에 3종류인데, 하루 양으로 환산하면, 1.3~5 mg을 함유하는 것도 있었다. 이 양은 만성 중독에서 암을 발병하는 양이다(Kerr 1986). 미국에서는 1980년대까지 비소가 들어간 동종요법의 약이 시판되고 있었다.

동종요법 민간약은 인도, 방글라데시, 파키스탄, 네팔, 부탄, 몰디브 및 스리랑카에 널리 공급되어 있다. 인도 정부가 발행한 동종요법 약국방에는 비소의 사용법과 최저 농도의 기준이 있는데, 정해진 농도의 비소 용액을 1,000배로 녹여서 그 몇 방울을 물에 떨어뜨려서 마시는 것과 같이 사용하면, 그 농도는 지극히 낮아서 평소에는 중독을 일으키지 않는다. 그러나 특히 인도와 방글라데시에서는 도시와 지방을 따지지 않고 동종요법 민간약은 극히 일반적인 약이고 어느 가게에서나 손에 쉽게 넣을 수 있어서 각 가정에도 있는 한편 원액 농도도, 사용법도 다양해서 중독은 끊이지 않고 발생한다(Chakraborti 2003).

2) 만성 중독

비소에 의한 건강 피해는 잠복기가 긴 것이 하나의 특징이다.

60대 남성이 1955년 3년 동안 강장제로 "아세아환(亜細亜丸)"을 복용했다. 1987년경부터 흉부 등 둔부에 피진이 있는 것을 알게 되고, 그것이 점점 커지는 경향이 있어 진찰을 받았다. 흉부 1군데, 등 7군데 및 둔부 2군데에 있는 크기 5~30 mm의 종양을 절제하고, 병리 조직학적으로 기저세포상피종이라 진단받았다. 다른 장기에서 악성 종양은 확인되지 않았다. 아세아환은 아비산을 함유한 제제이므로 만성 비소 중독에 의해 이러한 진단이 나온 것이라 생각된다(오우라 1997). 강장제를 복용하기 시작하여 40년 이상이 지났다.

「의사공론」지의 쇼와 2년(1927년) 8월 27일 호에는 「인, 비소, 스트리크닌 주사액 네부로스탄」이 "신경 쇠약, 병후, 과로, 결핵 등에 딱맞은 효과가 있습니다"라는 일류 제약 업체의 광고가 실려 있다.

80대 여성이 고혈압으로 진료를 받았다. 환자는 1947년 25세 때 검은색 피부를 개선하기 위해 가정의에게서 미백제로 액제를 처방받아 1년간 복용했다. 용기에는 "비소"라고 적혀 있었다. 1990년경부터 복부에 피진이 나타나 그 후 증가했으나 방치했다. 피진의 절제 생검에서 보웬병이라 진단받았다. 발병까지 잠복기는 45년이었다(마키노단 2004).

1967년 싱가포르에서 "사마귀"를 제거해 달라고 소녀가 피부과를 찾아왔다. 피부의 멜라닌 침착, 손바닥이나 발바닥 및 체간의 각화, 말초 신경 장애, 종독성 뇌증과 전형적인 만성 비소 중독의 증상이었다. 사마귀라고 하는 것은 체간의 각질 증식을 말한다. 이것을 계기로 1972년 4월부터 13개월 동안 이와 같은 증례로 106명이 이 피부과를 소개받았다. 그 중에서 중독증상과 한방약 섭취로, 비소 농도가 혈액에서 0.7 ppm, 소변에서 1.0 ppm, 모발에서 1.0 ppm 이상인 조건을 충족시킨 비소 중독 환자는 74명이었다. 그 중 22명은 급성 중독이었고, 그 외에는 만성 중독이었다. 74명 중 47명은 천식약 「SIN LAK」을 복용하고 있었다. 만성 중독 환자는 5~20년간 복용했고, 급성 중독 환자는 12개월 미만의 복용으로, 그 중에는 몇 시간 만에 발병한 사람도 있었다. SIN LAK에서는 1정당 20,000 ppm의 황화비소가 검출되었지만, 이들 외에도 28종류의 민간 한방약에서 25~107,000 ppm 비소가 검출되어 섭취량은 하루 0.5~10.3 mg이라고 추정되었다. 생산국은 중국 · 홍콩 · 싱가포르, 말레이시아 등이었다. 피부 증상은 92%의 환자에게서 관찰되었지만, 신경계(51%)와 소화기계(23%)에도 증상이 관찰되었다. SIN LAK을 복용하고 있던 47명 중 5명에게서 다발성 보웬병과 흡사한 병변과 표재성 색소 기저세포암이 발견되었고, 4명에게서는 다발성 악성 종양이 폐, 기관지, 후두, 간 및 담낭에서 발견되었다(Tay 1974). 이들 제품은 1972년에 사용 금지가 되었으나, 비소인 만큼 다음과 같은 문제를 남겼다.

싱가포르 국립 피부암센터에서 1990년 1월부터 1996년 12월 사이에 부웬병, 편평상피암 및 기저세포암으로 진단받았고, 비소 섭취의 기왕력이 있는 환자 17명 중 14명은 황산비소를 함유한 민간 한방약을 1950년대부터 1960년대에 걸쳐서 복용하고 있었다. 발병까지 잠복기는 비소 각화증이 30년, 보웬병이 40년, 기저세포암이 43년이었다(Wong 1998).

1993년 캐나다의 캘거리 암센터에서 53세 남성이 호흡 곤란, 기침 및 흉통으로 진찰을 받았는데, 흉부X선 사진과 생검에서 우중엽에 소세포암이 발견되었다. 환자는 홍콩 태생으로 6세경에 천식으로 진단받아 비소를 함유한 민간 한방약을 처방받아 보웬병으로 진단받았던

16세 때까지 1956년부터 10년간 계속적으로 복용하였고, 1990년 캐나다로 이민왔다. 간에는 다발성 암 전이가 발견되었다(Lee 2005). 홍콩에서 민간 한방약을 복용하기 시작해서 47년이 경과되었다.

64세의 남성이 서울국립대학 병원에서 진찰을 받았다. 전신에서 색소침착, 산재성 비늘 형상 반점 및 구진이 관찰되었다. 조직생검에서 유극층 비대, 각질증식, 부전 각화, 이형성 등 보웬병과 일치하는 소견이 관찰되었다. 좌뇨관에서 다발성 종양과 방광벽에 진행한 이형성이 발견되어 신뇨관 적제술을 받았지만, 5개월 후 방광벽으로 이행되어 상피암이 발견되었다(Park 2002). 환자가 24년 전까지 30년에 걸쳐서 건선 증세 때문에 복용하고 있던 민간약이 무엇이었는지는 분명하지 않지만, 당시에는 건선에 아비산나트륨 수용액(Fowler's solution)을 보통 사용하였다.

3) 온천수 등

50대 여성이 위장병에 효과가 있다고 듣고 아키타현 터키 온천에 1968년경부터 살면서 온천수를 마시기 시작해 몇 달 지나자 흑갈색 색소가 전신에 그물 모양으로 침착되었고 손바닥과 발바닥 피부에 각화가 생겨 만성 비소 중독이라 진단받았다. 환자가 마셨던 온천수에서 10 ppm(당시 기준치의 200배, 현재의 1,000배)의 비소가 검출되었다.

아이치현 업자가 니아가타현 아사히무라의 광천수를 구입하여 병에 넣어 1995년 12월부터 다음해 7월에 걸쳐서 건강식품으로 판매했다. "천연 종합 밸런스 · 미네랄이온 원액 · 광천수"에서 음료수 기준(0.01 mg/L 이하)의 2,200배에 해당하는 1 L당 22 mg의 비소가 검출되었다.

온천수를 먹거나 조리에 사용하는 사람이 늘고 있지만, 일본 온천수의 대부분은 1리터 안에 10~1,000 μg의 비소를 함유하고 있다. 비소의 하루 허용 섭취량은 100 μg이나, 식품에서 섭취를 생각하면 무시할 수 없다.

톳은 무기 5가 비소를 많이 함유한 식품으로 매일 1.25 g을 1주일 동안 먹으면, 체중 50 kg인 사람이 주간 섭취량을 넘는다(Almela 2002).

56-3 수은

런던에서 32세의 남성이 아토피성 습진 때문에 처방받은 인도의 민간약을 복용하기 시작해 4주 후에 식욕부진, 체중 감소, 설사, 발한, 손 떨림, 사지와 안면의 지각 이상이 있어서 진찰을 받았다. 복용 중지 12주 후에 소변 중 수은 농도는 105 μg/L(정상 10 μg/L 이하, 100 μg/L 이상이 중독 농도)이었으며, 하루에 6정을 복용하도록 처방해 준 적갈색 정제에서 1정당 30~42 mg의 황산제2수은이 검출되었다(Kew 1993).

37세의 중국인 남성이 식욕부진, 소변량의 감소, 구역질, 구토, 흑색변, 숨차는 증세 및 기면증으로 입원했다. 2개월 전에 상완 골절로 깁스가 감겨 있었다. 입원 시에 하복부통을 호소했다. 환자의 전신 상태는 급속히 쇠약해지고 깁스 붕대 교환 때에 사용되는 "주악단"과 "경분"에 포함되는 납, 구리, 수은에 의한 중독이 의심되었다. 요중 배설량은 납 88 μg/L, 수은 2,800 μg/L로 높고, BAL에 의한 킬레이트 요법으로 요중 수은 배설량은 증가했지만, 입원 6일째에 신부전으로 사망했다. "주악단(朱渥丹)"은 황화수은(I), [진사(辰砂), HgS], 경분(軽粉)은 염화수은(I)을 말한다. 납이 섞여 있었을 것이다.

미국에서 50세의 중국인 여성이 요통으로 7정의 민간 한방약을 처방받아 1정씩 5일간 복용한 결과, 식욕부진, 구역질, 구토가 있었고, 전신에 두드러기가 생겼다. 입원 3일 전부터 호흡곤란, 소변량의 감소 및 안면의 부종이 있었고, 공포 반응을 동반하여 전신 상태는 더 악화되었다. 입원 시의 소변 중 수은 농도는 64 μg/L이었다. 경련이 계속되었고, 5일째에 사망했다. 7정 안에 염화수은(I) 12 g이 함유되어 있었다. 부검에 의한 사인은 신 장애였다(Kang-Yum 1992).

2006년 5월 16일에 영국 의약품청은 런던 교외의 도매업자에게서 압수한 「复方芦荟胶囊」(알로에 캡슐)에서 수은이 식품 중의 허용 농도의 117,000배나 검출되었다고 발표했다.

아미노산화제2수은(백강홍, $HgClNH_2$)은 일본에서는 1969년까지 표백 크림이나 대중 의약품으로서 수십여 종류의 것에 사용되었다.

56-4 탈륨

뉴욕시 브롱크스에서 42세의 여성이 1987년 6월에 한방약 "Nutrien"을 과일 주스에 섞어서 2주 동안 복용한 결과, 1주 후부터 발목과 손목의 작렬통과 발바닥과 발가락 끝의 찌릿찌릿한 증상이 있었는데, 점차 심해지고 어지러움이 나타났다. 3주 후에 머리카락과 눈썹 중앙부에 탈모가 나타나 전형적인 탈륨 중독증상을 나타냈다. 12월부터 머리카락이 나기 시작하고, 사지의 감각 이상은 개선되었고, 다음해 1월에는 정상으로 돌아왔다. 복용한 총량은 180 mL의 "Nutrien"에서 3.05%의 탈륨과 2.88%의 납이 검출되었다.

36세의 여성은 매주 "Nutrien"을 1987년 5월 중반부터 7월까지 225 mL를 복용했다. 6월 초에 눈썹 대부분이 탈모되고, 구토가 시작되었다. 복용하기 시작하여 4주 후에 머리카락이 많이 빠진 것을 알게 되었다. 7월 초에 발바닥의 감각 이상과 보행 장애 증상이 있는 것을 알게 되었다. 8월에 구토는 멈추었지만, 머리에 탈모 부분이 드러났다. 눈썹과 머리는 2년 만에 원래 상태로 돌아왔으나, 1991년 2월 현재는 발가락의 온통각과 엄지발가락의 진동각의 감쇠가 남아 있다(Schaumburg 1992).

벨기에에서 41세의 여성이 두통 때문에 2년 전에 죽은 부친에게 동종요법 의사가 처방해 준 캡슐을 1개 복용하고, 그 후 5일 사이에 7개를 복용했다. 첫날 밤 요부와 대퇴 전측부에 근육 긴장감이 있었고, 다음날 흉부 압박감과 대퇴와 복부에 통증과 이상 감각을 느끼고, 그 다음날 하지에 작열감과 발바닥에 타는 듯한 통증을 느꼈다. 약병에 염화 탈륨이라고 기재되어 있었고, 독물이라는 말을 듣고 진찰을 받았다. 건반사, 심전도, 혈액 검사, 안과학적 검사 및 근전도는 정상 범위였다. 바로 탈륨 흡착제인 감청을 5 g씩 하루 5회 점적주사로 투입하고, 처음 3일간은 염화칼륨도 투여하여 10일 후에 운동 시의 근육통만을 남기고, 퇴원했다(Stevens 1978). 이 증례는 조기에 실시된 적절한 처치로 치유되었고, 18일간에 걸쳐 소변, 분변, 전혈, 혈구 및 혈장 안의 탈륨 농도가 측정된 드문 예이다.

56-5 셀렌

셀렌은 필수 미량원소이며 결핍증으로 잘 알려져 있으며 이 결핍증은 소아나 임부의 심근증을 주된 특징으로 한다. 중국 헤이룽장성 극산 지방의 풍토병인 "카신벡씨"병인데 결핍에 의해 암의 이환율이 높아진다고 하여 보조식품으로 등장했다. 그러나 셀렌은 안전역이 협소하다. 가축에서도 토양과 거기에 자라는 식물의 셀렌 농도가 낮으면, 셀렌 결핍증을 일으키는 한편, 농도가 높은 지역에서는 급성 중독이나 만성 중독을 일으킨다. 사람의 중독증상은 탈륨과 비슷하다.

1983년 12월 27일 뉴욕에서 57세의 여성이 셀렌 보조식품을 하루에 1정씩 복용하기 시작한 결과, 11일째 정도부터 머리카락이 빠지기 시작하여 2개월 후에는 완전히 다 빠져버렸다. 2주 후에 왼쪽 새끼손가락 손톱에서 흰 선을 발견하였고, 손가락 끝은 부어 통증을 동반하였고, 조상에 농이 있는 분비물을 발견했는데, 3주 후에 이 증세는 모든 손톱에 나타났고 왼쪽 새끼손가락은 벗겨져 떨어졌다. 구역질과 구토 및 사워크림과 같은 구취가 있었다. 다음 해 1월에 피부과 진찰을 받았으나, 손톱 병변에 항생제를 투여받았을 뿐, 탈모는 1년 전에 남편을 여읜 것에 대한 스트레스라고 말했다. 3월에 셀렌 위험성을 알고 복용을 중지하고, 내과 진찰을 받았는데, 그때까지 77정을 복용했다. 3월 15일에 혈중 셀렌 농도는 528 ng/mL로 정상의 4배였다. 정제 1정에서 표시의 182배(27.3 mg)의 셀렌이 검출되었다(CDC 1984). 셀렌의 하루 필요량은 25~35 μg로, 허용량은 400 μg로 되어 있으므로, 이 환자의 경우에는 1,000배의 양을 2개월 이상에 걸쳐서 복용했다.

미국 캘리포니아주 샌디에이고에서 36세의 남성이 피로 회복에 좋다고 비타민제를 구입하였는데, 설사가 시작될 때까지는 1시간마다 2정을, 그 후에는 매일 10정씩 복용하도록 지시를 받았다. 1주 사이에 설사가 시작되고 피로는 더하고 머리카락이 빠져 사지와 머리에 찌릿찌릿한 느낌이 있었다. 2주째에 머리카락은 완전히 빠져서 비타민제 복용을 중지하였고, 며칠 후 발톱이 변색된 것을 알게 되었다. 2주 후에 발톱에서 황백색과 적색의 가로선을 발견했다. 혈청 중 셀렌 농도는 8.26 μmol/L(정상 0.70~1.65)로 상승되었지만, 2주 후에는 정상화되었다. 비타민제 용기의 표시에는 6정 중 셀렌 5 μg으로 되어 있었는데, 실제로는 이것의 500~1,000배가 함유되어 있었다(Clark 1996).

56-6 카드뮴

타이완에서 34세 여성이 건강 증진을 위해 3개월 전부터 10종류 이상의 생약으로 만들어진 한방약을 처방받아 달여서 복용하기 시작했다. 2주 후부터 소변의 양이 많아지고, 식사의 양이 늘기 시작하여 복용을 중지했으나, 많은 소변의 양과 많이 마시는 증상 및 전신 권태감이 계속되어 입원했다. 입원 시의 소변량은 하루 8리터에 달했다. 각종 검사 결과, 요세관 기능 장애가 관찰되었으며 하루 카드뮴의 소변 중 배설량은 520 μg(정상 10 이하)으로 현저하게 증가해 있었다. 광범위한 요세관 기능 장애는 카드뮴만으로는 설명할 수 없었지만, 환자가 복용하고 있던 생약의 상세한 내용을 명확하게 할 수는 없었다. 타이완에서는 한방약이 널리 보급되어 있었고, 아무리 비싸도 현대 의학을 대신하는 것으로서 많은 사람에게 적극적으로 이용되고 있다. 연간 소비는 방대한 양에 이르렀으나, 법적 규제는 없었고, 하나의 처방에 많은 생약이 들어 있지만, 그 내용은 비밀스럽게 감추어져서 무엇으로 이루어졌는지는 항상 명확하지 않았다(Wu 1996).

홍콩에서 제조된 민간약 “추풍수골환(追風透骨丸)”은 1989년경 미국에서 “The Miracle Herb-Mother Nature’s Finest” 등의 이름으로 시판되어 진통제로서 사용되고 있다. 성분은 인도 메타신 외에 납과 카드뮴을 함유하고, 이것을 복용하고 있던 93명의 소변 중 카드뮴 평균은 1.8 μg/mL(정상 0.5 이하)으로 소변 중 저분자 단백이 증가되어 근위요세관 기능 장애의 양상을 나타냈다. 93명 중 22명 소변 중 카드뮴은 정상의 상한치인 2.5 μg/mL를 넘었다(CDC 1989).

56-7 요오드

임신 중 요오드 과잉 섭취는 신생아 갑상선 기능 저하를 초래한다.

임신 32주 일란성 쌍생아의 초음파 검사에서 제1자에게 30×20 mm 그리고 제2자에게 34×17 mm의 경부종괴가 관찰되어 갑상선 종대가 의심되었다. 출생 시의 갑상선 초음파 검사에서는 최대 횡경이 각각 42.7 mm와 41.7 mm인 확실한 갑상선 종대를 확인했다. 모친은 임신 초기 때부터 해조 분말을 함유한 건강식품을 과잉 섭취했다. 갑상선제의 투여로 갑상선 기능은 정상화되었지만, 갑상선 종대는 남아 있다(나카다 2005).

미국 아이오와시티에서 83세의 여성이 피곤해지기 쉽다거나 넘어지기 쉽다고 호소하며 진찰을 받았다. 다른 검사 소견에 특별한 이상은 없었고, 갑상선 자극 호르몬(TSH)의 저하가 관찰되었다. 복용하고 있던 보조식품은 하와이의 스피룰리나 미역 분말, 일본의 클로렐라, 노바스코샤의 다루사(식용 홍조), 다시마, 두나리엘라(녹조), 알팔파, 로열젤리, 벌화분, 맥아, 감초, 고려인삼, 은행잎엑스, 스테비아, 자운영 등이었다. 해조류에 포함되어 있는 요오드를 과잉섭취하여 일과성 갑상선 기능 항진증을 일으킨 것으로 생각된다(Ness 2003).

56-8 망간

네덜란드의 마스트리히트에서 「건보환(健歩丸)」을 복용하고 있던 사람이 중증 헌팅턴무도병을 발병하였다. 혈중 망간 농도는 정상의 3배 이상이었고, 건보환에서 1정당 14 μg의 망간이 검출되었으나, 복용을 중지하자 증상은 없어졌고 혈중 망간 농도는 저하되었다. 망간은 헌팅턴무도병, 파킨슨병, 근육 긴장 이상(긴장 이상) 등의 추체외로 증상을 나타낸다(de Krom 1994).

문헌

Almela C et al. Heavy metal, total arsenic, and inorganic arsenic contents of algae food products. J Agric Food Chem 2002 ; 50 : 918-23

Bose A et el. Azarcon por empacho : Another cause of lead toxicity. Pediatrics 1983 ; 72 : 106-8

CDC. Epidemiologic notes and reports selenium intoxication-New York. MMWR 1984 ; 33 : 157-8

CDC. Epidemiologic notes and reports cadmium and lead exposure associated with pharmaceuticals imported from Asia-Texas. MMWR 1989 ; 38 : 612-4

CDC. Lead poisoning associated with Ayurvedic medications-Five states, 2000-2003. MMWR 2004 ; 53 : 582-4

Chakraborti D et al. Arsenic toxicity from homeopathic treatment. J Toxicol Clin Toxicol 2003 ; 41 : 963-7

Clark RF et al. Selenium poisoning from a nutritional supplement. JAMA 1996 ; 275 : 1087-8

de Krom MC et al. Manganese poisoning due to use of Chien Pu Wan tablets. Ned Tijdschr Geneeskd 1994 ; 138 : 2010-2

Dolan G et al. Lead poisoning due to Asian ethnic treatment for impotence. J Roy Soc Med 1991 ; 84 : 630-1

Dunbabin DW et al. Lead poisoning from Indian herbal medicine (Ayurveda). Med J Aust 1992 ; 157 : 835-6

Garvey GJ et al. Heavy metal hazards of Asian traditional remedies. Int J Environ Health Res 2001 ; 11 : 63-71

Hasegawa S et al. Herbal medicine associated lead intoxication. Intern Med 1997 ; 36 : 56-8

Itankar PR et al. Estimation of arsenic content in some Ayurvedic formulations. Hamdard Med 2001 ; 19 : 95-7

Kang-Yum E et al. Chinese patent medicine as a potential source of mercury poisoning. Vet Hum Toxicol 1992 ; 34 : 235-8

Keen RW et al. Indian herbal remedies for diabetes as a cause of lead poisoning. Postgrad Med J 1994 ; 70 : 113-4

Kerr HD et al. Arsenic content of homeopathic medicines. J Toxicol Clin Toxicol 1986 ; 24 : 451-9

Kew J et al. Arsenic and mercury intoxication due to Indian ethnic remedies. Br Med J 1993 ; 306 : 506-7

Koh HL et al. Chinese proprietary medicine in Singapore. Drug Safety 2000 ; 23 : 351-62

Kulshrestha MK. Lead poisoning diagnosed by abdominal X rays. J Toxicol Clin Toxicol 1996 ; 34 : 107-8

Lee L et al. A case of Bowen's disease and small-cell lung carcinoma : Long-term consequences of chronic arsenic exposure in Chinese traditional medicine. Environ Health Perspect 2005 ; 113 : 207-10

牧之段恵理ほか. 砒素が誘因と考えられた多発性 Bowen 病. 皮膚の科学 2004 ; 3 : 567-71

Markowitz SB et al. Lead poisoning due to *hai ge fen* : The porphyrin content of individual erythrocytes. JAMA 1994 ; 271 : 932-4

Moore C et al. Herbal vitamins : lead toxicity and developmental delay. Pediatrics 2000 ; 106 : 600-2.

中田裕生ほか. 妊婦のヨード過剰摂取により甲状腺腫大をきたした双胎例. 日本周産期・新生児医学会雑誌 2005 ; 41 : 263

Ness J et al. "Polyherbacy": Herbal supplements as a form of polypharmacy in older adults. J Gerontol 2003 ; 58 A : 478

西浦博史ほか. 多種の重金属蓄積による肝機能障害が疑われた新生児の1 例. 日本小児栄養消化器肝臓学会雑誌 2005 ; 19(Suppl) : 77

大浦博明ほか. 慢性砒素中毒による多発性基底細胞上皮腫の1例. 日皮会誌 1997 ; 107 : 339

Park JY et al. Arsenic keratosis and pigmentation accompanied by multiple Bowen's disease and genitourinary cancer in a psoriasis patient. J Dermatol 2002 ; 29 : 446-51

Prpić-Majić et al. Lead poisoning associated with the use of Ayurvedic metal-mineral tonics. J Toxicol Clin Toxicol 1996 ; 34 : 417-23

迫田寛人ほか. 漢方血糖降下薬による鉛中毒の1 例. 内科 1998 ; 82 : 164-6

Saper RB et al. Heavy metal content of Ayurvedic herbal medicine products. JAMA 2004 ; 292 : 2868-73

Saryan LA. Surreptitious lead exposure from an Asian Indian medication. J Anal Toxicol 1991 ; 15 : 336-8

Schaumburg HH et al. Alopecia and sensory polyneuropathy from thallium in a Chinese herbal medication. JAMA 1992 ; 268 : 3430-1

Sheerin NS et al. Simultaneous exposure to lead, arsenic and mercury from Indian ethnic remedies. Br J Clin Pract 1994 ; 48 : 332-3

Stevens WJ. Thallium intoxication caused by a homoeopathic preparation. Toxicol Eur Res 1978 ; 1 : 317-20

Tay CH. Cutaneous manifestations of arsenic poisoning due to certain Chinese herbal medicine. Aust J Derm 1974 ; 15 : 121-31

Vassilev ZP et al. Case of elevated blood lead in a south Asian family that has used sindoor for food coloring. J Toxicol Clin Toxicol 2005 ; 43 : 301-3

Wong SS et al. Cutaneous manifestations of chronic arsenicism : Review of seventeen cases. J Am Acad Dermatol 1998 ; 38 : 179-85

Wu MS et al. Multiple tubular dysfunction induced by mixed Chinese herbal medicines containing cadmium. Nephrol Dial Transplant 1996 ; 11 : 867-70

Wu TN et al. Lead poisoning caused by contaminated Cordyceps, a Chinese herbal medicine : two case reports. Sci Total Environ 1996 ; 182 : 193-5

山田祐也ほか. インスリン非依存型糖尿病に発症した漢方薬(珍芪降糖)による鉛中毒. 糖尿病 1998 ; 41 : 933-6

Yu ECL et al. Lead encephalopathy due to herbal medicine. Chinese Med J 1987 ; 100 : 915-7

후기

건강식품에 대해서 저자인 내 자신의 경험을 기록하며 후기를 대신하겠다.

자신의 눈병인 가령황반변성에는 치료 방법이 없는데, 선진국에서는 고령자의 실명의 가장 큰 원인이라고 한다. 블루베리가 좋다고 하여 먹어 봤지만, 무엇을 기준으로 하여 어느 정도의 양을 먹으면 효과가 있을지도 모르고, 일 년 내내 손에 넣을 수 있는 것도 아니었다. 그래서 블루베리○○라고 하는 블루베리 가공식품을 먹어 보았다. 그렇지만 2주 정도 지나서 전완, 하복부, 대퇴 중앙부 및 하퇴 하부에 좌우 대칭으로 피진이 생겼다. 나는 일찍이 피진을 경험한 적이 없었다. 바로 복용을 중지하고 제조업체에 문의했다. 15종류나 되는 성분 중에서 소나무 껍질 추출물이 이상한 것이 아닌가 하고 주장하는 자신을 상대하던 담당자는 그것을 첨가하고 나서 고객들로부터 민원이 늘었다는 취지의 말을 했다. 복용을 중지하고 나서도 부신피질 호르몬이 든 연고를 바르지 않게 되자 가려움과 따끔따끔한 느낌이 계속되었으며, 다 나을 때까지 반 년 이상 걸렸다. 그 동안 피진 정도는 대수롭지 않게 생각하고 있었지만, 불편하고 성가셔서 이 피진만 없다면, 인생이 얼마나 편할까 하고 생각했다. 더구나 색소 침착과 꺼칠꺼칠함까지 남았다. 나의 소소한 경험에서 얻어진 교훈은 6가지이다.

1) 재료와 그것을 제제화한 것은 건강 피해라고 하는 관점에서는 전혀 다른 것이라고 생각해야 한다는 점이다. 건강식품에는 대부분의 경우에 제제화의 과정에서 많은 종류의 알지 못하는 화학 물질이 혼입되고 첨가된다.
2) 소나무 껍질 추출물은 천연적인 것이다. 그러나 천연적이거나 자연적인 것이라고 해서 안전하다고는 결코 장담할 수 없다는 점이며 이것은 이 책에 서술한 많은 건강 피해의 예에서 보는 바와 같다. 더구나 추출 과정에서 합성 화학 약품이 사용된다.
3) 내가 경험한 피진은, 건강 피해 정도의 경중으로 치면, 가장 가벼운 부류에 속한다. 그럼에도 그 우울함과 불편함은 이만저만한 것이 아니었다.
4) 블루베리 ○○를 복용하고 있는 사람 모두에게 이 같은 증상이 나온 것은 아니라고 하는 점은 담당자의 이야기로도 이해가 되었다. 이것은 개인차가 있다는 것이다. 따라서 건강식품은 무턱대고 아무거나 다른 사람에게 추천해서는 안 된다.
6) 내 몸 안에는 아마도 "소나무 껍질 추출물"이라는 물질에 대한 항체가 생겼다고 생각한다. 그렇다면 어떠한 기회에 "소나무 껍질 추출물"과 비슷한 물질이 몸에 들어가면,

> 항원항체반응에 의해 알레르기 반응 내지는 아나필락시스 반응이 일어날 위험이 있다. 자세히 알지 못하는 물질이기 때문에 그것이 몸에 들어가는 것을 막을 방법이 없다. 첨가물에 따라 건강 피해가 일어날 뿐만 아니라 앞으로의 건강 피해의 원인을 떠안게 되는 것이다.

자연식품으로 섭취하는 하나의 생약이나 허브에는 적어도 수십 종류의 성분이 포함되어 있다. 프로폴리스에는 180종류 이상의 성분이 포함되어 있다. 더구나 건강식품의 경우는 이러한 것을 동시에 여러 종류를 섭취한다. 많은 예로는 50품목이라는 예도 있었다. 이러한 성분 중에는 항원성을 가진 물질도 적지 않으므로 몸 안에 들어감으로 인해 알레르기 원인을 몸에 품게 된다. 꽃가루 알레르기나 아토피성 피부염 등 최근 알레르기 질환의 증가와 관계없지는 않을 것이다.